特殊用药临床输注
——血管通路选择

主 编 李雪玉 赵庆春

科学出版社

北 京

内 容 简 介

本书由总论和各论两部分组成。总论部分介绍了静脉输液治疗及护理的历史沿革、静脉输液治疗相关的基础知识和药学知识、静脉输液装置的种类和使用方法；各论部分阐述了特殊用药静脉治疗护理，包括血管通路、药物配制的选择等内容。本书基于明确、科学的循证方法，遵循文献检索结果，推荐特殊药物溶媒、规范药物配制；对输液途径、输液器材、输液器过滤孔径、输液速度及是否需要避光输注提出要求；对配制后的储存条件和稳定时间提出建议。特殊用药输注血管通路与输液装置选择速查简表及参考文献以二维码形式呈现。

本书内容新颖、科学实用，临床指导性强，有助于提高护理人员静脉输液护理的理论、技术水平，供临床护理人员在岗位培训和日常工作中参考使用。

图书在版编目（CIP）数据

特殊用药临床输注：血管通路选择 / 李雪玉，赵庆春主编 . —北京：科学出版社，2023.11

ISBN 978-7-03-076684-7

Ⅰ. ①特… Ⅱ. ①李… ②赵… Ⅲ. ①静脉注射－输液疗法 Ⅳ. ① R457.2

中国国家版本馆 CIP 数据核字（2023）第 197839 号

责任编辑：于 哲 /责任校对：张 娟
责任印制：师艳茹 /封面设计：龙 岩

科 学 出 版 社 出版
北京东黄城根北街 16 号
邮政编码：100717
http://www.sciencep.com

三河市春园印刷有限公司 印刷
科学出版社发行 各地新华书店经销

*

2023 年 11 月第 一 版 开本：889×1194 1/16
2023 年 11 月第一次印刷 印张：19
字数：592 000

定价：142.00 元
（如有印装质量问题，我社负责调换）

《特殊用药临床输注——血管通路选择》编著者名单

主　编　李雪玉　赵庆春

副主编　梁　英　房玉丽　史　英

编　者　（按姓氏笔画排序）

马　俊　马瑞珩　王　芳　王　坤

王思潼　邓　娇　冯晓东　曲　虹

吕　欣　孙　莹　孙　蕊　李　健

李　静　吴　兵　吴　昊　吴　琼

何　薇　宋英莉　邹德莉　侯　丹

宫莉莉　秦　洁　谢宛廷　翟　爽

前　言

静脉输液治疗是临床常用的一种给药途径，在疾病治疗、抢救中发挥着不可替代的作用。静脉治疗也是临床最常用、最直接有效的护理操作之一。据统计，我国每年输液50亿人次，85%的护士用于静脉输液的工作时间超过75%。静脉治疗在给患者带来益处的同时，也存在技术风险和安全隐患。科学、规范地进行静脉治疗对于保障患者安全至关重要。国家卫生和计划生育委员会于2014年5月1日在全国各级医疗机构执行的《静脉治疗护理技术操作规范》是其第一次发布的护理操作规范，对于规范护理人员的技术操作、提高静脉输液护理质量起到重要的引领作用。

随着静脉治疗工具、药物配制、辅助装置等的不断革新和静脉治疗技术的快速发展，静脉治疗出现越来越高难度、高风险的操作。因此，如何规避输液风险、根据患者情况和药物性质合理选择血管通路装置、防范差错事故发生是我们面临的一个重要课题。

为了给患者提供安全、合理、有效的血管通路装置，加强对患者的血管保护，实施安全输液，促进静脉输液治疗护理的科学研究，北部战区总医院护理部组织护理团队联合药剂科专家在遵循循证证据原则的基础上，根据美国静脉输液护理学会（INS）2021版《输液治疗实践标准》、我国2009年出版的《输液治疗护理实践指南与实施细则》及2014年实施的《静脉治疗护理技术操作规范》中关于临床各类输液工具的使用原则，综合大量临床研究成果，并通过检索及整理国内外相关循证文献，共同编写《特殊用药临床输注——血管通路选择》，同时邀请医师、药师组建多学科团队对具体内容给予指导。从临床操作性角度对临床特殊药物输注与血管通路选择提出推荐建议，为临床特殊用药输注的决策提供依据，为今后建立科学的血管通路装置选择路径提供参考，具有较高的学术性及实用价值。

本书分为总论、各论两篇，共六章，上篇总论介绍了静脉输液治疗及护理的历史沿革、静脉输液治疗相关基础知识和药学知识、输液装置的选择原则与意义、静脉输液装置的种类和使用方法等。下篇各论阐述了特殊用药的静脉输液治疗护理，以遵循文献检索结果与科学的循证方法，推荐特殊药物血管通路装置的选择，对特殊药物溶媒、药物配制、输液器过滤孔径、输液速度和是否需要避光输注提出要求。考虑到不同厂家的要求不尽相同，故书中提及的具体厂家或商品名仅作为出处，并非推荐厂家。

希望本书可以成为读者关注静脉输液治疗循证护理进展的新窗口，成为临床护理人员对特殊用药静脉治疗护理的科学指引，能够为广大临床护理管理者与实践者提供参考与帮助，进而使患者获益。

　　鉴于循证依据的时效性，本书无法紧随科学研究的飞速发展，请读者与我们保持对最新科学研究的关注，我们也将依据今后的临床实践与护理科研结果对本书进行更新和修正。本书撰写基于大量文献，难免有疏漏或不足之处，敬请读者批评指正。

　　特别感谢北部战区总医院药剂科对本书出版的支持！

李雪玉

2023 年 2 月

目 录

上篇 总 论

下篇 各 论

上 篇
总 论

第一章　静脉输液治疗技术的发展沿革

第一节　静脉输液治疗技术进展

一、概述

静脉输液治疗是指将各种药物、液体、营养制品、全血或血制品,通过静脉注入血液循环的治疗方法。美国静脉输液护理学会(Infusion Nurses Society,INS)对静脉输液护理的定义为"在体液与电解质、药理学、感染控制、儿科、血液制品输注治疗、胃肠外营养、抗肿瘤治疗及质量管理方面从事静脉输液的技术与临床实践"。静脉输液已成为当今预防、保健、治疗、护理中最常见的一项实践活动。目前住院患者中的绝大部分患者都需要通过输液来达到减轻痛苦和恢复健康的目的。根据国内相关研究报道,81%的护士其工作时间的75%都用于静脉输液护理活动。静脉输液的广泛应用推动了静脉输液工具的发展。

随着静脉输液工具的日新月异、置管技术的不断革新,我们告别了头皮钢针的单一输液工具时代,外周浅静脉输液已不是唯一的途径,中心静脉置管成为危重患者抢救的关键技术,也为众多肿瘤患者带来了福音。静脉输液工具在临床上也有了多元化的选择,如留置针、中长导管等外周穿刺工具和中心静脉导管(central venous catheter,CVC)、外周中心静脉导管(peripherally inserted central venous catheter,PICC)、耐高压外周中心静脉导管(power PICC)、输液港(port)等中心静脉穿刺工具(图1-1~图1-4)。根据美国INS提出的中心静脉导管的选择标准,短期或长期、连续或间歇的静脉输注抗肿瘤药物,持续腐蚀性药物或已知刺激性药物,胃肠外营养、各种抗生素,以及pH值<5或pH值>9的液体或药物,渗透压超过600 mOsm/L的液体或药物,应选择使用中心静脉导管。随着静脉输液工具选择的多样化及人们对静脉输液危害原因认识的深入,输液理念也发生了改变。我们不仅要提高穿刺成功率,更要注意保护好患者的血管,同时还要保证各类导管的安全留置。因此,我们在选择穿刺的血管和穿刺工具时需要做好充分的评估,根据患者的疾病、治疗方案、治疗时间、输注的药物及患者的血管条件,选择不同的血管及不同的通路装置,在满足输液的需求下,尽量选择最小、最细、最少腔的导管。

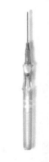

图1-1　留置针

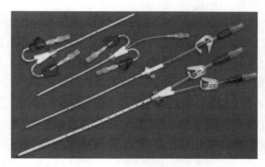

图1-2　中心静脉导管

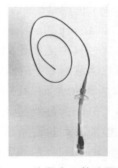

图1-3　外周中心静脉导管

3

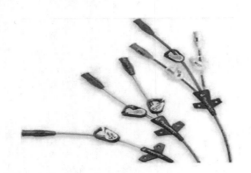

图1-4　耐高压外周中心静脉导管

二、静脉输液治疗技术发展史

1628年，英国医生William Harvey提出了血液循环系统理论，血液循环系统理论的发现使注射药物到血管系统作为一种治疗方式成为可能，奠定了静脉输液治疗的基础。

1656年，英国医生Sir Christopher Wren和Robert用羽毛管针头将药物注入犬的静脉内，为历史上首例将药物注入血管的医疗行为。

1662年，德国医生J.D. Major首次将药物注入人体，但由于感染问题，患者未能被救活。

1832年，苏格兰医生Thomas Latta把煮沸的食盐水注入霍乱患者的体内，以补充丢失的体液，挽救了许多人的生命，Thomas被认为是第一位成功奠定静脉输液治疗模式的医生。

1818年，英国伦敦妇产科医生James Blundell首次成功实施人-人输血；1834年James Blundell再次应用输血技术成功救治在分娩中大出血的一名产妇。

19世纪后叶，英国外科医生Lister创立了无菌理论与方法。法国微生物学家Louis Pasteur借助显微镜发现了微生物是引起感染的重要原因，Florence Seibert发现致热源，至此静脉输液才有了安全保证。

1900年，Landsteiner发现ABO血型系统，为血液制品输注创造了理论基础。

1925年，费城Henry Phipps研究所的Florence Seibert解决了输液过程中的严重问题——致热源反应，为安全的静脉输液铺平了道路。

1940年以前，静脉输液只被用于病情危急的患者，由医生操作，被认为是一项医疗行为。护士协助医生准备静脉输液所需的物品。

20世纪30年代末，第二次世界大战中，输血治疗被广泛用以挽救伤员的生命。血浆首次被作为成分血使用。1941年，分离血浆的技术迅速发展。

20世纪40年代以后，静脉输液技术迅速发展。护士被允许进行静脉输液治疗的操作。

20世纪60年代是静脉治疗迅速发展的里程碑，有超过200种的静脉输注液体应用于临床，静脉输液给药的方式也开始呈现多样化。

第二节　静脉输液装置与输液器具的发展

一、静脉输液装置的发展

在过去的60年间，血管通路装置得到了很大的发展。

19世纪使用的金属针头在多次使用之间需要重新清洁、磨锐、灭菌。

1921年，德国医生Bleichroder将导管经手臂血管置入中心静脉，但他的实验没有被公开发表。

1929年，德国医生Werner Theodor Otto Forssmann从前臂肘窝静脉置入一条4F的导尿管，放置在靠近心脏附近的上腔静脉，导管末端位置最终通过X线片定位，他的这项试验使他成为史上第一个使用PICC的人。

1945年，塑料套管面世，但在插管过程中不仅需要切开静脉，还要使用针头导引置入。1950年，Gautier和Maasa发明了Rochester针头，改革了静脉导管。如今，这种针头已被用于大部分短期静脉输液治疗中。

1958年，Deseret Pharmaceutical公司首先研发的经针头引导的装置，经针头引导塑料套管置入静脉内。欧盟国家在20世纪60年代已普及应用该项技术。

现今的金属针头和塑料静脉套管的外周静脉导管有各种不同型号，用于各种静脉输液治疗。型号从12G到27G；套管长度从0.7in（2cm）到30in（76cm）或更长。医护人员可根据穿刺途径和患者的年龄、身高等合理选择使用。

1949年之前，静脉输液治疗只能经外周血管进行。随着患者对中长期输液需求的增加，学者认识到将液体直接输注到上腔静脉要比通过外周静脉输注的效果更好。1949年，Meng及其同事报道了使用中心静脉输入高渗右旋糖酐和蛋白质溶液。1952年，维也纳的Aubaniac描述了经锁骨下穿刺到达中心静脉之后，这种方法得到了广泛应用。1967年，

Dudrick采用锁骨下途径将高浓度右旋糖酐和蛋白质溶液输入人体中心静脉,避免了高渗溶液引起的并发症。

1966年,Henry Tenckhoff通过建立皮下隧道防止一种带涤纶套袖的导管出现细菌生长和导管感染问题。这就是隧道型CVC的雏形。

20世纪70年代早期,Seribner、Jack Broviac、Jim Sisley成功研制了第一支能在临床应用输注全肠外营养液的留置型CVC。

20世纪70年代末,PICC技术在化学治疗、刺激性药物输注、静脉营养治疗中逐渐得到应用。

1978年,肿瘤外科医生Leroy Groshong发明了三向瓣膜式PICC,这种导管具备三向瓣膜装置,使导管的功能得到了极大的改进。

20世纪80年代,国外PICC普遍用于新生儿重症监护和家庭护理的中长期输液治疗。

1997年PICC首次引进我国,并迅速得到广泛的临床应用。

20世纪80年代,置入式输液港应运而生,因其可长期留置,在国外肿瘤患者中得到广泛使用。我国于2001年引进侧壁式输液港并在临床应用。

二、静脉输液器具及技术的发展

20世纪60年代,静脉治疗技术广泛应用于临床,输液工具由最初的羽毛卷片、动物静脉、动物膀胱到后来的塑料橡胶制品、一次性物品,再到输液泵、移动式输液装置,静脉治疗的手段和工具不断改善。输液形式由全开放式输液系统发展到半开放式输液系统,再到现在的全封闭式输液系统,输液形式的转变极大地保证了输液的安全性。

(一)输液容器的变革

随着静脉输液方式的发展,静脉输液的容器材料发生了很大变化。国外早在20世纪60年代就发明了塑料瓶和聚氯乙烯(PVC)输液袋,取代了以往的玻璃输液瓶;20世纪90年代,欧美国家又成功开发非PVC多层共挤膜输液袋,由于与常用输液相容性好,其很快成为最新的输液制剂包装材料。输液包装容器的材质几经演变,正向着更优质、更无毒、更安全和更适用的方向发展。

1.玻璃瓶(图1-5)　传统输液容器玻璃瓶已有近百年发展历程。尽管玻璃瓶输液容器有透视度好、热稳定性优良、耐压、瓶体不变形、生物相容性好、能与大部分液体配伍等优点,但玻璃瓶重量

大、易破损、不利于储存、运输,受碰撞产生的隐裂不易被观察而引起药液污染,烧制过程中对环境造成污染,能源消耗量大,生产成本高。在使用时只能采用半开放输液方式,空气中的细菌、微粒可能进入瓶中;国内生产的绝大多数瓶塞为橡胶塞,因易老化、气密性差、化学稳定性差、杂质多,在使用输液器穿刺过程中可导致大量肉眼可见或不可见微粒进入瓶中,造成药液微粒污染等,国家食品药品监督管理局要求各生产胶塞企业于2015年12月31日前必须淘汰胶塞,采用丁基胶塞。

2.塑料瓶(图1-6)　具有稳定性好、口部密封性好、无脱落物、胶塞不与药液接触、质量轻、抗冲击力强、输液产品在生产过程中受污染的概率减小、节约能源、保护环境、使用方便、对气体具有阻隔作用、一次性使用免回收、成型工艺成熟等优点。特别是现代科学技术已将制瓶、灌装、密封三位一体化,在无菌条件下完成大输液的自动化生产,缩短了输液生产环节,有利于对产品质量的控制。塑料瓶输液容器的最大缺陷是只能采取半开放式输液方式,这使药液在使用环节上容易被污染。

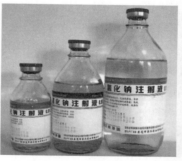 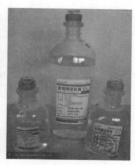

图1-5　玻璃瓶　　　图1-6　塑料瓶

3.PVC软袋(图1-7)　20世纪70年代,欧美国家开始用PVC软袋替代塑料瓶。由于其价格低廉、成本低,且通过增塑后的PVC具有柔软、质轻、透明、不易破损、方便运输等优点,临床使用PVC软袋输液时,无须通入空气,避免了输液环境对液体的污染。早期PVC材质输液袋多以邻苯二甲酸二(2-乙基己基)酯(DEHP)增塑并使用稳定剂等附加元素,引起一些药物的流失和变质,如PVC输液袋对胰岛素、硝酸异山梨酯和硝酸甘油有吸附性;而紫杉醇注射液中的聚氧基蓖麻油可将DEHP溶出,产生毒性作用,因此临床使用这些药物时应考虑输液容器材质的选择。增塑剂对人体多种器官有毒副作用,如睾丸、卵巢、肺、心脏和胚

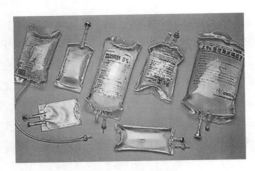

图1-7　PVC软袋

胎等。欧盟在2005年将DEHP定性为2类可再生生殖毒性物质，禁止在儿童护理产品中使用。人们对PVC输液容器使用安全性的担忧还有PVC软袋的通透性强、易吸附输液中的药物、生产及焚烧对环境的影响等。为此，我国各级药品监督管理部门对PVC软袋的使用加以限制，并于2000年9月停止了对生产PVC输液袋的注册。

4. 非PVC软袋（图1-8）　其发展经历了两个阶段。第一阶段是聚烯烃复合膜，其在生产过程中各层膜之间使用黏合剂，既不利于膜材的稳定，又影响药液的稳定性。第二阶段是近年发展起来的多层共挤膜，它是由多层聚烯烃材料同时熔融交联共挤出来的，不使用黏合剂和增塑剂。目前较为流行的聚烯烃多层共挤膜多为三层结构，其内层、中层采用聚丙烯与不同比例的弹性材料混合，使得内层无毒、惰性，具有良好的热封性能和弹性，外层为机械强度较高的聚酯或聚丙烯材料，其成形的共挤膜具有高阻湿、高阻氧性，透水透气性极低，可于121℃条件下消毒，适合绝大多数药物的包装，且用后处理符合环保指标。

非PVC软袋使用的包装材料、生产工艺、整体设计、应用方法使其成为当今输液体系中最理想的输液包装形式，代表国际一流的最新水平，是大输液包装材质发展的必然趋势。

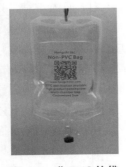

图1-8　非PVC软袋

（二）输液器的变迁

输液器历经近百年的演变，最原始的输液器穿刺器具和容器是不分离的。自1931年美国医生Baxbr生产出世界上第一瓶商用葡萄糖注射液开始，输液器具即正式宣告与容器分离而成为独立的器具，输液器由金属针头、橡胶管和玻璃容器组成。随着应用材料的改变，输液器出现了墨菲滴管，并逐渐开始使用塑料输液器、塑料容器或软包装输液袋，具备了穿刺、过滤、观察三大性能。

输液器的基本特征：国际上，ISO 8536-4：1998《医用输液器具　第4部分：重力输液式》可视为输液器最基本的特征要求。我国在2005年7月21日发布实施的GB 8368—2005《一次性使用输液器　重力输液式》可视为输液器最基本的特征要求。结构组件体现的基本特征：①具有瓶塞穿刺器，它可以是塑料针或金属针，或者是两者的组合；②具有滴管，必须是透明的，便于观察滴数，可挤压并能快速复原不少于10ml的管状结构；③具有药液过滤器，必须能过滤＞20μm微粒的比例＞80%（欧盟的微粒标准直径＞15μm）；④具有管路，总长度必须达到1.6m以上；⑤具有输液速度调节器，便于控制滴速；⑥具有圆锥接头，用于连接输液针，采用的是标准化的鲁尔接头，锥度比为6∶100；⑦具有进气装置，并要求有过滤膜，能阻隔空气中的微粒进入输液袋中（采用软包装输液袋时省略）。

2005年我国采用ISO标准而颁布的GB 8368—2005的正式使用，标志着我国输液器的制造和应用标准正式与国际接轨。而随着该标准的使用，输液器也随着国际水平而衍生出许多技术含量明显提高的相关品种。

我国输液器自20世纪80年代才开始得到蓬勃发展，各种形式的输液器不断涌现，其产品结构水平基本与国际同步。从性能分类、材料应用、容器配套、药物配合等方面进行品种配对，出现了细致的品种衍生，其品种大致分为以下几类。

1. 按重力输液范畴分类　①普通常规输液器；②精密过滤输液器；③泵式及重力输液器；④袋式或吊瓶式输液器。

普通常规输液器滤膜孔径为15μm，精密过滤输液器的滤膜孔径提高到5μm甚至0.2μm，这对于减少不溶性微粒进入人体以降低不良反应具有良好效果。国内对输液微粒的安全问题越来越关注，《静脉治疗护理技术操作规范》指出，"输注脂肪乳剂、化疗药物以及中药制剂时宜使用精密过滤输液器"。泵式及重力输液器的特点是导管能承受的压力和材质均较普通输液器好，能配合输液泵进行输液，在重症监护室（ICU）有使用优势。袋式或吊瓶式输液器与普通输液器的区别是在滴管上端的管路中间增加了溶解药物的袋或吊瓶，在药液分装和配药方面有优势。

2.容器配套分类　以配套玻璃瓶、塑料瓶或软包装袋分类，大致分为①带直针进气器件的塑料针输液器；②带内置进气器件的塑料针输液器；③单钢针或双钢针输液器；④塑料和钢针结合的输液器；⑤双插瓶头输液器。

3.按材料应用分类　是近年来人们对药品安全和健康意识提高的产物。①普通PVC输液器；②非PVC输液器；③超低密度聚乙烯输液器。

非PVC输液器与普通PVC输液器比较，突出的优势是在输液过程中不会析出致癌物质，用后处理也不会污染环境。超低密度聚乙烯输液器的突出优点是无毒性，尤其是在某些特殊药物或其他表面活性溶剂和吸附性强的药物输注时，表现出优良的安全系数。

4.按药物配合分类　是应对某些特殊药物的配套使用而产生的，属于特殊输液器。大致分为：①微量输液器；②超低密度聚乙烯输液器；③避光输液器。

微量输液器与普通输液器比较，特点是能以极缓慢和微量的速度进行输液，适用于镇痛药物的使用。避光输液器的特点是在制造材料中添加了棕色或深色的无毒颜料，不透光线或限制透光，适用于某些容易发生光化学反应的药物（如硝普钠），可大大提高光敏药物在输液过程中的安全性。

第三节　血管通路装置与合理选择

静脉输液技术真正运用到临床至今已经过200多年的发展，静脉通路装置发生了日新月异的变化，使我们告别了单一的一次性钢针输液工具时代，外周浅静脉输液已不是唯一的途径，中心静脉置管成为危重患者抢救的关键技术，也为众多肿瘤患者带来了福音。静脉输液工具在临床上也有了多元化的选择，如留置针、中长导管等外周穿刺工具和深静脉导管、外周中心静脉导管、静脉输液港等中心静脉穿刺工具。

血管通路装置是指一种插入血管的导管类装置，用于将各种药物（包括血液制品）及血液通过静脉注入血液循环的通道。临床根据导管尖端位置把血管通路装置分为外周静脉导管（peripheral intravenous catheter，PIVC）和中心静脉血管通路装置（central vascular access device，CVAD）。外周静脉血管通路装置除钢针外，还包括外周静脉短导管（PVC）和中线导管（midline catheter）。CVAD主要包括外周中心静脉导管（peripherally inserted central catheter，PICC）、经颈内静脉、锁骨下静脉、股静脉置入的中心静脉导管（central venous catheter，CVC）、全植入式静脉输液港（PORT）。CVAD一般可支持所有类型的输注治疗。

静脉输液工具选择的多样化及人们对静脉输液危害原因认识的深入，使得输液理念也发生了改变。认识到临床不仅要提高穿刺成功率，更要注意保护好患者的血管，同时保证各类导管的安全留置。因此，在选择穿刺的血管和穿刺工具时需要做好充分评估，根据患者的疾病、治疗方案、治疗时间、输注药物的性质及患者的血管条件，选择不同的血管及血管通路装置，在满足输液的需求下，尽量选择最小、最细、最少腔的导管。

一、选择血管通路装置的重要性

静脉输液治疗作为现代医学护理中治疗与支持的重要手段，广泛应用于临床护理中。合理选择静脉输液装置，进行标准化操作，有利于减少静脉穿刺的次数及减轻患者在治疗中所承受的痛苦，同时还能有效预防发生穿刺并发症，使患者享受安全医疗，这对减少医疗纠纷及降低护理人员工作强度有非常重要的意义。

二、血管通路装置选择的相关因素

护士应该根据治疗方案、治疗时间、留置时间、血管的完整性、患者的意愿，以及护理装置的现有资源，选择适宜患者血管通路的导管（外周或中心导管）。

1.输液装置　首先应对进行输液治疗的患者进行评估，根据其治疗需求合理选择。①输注溶液的特性：渗透压、酸碱度、pH值。②流速：穿刺时较小的血管创伤，保证充分的血液稀释。③治疗期：判断患者治疗时间的长短，静脉是否有保存的必要，以及应当及早考虑长期使用的选择。

2. 治疗因素　①外周静脉治疗：选择等渗溶液 240～340mOsm/kg（＜500mOsm/kg），正常 pH 值＞5 或＜9，非刺激性、非发疱剂药物。②中心静脉治疗：渗透压的极端值（＞500mOsm/kg），pH 值的极限＞10% 葡萄糖。可以输注刺激性发疱剂药物。

3. 治疗时间　①给予短期单次（＜4h）静脉输液治疗，液体量少，非刺激性药物、非毒性药物输注时可选用头皮针。②对于躁动不安的患者，即使输液疗程短，为确保输液安全，也应防止因活动而发生滑脱和错位。每天输液量较大（＞1000ml）或输液时间较长（＞6h），或预期治疗时间在 1 周或以下时，优先使用外周静脉套管针。③对于预期持续 1～4 周的静脉治疗，应考虑选择外周静脉中长导管。④疗程在 30 天以上或输注刺激性药物、毒性药物者，应首选 PICC。超过 6 个月疗程可选用 PICC、输液港。

4. 药物特性　除了要识别药物的作用及副作用外，还要了解药物的特性，包括药物的渗透压、pH 值、浓度、理化因素、药物对血管内膜的损伤性。①药物的渗透压对静脉的影响，研究证明任何液体和药物渗透压高于 600mOsm/L，在外周静脉输注 24h 以内会导致化学性静脉炎，故应用中心静脉输注。②随着溶液酸性的增加，对静脉的损害也会相应增加。当两种化合物酸碱度不相容时，药物会产生沉淀物堵塞血管。药物 pH 值＜5 或＞9 会引起静脉内膜损伤。③刺激性强、毒性大的药物输入应选择管壁粗、血流速度快的血管。如输注刺激性或腐蚀性化疗药物、输注高渗性或黏稠性全胃肠外营养液（TPN）等、反复输血或血制品，均要使用中心静脉导管输入。④脂肪乳剂：浓度高、颗粒大、黏稠、易形成栓子而堵管，应选择管壁粗、血流速度快的血管。

5. 患者的因素　患者在初步治疗时会因为自身某些原因选择输液工具，如经济（治疗费用高或经济无法支持，会首先考虑选择经济能力可以承受的输液工具）、主观意愿（不同的人对于输液工具的认知会有所不同）、舒适度等。

6. 护理人员　患者病情、血管条件和操作技术等。①患者病情：包括患者的年龄、既往病史（患病史、手术史、药物使用史、深静脉穿刺史等），曾经使用过何种输液工具，患者对于以前治疗的看法。例如，患者曾经右乳行乳腺癌根治加腋窝淋巴结清扫术，则不宜在右侧上肢行 PICC 置管。

②血管条件：应选择柔软、粗直、有弹性、易于触及、充盈良好、不易滑动、有完整皮肤支持的血管。③操作技术：护理人员选择自己较为熟悉并且熟练的工具，以保证穿刺成功率，避免对患者造成痛苦。

三、血管通路装置选择的基本原则

1. 综合考虑，尊重患者　护理人员应综合分析治疗方案、预期治疗时间、血管的完整性，患者的病情、年龄、并发症、输液治疗史，还要充分尊重患者权益，考虑其对血管通路装置（VAD）位置的偏好，以及护理装置的现有资源。护理人员通过多方衡量选择真正适宜患者需要的 VAD 类型（外周或中心）。

2. 团队参与，护患合作　输液治疗不仅仅是一项独立的技术操作，要达到最佳选择就需要通过多学科团队的共同参与，更需要患者及照护者的理解、支持，工具选择的过程就是共同合作的过程。

3. 满足治疗，最佳导管　随着技术的革新，输液工具越来越精细化。在满足治疗方案的前提下，选择管径最细、管腔数量最少、创伤性最小的 VAD。

4. 保护血管，安全防护　制订血管通路的治疗计划时应考虑外周静脉的保护。尽可能选用带有安全设计的装置并持续使用，保障医护人员的安全。将保护患者、保护医护人员的安全贯彻始终，充分考虑服务对象和服务主体的双方权益。

四、血管通路装置的选择与置入

（一）外周静脉通路装置的选择与置入

1. 头皮钢针　为一次性钢针，又称头皮针，材质为不锈钢。1957 年被发明应用，因静脉选择区域较广泛，容易穿刺、使用方便、价格低廉，便于患者接受。现逐渐被外周静脉留置针取代，但仍在国内一些基层医院普遍使用。适用于输注刺激性小的药物，输液量少，治疗时间一般少于 4h，且用于单剂量给药。腐蚀性药物不宜使用，因容易渗漏，可能导致组织坏死。钢针容易刺破血管，不可在血管内留置，需重复穿刺，且由于患者活动受限等，国外绝大多数国家已经取消了一次性静脉输液钢针的使用。

2. 外周静脉短导管　又称静脉留置针、套管针，其组成部件包括留置在血管内的柔软的导管/

套管，以及不锈钢的穿刺引导针芯。使用时将导管和针芯一起穿刺入血管内，当导管全部进入血管后，回撤出针芯，仅将柔软的导管留置在血管内，从而进行输液治疗。第一代外周静脉留置针于1964年被发明应用，作为一次性钢针的替代品。外周静脉留置针因质地柔软，对血管内膜机械性损伤小，在血管内留置时间长，避免了反复的血管穿刺。另外，放置留置针可提高工作效率，减轻护士工作量，因而逐渐在临床推广和应用。

（1）外周静脉短导管分类：外周静脉短导管可分为开放式和密闭式留置针，开放式留置针又分为开放式普通型、开放式药壶型、开放式安全型；密闭式留置针又分为密闭式普通型、密闭式安全型。导管型号有24G、22G、20G、18G、16G、14G（图1-9）。

（2）外周静脉短导管特点：由于其材料具有柔韧性好且对血管刺激性小等特征，不易对留置的血管造成伤害，不易发生液体外渗，因此具有保护血管作用。可留置72～96h，保持静脉管路的持续通畅，便于抢救，减少患者反复穿刺造成的血管损伤

及痛苦。穿刺操作简便，一人可以独立完成，减轻护理人员在静脉穿刺方面的工作负担。但每次输液结束时需封管，如果穿刺技术不熟练、封管方法不正确、患者自身因素（如血流动力学改变、血管通透性增强等因素）均可引起液体渗漏，导致留置针堵塞、脱出而影响留置时间。

（3）外周静脉短导管的选择标准：美国INS建议当预期的输液治疗时间少于1周时，选择使用外周静脉留置针。同时也明确提出外周静脉短导管不应用于持续的发疱性药物治疗、肠外营养输注及渗透压超过900mOsm/L液体的输注。如果需要使用外周静脉短导管短时间输注发疱性药物，时间应限制在30～60min，禁止通过输液泵进行给药，每推注2～5ml或滴注5～10min应评估并确认静脉回血情况。

（4）外周静脉短导管型号的选择：外周静脉短导管型号应依据患者年龄、静脉情况等，选择适于治疗方案和满足患者需求的最小规格的导管。大多数输液治疗应考虑使用20～24G的导管，研究表明，管径超过20G的外周静脉留置针更容易引起静

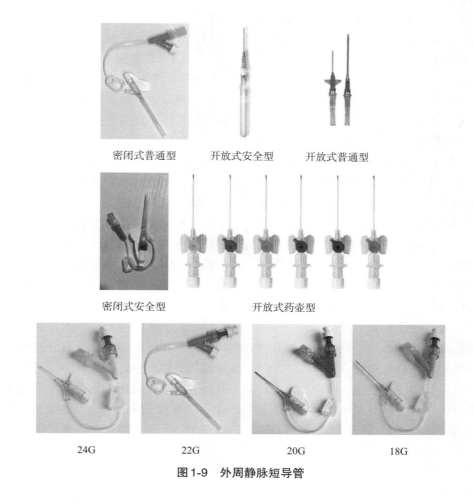

密闭式普通型　　　开放式安全型　　　开放式普通型

密闭式安全型　　　　开放式药壶型

24G　　　　　22G　　　　　20G　　　　　18G

图1-9　外周静脉短导管

脉炎。新生儿、儿童和老年人考虑使用22～24G的导管，以使穿刺伤害降至最低。当需要快速补液时（如创伤），建议选择16～20G的导管，或选择可用于相关的射线显影检查的导管。根据静脉条件选用20～24G的导管输血，当需快速输血时，建议使用更大规格的导管。

（5）穿刺部位选择：成年患者宜选择上肢静脉作为穿刺部位，避开静脉瓣、关节部位，以及有瘢痕、炎症、硬结等处的静脉。应避免使用下肢静脉；避免选择手腕内侧，因其会增加穿刺的疼痛感，且可能对神经造成伤害。儿童患者考虑手部、前臂及腋窝以下的上臂部位静脉。对于婴幼儿患者，可选择头皮静脉。接受乳房根治术和腋下淋巴结清扫术的患者应选健侧肢体进行穿刺。有血栓史和血管手术史的静脉不应进行置管。婴幼儿进行先天性心脏缺陷治疗后，应避免使用右臂的静脉。动静脉造瘘侧均应避免穿刺。

3. 中等长度导管　是指经穿刺进入外周静脉管腔，可给予较长时间药液输入治疗并可留置在血管内的导管，通常经由前臂肘窝置管到达近侧的贵要静脉、头静脉或肱静脉，尖端位于腋窝水平或肩下部，但不到达中心静脉，属于外周导管。19世纪50年代开始在临床应用，长度20.0～30.0cm，管腔外径2～5Fr（1Fr＝0.33mm），单腔或双腔。导管材料大多是硅胶或聚氨酯材质。

（1）中等长度导管选择标准：结合预期输液治疗1～4周的患者。其适于输注等渗或接近等渗液体，不宜持续输注腐蚀性药物、胃肠外营养、pH值＜5或＞9、渗透压＞600mOsm/L的液体。也可以用于外周短导管输液不畅或存在中心静脉置管禁忌的患者。对于诸如抗生素、液体补充和外周静脉耐受性好的镇痛药和溶液，可考虑使用中等长度导管。

（2）穿刺部位选择：首选上臂，其次选择肘窝部位，使用贵要静脉、头静脉、正中静脉和肱静脉，其中贵要静脉最佳。新生儿和儿童可选择腿部静脉和头皮静脉，避开触诊疼痛、开放性损伤、感染、受损血管、计划手术区域及行先天性心脏缺损缺陷术的右侧肢体。

（3）中等长度导管的尖端位置：成人和较大龄儿童，导管尖端位置在腋窝水平或肩下部；新生儿/小儿从头皮静脉置入时尖端在锁骨上方的颈静脉，从下肢静脉置入时尖端位于腹股沟皱褶下侧，但由于可视技术的推广应用，中等长度导管的尖端位置

可能也将发生改变。

（4）选择中等长度导管的注意事项：①不宜用于持续腐蚀性药物治疗、胃肠外营养及渗透压＞900mOsm/L的补液；②进行间歇性发疱剂（如钙溶液、造影剂）给药时谨慎使用中等长度导管，因为存在外渗风险且难以在深层血管中进行探测；③当患者有血栓病史、高凝状态、肢体血流减少或终末期肾病需要静脉保护时，避免使用中等长度导管；④中等长度导管置入相对禁忌证包括上肢水肿、行动不便、血管移植（如动静脉瘘管）、出凝血时间延长、深静脉血栓（DVT）未治愈或需静脉保护的晚期肾病；⑤建议采用最大限度的无菌预防措施，使用最安全可用的置管技术如塞丁格技术，以降低置管相关并发症的风险。

（二）中心静脉血管通路装置的选择与置入

1. 中心静脉导管（CVC）　CVC是指经颈内静脉、锁骨下静脉和股静脉等进行置管，尖端位于上腔静脉或下腔静脉的导管。中心静脉因其管径粗、血流速度快、血流量大、插入导管长度相对较短、不受输入药液浓度与pH值的限制、输入的液体很快被血液稀释而不引起对血管壁的刺激、血管并发症少等优点，已被用于输入静脉高营养、化疗药物、大量输血、补液及中心静脉压测定。尽管中心静脉置管有上述优点，但由于CVC的静脉解剖位置复杂、操作难度大、可能发生严重并发症、术后感染概率大、患者活动不便且留置时间有限等因素，使其临床应用受到一定限制。

（1）穿刺部位选择：由专科医生置管，穿刺部位为颈内静脉、锁骨下静脉、腹股沟静脉处。

（2）CVC的特点：CVC管径大，对于休克患者，早期液体复苏至关重要；对于需要进行中心静脉压监测、静脉血气分析及血液透析的重症患者，血管活性药物和强心剂等需要通过中心静脉导管的独立通道输注，CVC的多腔导管可确保药物输注通道的独立性，减少药物输注速度的干扰，同时保证管路通畅。因CVC输注速度快，多腔设计可实现不同液体同时输入，避免药物配伍禁忌，满足抢救和补液需要，在国内更广泛应用于ICU。但CVC易引发导管相关性血流感染、深静脉血栓、肺栓塞、气胸等不良后果，且留置时间通常不建议超过2周，所以无法满足长期输液患者的治疗，并且带管出院不方便，比较危险。材质多为聚氨酯及聚乙烯，分为普通导管、预涂抗生素/消毒剂导管及含银离子鞘导管。分为多种型号，包括单腔、双腔、三腔的

中心静脉导管等。不应用于高压注射泵注射造影剂（耐高压导管除外）。

（3）CVC适用范围：用于危重、急救及大手术的患者，需快速输注大量的液体及药物；可用于任何性质的药物输注，包括胃肠外营养、大量输血或血液制品治疗；进行中心静脉压监测。适用于短期静脉输液治疗。通常留置时间为7～14天。

2.外周中心静脉导管（PICC）　PICC是指由外周静脉（贵要静脉、肘正中静脉、头静脉、肱静脉、颈外静脉等）穿刺置管，使导管尖端位于上腔静脉下1/3段或上腔静脉与右心房交界处。其特点是留置时间长，留置时间可达数月至1年，因PICC的尖端置于中心静脉，血流量大，能迅速稀释药液，从而能减少药物对血管壁的损伤和刺激，可避免化疗或高渗性药物外渗，保护外周静脉，减轻患者痛苦，且并发症少，可用于任何性质的药物输注，已在国内外临床广泛应用。操作需由经过专门培训、具有资质的护士进行，对护理人员操作及维护技术的要求较高。

（1）PICC的特点：PICC材质有硅胶、聚氨酯等。硅胶导管相容性好、柔软、光滑、对血管刺激性小，导管不透X线，可通过放射影像学确定尖端位置，导管上标明了刻度，可根据个体及治疗需要进行修剪。临床在满足治疗需求的基础上选择型号最小、最细的PICC进行穿刺，因为较粗的导管易引起血管阻塞或血栓性、机械性静脉炎。使用PICC可以减少频繁静脉穿刺的痛苦，导管的留置不会影响肢体活动或限制体位，提高了患者的舒适度和满意度。但其费用高昂，且需要至少7天维护一次。PICC尖端的准确定位对于延长导管留置时间、减少并发症、保证静脉治疗的最佳效果具有重要价值。一直以来，胸部X线片定位被称为PICC定位的"金标准"，但一旦发现定位错误需要重新置管，不仅耗材耗时，同时还增加了辐射暴露的概率，并且禁用于孕妇。《中心静脉血管通路装置安全管理专家共识（2019版）》推荐PICC置管中可选择心电图实时定位导管尖端，从而有效提高穿刺成功率。

（2）PICC适应证：PICC管路长度通常为50～60cm，留置时间较长。①适用于需要长期输液，且外周浅静脉不易穿刺者；②可用于任何性质药物的输注；③需要快速输液或反复输入血制品者；④耐高压的单腔、双腔或三腔导管可用于中心静脉压的监测和高压注射造影剂等；⑤缺乏血管通

路倾向的患者如长期输液的老年患者，建议使用PICC。

（3）PICC禁忌证：纵隔肿瘤、上腔静脉压迫综合征；接受乳腺癌根治术和腋下淋巴结清扫术并有淋巴回流障碍；有放射治疗史、静脉血栓史、外科手术史等；动、静脉造口和安装起搏器者。

（4）PICC置管部位的选择：选择柔软、粗直、有弹性、充盈、无或少静脉瓣、穿刺局部皮肤完整、非关节部位及容易固定的静脉。首选右侧贵要静脉，次选正中静脉、头静脉，超声导引下可选择肱静脉。早产儿、上肢静脉缺乏者可选择头静脉、颈内静脉、颈外静脉、股静脉置管。

3.输液港（PORT）　输液港是一种完全置入人体内的闭合静脉输液装置，包括尖端位于上腔静脉导管部分及埋置于皮下的注射座。其放置和移除被认为是手术程序，必须由经注册的专业医生和独立从业者完成。输液港放在前胸或前臂皮下，导管前端的最佳位置是上腔静脉和心房交界处，后半部分在胸壁皮下潜行，钝性分离皮肤和皮下组织做1个皮袋及隧道，固定输液港的注射座。输液期间，需将输液港专用无损伤针经皮下穿刺插入输液港的注射座，建立中心静脉输液通道，能将各种药物直接输送到中心静脉，迅速稀释药物浓度，避免刺激性药物对血管的损伤，是肿瘤患者接受各种治疗的有效途径。

（1）输液港的适应证：①适用于长期或反复间断需要输液的患者（需要长期或重复给药、肿瘤患者长期反复进行化疗和各种治疗）；②刺激性、腐蚀性药物的输注；③胃肠外营养、血制品及血液样本采集等。

（2）输液港的禁忌证：①上腔静脉压迫综合征；②严重的出凝血功能障碍；③合并严重慢性阻塞性肺疾病；④穿刺部位确诊或疑似感染、菌血症或脓毒血症；⑤穿刺部位曾行放疗者；⑥预插管部位既往有血栓形成或血管外科手术史。

（3）输液港的优点：建立一个永久性的静脉通路，提供安全、方便的用药途径，使患者接受药物治疗既方便又轻松，解决肿瘤患者频繁更换输液装置的痛苦。通过手术将输液座部分包埋在皮下，无须敷料包裹，可洗澡、游泳，不易被他人发现，有助于改善患者的自我形象。输液港采用不易损伤的、具有自动愈合功能的硅胶穿刺隔膜，使注射座的穿刺次数可高达2000次，可以终身携带使用，患者在家中护理方便，有比PICC更长的保留时间，

不易感染且只需4周维护一次。

（4）输液港的缺点：静脉输液港的置入必须由专门的医生在手术室完成，且拆除仍需再次进行手术，有创操作限制了输液港的广泛应用。因静脉输液港全部埋于患者体内，导管情况无法观察，当其发生异常时，处理更困难。相对其他输液装置而言，输液港的价格更昂贵，而且必须使用专用的一次性无损伤针，对患者造成一定的经济负担。每次穿刺都有轻微疼痛的感觉。

第二章　静脉输液相关的药学知识

第一节　药物pH值对静脉的影响

一、pH值及其临床意义

"pH"是表示溶液酸性或碱性程度的数值，即水溶液中氢离子浓度的负对数。生理情况下，正常血液的pH值总是维持在7.35～7.45。临床上，血液的pH值小于7.35称为酸中毒，pH值大于7.45称为碱中毒。

二、药物pH值对静脉的影响

1.药物的pH值　正常血浆pH值为7.35～7.45，大多数药物都是弱酸性或弱碱性，溶液pH值＜7.0为酸性；pH值＜4.1为强酸性；pH值＞9.0为强碱性。它们在溶液中均以非离子型和离子型两种形式存在。非离子型分子一般可溶于脂质中，能扩散穿过生物膜；离子型分子则因脂溶性低不能穿透脂质膜。脂溶性好、未解离型的药物透过性好，容易吸收；未解离的分子越多，透过性越多，吸收越快。药液的pH值不仅影响药物的水解反应，而且影响药物的氧化反应。

输入药物会引起血浆pH值的改变，对局部血管内膜造成刺激和损伤，引起局部血小板发生凝集，并释放一系列炎症介质如前列腺素、血栓素和白三烯等，使血管壁通透性增高，发生局部血管的白细胞浸润性炎症，即静脉炎。临床上，血管活性药物微量泵静脉注射时，浓度均较高，很容易对局部血管内膜造成刺激和损伤。液体或药物的pH值应保持在6～8，尽量减少对静脉内膜的破坏。当药物pH值超过人体正常pH值范围时，血液能将药物的pH值缓冲到正常范围。输注越慢，缓冲得越好。如果需要按常规给予酸性或碱性药物，应采用中心静脉给药，以增加血液稀释，防止外周血管损伤。

2.药物pH值与静脉损伤　药物或液体的pH值是静脉输液中引起静脉炎的一个重要因素。过酸性或过碱性均可导致酸碱平衡失调，影响上皮细胞吸收水分，血管通透性增加，出现局部红肿、血液循环障碍、组织缺血缺氧，干扰血管内膜的正常代谢和功能，并诱发血小板聚集和继发血栓性静脉炎的链式反应，增加化学性静脉炎的发生率。有报道称，使用家兔的耳静脉作为观察模型，观察在固定的输液时间下，不同pH值溶液对静脉的刺激作用，结果显示，pH值为4.5时，100%的家兔发生严重的外周静脉炎；pH值为5.9时，50%的家兔发生轻度至中度的静脉炎。而将葡萄糖溶液缓冲至中性，输液造成的血栓性静脉炎显著降低。说明药物pH值与静脉损伤有直接的关系，是其主要影响因素之一。

第二节　渗透压对静脉的影响

一、溶液渗透压与血浆渗透压

（一）溶液渗透压

1.渗透作用与渗透压　溶液通过半透膜由低浓度梯度向高浓度梯度溶液扩散的现象称为渗透。阻止渗透所需施加的压力称为渗透压。简单地说，是指溶液中溶质微粒对水的吸引力。其大小取决于单位体积溶液中溶质微粒的数量；溶质微粒越多，即溶液浓度越高，对水的吸引力越大，溶液渗透压越高。

2.渗透浓度（mOsm/L）及其计量单位　以毫克分子为计量单位计算每千克纯水或每升溶液中含有的能产生渗透压的溶质分子颗粒数，称为渗透浓度。

（二）血浆渗透压的正常值及临床意义

血浆渗透压正常值为280～320mOsm/L。在临床或生理试验使用的各种溶液中，其渗透压与血浆渗透压相等的称为等渗溶液，如5%葡萄糖注射液、0.9%氯化钠注射液等；低于血浆渗透压（＜280mOsm/L）的溶液为低渗溶液，如蒸馏水；高于血浆渗透压（＞320mOsm/L）的溶液为高渗溶液，如50%葡萄糖注射液、20%甘露醇注射液等。285mOsm/L是等渗标准线。渗透压对于维持血管内外液体的交换和血容量具有十分重要的作用。

二、药物渗透压对静脉的影响

（一）概述

血液渗透压为285mOsm/L，高渗溶液可吸取细胞内的水分，造成血管内膜脱水、内膜暴露于刺激溶液而受损。研究证明，渗透压＞600mOsm/L的药物可在24h内对静脉血管造成化学静脉炎（如20%甘露醇，渗透压为1100mOsm/L）。药物的渗透压是引起静脉炎最主要的因素，渗透压越高，静脉刺激越大。尤其是血管管径小、血流速度慢、回流的血液不能满足药物稀释的要求时，溶液会带走细胞内的水分，细胞因缺水而降低防御能力，导致静脉炎、渗漏、血栓形成。当输入复方氨基酸注射液、脂肪乳剂、甘露醇等高渗液体时，血浆渗透压升高，致使组织渗透压升高、血管内细胞脱水，进而局部血小板聚集，并释放前列腺素E_1和E_2，使静脉壁通透性增强，静脉内膜层出现白细胞浸润的炎症改变，同时释放组胺，使静脉收缩变硬。有资料统计甘露醇致静脉炎的发生率为81.69%。由于等渗溶液的渗透浓度接近血浆渗透压，引起静脉炎的发生率最低。

（二）高渗性药物对静脉的影响

高渗性药物是指药物渗透压＞450mOsm/L的药物。外周静脉内皮细胞可耐受的渗透压与输注时间有关，输注时间越长，可耐受的渗透压越低；降低溶液的渗透压即使增加输液量也不会引起静脉炎，因此认为，输注液体的渗透压在一定范围内越低、越接近血浆渗透压越好。美国在20世纪80年代就开始关注输液安全问题。最具影响力的权威学术组织美国INS在1998年做出以下药物需要中心静脉输注的建议：pH值低于4.5或高于9.0、持续性的输注发疱性药物、药物渗透压高于450mOsm/L。有相关研究表明，药物渗透压＞450mOsm/L会引起中度静脉炎，药物渗透压＞600mOsm/L则必定引起静脉炎。化疗药物多为高渗性，刺激性强，加之本身对血管内皮细胞具有毒性作用，如通过外周浅静脉穿刺化疗，容易引起药物性静脉炎。

三、血管内溶液的渗透压与发生静脉炎风险的关系

1.血管内溶液渗透压　血管内溶液渗透压影响着血管壁细胞水分子的移动。渗透压＜280mOsm/L的溶液为低渗溶液，若血管内溶液呈低渗状态，会使水分子向血管壁细胞内移动，细胞内水分过多导

致细胞壁破裂，血管壁的细胞受损可引起静脉炎。若输入渗透压＞320mOsm/L的高渗溶液而没有足量的血液缓冲，使血管内膜暴露于高渗溶液中，高渗溶液吸收血管壁细胞内水分，血管内膜细胞脱水，造成静脉炎、静脉痉挛、血栓形成等。

液体的渗透压越大，对静脉的刺激就越大，根据渗透压对血管损伤的危险性分类如下：渗透压＜400mOsm/L，对静脉有低度危险；渗透压在400～600mOsm/L，对静脉有中度危险；渗透压＞600mOsm/L，对静脉有高度危险。高度危险的药物可在24h内造成化学性静脉炎。

2.渗透浓度　在医学上，溶液中溶质微粒的浓度称为渗透浓度，渗透浓度越大的溶液，渗透压也越大。因此临床上用渗透浓度直接比较溶液渗透压的大小，即用渗透浓度来反映溶液渗透压的状况。由于水可以自由透过细胞膜，而溶液中很多成分则不能自由透过细胞膜，所以体液的分布与其渗透压密切相关。正常人血浆的渗透压约为780kPa，其渗透浓度在280～320mmol/L。若溶液的渗透浓度在此范围为等渗溶液，高于此范围为高渗溶液。静脉炎是由于静脉内长期输入浓度较高、刺激性较强的药物，或放置刺激性大的塑料管而引起的化学性或机械性的局部炎症。另有研究显示，如果降低溶液的渗透压，即使增加了输液量也不会引起静脉损伤。因此，认为溶液的渗透压在一定范围内越低越好，渗透压是决定静脉损伤是否发生的另一重要因素。

第三节　化疗药物对组织的损伤

一、相关概念与抗肿瘤药物

（一）抗肿瘤药物

抗肿瘤药物又称为化疗药物，是一类治疗肿瘤的药物，化疗药物可杀灭肿瘤细胞，这些药物能作用在肿瘤细胞生长繁殖的不同环节上，抑制或杀死肿瘤细胞。化疗药物治疗是目前治疗肿瘤的主要手段之一。

静脉给药是肿瘤化疗中最基本的途径。不同的化疗药物有不同的来源、不同的毒副作用，但是大部分化疗药物由于其pH值大于9或小于4，直接从外周静脉输注将导致静脉炎甚至局部组织坏死的发生。

（二）抗肿瘤药物的分类

1.烷化剂

（1）作用机制：烷化剂的细胞毒性作用，主要

通过DNA分子内鸟嘌呤的N-7位和腺嘌呤的N-3联结，或在DNA和蛋白质之间形成交联，影响DNA修复和转录，导致细胞破坏而死亡。

（2）主要药物：环磷酰胺、氮芥、卡莫司汀、塞替派等。

2.抗代谢类药物

（1）作用机制：抗代谢类药物的化学结构与体内某些代谢物相似，但不具有它们的功能，以此干扰核酸、蛋白质的生物合成和利用，导致肿瘤细胞的死亡。

（2）主要药物：氟尿嘧啶、甲氨蝶呤、阿糖胞苷等。

3.抗肿瘤抗生素药物

（1）作用机制：抗肿瘤抗生素的作用机制呈多样化，但主要是抑制DNA、RNA和蛋白质的合成，直接干扰DNA复制而发挥抗癌效能。

（2）主要药物：丝裂霉素、博来霉素、多柔比星、放线菌素D等。

4.抗肿瘤植物类药物

（1）作用机制：多数药物作用于M期，阻止有丝分裂，使有丝分裂停止，致癌细胞死亡。

（2）主要药物：长春新碱、长春瑞滨、依托泊苷、紫杉醇等。

5.激素及内分泌药物

（1）作用机制：通过改变体内激素水平，对激素依赖性肿瘤发挥抑制生长作用。

（2）主要药物：甲羟孕酮、泼尼松、氟他胺等。

6.铂类

（1）作用机制：铂类抗肿瘤药物主要通过破坏肿瘤细胞的DNA、抑制复制和诱导细胞凋亡，发挥抗肿瘤作用。

（2）主要药物：顺铂、卡铂、奥沙利铂等。

二、抗肿瘤药物致静脉损伤的机制

药物引起的过敏性血管炎及化学性炎症与白细胞介导的一系列炎性介质释放有关，包括白细胞介素-1、肿瘤坏死因子、组胺、5-羟色胺等，造成血管挛缩或扩张，血管通透性增高，组织炎性渗出，并有红细胞进入静脉周围组织，形成受损静脉周围局部组织充血、水肿、紫癜、红斑、水疱，严重时引起组织坏死或溃疡。常用的抗肿瘤药物顺铂、多柔比星、环磷酰胺、平阳霉素等pH值偏低，pH值低的液体刺激血管内膜可引起静脉炎。而输入pH值高的溶液使血管二氧化碳蓄积，血管内压增高，

血管壁通透性增高，易使药液外渗，造成组织损伤。临床上使用抗肿瘤药物静脉输注时，多采用0.9%氯化钠注射液、5%葡萄糖注射液和5%葡萄糖氯化钠注射液稀释，这3种液体皆偏酸性，能使偏碱的药物得到中和缓冲。Kuwahara等对外周静脉用药的pH值范围进行了探讨，认为避免静脉炎的药物酸碱度最好不低于6.5。

三、抗肿瘤药物引起血管内皮损伤分类

1.发疱性药物　具有腐蚀性，一般在短时间内大量快速进入血管内，超过血管缓冲应激能力或在血管受损处堆积时，则引起血管内膜受损。发疱性药物外渗可致组织发生不同程度的损伤，包括疼痛、水肿、红斑、起疱，甚至坏死。发疱性药物根据其作用特点可分为非DNA结合型物质和DNA结合型物质，非DNA结合型物质如长春碱、长春瑞滨、长春新碱等，发生外渗后可快速代谢、失活并自我修复。DNA结合型物质如表柔比星、丝裂霉素、多柔比星、柔红霉素等，外渗后易残留在组织中导致长期损伤创面愈合很慢。此外，属于发疱剂的抗肿瘤药物较多，还包括安吖啶、白消安、卡莫司汀、氮芥、达卡巴嗪、放线菌素、紫杉醇、链脲霉素等。

2.刺激性药物　一般长时间滴注会持续刺激血管内膜，使内皮细胞破坏，可能导致疼痛、静脉炎，可伴发或不伴发炎症反应，通常不发展为组织损伤。如博来霉素、卡铂、依托泊苷、伊立替康、替尼泊苷等。

3.剥离素　属于此类的药物外渗常引起皮肤炎症、脱皮，但一般不引起组织坏死，包括顺铂、柔红霉素脂质体、多西他赛、多柔比星脂质体、米托蒽醌、奥沙利铂、拓扑替康等。

4.炎性物质　此类药物外渗后引起的反应较温和，通常为局部皮肤轻微炎症或潮红，如阿扎胞苷、硼替佐米、氟尿嘧啶、甲氨蝶呤、雷替曲塞等。

四、化疗药物正确给药方式和用药监护

1.如化疗药物为发疱性药物，静脉输注时建议采用中心静脉输注方式。

2.可结合引路注射及化疗后冲洗。应先输入等渗溶液，确认有回血且无渗漏后再输注化疗药，输注完毕用溶液冲洗，使输液管中的残余药液全部输入，勿使用化疗药液的针头直接穿刺血管或拔针，拔针后按压针眼3～5min。

3.联合用药时，先输注非发疱性药物，再予发疱性药物、刺激性药物，如均为发疱性、刺激性药

物，应先输入低浓度，两种化疗药之间用等渗溶液快速冲洗。

4.在外周血管输注发疱性药物、刺激性药物时可用三通输液装置，一条通路输入发疱性、刺激性药物，另一条通路快速输入等渗溶液。

5.对于外渗风险性高的药物或穿刺困难者，可行中心静脉置管。

6.医护人员应掌握化疗药物外渗的观察、辨识和处理方法，输注过程中护理人员应一边给药一边询问患者是否有疼痛感，观察给药部位是否出现局部肿胀、红斑等症状，一旦发现药物外渗，立即停止输注并及时做相应的处置。

第四节　药物配伍禁忌与静脉调配药物相互作用

一、药物配伍禁忌

（一）药物相互作用与配伍禁忌

1.药物相互作用　是指两种或两种以上药物同时或在一定时间内先后应用时，在机体因素（药物代谢酶、药物转运蛋白、药物结合蛋白、药物基因多态性等）的影响下，因为彼此之间的交互作用而发生的药动学或药效学的变化。临床表现为药效增强和（或）毒副作用加重，也可表现为药效减弱和（或）毒副作用减轻。

2.药物配伍禁忌　配伍相容性是指两种或多种药物在体外同一容器（输液袋、输液瓶、雾化装置等）中或同一输液管路中混合时，发生的物理相容性（颜色、沉淀、相分离、pH值、渗透压等）或化学稳定性（药物浓度、新化合物产生）方面的变化。如果存在物理不相容和（或）化学不稳定性，则称为配伍禁忌。

（二）药物相互作用与配伍禁忌的区别

1.药物相互作用是两种或两种以上药物在体内发生的相互作用，而配伍禁忌是在体外发生的。

2.发生药物相互作用时有机体因素参与，而配伍禁忌的发生无机体因素参与。

3.药物相互作用的发生涉及代谢酶、转运体和基因多态性，而配伍禁忌的发生涉及光、热等环境因素。

4.发生药物相互作用会导致药物疗效和毒副作用的改变，而出现配伍禁忌会导致药物理化性质的变化。

（三）避免药物配伍禁忌发生

1.避免药理性配伍禁忌　要注意药理作用互相对抗的药物不能配伍，如中枢兴奋药与中枢抑制药、升压药与降压药、扩瞳药与缩瞳药、止血药与抗凝血药等不能配伍，以免出现药物疗效下降或增加其毒性。

2.避免理化性配伍禁忌　须注意酸碱性药物的配伍问题。如阿司匹林与碱类药物配成散剂，在潮湿时易引起分解；生物碱盐（如盐酸吗啡）溶液，遇碱性药物可使生物碱析出；维生素C溶液与苯巴比妥钠配伍能使苯巴比妥析出，同时维生素C被部分分解。在混合静脉滴注的配伍禁忌上，主要也是酸碱配伍问题，如四环素族（盐酸盐）与青霉素钠（钾）配伍，可使后者分解，生成青霉素酸析出；青霉素与普鲁卡因、异丙嗪、氯丙嗪等配伍，可产生沉淀等。

二、静脉药物配制的要求

输液是特殊的注射剂，其特点是使用量大且直接进入血液循环，因此对浓度、澄明度、pH值等要求严格，一般单糖、盐、高分子化合物溶液的输液都比较稳定。静脉配制药物的相容性和稳定性的影响就更为复杂，不仅要考虑药物本身的性质，添加药物的配伍禁忌，还要考虑制剂中的附加剂，它们之间或它们与配伍药物之间可能存在配伍变化。

静脉配制药物稳定性的影响因素如下。

1.溶媒的改变　在选择药物的溶媒时，要充分了解药物、溶媒的理化性质及其相互作用。常用的溶媒有5%或10%葡萄糖注射液、0.9%氯化钠注射液、葡萄糖氯化钠注射液等，配药人员必须注意溶媒和量的选用。如注射用氨甲环酸粉针的配制溶媒是按照不低于8ml设计的，溶媒不足会出现乳白色浑浊，振摇不均不溶解。对在药物中添加助溶剂的难溶解药物及说明书对药品配制有特殊要求的，应当特别保证所配药品在临床中安全有效。如为改善头孢甲肟溶解性而加入助溶剂碳酸钠，以调整溶媒pH值。溶解药物时，溶媒应适量，以达到适合药物溶解的最佳pH值，药物必须先在西林瓶中完全溶解后，方可扩容至输液瓶中，否则，未溶解部分仍然无法溶解，在输液瓶中就会有不溶的微粒出现。如克林霉素1.2g仅用0.9%氯化钠注射液100ml稀释，远高于药物说明书所提示的稀释浓度，其药物浓度过高，药液渗透压增高，对血管刺激性较大，可引起化学性静脉炎。剂量过大容易引起肾脏损害，用于稀释的溶媒剂量应在200ml以上。

2. pH值的改变　pH值对药物稳定性影响极大，不适当的pH值会加速药物分解或产生沉淀。两种药物配制pH值差距越大，发生配伍变化的可能性就越大。每种药物在不同的pH值条件下，有不同的稳定性。例如，环丙沙星是弱酸，与有机胺形成的盐呈偏酸性，磷霉素是弱碱性。在输液器中，当残留碱性的磷霉素与环丙沙星接触时，pH值发生变化，使环丙沙星析出，形成沉淀。呋塞米说明书中仅提及不宜与葡萄糖注射液混合，但在实际应用中呋塞米与多种药物存在配伍禁忌，其中主要原因可能为呋塞米是强碱弱酸盐，碱性较强，与酸性较强的药物配伍时容易使呋塞米游离产生沉淀，当葡萄糖与呋塞米注射液的pH值分别在3.5和9.6以下时，呋塞米质量浓度为80～400mg/L，配伍时就可在不同时间内产生呋塞米沉淀，而且生成沉淀的速度与数量随pH值的下降而增加。因此，呋塞米应尽量避免与酸性药物配伍。

目前，临床上多组液体使用一条输液器是常见现象，建议在更换两种或两种以上有理化配伍禁忌的药物时，根据不同情况，需分两条静脉通路输注，或充分用0.9%氯化钠注射液、5%葡萄糖溶液冲洗管路或更换输液器，以保证用药安全。

3. 缓冲剂　有些药物会在含有缓冲剂的注射液中或具有缓冲能力的弱酸溶液中析出沉淀。如注射用头孢哌酮钠舒巴坦钠与酸制剂、含胺、胺碱制剂配伍会发生沉淀。

4. 离子作用　离子能加速药物的水解反应。通常阳离子药物和阴离子药物配伍时较易发生变化，如氨茶碱、氯丙嗪等阳离子型药物与碱性较强或具有较大缓冲容量的弱碱性溶液配伍时，可发生沉淀或结晶。而阴、阳离子型药物与非离子型药物（葡萄糖液、右旋糖酐等）配伍时，很少发生变化。由于肝素具有强负电荷，与阳离子结合形成分子络合物，出现乳白色浑浊。

5. 盐析作用　主要指胶体溶液的药物（如两性霉素B）中不宜加入盐类药物，否则会发生沉淀，通常可用葡萄糖溶液稀释后静脉滴注。例如，喹诺酮类药物属于一种分子化合物，当遇到强电解质如氯化钾、氯化钠等时就会出现同离子效应析出沉淀，因此禁用含氯离子的溶液进行配伍。甘露醇注射液属于过饱和溶液，应单独滴注，如加入地塞米松、氯化钾等注射液，甘露醇则被盐析产生结晶。

6. 氧化还原反应　凡是有元素化合价升降的反应都是氧化还原反应。维生素K是一种氧化剂，如果与还原剂维生素C配伍，两者的效用都会被破坏，从而失去其原有的效用。丹参注射液与维生素C注射液混合可发生氧化还原反应，导致二者作用减退或消失。

7. 给药速度　临床上，除非个别特殊药物要求和说明书明确标示，大多数医生很少注意在医嘱中注明药物输注速度和用药先后顺序，往往由护士凭经验而定，存在很大的安全隐患。不同的药物，因其刺激性强弱不同、作用机制和药物动力学不同，选择不同的给药速度对降低毒副作用、提高疗效也有着重要的影响。例如，头孢哌酮、头孢噻肟、头孢曲松、头孢他啶静脉注射速度过快可引起静脉炎，应缓慢静脉注射或快速静脉滴注。亚胺培南西司他丁静脉给药时患者如发生恶心，可减慢滴速，每次滴注时间不宜少于40～60min。阿奇霉素注射液每次的滴注时间不少于60min，浓度不得高于2.0mg/ml。

8. 混合顺序　药物制剂配伍时的混合顺序十分重要，即使同种药物也可因配伍先后次序的不同，发生不同的化学反应而析出晶体。例如，氯霉素注射液（12.5%）以丙二醇与水为混合溶剂制成，每2ml氯霉素注射液应先以100ml输液稀释，再与维生素C、氨茶碱等注射液混合，如混合次序相反，则会形成沉淀，且在短时间内不易重新溶解。药物制剂配伍时，应坚持先稀释后混合、逐步提高浓度的原则。同时，先加入的药物也可能改变输液的pH值，使其超出后加药物的最佳pH值环境。例如，葡萄糖直接与脂肪乳混合，可能造成pH值快速下降，以致脂肪乳稳定性遭破坏。而加入药物制剂时，药物与制剂成分之间、药物与辅料之间的相互作用复杂，应更加重视。

9. 光敏感性　光照可加速药物的氧化，对某些药物可引起光化降解，这不仅降低了药物的效价，而且可产生颜色和沉淀，严重影响药物的质量，甚至增加了药物的毒性。一些稳定性差的药物常被制成粉针剂且需避光密闭保存，临床使用时，溶解后的稳定性降低，加上光照作用，药品可发生氧化、分解、变色等反应。因此，在药品生产、运输、贮存，特别是在药品滴注过程中应注意避光。易发生光化降解的药物有硝普钠、吡啶类、维生素类、噻嗪类、抗肿瘤药物等。避光滴注的措施：可采用透光性较弱的黑布、纸、塑料等制成遮光袋，配以一次性带过滤器的避光输液器，或用黑色塑料薄膜将输液器缠裹达到避光的要求。

三、静脉用药配伍的注意事项

1.给药前对患者用药的需要和可能的反应进行评估，并将评估贯穿于给药的全过程。评估内容包括患者目前的输液通路、输注的药物之间是否会有配伍禁忌。

2.在新药使用前，护士应认真阅读使用说明书，全面了解新药的特性，避免盲目配伍。

3.输液配药的原则是即配即用，时间过长容易造成输液污染或影响药物的稳定性。

4.注射用粉剂，尤其是在水溶液中不稳定的药物，最好临输注前稀释，以免降低药物效价；注射青霉素药液应新鲜配制，以减轻过敏反应。输注用药物必须用规定的注射用溶媒，浓度适当，不应随意使用稀释液，必要时咨询药师。

5.两种浓度不同的药物配伍时，应先加浓度高的药物至输液瓶中，后加浓度低的药物，以减慢发生反应的速率。两种药物混合时，一次只向输液瓶中加入一种药物，待混合均匀目测液体外观无异常变化后再加入另一种药物。

6.有色药液应最后加入输液瓶（袋）中，以避免瓶（袋）中有细小沉淀不易被发现。

7.严格执行注射器单用制度，以避免注射器内的残留药液与所配药物之间产生配伍反应。根据药物的药理性质合理安排输液顺序。对存在配伍禁忌的两组药液，在使用时应间隔给药，如需序贯给药，则在两组药液之间，应以0.9%氯化钠注射液或5%葡萄糖注射液冲管。

8.药物不宜加入脂肪乳、甘露醇、碳酸氢钠、氨基酸、右旋糖酐等注射液及血液、血浆中，因为很可能发生配伍禁忌或使药物的疗效降低。

9.在更换液体时，若发现输液管内出现配伍反应应立即夹管，重新更换输液器，再次检查输液瓶（袋）及输液管内有无异常。在输液过程中加强巡视。观察患者有无不适反应。

第五节　药物的输液速度和药物中的不溶性微粒

一、药物的输液速度

静脉输液速度与静脉炎发生的关系尚无统一结论。国外研究表明，短时间内快速冲击性给药可以减少头孢菌素和其他抗生素（如万古霉素）造成的输液性静脉炎。理论依据为溶液通过输液导管进入血管腔，其流动特性遵从流体力学中层流的规律。根据层流的原理，溶液从输液导管进入血液后，形成与血液平行且独立分层的溶液流。当溶液流与血液的流速逐渐接近时，在远离输液导管处，溶液与血液发生混合。此时，溶液开始接触血管内皮细胞，如果静脉内血液不能够进一步中和输入的溶液（特别是在周围小静脉），则会对血管内皮细胞造成损伤。与此不同，传统理论或国内的研究认为，对静脉壁有刺激性的药物，降低其输液速度可以减少药物对输液静脉的刺激作用，尤其是输注高浓度、大分子溶液如脂肪乳、氨基酸等液体时，应减慢滴速，并给予足够的稀释，减慢输液速度可防止静脉炎的发生。其依据为短时间内溶液快速大量进入血管，药液不能被血液及时稀释，直接作用于血管壁，增加了药液与血管壁的接触时间，加重了血管内膜的损伤；大量药液的输注使血管壁侧压力增加，血管静脉压升高，血管壁通透性增加，加重了炎性因子对周围组织的损伤，使药物性静脉炎的发生率升高。

静脉治疗中，在单位时间内输注一定的液体、药物，对治疗疾病的效果起着决定性的作用，因此，能够准确地判定静脉治疗中的输液速度尤其重要。临床实践中，静脉治疗过程中不同的药物滴速控制通常会有显著差异。含高渗氯化钠注射液、含钾药、升压药的静脉输注应缓慢滴注；而在治疗脑出血、颅内压增高的疾病时，应该加快静脉滴注的输液速度，一般要求在15～30min滴完20%甘露醇注射液250ml，否则起不到降低颅压的作用。在治疗脑血栓的常用药物滴注过程中，由于药物的渗透压较高，输入体内后，会在短时间内使患者的血容量快速增多，导致心脏负担过重，甚至发生心力衰竭、肺水肿等。因此，滴速具体如何选择是一个比较复杂的问题。最佳滴注速度应由医护人员根据用药者的年龄、病情和药物性质来控制。

输液速度与输液器具密切相关。输液器具的更新换代提高了临床上对静脉输注速度的掌控。随着输液调节器、输液泵、微量注射泵等产品的研制与临床使用，实现了静脉输液过程中的自动控制。各类智能型医用输液泵不但能按要求精确控制输液的流速与流量，并能对输液过程中出现的异常情况进行报警，减轻医护人员的工作强度，提高了输液治疗的安全性、准确性。

二、药物中的不溶性微粒

静脉输注药物微粒是指存在于液体中的非故意加入的可游动的、不溶性的外源物质及可溶而未溶的药物，它大量注入人体可产生严重的机体损害。经微孔滤膜、显微镜及电子显微镜可观察到大量微粒和微晶，较大的不溶性微粒进入体内后随着血液循环可造成局部循环障碍，易引起肺部肉芽肿、血栓形成及血管栓塞等；微粒过多造成局部堵塞和供血不足，组织缺氧而产生水肿和静脉炎；不溶性微粒还可引起过敏反应、热原样反应等危害，并且有人认为不溶性微粒还可能引起抗原样反应。50μm以下的不溶性微粒难以观察到，因此这种微粒所造成的危害更具有隐蔽性。

多数国家对输液剂中的不溶性微粒都做了规定。《中华人民共和国药典》（简称《中国药典》）2015版（四部）不溶性微粒检查法中规定，每100ml以上的静脉滴注用注射液中的不溶性微粒，每1ml中含10μm以上的微粒不得超过20粒，含25μm以上的微粒不得超过2粒。

为了促进患者获得良好的预后，在给予患者静脉输液治疗前，应加强对输液不溶性微粒数的有效控制。使用带有空气过滤装置及终端滤器的一次性输液器，不仅可减少空气对输液的污染，同时可以截留任何途径污染的输液微粒，是解决微粒危害和空气污染的理想措施。一般的终端滤器可滤过10μm以上的微粒，近年有厂家推出终端滤器孔径是3μm的一次性使用精密过滤输液器，可以滤除药液中90%以上的不溶性微粒，减少微粒对血管内皮细胞的刺激，是解决微粒危害的理想措施。精密输液器不但可以有效滤除不溶性微粒，而且还能有效预防和降低静脉炎和输液疼痛的发生，避免了静脉输液中不溶性微粒给患者带来的近期和远期危害，保障了静脉输液的安全可靠。

第六节　高危药品的管理

一、高危药品的概念与高危药品的分类

高危药品是一类具有高危害性、高风险性的药物，直接关系到患者的生命安全。

（一）高危药品的概念

高危药品又称高警示药品，其概念由美国医疗安全协会（the Institute for Safe Medication Practices，ISMP）在美国国内首先提出，1995～1996年，ISMP进行一项最可能给患者带来伤害的药物的研究，结果表明，大多数致死或严重伤害的药品差错是由少数特定药物引起的。ISMP将这些若使用不当会对患者造成严重伤害或死亡的药物称为"高危药物"，其特点是出现的差错可能不常见，而一旦发生则后果非常严重。2003年ISMP第一次公布了高危药物目录，并于2007年、2008年和2012年进行更新。目录包括22类高危药品和10种特别强度高危药品。ISMP确定的前5位高危药物分别是胰岛素、阿片类麻醉药、注射用浓氯化钾或磷酸钾、静脉注射的抗凝药、浓度超过0.9%的氯化钠溶液。

中国药学会医院药学专业委员会于2012年制定了《高危药品分级管理策略及推荐目录》，按危害性将高危药品分为A级、B级和C级3个等级，之后发布了《高警示药品推荐目录（2019版）》，各医疗机构参照目录制定本院的高危药品目录和管理办法，对医疗机构规范高危药品管理起到重要的指导意义。2003年，美国医疗机构评审联合委员会（Joint Commission for Accreditation of Healthcare Organization，JCAHO）提出患者安全的6个目标，第3个目标就是"提高患者应用高危药品的安全性"。在我国国家卫生和计划生育委员会《三级综合医院评审标准实施细则（2011年版）》中第3章提出患者十大安全目标，第5个目标（第5节）"特殊药品的管理，提高用药安全"中也重点关注了医院高危药品的使用和管理。

（二）高危药品的分类及标识

2012年3月，中国药学会医院药学专业委员会参照美国ISMP公布的高危药品目录，并结合中国医疗机构实际用药情况，公布了我国高危药品分级管理策略、推荐目录及高危药品标识。高危药品的管理采用"金字塔式"的分级管理模式，管理级别由高到低分为A、B、C三级。A级高危药品是高危药品管理的最高级别，使用频率高，是患者死亡风险最高的高危药品，医疗单位必须重点管理和监控；B级高危药品是高危药品管理的第二级别，使用频率较高，一旦用药错误，会给患者造成严重伤害，但给患者造成伤害

的风险等级较A级低；C级是高危药品管理的第三级别，使用频率较高，一旦用药错误，会给患者造成伤害，但给患者造成伤害的风险等级较B级低。

中国药学会医院药学专业委员会推荐的高危药品专用标识见图2-1。

图2-1　高危药品专用标识

二、高危药品临床使用管理

（一）高危药品储存管理

1.各药库、药房、科室对高危药品实行专区、专柜、定位、加锁管理，不得与其他药品混放，并有明显专用标识。

2.电解质必须与其他高危药品分开存放。需要冷处保存的高危药品配备冰箱明显标识、分类存放，使其保持在适当的温度，护士每天检查和登记冰箱温度。

3.高危药品标识设障管理，存放区域的标签应完整清晰、醒目，并统一在药品标签的右上角粘贴高危药品专用标识。

4.加强高危药品的有效期管理，严格遵循药物"先进先出，近期先出"的原则。当药品出现多个批号时，按照失效时间由近到远、从右到左有顺序地摆放，并粘贴"从右边优先使用"的标签，按规范使用。6个月内的近期药品应做好标识，防止过期。

（二）高危药品使用管理

1.制订高危药品基数管理、目录清单，定期盘点，做到账物相符。

2.高危药品应严格按照说明书使用。

3.医院有适宜的合理用药监控软件系统，能为处方审核提供技术支持。

4.核发、调配高危药品须凭医师开具的合格处方，由两位药师复核并做到"四查十对"，严格审

查处方的合理性，包括处方的适宜性和配伍禁忌等，确保发放准确无误。

5.药品调配结束后发放送往病区时，必须置于高危药品专用箱中，附上单独打印的高危药品清单，并且调剂药师和核对药师需双签名。

6.护士执行高危药品医嘱时需双人核对。给药时，严格执行给药的"5F"原则，即做到"患者正确、药品正确、剂量正确、给药时间正确、给药途径正确"。超出标准给药浓度的医嘱医生须签字，严密观察用药后的反应，确保用药安全。

（三）高危药品监督管理

1.高危药品的管理需要医院多部门的合作监管，需要临床医生、药学部、医务部和护理部协同合作。

2.建立医、药、护三位一体的管理组织，根据医院具体用药情况和既往严重不良反应发生情况，确立医院高危药品种类和目录。

3.药学部药师定期到病区检查高危药品管理制度执行情况，重点加强高危药品的不良反应监测，及时汇总，及时反馈，促进合理用药，对存在的问题督促整改。

4.建立病区高危药品安全管理小组，护理部将高危药品安全管理纳入护理质量考核体系，制订病区高危药品的相关管理制度和质量评价标准，定期与不定期对科室的高危药品管理进行检查、考核和评价，并进行持续质量改进。

5.对护理人员进行高危药品的药理知识和管理规定的培训，包括高危药品常用剂量、极量、用法、禁忌、注意事项、严重不良反应等。使护理人员掌握更多的药物知识，不盲目机械执行医嘱。

三、易混淆高危药品的管理

1.易混淆高危药品包括包装相似药品、听似药品、看似药品、一品多规药品、多剂型药品等。在采购高危药品时，应尽量在药品包装的材质、颜色、规格上与易混淆的药品区分开，降低发生误投、误用的可能性。

2.对于外观相似的高危药品，保留小包装并贴上"看似"标识予以提示（图2-2），对于药品名听上去相似的高危药品，贴上"听似"标识予以提

示（图2-3），对于同一高危药品多种规格的，贴上"多规"标识予以提示（图2-4）。

3.对于易混淆药品，贴上全院统一的"易混淆"警示标识（图2-5），分开放置，避免同在一排放置。

图2-2 "看似"标识

图2-3 "听似"标识

图2-4 "多规"标识

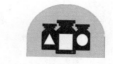
图2-5 "易混淆"标识

第三章 血管通路常见并发症

近年来，随着静脉治疗的广泛应用，血管通路装置导致的静脉炎、导管相关血流感染、皮肤损伤等并发症逐渐凸显。对此，国内外学者对静脉治疗相关并发症的预防、处理等进行了大量的研究。为确保患者安全、帮助临床工作者及时识别血管通路装置相关并发症的症状和体征，从而给予及时适当的护理干预，现对血管通路相关并发症临床表现、影响因素、护理措施进行阐述。

第一节 静 脉 炎

一、临床表现

静脉炎（phlebitis）的临床表现包括穿刺处的局部皮肤红肿、疼痛、灼热、化脓，以及可触及的静脉条索等。分级标准见表3-1。

根据静脉炎的严重程度，美国静脉输液护理学会将静脉炎分为五级（表3-1）。

表3-1 美国输液护理学会静脉炎分级标准

等级	临床表现
0	没有症状
1	穿刺部位发红，伴有或不伴有疼痛
2	穿刺部位疼痛伴有红肿和（或）水肿
3	穿刺部位疼痛伴有发红 条索状物形成 可触摸到条索状的静脉
4	穿刺部位疼痛伴有发红、疼痛 条索状物形成 可触摸到条索状的静脉，其长度 > 2.54cm 脓液流出

二、影响因素

1.药物因素 药物性静脉炎是常见的输液性静脉炎。药物的刺激性、溶液的pH值、溶液的渗透压、药物本身的毒性作用及其引起的Ⅰ型变态反应均可能引起静脉炎。输入化疗药物时，静脉炎的发生率为57.65%。常见药物包括化疗药物、抗生素、电解质、维生素、营养素等。

2.污染因素 污染导致的细菌性静脉炎。另外输液器具、配液操作等产生的输液微粒能引起血管栓塞造成局部循环障碍，导致组织缺氧、产生水肿和静脉炎。

3.机械性损伤 导管置入困难是机械性静脉炎的高发因素，导管未达到预期位置是机械性静脉炎的好发因素，导管漂移与脱出是机械性静脉炎的易发因素。

4.液体温度 当输入温度过低的液体时，局部血管易产生痉挛，血流速度减慢，药物易附于血管壁，增加了药物对血管壁的刺激，引起局部炎症介质释放。同时，也使得血管壁本身的供血减少，血管内皮细胞处于相对缺血缺氧状态，血管通透性增加，从而引起静脉炎。

5.输液量及速度 输液速度大于血流流速时，传统理论认为对血管壁侧压力增加的同时又因血液回流受阻导致静脉压增高，易出现机械性静脉炎；并且血液稀释药物的能力降低或为零，加重了药物对血管壁的化学性刺激，导致药物性静脉炎的发生率也明显增高。

6.血管选择 血管粗细与导管型号不适合，会损伤血管内膜。血管管径越小，发生静脉炎的概率越高，出现的时间也越早。身体远心端静脉炎发生率明显高于身体近心端，尤其是下肢，由于静脉瓣多，静脉回流缓慢，药液在下腔静脉的滞留时间比在上腔静脉的滞留时间长，所以易导致静脉炎。

7.患者因素 患者高龄、病情危重、机体抵抗力低下（如糖尿病免疫抑制治疗、中性粒细胞减少或缺乏、免疫抑制疾病），特别是皮肤黏膜的防御能力下降，是输液性静脉炎发生的主要原因之一。

三、护理措施

1.发生静脉炎时，应分析确定静脉炎发生的原因，针对不同原因采取适合的干预措施。

2.结合患者实际情况，根据导管类型确定是否需要拔除导管。

3.给予抬高患肢，必要时遵医嘱镇痛或采取其他干预措施，以减轻静脉炎相关不适。

4.一旦发生静脉炎，外周短导管应立即拔除，中心静脉导管应根据实际情况予以相应的处理或拔除导管。

5.如果患者疑似出现感染性静脉炎或出现化脓，则应移除导管，对脓性分泌物和导管尖端进行培养，并且监测全身感染的体征。

第二节　渗出/外渗

一、临床表现

渗出/外渗（exudation/exosmosis）的临床表现为血管通路装置附近区域皮肤有肿胀、疼痛、皮肤颜色变白或发红。据国内文献报道，药物外渗发生率为0.4%～21.0%，国外报道的药物外渗发生率为0.1%～11.0%。根据美国静脉输液护理学会2016年新版《输液治疗实践标准》，药物渗出与外渗分为五级（表3-2）。药物外渗的临床分期依症状和体征分为三期（表3-3）。

表3-2　药物渗出与外渗分级（INS）

级别	临床表现
0	没有症状
1	皮肤发白，水肿范围的最大处直径<2.5cm，皮肤冰凉，伴有或不伴有疼痛
2	皮肤发白，水肿范围的最大处直径为2.5～15.0cm，皮肤冰凉，伴有或不伴有疼痛
3	皮肤发白，半透明状，水肿范围的最大处直径>15.0cm，皮肤冰凉，轻度到中度疼痛，可能有麻木感
4	皮肤发白，半透明状，皮肤紧绷，有渗出，可凹性水肿，皮肤变色，有瘀斑、肿胀，水肿范围最小处直径>15.0cm，循环障碍，中度到重度疼痛

表3-3　药物外渗损伤分期（WHO）

分期	临床表现
I期（局部组织炎性反应期）	局部皮肤发红、肿胀、发热、刺痛，无水疱和坏死
II期（静脉炎性反应期）	局部皮下组织出现或水疱形成，水疱破溃，组织苍白形成浅表溃疡
III期（组织坏死期）	局部皮肤变性坏死、黑痂、深部溃疡、肌腱、血管、神经外露或伴感染

二、影响因素

渗出/外渗的影响因素包括感染、精神状况或认知改变（如神经系统疾病、意识不清、服用镇静剂）、与年龄有关的血管系统疾病、多次静脉穿刺史、肥胖、导管的大小和放置位置、药液渗透压、静脉穿刺、长期置管、高压注射、刺激性药物、微生物、极端的温度等原因。

三、护理措施

药物外渗性损伤的主要处理方法包括综合使用非药物治疗以延缓进一步的组织损伤，针对渗漏药物类型采用逆转剂，必要时进行手术治疗。

1.应立即停止在原通路输液，保留导管，尽量回抽外渗药物，抬高患侧肢体，测量标记渗出/外渗范围，观察和记录皮肤的完整性、疼痛水平、感觉和肢体的运动功能。

2.可依据药物性质和组织损伤程度给予药膏涂抹或外敷、冷敷、热敷、封闭治疗和外科手术治疗。

3.外渗引起的直径>0.5cm的水疱，宜在无菌技术操作下抽出疱液，用无菌敷料包扎；新生水疱应待水疱皮肤张力降低后再行处理。

4.药物治疗

（1）升压药物外渗解毒剂使用方法：见表3-4。

（2）化疗药物外渗解毒剂使用方法：见表3-5。

（3）高渗性药物外渗解毒剂使用方法：见表3-6。

第三节　导管相关性血流感染

一、临床表现

导管相关性血流感染（catheter related blood stream infection，CRBSI）是指带有血管内导管或者拔除血管内导管48 h内的患者出现菌血症或真菌血症，除血管导管外没有其他明确的感染源。国内学者报道CRBSI发生率为2.65%～7.40%。表现为血管通路装置的穿刺处出现红斑、水肿、疼痛、渗液、皮肤破裂及患者体温升高（>38℃），严重者会发生化脓性血栓静脉炎、心内膜炎、骨髓炎、败血症等。

二、影响因素

CRBSI的影响因素包括药物性质、微粒污染、

表3-4　升压药外渗解毒剂

渗出/外渗药物	解毒剂	剂量	给药方法	备注
多巴胺、多巴酚丁胺、去甲肾上腺素、肾上腺素、去氧肾上腺素	酚妥拉明	5～10mg溶于10ml生理盐水	皮下注射0.5～1ml至外渗区域，用含乙醇的葡萄糖酸氯己定清洁整个区域，使用25G或更小的针头，每次注射时更换针头	发生渗出/外渗后立刻或12h内采取此措施
	特布他林	1mg溶于10ml生理盐水	皮下注射1ml至外渗区域用含乙醇的葡萄糖酸氯己定清洁整个区域，使用25G或更小的针头，每次注射时更换针头	无酚妥拉明的情况下使用

表3-5　细胞毒性外渗解毒剂

渗出/外渗药物	解毒剂	剂量	给药方法	备注
长春新碱	透明质酸酶	10ml生理盐水稀释，配成1500U/ml制剂	病灶周围皮下或皮内注射，由外渗区外缘向中心注射。使用25G或更小的针头，每次注射时更换针头	发生渗出/外渗后立刻采取此措施。拖延1h会减弱其效力
二氯甲二乙胺、顺铂	硫代硫酸钠	根据制药商的给药指南配制10%或20%的溶液	皮下注射，每毫克外渗药物应注射2ml解毒剂	
蒽环类药物	右丙亚胺	根据体表面积计算，第1、2天＝1000mg/m², 不要超过2000mg；第3天＝500mg/m², 不要超过1000mg，每日最大剂量为2000mg/m²	静脉注射	于渗漏后6h内在远离外渗部位（如对侧手臂）的静脉内进行静脉注射，冰袋应在静脉注射前15min内移除

表3-6　肠外营养剂、低渗和高渗性溶液外渗解毒剂

渗出/外渗药物	解毒剂	剂量	给药方法	备注
含有丙二醇的药物（依托咪酯、劳拉西泮、苯妥英钠）、肠外营养液、20%甘露醇、浓电解质等	硝酸甘油软膏	2%硝酸甘油软膏，成年人应敷用1～2in（约2.5cm）	局部用药，如需要，每8小时重新涂抹1次	

导管管腔数量、导管材质、导管留置时间、置管部位选择不当、无菌技术不规范、装置选择等外源性因素；以及年龄、患者自身免疫力、糖尿病、过敏体质等内源性因素。

1.药物性质　葡萄糖、脂肪乳等可作为细菌的培养基，若药液受污染后并通过PICC输入体内，细菌会停留在导管内生长繁殖；广谱抗生素、激素可致菌群失调，为真菌感染创造条件。

2.微粒污染　药物配制过程中导致微粒污染进入血液循环后滞留在毛细血管内，机化、钙化形成异物性肉芽肿或炎性包块引发感染。

3.导管管腔数量　管腔数量增加可使侵入性操作次数增加，导管护理操作不规范的概率也增加，患者发生感染的途径也随之增加。

4.导管材质　革兰氏阳性菌对聚氯乙烯、聚乙烯亲和力高，使用塑料类导管或聚乙烯类导管可

明显增加血行感染的发生率。导管材质按血栓形成下降程度依次为聚氯乙烯、聚乙烯、聚氨基甲酸乙酯、硅胶。

5.导管留置时间　PICC在置入24～48h后就可能在导管周围形成纤维蛋白鞘，可以为微生物提供良好的寄生场所，使细菌繁殖、迁移，最后黏附、定植在导管上。文献报道，导管留置时间>14天是CRBSI的独立危险因素。有学者提出置管时间<30天较为安全。

6.置管部位选择不当　研究显示，穿刺血管直径与感染发生率呈负相关，即穿刺血管越细，感染发生率越高。此外，血管瓣膜或分叉的解剖存在变异时，亦可导致导管抵着血管瓣膜或分叉处而无法插到位。当输注化疗药物时，刺激血管内膜可致静脉炎的发生。

7.装置选择　血管通路装置部位接触面或表面

粗糙，这种情况有利于细菌的种植且不利于消毒，如机械阀输液接头的活塞存在缝隙，因此细菌易在此留存、繁殖，对接头及导管容易造成污染；肝素帽接头表面粗糙不平，不利于护理过程中的清洁消毒。

8.患者自身因素　CRBSI的危险因素分析显示，年龄＞70岁、体重指数（BMI）＞25kg/m²、糖尿病是导管相关性感染的独立危险因素。也有学者提出年龄较小者由于血管管腔相对成人小，导管对血管内膜损伤刺激较大，因此发生感染的概率也较成人高。另有文献报道，CRBSI的发生与免疫功能呈负相关，即免疫力越低，感染率越高，如白血病患者、肿瘤化疗患者免疫力低下，均增加了感染概率。

三、护理措施

（一）预防措施

预防CRBSI最主要的技术包括使用特定的皮肤准备、最大无菌屏障预防措施和每日评估导管保留必要性，及时拔除不必要的导管。在护理过程中需要做到：做好手卫生；使用氯己定乙醇溶液进行皮肤消毒；采用最大化无菌屏障防护措施；优先选择上肢作为置管部位以减少感染风险。应尽量减少导管远端附加装置的使用及药物推注，因为导管口的附加装置如三通管、延长管是加重导管感染的重要原因。临床指征有特殊需求时，可使用的附加装置应该是螺口接头或一体化设计。

（二）处置方式

当患者仅存在体温升高，而无其他与导管相关感染症状及确凿证据时，避免仅因怀疑感染而移除正常使用的中心血管静脉通路，如果病情恶化或脓毒血症持续存在或复发，应移除中心血管静脉通路。当患者存在使用其他血管通路的禁忌或出血倾向时，应评估中心血管静脉通路再次置入的风险并考虑原位更换抗菌导管。

当怀疑患者有CRBSI时，应分别从导管和外周静脉中取血样，进行成对血培养以明确诊断CRBSI。如果出现败血症的临床表现，且没有其他感染源并具备以下条件之一即可诊断CRBSI：①导管尖端培养结果呈现阳性半定量（＞15CFU）或定量（≥10³CFU）；②中心血管静脉通路尖端与外周血同时定量血培养比≥3∶1；③中心血管静脉通路培养物和外周培养物之间的阳性时间相差不超过2h。采血后即可开始经验性抗生素治疗，并根据血培养及药敏结果调整治疗方案。

第四节　导管损坏

一、临床表现

导管损坏（catheter damage）包括可见的导管或导管端口断裂、置入部位渗漏、导管功能异常（如无法抽回血、输液泵频繁报警）、输液时沿中心静脉血管通路装置出现局部疼痛和（或）肿胀、手臂感觉异常、影像学表现、呼吸窘迫或心律失常。

二、影响因素

导管损坏与有插管操作因素和置管后护理因素有关。

1.置管时的因素　包括撤导丝时损伤导管、送管时镊子损伤导管、置管不当使导管扭曲打折等。穿刺针使用不当、操作者的细致度、过度牵拉导管或导管缺陷、中心静脉血管通路装置放置在容易出现夹闭综合征的锁骨下静脉位置等与导管损坏有直接的关系。

2.置管后维护不当　包括高压注射冲洗导管、不正确固定（如用胶带缠绕导管）、外露导管过长、在导管附近使用剪刀时不小心造成损伤、润滑性药膏的使用、导管留置期间出现某些并发症（堵塞、渗漏）等。

3.高危因素　肢体活动过度和外力牵拉及患者的体位不良等是导管断裂的高危因素。

三、护理措施

（一）预防措施

1.护士方面　送管时不可使用带齿的镊子，撤导丝时注意手法，防止损伤导管；将导管用胶带妥善固定到患者身体上，以防过度拉伸导管；不要在导管附近使用剪刀；不要用高压推注液体。

2.患者方面　患者在日常活动时需要注意以下事项，如避免出汗、穿宽松棉质吸汗性强的衣服；置管侧肢体肩肘关节不宜进行大幅度和过大力度的活动，如俯卧撑、引体向上等，避免提重量在5kg以上的物品；置管期间避免盆浴，以淋浴为宜；穿脱衣服时动作要轻柔，先穿置管侧肢体、后脱置管侧肢体，防止导管意外脱出；强调发生并发症时不能擅自处理，及时到医院就医。

（二）处置方式

1.及时处理损坏的导管。当导管膨胀、断裂、破裂或导管端口出现裂缝时应及时处理，以减少导管断裂和栓塞、空气栓塞、出血、导管内腔堵塞、血流感染、治疗中断或失败的风险，并延长导管使用寿命。

2.停止输液。如果发现导管损坏，应立即夹闭或密封导管出口部位和受损区域之间的导管部分（如关闭现有的夹子、添加夹子、用黏胶敷料覆盖受损区域或折叠外部管段并固定），以防止出现空气栓塞或出血，并立即修复导管损伤。

3.等待修复期间，应在受损导管上贴上"请勿使用"的标签。

4.修理导管时，应使用导管专用的修理套件，若无可及的修理套件或修复失败，则考虑拔除或更换导管。修理后定期评估完整性和潜在问题。

5.拔除导管后，护士应检查导管尖端及导管长度，确保导管完整性。如果发现或怀疑有损坏，则需进一步检查导管残留情况。

第五节　空气栓塞

一、临床表现

空气栓塞（air embolism）包括突然发作的喘息、持续咳嗽、呼吸困难、烦躁不安，以及出现与原发病无关的胸痛、低血压、快速型心律失常、精神改变及言语改变的症状。

二、影响因素

空气栓塞可发生在置管、带管和拔管的各个环节，包括患者自行断开或重新连接与导管相连的连接器、护士输液前未排气、导管移除不当、更换无针连接器之前未夹闭输液装置等。

三、护理措施

（一）预防措施

1.预充所有给药装置并排出空气。

2.在血管通路装置移除过程中及之后，患者采用特定的定位和空气闭塞技术。

3.用螺口连接具有检测或预防空气栓塞的安全性设备，如带有排气过滤器的给药装置和带有空气传感器的电子输液泵。

4.不要将未排气的给药装置与溶液容器相连。

5.更换给药装置或无针接头前，应确保血管通路装置已夹闭。

6.移除PICC时实施的预防措施包括但不限于：

（1）在移除PICC时，将患者置于仰卧位，如果能耐受，也可以采取头低足高位（早产儿禁忌此体位），以使PICC置管部位位于或低于心脏水平。

（2）在移除导管的过程中，选定一个合适的时间点让患者做瓦尔萨尔瓦（Valsalva）动作，即深吸气后，在屏气状态下用力做呼气动作10～15s。因为会增加腹腔和胸腔的压力，从而导致心排血量降低，并影响血压。但瓦尔萨尔瓦动作在一些情况下是禁忌，禁忌证包括但不限于心功能不全的患者、近期心肌梗死、青光眼及视网膜病变的患者。当瓦尔萨尔瓦动作存在禁忌时，可以采用头低足高位或左侧卧位，如果患者能够遵从指导，则让其屏住呼吸。

（3）移除PICC后，使用无菌干燥的纱布手动按压，直至止血。

（4）使用空气闭合敷料（如凡士林油纱布）覆盖穿刺部位至少24h，以密封皮肤–静脉通道，降低空气栓塞的风险。

（5）告知患者应在移除导管后保持平卧或半卧位，如果可能，持续30min。虽然没有关于移除PICC过程中出现空气栓塞的文献报道，但若出口部位与患者的心脏位于同一水平位置，可能会增加空气通过完整的皮肤–血管通道和蛋白鞘进入的风险。

（二）处置方式

1.立即取左侧卧位和头低足高位，使肺动脉的位置处于右心室的下部，气泡则向上漂浮在右心室，避开肺动脉入口，随着心脏的搏动将空气混成小泡沫，分次小量进入肺动脉内，避免阻塞肺动脉入口。

2.立即供给高流量氧。给予100%的纯氧，可提高动脉血氧饱和度和改善外周组织供氧，同时还可以减少氮气含量，利于空气栓子的吸收。

3.高压氧可有效缩小气泡体积，已作为中枢神经系统空气栓塞的常规治疗。

第六节　导管相关皮肤损伤

一、临床表现

导管相关皮肤损伤（catheter-associated skin

impairment，CASI）指医用黏胶移除后，在置管部位及其周围皮肤出现持续30min及以上的流脓、红斑、糜烂或撕裂等皮肤异常现象，主要包括接触性皮炎、机械性损伤、穿刺点渗液、局部感染和压力性损伤。

（一）接触性皮炎

1.刺激性皮炎 皮肤出现红肿、囊泡，持续时间短，对化学物质的刺激产生的非过敏反应仅限于受影响区和暴露区。

2.过敏性皮炎 细胞介导的免疫反应，如典型的红斑、水疱、皮炎区瘙痒，持续时间可长达1周，范围对应暴露区和（或）超出暴露区。

（二）机械性损伤

1.皮肤剥离 去除胶带或敷料后，出现一层或多层角质细胞被一同去除；病变部位通常浅而不规则；如果暴露于神经末梢，皮肤可能会出现光泽或潮湿的深红色或红色，并有明显的不适感。可能有红斑和水疱的开放性病变。

2.皮肤撕裂 由剪切、摩擦和（或）钝力引起的伤口导致的皮肤层分离（通常与创伤性敷料去除有关）；可以是部分或全部撕裂。

3.张力水疱 指在不恰当地反复使用胶带或敷料，或皮肤肿胀、关节活动等时，由剪切力引起的伤口表皮与真皮的分离。

（三）穿刺点渗液

1.琥珀色 通常被认为是正常的（但可能与插入期间感染或淋巴结损伤有关）。

2.粉红色或红色 由于红细胞的存在，通常与PICC插入的创伤有关，特别是在中性粒细胞减少的患者中。

3.乳白色 可能表示纤维蛋白鞘（对炎症的反应）或感染（含有白细胞和细菌的化脓性渗出物）。

（四）局部感染

局部感染指导管出口部位2cm内的红肿、硬结和（或）压痛；可能与感染的其他体征和症状有关，如出口处有脓性引流，可能存在伴随的血流感染，应通过拭子培养确认诊断。

（五）压力性损伤

压力性损伤指皮肤和（或）底层软组织的局部损伤，通常位于骨突隆起部位。

二、影响因素

如高龄、营养不良、脱水、皮肤病、水肿、糖尿病、肾功能不全、免疫抑制、恶性血液肿瘤、皮肤潮湿、关节活动、放疗、药物治疗（抗肿瘤药、抗生素、长期使用皮质类固醇、抗凝剂等）均为导管相关皮肤损伤发生的危险因素。

三、护理措施

柳静等通过检索、评价、整合国内外PICC相关皮肤损伤预防实践的证据，为临床规范管理导管相关皮肤损伤提供循证依据，见表3-7。

表3-7 PICC相关皮肤损伤预防的最佳证据总结

证据主题	证据描述	证据等级
评估	1.评估患者整体情况、导管置入部位和周围皮肤，及时识别皮肤损伤的风险、迹象和症状，并做好记录	5
	2.通过观察和触诊的方法定期评估，评估频率取决于患者因素（如患者年龄、局部情况和认知情况）、输液类型和频率、医疗环境；如怀疑感染，应将敷料去除，进行全面检查	5
	3.疼痛的评估和管理应成为常规评估和护理的一部分，可使用标准化的、经过验证的评估工具（如视觉模拟量表或数值评定量表）来实施	5
	4.评估患者自我管理导管的能力和向医护人员报告穿刺处异常的意愿	5
皮肤清洁与消毒	1.考虑使用无菌医用黏胶去除产品，完全去除皮肤残留的黏胶剂，以减少与去除敷料相关的不适和皮肤损伤	5
	2.更换敷料时，首选含醇基的氯己定溶液进行皮肤消毒	1
	3.如果对含醇基的氯己定溶液过敏，可选用氯己定水溶液；如果对氯己定过敏，可选用聚维酮碘溶液或70%乙醇溶液	4
	4.建议一次性消毒用品仅供一人使用	4

续表

证据主题	证据描述	证据等级
敷料选择	1.无菌敷料的选择应考虑以下因素：血管通路的类型、出血或感染的风险、皮肤情况、已知的过敏或敏感性产品、患者偏好、成本、无菌要求、粘贴持续时间、敷料尺寸及获得便利性	1
	2.应尽量使用无菌透明、透气性好、低过敏性的敷料覆盖导管置入部位	IV
	3.保持导管部位皮肤清洁、干燥，透明半透膜敷料至少每7天更换1次，纱布敷料每2天更换1次；当敷料的完整性被破坏或敷料下的皮肤存在完整性受损，则应立即更换	3
	4.在需要的部位使用裁剪成适合尺寸的预防性敷料来预防PICC相关皮肤损伤	5
操作与固定技术	1.撕除敷料和含有黏胶剂的固定装置时，应保持皮肤完整性，防止导管移位，避免快速和（或）垂直拉扯	5
	2.如果需要触摸导管置入部位，应遵循无菌非接触技术	5
	3.在使用皮下锚固定系统、综合固定装置或黏性固定装置作为PICC替代缝合产品时，应意识到发生皮肤损伤的风险	IV
	4.导管及延长管应妥善固定，定期改变放置位置，防止移位且不会对皮肤造成额外的压力	5
置管部位皮肤保护	1.识别并及时避免可疑刺激物、过敏原和相关产品，如消毒剂、固定敷料、皮肤保护产品等	3
	2.可使用单人用的剪刀或一次性手术剪将置入部位的多余毛发去除，便于敷料的固定	1
	3.使用无菌、不含乙醇的皮肤保护产品（与消毒液兼容）保护高危皮肤，使皮肤保护膜自然干燥	5
	4.补充适当的营养和水分，改善皮肤状况	5
	5.不宜常规在导管局部涂抹抗菌软膏或乳剂	1
患者健康教育	1.向高风险患者发放风险提示卡，并向其说明有发生导管相关皮肤损伤的风险	5
	2.专科护理人员应在每次维护导管时对患者及家属或照护者做好健康教育，交代留置导管期间的注意事项、相关护理措施等内容	5
	3.采用多种方式，如口头解释、示教和回示、书面说明、视频等，为患者进行导管相关皮肤损伤个性化的健康教育，并对患者及家属或照护者进行阶段性健康教育效果的评估	2
监管与培训	1.采用质量改进措施来监控和降低导管相关皮肤损伤发生率	V
	2.专科护理人员应接受导管相关皮肤损伤知识的培训，包括消毒液选择、敷料应用、操作手法、并发症的识别与处理等方面，具备识别和处理导管相关皮肤损伤的能力	5

第七节　导管相关深静脉血栓形成

一、临床表现

静脉血流受阻后早期往往没有明显症状，但穿刺部位会出现疼痛、水肿、红疹及四肢周围静脉充血。患者具备以下2项症状以上即可确诊导管相关深静脉血栓形成（catheter-associated deep venous thrombosis，CADVT）：静脉不可压瘪、异常静脉彩超形态及静脉灌注缺损。

二、影响因素

导管相关性静脉血栓是多个危险因素叠加的结果。包括患者相关因素，如高龄、性别、体重指数、放疗史、体力状况、糖尿病、肥胖、外周动脉粥样硬化、深静脉血栓史、炎性肠病、心力衰竭、镰状细胞病、尿毒症、孕妇、高血糖患儿、置管侧肢体肌力、活动量。导管与诊疗操作相关因素，如穿刺部位、导管材质、同侧肢体PICC多次置入、导管尖端位置、导管相关感染。血液生化指标，如血小板、D-二聚体、纤维蛋白原、易栓症（C蛋白/S蛋白缺乏）、活化部分凝血活酶时间（APTT）等。

三、护理措施

（一）预防措施

1.合理评估。可通过观察、测量和询问患者主诉评估是否发生导管相关性静脉血栓进行。目前临床上采用密歇根PICC-DVT风险评分法、住院老年患者PICC-DVT风险评估模型、PICC相关性上肢深静脉血栓高危评分模型、PICC相关性血栓风险评估模型来识别PICC相关的CADVT。不建议使用超声对患者进行导管相关性静脉血栓的筛查。部分导管相关性静脉血栓无主观症状及客观体征，还可能出现置管侧肢体、颈部、肩部、胸部和（或）颜面部水肿症状或体征，伴或不伴受累部位疼痛、皮温升高、浅表静脉显露、颈部或肢体运动障碍、肢体红斑或麻木感等表现。经彩色多普勒或数字减影血管造影、CT和MRI等影像学检查可确诊。

2.确保所有中心静脉血管通路装置的尖端正确置于上腔静脉中下1/3处或上腔静脉与右心房交界处，避免置入过浅（如头端位于上腔静脉中上1/3）而导致的CADVT发生率高。置管前静脉治疗护士应测量导管与血管的比例，确保导管/血管直径比≤45%。除非患者确有输液需要，否则不要置入多腔PICC，避免置入多腔或直径大于4Fr的中线导管。在置有PICC的癌症患者中，使用弹力球进行抓握练习，可连续3周，每天进行3～6次。目前在预防性抗凝方面尚未形成共识。

（二）处置方式

1.对于有症状血栓，应根据治疗对导管的依赖程度、重新建立静脉通路的可能性及血栓的进展等情况，综合考虑保留或选择拔管时机。当患者需要输液时，如果导管在位且能正常使用，即使存在CADVT也不要轻易拔除。研究显示，导管拔除后在新的穿刺点置管时CADVT发生率较高。

2.对于无症状、主诉及客观体征，单纯影像检查发现的血栓，不建议采取抗凝、拔管等处理措施。

3.确需拔除导管时，应根据血栓发生情况，先进行常规抗凝治疗，并在拔除前进行超声筛查血栓。目前临床上常用的方法是静脉推注尿激酶或阿替普酶并至少保留30min。尿激酶是第一代溶栓药物，国外目前多使用第2代常用溶栓药物阿替普酶，其溶栓效力更强、速度更快、不良反应发生率更低，但由于费用高、推广程度低等原因，国内目前尚少见阿替普酶用于PICC溶栓。CADVT患者拔管后需使用抗凝药至少3个月。对于肿瘤和CADVT的患者，推荐使用低分子量肝素；非肿瘤患者推荐使用达比加群酯、利伐沙班、华法林等。

4.保留导管者应遵医嘱进行药物治疗及物理疗法，并连续监测干预效果。

第八节　导管异位

一、临床表现

导管异位（ectopic catheter）包括回抽无回血、无法冲管、心律失常、血压和心率的变化、置管或留置期间胸背部的疼痛、颈部或肩部水肿。

二、影响因素

置管时的异位为原发性异位，留置期间的异位为继发性异位。

1.原发性异位原因　包括导管长度和置管深度不足；患者体位改变（如从仰卧位变为站立位）；膈肌的呼吸运动及使用机械通气；上肢和肩部运动；体形（如肥胖、佝偻）；先天性静脉畸形，包括永存左上腔静脉和下腔静脉、奇静脉、肺静脉的变异。许多解剖变异在置入中心血管装置之前是无法诊断的。血液流入左心房及心脏的右向左分流通道可以导致不同解剖部位严重的空气或血栓栓塞风险（如大脑、肾脏），这时需要心脏影像学检查；后天获得性静脉变异，包括血栓形成、硬化狭窄、恶性或良性病变压迫静脉。

2.继发性异位原因　包括胸腔内压的不定时变化（如咳嗽、呕吐）；原始尖端位于上腔静脉高位；深静脉血栓形成；充血性心力衰竭、颈部或臂部活动及正压通气。

三、护理措施

（一）预防措施

1.血管的选择　在进行PICC穿刺前，由于人体生理结构和血管解剖部位的原因，置管时首选贵要静脉和肘正中静脉，应尽量避免头静脉。

2.置管体位改良　置管时协助患者取平卧位，穿刺侧上臂平伸外展，与躯干成90°，且当送管至15cm时，将穿刺侧上臂伸直上举与颈部形成30°以下夹角，可有效减少导管异位于颈内静脉。

3.阻断颈静脉的方法　①送管时将患者下颌紧紧抵住穿刺侧肩部，以阻止导管进入颈静脉。转头低颌的动作旨在使锁骨下静脉与颈内、外静脉之间的角度缩小，从而阻止导管滑入颈静脉。②操作时助手立于患者头侧，将一只手五指并拢，在穿刺侧锁骨上窝靠近胸锁关节处用力下压，暂时阻断颈内、外静脉及锁骨下静脉的通路，同时操作者匀速送管，当插入体内长度显示大于PICC导管进入头静脉的体外测量长度时，助手停止按压并松手，操作者继续匀速送入导管至预测长度。③操作过程中使用按压器按压，防止颈部静脉异位。

4.穿刺过程中后撤部分导丝　运用B超探头在患者上臂选择血管时，将预穿刺点标记为A点；颈内静脉与锁骨下静脉在胸锁关节后方汇入头静脉，其体表定位是胸锁关节，标记为B点。采用传统方法穿刺置管，当导管送至AB连线中点时，拔出导丝3～5 cm，再继续送管直至预测长度。过程中应避免过早地撤出导丝，而使导管失去导丝的支撑作用，不利于异位导管的纠正。

5.深吸气后闭气法　置管时患者深吸气，可增加胸腔内的静脉回心血量，使导管随血流顺利置入上腔静脉。同时，深呼吸亦可使患者紧张的心情得到放松、肌肉松弛、血管平滑肌舒张，均利于导管送入。

（二）处置方式

1.一般处理原则　导管异位发生后，应根据异位的情况及时采取科学的正位方法，禁止盲目退管与送管。正位处理必须由具备PICC置管资质的护士在置管后2h内完成。可通过先拍X线片定位，后撤除导丝，这有利于导管异位时进行调整，但存在无菌区被污染、导管阻塞、导管脱出的风险。有研究表明，在确认PICC位于上腔静脉后再撤除导丝，增加了复位的成功率，不会增加导管渗漏、阻塞、静脉炎的发生率。

2.导管误入右心房或右心室、异位于头臂静脉的正位处理　与放射科医师共同评估导管误入右心房或右心室的长度，或从头臂静脉应进入上腔静脉的差距；常规消毒后，在无菌技术操作原则下，将导管的误入部分缓慢退出，或部分推进，重新固定。

3.导管误入颈内静脉的正位处理　常规消毒后，在无菌技术操作原则下，铺巾，将导管拔至腋静脉（拔出15～20 cm），协助患者将下颌靠近导管侧肩部，匀速、缓慢地送管至预定长度。如果支撑导丝已撤除，则由助手用20 ml生理盐水注射器接导管末端进行脉冲式冲管，以增加导管的硬度。有文献报道，协助患者将导管侧上臂向头部靠拢，与头部形成20°～30°，将导管拔至腋静脉处（拔出15～20 cm）后，再匀速、缓慢地送管至预定长度可使导管有效送入上腔静脉。

4.导管异位锁骨下静脉、腋静脉的正位处理　对异位锁骨下静脉的导管，纠正反折后，改作中长导管使用。

5.借助不同的设备　护士使用尖端定位技术来增强对原发性异位的认识，在置管时和留置期间将正常的血管解剖和CVAD尖端在胸部、腹部和颈部的异常位置相关联。置管时可借助实时超声来减少误入动脉的风险及排除颈静脉异位风险。置管后可通过诊断资料，主要包括胸部X线片、荧光检查、超声心动图、CT扫描或磁共振成像，并结合临床症状体征及导管功能来诊断CVAD异位。

第四章 静脉输液治疗护理专业发展与实践

第一节 国内外静脉输液专业组织的发展与作用

一、美国静脉输液专业组织的发展与作用

（一）美国静脉输液护理学会

美国静脉输液护理学会（Infusion Nurses Society，INS）成立于1973年。1972年12月，两名静脉输液护士Ada Plumer和Marguerite Knight发出一封倡议书，邀请所有有兴趣者组织起来，成立美国静脉输液护士学会（Association of IV Nurses，AIVN）。1973年1月25日，16名发起人相聚在巴尔的摩，他们决定将"护士"两个字从组织的名称中删去，以便更好地反映这一组织的法律外延。至此，AIVN改名为"美国国家静脉输液治疗学会"（National Intravenous Therapy Association，NITA），组织以标准化静脉护士的实践和确保提供优质高效的护理服务为目标。第一年就有来自40个州的40名会员加入。20世纪80年代，NITA的成员中90%是护士，超过3000名会员和44名策划者。为了更好地反映组织的实际内涵和对专业技术、患者及立法程序的关注，1987年将组织名称更改为"美国静脉输液护士协会"。2001年再次更改为"美国静脉输液护理学会"，这是美国现有8个不同规模不同专业领域的静脉输液治疗护理专业委员会中规模最大、影响力最强的学术组织。该组织现有30 000名会员，40多个下属的分会。20世纪90年代之后，医疗护理技术和药理学的发展给患者提供了质量不断提高的多样性的医疗服务，而这应以更专业化的、在避免风险方面具有更高价值的护理专业知识为前提，因为从事静脉输液治疗的护理人员已不再是简单的技术操作者，而是面对多元理论和整体性，并综合考虑医疗、护理、管理、市场、教育和改善患者护理质量等方面因素的专门人才，应以使患者得到完善的保护为最终目标。INS的宗旨是通过建立标准、提供继续教育，提高公众意识和不断研究完善静脉输液护理，最终目标是在世界范围内使所有需要接受静脉输液治疗的个体和所有接受静脉治疗的患者在静脉治疗与花费上得到最有效的保证。

（二）美国静脉输液护理学会的主要工作

1. 推广新技术，发行出版物 INS的出版物：①《静脉护理实践标准》和《静脉输液治疗临床理论与实践》，这两部著作是当今静脉输液护理教育临床操作的标准教材及指南，是权威性的指导书籍和具有法律效力的纲领性教材；②《静脉输液护理杂志》双月刊是一本动态回顾性的专业杂志，集中反映静脉治疗专业领域（临床、管理、人文学和技术发展方面）所存在的问题；③《新闻专线》双月刊汇集了临床、健康保险条例、药理学、教育及有成就者的最新信息。

2. INS的资格认证 注册静脉输液资格证书护士（CINI）的资格考核，由从INS分离出来的静脉输液护士考试学会（NITA）组织考试，资格在全国认可。

（1）认证的定义：通过输液护理专业技能使人达到最佳健康状态的标准，是对专业领域知识体系、技能和实践经验的认可，这进一步说明了初级护理许可证是职业实践的最低标准，认证反映的是以保证公众健康为目的的护理知识和实践的高水平。

（2）认证的意义

1）护士注册和从业执照着重于对基本护理能力的要求，而静脉输液护士资格证书则表明：将历史上的志愿者的组织观念转变为法律上的资格确认，确认该护士在普通注册和执照护士的基础上，在特定专业领域有较高的其他专业技术及技能，符合该专业发展的要求，体现高水平的临床护理能力，承认该护士为静脉输液治疗方面的专家，可以提高自身价值，可以获得较高的薪金和奖金。

2）增强护理责任的透明度，消费者通过各种

标准对持有资格证书者进行监督，有助于护理质量的提高。美国静脉护理护士无论在什么地方进行工作，都有义务奉行一个标准。降低个人因草率发生意外承担法律责任的风险。在质量管理方面已经取得明显成效，如感染控制、质量控制。

3）增加职业满意程度，增强护士自信心。使护士受到认可和尊重，有助于其与医生的合作。

（3）认证考核：资格认证是通过非官方机构或具有认证资格的学会对在该机构或学会考试合格的人员予以承认的过程。基本条件：具有当今美国或加拿大注册护士执照；护理学士学位；考前2年内实施静脉输液治疗和护理实践1600h；必须具备国家级认证的静脉输液注册护士证书。静脉输液护理认证考试以选择题形式的笔试完成，考试的内容涉及9个方面，包括体液与电解质治疗、药理学、感染控制、血液制品输注治疗、胃肠外营养、抗肿瘤和生物治疗、儿科学、质量保证与风险管理、静脉输液的基本技能与临床实践。

（4）再次认证：3年进行一次再认证考核。3年内有不少于1000h静脉输液治疗护理实践。再认证过程中获取INS主办的继续教育课程的40个再认证学分（包括年会和全国性专科教育学校）。通过反复的达标考试，保证对护理人员临床技能的监督与知识更新，以保证护理质量。

3.静脉治疗专科护士的职能

（1）沟通：静脉治疗护士应具备良好的口头和书面表达能力，能在工作中与患者、护理人员和专业范围内外的其他人员进行有效沟通。

（2）宣教：具备输液治疗相关的专业知识，有责任对患者、患者家属和其他人员进行输液相关内容的宣教，并对宣教效果进行持续的评价。

（3）技术：了解输液操作和科技的发展，能对临床使用的医疗产品进行正确评估，并能在临床环境中正确选择及使用。

（4）继续教育：主动参与输液治疗相关的继续教育课程，以不断更新所掌握的相关知识，提高护理工作水平。

（5）法律：坚持护理法律标准在输液过程中的运用。

（6）标准：静脉治疗护士通过严格遵守《输液治疗护理实践标准》，对不恰当的护理实践及时评估并加以纠正。

（7）科研：静脉治疗护士不断参与科研活动并推广科研成果，使输液治疗护理质量得以提高。

（8）咨询：静脉治疗护士承担对患者、照顾者、社区及其他专业人员在输液治疗方面的咨询任务，重点关注对患者的健康教育及实施安全、充分和高质量的输液治疗护理。

（9）临床管理：静脉治疗护士应该有能力做到高效的临床管理，运用护理程序，制订临床操作技能有效性的标准，对《输液治疗护理实践标准》执行的情况进行质量控制，提高输液治疗质量。

（10）预算管理：为在实施优质输液治疗过程中控制支出，静脉治疗护士应积极参与并有责任建立和维护与静脉治疗相关的预算管理程序，保证以最为经济有效的支出达到最满意的护理品质。

二、我国静脉输液专业组织的发展与作用

（一）探索输液治疗护理规范与标准化管理

规范与标准是护士进行静脉治疗工作的重要指导文件。美国INS是全球静脉治疗领域中公认的权威机构，致力于发展及传播静脉治疗标准化操作。自1980年开始制定并更新《输液治疗护理实践标准》和《输液治疗护理规范与准则》，现已更新至2021年第8版，这充分说明了输液实践在患者输液安全方面的重要性。这些标准不但保障了患者安全，提升了静脉治疗效果，同时也顺应了静脉治疗领域的发展趋势。

中华护理学会静脉输液治疗护理专业委员会于1999年12月成立以来，一直致力于规范和指导国内静脉治疗与护理工作，通过定期举办静脉输液理论与技术学习班的形式推广静脉治疗护理的新理论、新技术、新方法，并曾先后组织翻译了美国INS编写出版的《输液治疗护理实践标准》2006版、2011版、2016版和2021版。根据我国国情，2009年，静脉输液治疗护理专业委员会借鉴国外最新静脉治疗标准，结合我国临床护理实践，按照循证护理原则编写了《输液治疗护理实践指南与实施细则》，对指导和规范国内静脉治疗护理技术操作起重要作用。2011年，国家卫生和计划生育委员会组织国内护理专家经过充分全国范围的调研、讨论和修改，于2013年11月14日正式发布我国首部输液治疗行业标准《静脉治疗护理技术操作规范》，规范中明确规定各类穿刺工具的使用标准及维护管理、静脉治疗并发症处理原则、职业防护等，使护理人员有据可循，这是国内首个具有相当权威与公信力的静脉治疗行业标准。并于2014年5月1日开始实施，开启了我国在静脉治疗护理规范化管理方

面的探索。而专科化、标准化的静脉输液治疗护理技术不仅可提高静脉输液治疗护理质量，减少并发症，减轻静脉治疗技术对患者的伤害，也可节约医疗资源，促进医学的发展。

该标准适用于国内各类各级医疗机构，对指导护士临床实践行为、提高输液治疗质量、保证输液治疗的安全、促进输液治疗专业化发展起着举足轻重的作用。随着静脉治疗的不断发展及研究的不断深入，国内静脉治疗规范与标准也将结合循证依据，不断更新和完善。同时号召临床护理人员加强基于循证的决策，提升专业责任感、做好循证实践，为患者提供最佳照护。

（二）静脉治疗护理专业化发展逐渐深入

静脉治疗专科护士资格的认证是护理专业化的一个体现，是与国际静脉治疗护理专业发展水平接轨的一个标志。相对美国已相对成熟的培养与管理体系，我国静脉治疗专科护士培训工作起步较晚，还处于不断探索的阶段，研究内容聚焦在培养模式、内容及方式等。2005年初，四川大学华西医院借鉴美国教育模式对输液专业护士进行全脱产3个月的静脉输液核心课程培训。随后，国内大部分省市已将指定的三级甲等医院作为各专科护士的临床培训基地，注册护士在临床培训基地接受系统、规范的培训，培训和考核内容与形式由各护理学会或培训基地组织，一般包括理论课程和操作技能的学习，重点是专科化实践培训，理论与实践的课时比通常为1∶2，培训时间3～6个月。专科护士的学历以大专和本科为主，经过理论及专业技能培训合格后获得相应资格证书。但各地对静脉治疗专科护士的培养与管理自成体系，在培训内容、培训基地、准入条件、培训方式、实践科室、培训时间、实践要求、考核评价、资格认证管理等方面差别较大，经一所机构认证的专科护士不一定能得到另一所机构的认可。

（三）形成规范化的资格认证与再认证体系

我国尚无确定静脉治疗专科护士资格认证的权威机构，目前资格认证由各省份自行组织，各培训基地发放结业证书，省卫生厅或省护理学会颁发培训合格证。等级医院评审标准中要求对专科护士应有追踪和评价机制，而我国专科护士普遍在取得资格后即可一劳永逸，难以保证专科护士队伍专业能力的持续更新。再认证是我国专科护士发展缺失的一环，静脉治疗专科也是如此，目前仅有浙江省卫生健康委员会对静脉治疗专科护士认证后从本

专科护理实践时间，是否及时掌握相关新理论、新知识、新技术和新方法，是否参加护理继续教育项目、科研等方面提出了要求，但在具体实施及全面覆盖上可能存在一定的困难。魏春苗等研究认为国内已具备专科护士资格再认证的条件。为促进静脉治疗专科护士队伍专业能力的持续更新，再认证工作必须开展。金微等通过德尔菲（Delphi）法，由专家调查得出静脉治疗护士准入标准的6个一级指标（资历、理论水平、实践能力、综合能力、参加培训的机构、培训时间）和42个二级指标，旨在为静脉治疗护士的选拔、培训及考核提供一定的理论依据。因此，借鉴国外经验构建适合我国国情的认证体系和规范的认证程序，统一认证的标准是目前研究的重点。

近年来，在国家一系列政策的支持下，专科护士培养为我国医疗卫生系统注入了新鲜的血液，在一定程度上促进了我国护理学科的发展。但是随着医疗和护理学科的不断发展，新知识和新技术层出不穷，专科护士资格证书的有效性和权威性受到挑战，专科护士临床实践能力、教学指导能力、咨询能力和科研能力等不能得到维持和提升，因此，建立统一的专科护士准入机制、认证体系和管理方式是下一步需要实现的目标。

（四）我国对静脉治疗专科护士的职能要求

1. 熟练掌握各项静脉输液治疗的规范技术（包括PICC置管技术、PICC导管维护等），能根据不同患者的情况，选择合适的给药方式和输液工具。

2. 及时评估临床输液实践并进行质量控制，提高输液治疗的质量。

3. 向其他护理人员传播输液新技术、新标准，帮助他们规范输液流程，识别早期并发症。

4. 能对患者、患者家属和其他医务人员进行静脉治疗方面知识的宣教。

5. 进行静脉治疗护理科研活动，以促进静脉治疗护理不断发展。

对比中美两国静脉治疗专科护士职能要求可发现，两者在静脉治疗临床操作技术、静脉治疗教学与科研方面都有相似的要求，认为静脉治疗专科护士必须能以熟练的操作技术为患者提供标准的静脉治疗服务，并满足不同患者需求，同时能进行静脉治疗方面的科研活动并向他人进行静脉治疗知识的宣教。此外，美国静脉治疗专科护士职能要求还强调了静脉治疗专科护士应注重静脉治疗操作活动中的经济预算成本，这在我国目前的静脉治疗护理相

关文献中还较少提及。

第二节 静脉输液专业化管理与临床实践的进步

一、构建我国临床专科护理人才培养体系

2007年，我国学位与研究生教育学会医药科工作委员会在"关于医药学学科专业目录修订调整总结会纪要"中明确指出，护理学一级学科下设4个二级学科，即基础护理学、临床护理学、社区和家庭护理学、护理心理和人文学。这表明国家在建设护理一级学科的过程中对二级学科的重视。由此可见，护理作为一级学科建设的重点之一是大力发展专科护理，而发展专科护理需要有专科护理人才作为支撑。但目前我国临床专科护理人才的发展相对滞后，人才梯队不健全，培养机制不够明确。因此，规划和构建我国合理的临床专科护理人才培养体系非常必要，这关系到我国临床专科护理人才队伍是否能健康发展、高级护理实践能否得到合理规范化建设。

随着我国医疗事业的不断发展和医疗改革的不断深入，国家高度重视专科护士队伍建设，"十二五"《中国护理事业发展规划纲要（2011—2015年）》中提到加强专科护士培训基地建设，至2015年培养专科护士已达2.5万人。"十三五"《全国护理事业发展规划（2016—2020年）》中提到建立专科护士管理制度，发展专科护士队伍，提高专科护理水平，预计到2020年，在我国建立护士分层级管理制度，充分发挥不同层级护士的作用，实现人尽其才、才尽其用。国家将有计划地培养一批临床急需的专科护理领域骨干人员，预计培养部分专科护理骨干人员5万名。国家给予专科护士队伍建设的支持既是机遇也是挑战，体现了我国专科护士在医疗系统中的价值。

二、静脉输液治疗专业队伍建设的必要性

（一）护理学科专业化发展的需要

20世纪80年代末，专科护士的概念首次被引入我国，短短几年，专科护士培养成为我国最热门的护理改革与实践之一。《中国护理事业发展规划纲要（2005—2010年）》指出，根据临床专科护理领域的工作需要，有计划地培养临床专业化护理

骨干，建立和发展临床专业护士，加强护士队伍建设，加速护理专业化，提高护理水平和服务能力，是我国护理事业发展的一个方向。专科护士是某一专业领域具备精深专业理论知识的高级护理实践者，他们能够为患者提供优质的专业化服务，能够与他人协作，共同满足患者身心的需求，能够实现"以维护和促进健康、减轻痛苦、提高生命质量为目的"的护理宗旨。

静脉治疗专科护士简称静疗专科护士，是指注册护士通过一系列静脉治疗专科实践和课程培训后，考核合格获取资格证书，在静脉输液护理领域具有较高水平和专长的专家型临床护士，能够利用自己的静脉输液理论知识及操作技能为患者和社区人群，甚至为同行提供专业的护理服务。国内外研究指出，静脉治疗专科护士的临床工作能够有效降低静脉输液并发症发生率、提高静脉治疗工作效率、提高患者满意度、减少患者住院费用。此外，静脉治疗专科护士还参与输液治疗的质量改进活动和临床研究，是指导静脉治疗相关政策和流程制定的主要人员。美国在输液治疗专科护理这一领域的发展具有较长时间的研究和实践积累，美国INS是全球内组织规模及影响力最大的输液护士学术团体。自1999年我国成立中华护理学会静脉输液治疗专业委员会以来，许多高校及医院参考发达国家静脉输液治疗专科护士资质认证及培训模式，结合自身情况，建立了专科护士培训基地，为全国各地输送了静脉治疗专科护理人才。

2010年，中华护理学会开展首批PICC专科护士培养，至今已培养2000多名专科护士，专科护士队伍不断壮大。王蕾等于2013年对全国584个科室的调查结果显示，各科室护士数与经过PICC专科培训并考核合格者之比在肿瘤科、普外科、血液科、新生儿科最低中位数已达到1∶0.05，即每20名护士中就有1名PICC专科护士。王蕾等于2017年7月在中华护理学会举办PICC专科护士高级培训班期间对所有的培训学员（全国18个省、自治区、直辖市的65家医院82名学员）进行问卷调查，结果显示PICC专科护士总数占科室护士数比例中位数为0.125，即每8名护士中就有1名PICC专科护士。由此可见，静脉治疗专业化队伍在近几年来迅速壮大。这同时也反映了各医院护理管理者意识到PICC专科护士在置管、疑难病例会诊、专科护理门诊、带教与科研等工作中的重要作用，因而加大了培训的力度。

（二）静脉输液治疗护理专业队伍建设与发展

《中国护理事业发展规划纲要（2011—2015年）》中明确指出：要建立专科护理岗位培训制度。2007年国家卫生部组织有关专家针对临床护理技术性较强的5个专科护理领域，研究制定了《专科护理领域护士培训大纲》，用以指导专科护理领域的培训工作。自2000年浙江大学医学院附属邵逸夫医院派遣护士赴美国罗马琳达大学学习糖尿病专科护理开始，到目前已在全国范围开展专科护士培训，我国的专科护士发展取得了一定的成绩。随着医疗技术的发展、人口老龄化、人民对医疗保健服务需求的提高，我国护理发展必然走向专业化。护理专业化的快速发展对改进医疗服务质量、缩短住院日、降低住院费用、减少并发症发挥了积极作用，已成为当今专科护理学科内涵建设的重要内容。

1.专科护理门诊满足患者的现实需求　《全国护理事业发展规划（2016—2020年）》中强调了解决专科护士的岗位设置和临床使用问题，将大力发展专科护理，提高专业技术水平放在了突出的位置。随着医学的快速发展，人民群众的健康需求迈向多层次全服务时代，护理专业化发展已成为必然的选择，专科护理门诊应运而生。国外专科护理门诊发展较早，主要包括由临床护理专家（clinical nurse specialist，CNS）和临床医学专家组成的以护士为主导的基于医院的专科护理门诊，以及由从业护士（nurse practitioner，NP）独立开设的专科护理门诊。近年来，国内专科护理门诊也得以迅速发展，专科护理门诊作为一种新的模式，不仅有利于促进专科护士的合理使用，而且能够及时为患者提供专业化的优质护理服务，促进患者康复，提高医疗资源的利用率，缓解我国医疗资源紧张的局面，有利于推动护理供给侧结构性改革。

我国于1997年开始引进PICC技术，现已在临床广泛使用并受到患者的普遍欢迎。自2005年以来，国内各大城市、多家三级甲等医院陆续开设了PICC专科护理门诊，少数肿瘤专科医院开设了全日制PICC导管门诊。PICC护理门诊隶属于门诊部或肿瘤科等相关科室，坐诊人员是经过专科操作规范培训并取得PICC操作资格证书的护士。PICC门诊服务内容包括为门诊患者提供PICC置管术、导管的维护、输液港的维护、PICC并发症的处理及健康教育等，以及院内患者疑难PICC的置管及会诊，PICC操作规范的示教与培训等。李蓉梅等就

建立PICC护理门诊确定了人员组成及人员要求，制订工作制度与职责、工作流程和操作规范、质控标准，开展门诊导管维护、疑难患者PICC置管、健康教育、院内外会诊、培训指导、监控全院静脉输液质量等工作，进行静脉输液专业化管理。通过PICC护理门诊设立取得的成效：①为带管患者建立了强大的支持系统，提高其生存质量。通过设立PICC护理门诊，帮助PICC带管患者在治疗间歇期进行导管维护，并由专科护士为其提供导管自我维护的指导、宣教和健康咨询，为患者建立了强大的支持系统。②提高了患者对PICC的认知程度和置管依从性。PICC护理门诊的设立完善了导管相关健康教育工作，护理服务外延对带管出院患者进行电话回访式健康教育，进一步降低了出院期间相关并发症的发生率，提高了患者自我护理能力和遵医行为，使得正确自我护理率、患者满意度、遵医复诊率明显提高。③确保了护理质量，提高了患者满意度。PICC护理门诊的设立解决了特殊患者静脉输液、给药的难题，真正做到了安全输液，有效规避了输液风险，同时降低外周静脉炎、药物外渗等并发症发生率，提高了输液的安全质量，使患者的满意度增加。④PICC护理门诊的建立加快了专科护理发展的步伐，是专科护士培训的有效途径之一。

2.静脉治疗小组的建立与实践　随着医学的发展和进步，静脉输液护理也面临全新的挑战与机遇。一方面，临床治疗对静脉通路的要求越来越高，如特殊药物对血管的刺激与损伤、持续输注、时辰治疗等；同时，医院和患者的安全意识也日益增强，对静脉保护的重视程度越来越高。另一方面，随着静脉输液护理的发展，一些新技术也广泛应用于临床，如超声引导穿刺、改良塞丁格技术等辅助置管技术的应用，PICC、输液港等不同类型的中心静脉通路的使用等。静脉输液技术和方法的进展虽然很好地满足了患者的治疗需求，但同时也对专业的质量管理提出了更高的要求。为了有效保障静脉输液专业的健康发展，持续提高静脉输液护理质量，美国等发达国家的大部分医院已成立各自的静脉输液小组。1999年，中华护理学会成立了静脉输液治疗专业委员会，推动了静脉治疗团队的建立和发展。2014年的调查结果显示，我国92.5%的三级甲等医院已建立了静脉治疗小组或团队组织。2016年，INS最新输液治疗标准也提出组建输液团队，并将输液团队定义为提供标准化输液护理和最

佳输液实践的专业化队伍，能够承担多种职责，具备有效完成输液治疗、减少输液相关并发症和降低费用等优势，并且在治疗护理过程中发挥着重要管理作用，用于满足患者及医疗机构对安全、有效和高质量输液治疗的需求。

目前我国很多医院所成立的静脉治疗小组都隶属于护理部直接领导，由静脉治疗小组组长全面负责开展工作。护理部负责小组组建，审核并督促落实培训计划，指导开展新业务，并对小组培训和成员的工作效果进行定期检查和考核评价。组长负责制订小组年度培训及工作计划，开展学术活动，组织培训及考核；组织小组成员进行静脉输液问题调研和质量分析，完善标准与流程；更侧重于针对疑难病例、特殊人群治疗方案的制订，开展院内静脉输液会诊、疑难病例讨论、静脉治疗专项查房等。组员负责本专业文献查新，收集护理新信息、新动态，收集案例并定期汇报、讨论，培训科室其他护士，以提高科室护士队伍的专业能力。

静脉治疗团队的建立使静脉输液工具的选择更加合理化。通过理论培训、工作坊等方式对静脉治疗团队成员进行专业化建设和管理，静脉治疗护士在静脉输液方面的专业理论知识和技能得到了很大的提高，特别是在临床科室患者静脉输液工具的选择上表现得十分突出。头皮钢针使用率的下降及以静脉留置针为代表的新型静脉输液工具的使用率逐年递增，直接证明了医院静脉输液工具的选择更加合理化。静脉治疗护士不再是简单执行医嘱，而是根据患者的疾病、静脉情况、输液目的、治疗疗程、溶液性质等综合因素进行评估，合理选择静脉及输液装置，有效提高了导管穿刺的成功率，降低导管相关的血液感染、穿刺部位感染、栓塞、渗出和导管意外脱落的风险，并提高患者的满意度。临床实践证明，静脉输液治疗小组可使患者静脉治疗更安全、花费更有效，静脉输液治疗小组在临床中发挥着积极的作用，得到越来越多医院管理者的认可。

静脉治疗团队的建立标志着医院静脉输液管理进一步走向专业化、规范化、系统化的道路。团队运行离不开制度、规范的培训和指导。静脉输液团队必须基于中华人民共和国卫生行业标准《静脉治疗护理技术操作规范》、中华护理学会《输液治疗护理实践指南与实施细则》、INS 2021版《输液治疗实践标准》等政策及标准指导，贯穿全面的管理策略，以促进静脉输液专业结构不断丰富和完善，

促进静脉输液专科治疗的规范化发展。

3. 构建了多学科团队协作模式 静脉治疗不仅仅是一项单一的护理操作，其是涉及护理、临床医疗、药学、放射、超声、介入、感染控制等多种学科。要安全、及时完成静脉输液治疗计划，仅仅依靠护理人员已不能独立解决，需要有一个专业团队高效协作才能有效保障。多学科团队协作模式是现代医学中跨学科资源整合、提高资源利用率、提高工作效率、保障静脉治疗安全的综合诊疗手段之一。静脉治疗从医生根据患者的病情和健康情况确定静脉输液治疗方案、药剂师对用药处方的审定、静脉输液药物配制中心完成配液，到专业护士评估患者、血管及血管通路装置的合理选择并实施输液治疗，这一过程中所涉及的专业知识丰富，需要控制的质量环节多，要确保整个流程准确无误，对患者做到利益最大化、伤害最小化，需要多个学科间的交叉合作。李红等的研究显示，通过与放射科合作可确认PICC尖端是否位于上腔静脉，并且能够尽快采取措施使导管处于正确的位置，在患者整个治疗过程中随时监测患者导管尖端位置，保证PICC治疗的顺利进行；通过与超声科合作，可以观察导管在血管内走向、静脉血流状态、静脉腔内有无强弱不等的实性回声等，以此判断是否有血栓形成，以及判断血栓形成的部位、大小等情况，为PICC并发症提供有针对性的参考意见；与血管外科合作，可对置管前血栓高危患者进行有效预处理，对出现血栓并发症的患者进行有效抗凝治疗，保证患者能够顺利完成治疗计划；与介入科合作，可解决导管在患者体内断裂或打折的意外情况，保证患者输液治疗的安全。可见在静脉治疗专业发展中注重多学科团队协作，将安全、科学的静脉治疗实践落到实处，促进其进一步科学、合理、安全的发展，建立多学科团队协作模式是极有必要的。在实际需要和期望中，护士的角色日渐扩展和延伸，新角色的出现使护理人员更为独立，与医生关系更为密切，与其他专业人员的合作更为广泛。

三、静脉输液治疗护理的展望

"十三五"期间，在全面贯彻落实党中央、国务院关于推进健康中国建设、积极应对人口老龄化的重大决策部署和持续深化医改进程中，护理事业快速发展，成效显著。护士队伍持续发展壮大，截至2020年年底，全国注册护士总数达到470余万

人，较2015年增幅达45%。每千人口注册护士数达到3.34人，全国医护比提高到1∶1.15，医护比倒置问题得到进一步扭转。具有大专以上学历的护士超过70%，护士队伍学历素质进一步提高。通过持续开展优质护理服务，实施护士服务能力提升工程，基层护理服务能力显著提升，护理服务质量持续提高，护理工作更加贴近患者、贴近临床、贴近社会。各省（区、市）及各级各类医疗机构持续开展护士岗位培训和专科护士培养，通过实施护理专业的国家临床重点专科建设项目，加强护理学科建设，不断提高护理专业技术水平。护士为人民群众提供的医疗护理服务更加多样化，在疾病预防、治疗、护理、康复和安宁疗护等领域发挥了重要作用。

在护理众多的实践领域中，静脉输液治疗护理是应用最多的一项实践活动。据资料统计，我国90%～95%的住院患者需要输液治疗。鉴于静脉输液治疗临床应用的广泛需求和静脉输液专业护士实践的不断增加，迫切需要建立静脉输液护理质量评价指标体系，通过客观评价来培养专业人才的实践水平和管理能力，帮助输液专业护士适应新的医疗环境对护理人员的新要求，引导护理人员肩负起责任和使命，完成医院以患者为中心的目标需要。

20多年来，我国的静脉治疗事业不断发展，取得了较大的成绩，静脉治疗相关产品与工具更为多样、先进和安全；技术更加前沿和高效；同时建立了一支具有一定规模的专业队伍，制订了统一的标准规范。但随着静脉治疗的快速发展，不可避免的是，静脉治疗在发展中仍存在一些问题，如静脉治疗相关操作有待进一步规范，专科护士培训质量有待进一步提高，人力配置标准有待统一制定。目前尚未确定输液治疗专科护士专业化资格的权威机构，也未形成规范化的输液治疗专科护士专业化资格认证和再认证体系等，这些都制约了我国静脉治疗专科的发展。

因此，今后不断更新与完善我国的静脉治疗规范与标准，规范静脉治疗相关的操作；制定全国统一的静脉治疗培训与考核标准，保障培训的质量；制定专科护士配置标准，保障专科队伍的科学发展；开展高质量、多中心的研究，促进科研成果的转化；成立静脉治疗团队，建立多学科团队协作模式，使我国静脉治疗得到更加规范、科学、合理的发展；借助云计算、大数据、移动互联网、物联网等信息技术，构建与数字化、网络化、智能化静脉输液技术相融合发展的平台，促进静脉治疗的同质化发展；与其他学科交叉融合发展，尽快与国际静脉输液护理专业发展水平接轨，是我们未来努力和发展的方向。相信在中华护理学会的带领下，我国的静脉治疗专业将取得更大的进步与发展，为患者提供更安全、更优质、更高效的静脉治疗护理服务。

下 篇

各 论

美国医疗安全协会（the Institute for Safe Medication Practices，ISMP）将使用不当会对患者造成严重伤害或死亡的药物称为"高危药物"，它包括发疱剂化疗药物、高渗性药物、强酸强碱药物、血管活性药物等，并强调其特点是出现的差错可能不常见，但一旦发生，后果非常严重。例如，化疗药物属于细胞毒类药物，无选择性，在杀伤肿瘤细胞的同时对正常的组织和细胞也有一定的损伤，特别是发疱剂化疗药物外渗后与组织细胞的DNA结合，通过细胞毒性作用导致细胞坏死或凋亡，继而产生级联性组织损伤，临床上表现为组织损伤大、溃疡深、恢复周期长。给患者带来极大痛苦，同时用药差错也对患者安全造成威胁，增加了医疗支出。因此，如何规避输液风险、根据患者情况和药物性质合理选择血管通路装置、防范差错事故的发生是我们面临的一个重要课题。

随着各种血管通路装置的发展，临床护士在进行静脉输液时，由于护士的资历和经验参差不齐，特别是基层医院护士由于教育条件受限，静脉输液先进理念、技能相对滞后，不能根据药物和血管特点正确使用输液工具，不能采用护理程序、选择安全的血管通路来完成静脉输液治疗，严重影响静脉输液患者的输液安全和服务质量。况且目前临床常用各种血管通路装置各有利弊，临床护士缺乏明确的判断取舍标准，难以为患者提供个体化选择，造成血管通路装置使用不科学。护理人员对血管通路和通路装置最佳临床实践的掌握仍有待进一步提高。基于此，根据药物的特性和药物对输液装置的特殊要求，为患者提供安全、合理、有效的血管通路装置，加强对患者的血管保护，实施安全输液，促进静脉输液治疗护理的科学研究，北部战区总医院组织护理团队与相关领域的专家在遵循循证证据原则的基础上，根据美国INS 2016版《输液治疗实践标准》、我国2009年出版的《输液治疗护理实践指南与实施细则》及2014年实施的《静脉治疗护理技术操作规范》中关于临床各类输液工具的使用原则，综合大量临床研究成果，并通过检索及整理国内外相关循证文献，从临床操作角度对临床常用特殊药物输注与血管通路选择提出推荐建议，为临床特殊用药输注的决策提供依据，为今后建立科学的血管通路装置选择路径提供了参考。

科学的血管通路装置选择不仅有利于减少静脉穿刺的次数及减轻患者在治疗过程中所承受的痛苦，同时还能有效预防并发症的发生，这对减少医疗纠纷、降低护理人员劳动强度和提高患者满意度具有非常重要的意义。

第五章 循证依据的分级标准及术语定义

第一节 循证依据的分级标准及强度

循证依据的证据分级依据如下。

1.推荐强度

A：支持推荐使用的证据良好（药品说明书、指南、行标）。

B：支持推荐使用的证据中等（文献）。

C：支持推荐使用的证据差（其他公开发行刊物）。

2.证据质量

Ⅰ：从至少一个设计良好的随机对照试验中获得的证据。

Ⅱ：从至少一个设计良好的非随机对照试验中获得的证据；队列研究或病例对照研究（最好是多中心研究）；时间序列研究，非对照试验中得出的差异极为明显的结果。

Ⅲ：来自临床经验、描述性研究或专家委员会报告的权威意见。

第二节 循证依据的术语定义

1.静脉治疗（intravenous therapy） 将各种药物（包括血液制品）及血液，通过静脉注入血液循环的治疗方法，包括静脉注射、静脉输液和静脉输血；常用工具包括注射器、输液（血）器、一次性静脉输液钢针、外周静脉留置针、CVC、PICC、输液港及输液附加装置等。

2.中心静脉导管（central venous catheter, CVC） 指经锁骨下静脉、颈内静脉、股静脉置管，尖端位于上腔静脉或下腔静脉的导管。

3.外周静脉导管（peripheral venous catheter, PVC） 包括外周静脉短导管和中等长度导管。

4.经外周静脉置入中心静脉导管（peripherally inserted central catheter, PICC） 指经上肢贵要静脉、肘正中静脉、头静脉、肱静脉、颈外静脉（新生儿还可通过下肢大隐静脉、头部颞静脉、耳后静脉等）穿刺置管，尖端位于上腔静脉或下腔静脉的导管。

5.输液港（PORT） 完全置入人体内的闭合输液装置，包括尖端位于上腔静脉的导管部分及埋置于皮下的注射座。

6.血管通路装置（vascular access device, VAD） 特指建立血管通路的工具，包括外周血管通路装置和中心静脉血管通路装置。

7.中心静脉血管通路装置（central vascular access device, CVAD） 指导管尖端位于上腔静脉或下腔静脉的血管通路装置。

8.聚氯乙烯（polyvinyl chloride, PVC） 聚氯乙烯是氯乙烯在引发剂作用下聚合而成的热塑性树脂。

9.聚乙烯（polyethylene, PE） 是乙烯经聚合制得的一种热塑性树脂。

10.聚丙烯（polypropylene, PP） 是丙烯通过加聚反应而成的聚合物。

11.热塑性弹性体（thermoplastic rubber, TPE） 是常温下具有橡胶的弹性，高温下具有可塑化成型的一类弹性体。

12.热塑性聚氨酯弹性体（TPU） 是一类加热可以塑化、溶剂可以溶解的弹性体，具有高强度、高韧性、耐磨、耐油等优异的综合性能，加工性能好，广泛应用于国防、医疗、食品等行业。

13.邻苯二甲酸二（2-乙基己基）酯（DEHP） 是一种有机化合物，化学式为$C_{24}H_{38}O_4$，常作为聚氯乙烯（PVC）等塑料制品的增塑剂，可增加塑料的弹性和韧性，被广泛应用于塑料工业。

14.过滤器 通过适用于溶液类型的内置或附加滤器对肠外营养液进行过滤；通过适用于规定成分的内置或附加过滤器对血液或成分血进行过滤；使用不含表面活性剂的、可截留颗粒和排出空气的过滤器对椎管内输注液进行过滤；从玻璃安瓿内抽出的药物使用过滤针或过滤管过滤。

15.精密过滤输液器 能够过滤直径为5μm及更小的微粒且滤出率大于90%的输液器。

16. pH值 是表示溶液酸性或碱性程度的数值,即溶液中所含氢离子浓度对数的负数。

17.溶液渗透压 指溶液中溶质微粒对水的吸引力。溶液渗透压的大小取决于单位体积溶液中溶质微粒的数目;溶质微粒越多,即溶液浓度越高,对水的吸引力越大,溶液渗透压越高。

18.药物因子 静脉输入特殊的药物(如强刺激性的抗肿瘤药物)、pH值<5.0或>9.0的溶液、渗透压>600mmol/L的药物均可引起静脉内膜损伤。

19.发疱剂(vesicant) 指药物外渗进入静脉周围组织时,可导致组织坏死或形成水疱的药物。

20.配伍禁忌 指两种或以上药物混合使用时,在体外发生物理性或化学性的相互作用,如药物中和、水解、破坏等,从而发生浑浊、沉淀、产生气体及变色等外观异常或肉眼不可见的现象。配伍禁忌可导致有效物质含量(效应)降低或有害物质含量(效应)增加,最终引起药物疗效降低或不良反应增加。

21.高警示药品 指一旦使用不当发生用药错误,会对患者造成严重伤害,甚至会危及生命的药品。其特点是此类药品引起的错误并不常见,但一旦发生会产生严重后果,造成患者严重伤害甚至死亡。

第六章　特殊用药静脉治疗护理

第一节　神经系统用药

一、抗癫痫药与抗惊厥药

苯妥英钠
Phenytoin Sodium

【性　状】　本品为白色粉末。

【适应证】

1.治疗全身强直-阵挛性发作、复杂部分性发作（精神运动性发作、颞叶癫痫）、单纯部分性发作（局限性发作）和癫痫持续状态。

2.治疗三叉神经痛，隐性营养不良性大疱性表皮松解，发作性手足徐动症，发作性控制障碍（包括发怒、焦虑和失眠的兴奋过度等的行为障碍疾患），肌强直症及三环类抗抑郁药过量时心脏传导障碍等。

3.用于洋地黄中毒所致的室性及室上性心律失常，对其他各种原因引起的心律失常疗效较差。

【禁忌证】　对乙内酰脲类药物有过敏史者或阿-斯综合征，二至三度房室传导阻滞、窦房结阻滞、窦性心动过缓等心功能损害者。

【用法用量】

1.抗惊厥成人常用量　用20～40ml的5%葡萄糖溶液作为溶媒，溶解本品150～250mg进行静脉注射，每分钟不超过50mg，需要重复应用时，应间隔至少30min，方可再次静脉注射100～150mg，总量不超过500mg/d。小儿常用量：静脉注射5mg/kg或按体表面积250mg/m^2，1次或分2次注射。

2.抗心律失常成人常用量　用于中止心律失常时，应用5%葡萄糖注射液20～40ml对药物进行溶解，2～3min静脉注射100mg药物，根据需要每10～15分钟可重复给药一次，直至心律失常中止或出现不良反应为止，总量不超过500mg。

【注意事项】

1.对乙内酰脲类药物中的一种过敏者，对本品也过敏。

2.有酶诱导作用，可对某些诊断产生干扰，如地塞米松试验、甲状腺功能试验，使血清碱性磷酸酶、谷丙转氨酶、血糖浓度升高。

3.用药期间需检查血常规、肝功能、血钙、口腔、脑电图、甲状腺功能，并经常随访血药浓度，防止毒性反应；妊娠期妇女每月测定一次、产后每周测定一次血药浓度以确定是否需要调整剂量。

4.本品个体差异很大，用量需个体化。

5.下列情况应慎用：嗜酒，使本品的血药浓度降低；贫血，增加严重感染的危险性；心血管病（尤其是老年人）；糖尿病，可能升高血糖；肝肾功能损害，改变本药的代谢和排泄；甲状腺功能异常者。

【制剂与规格】　注射用苯妥英钠：100mg；250mg。

【pH　值】　9.5～11.5。

【证　据】

1.溶媒推荐　上海新亚药业有限公司注射用苯妥英钠产品说明书上，指明要用5%葡萄糖注射液为溶剂，但2011年出版的《中国国家处方集》没有对该药溶媒做出明确规定。国内一项注射用苯妥英钠与溶媒配伍的微粒观察研究显示，苯妥英钠静脉注射或静脉滴注时建议用葡萄糖氯化钠注射液为溶媒。

在各种证据意见不统一时，药品产品说明书证据等级最高，最具有权威性和法律效力，因此推荐5%葡萄糖注射液作为注射用苯妥英钠的溶媒。

2.对药物配制的要求　说明书中未对注射用苯妥英钠的配制方法提出特别要求，可按常规药物进行配制。但该药与青霉素钠、地西泮、重酒石酸间羟胺、利血平等近80种药物存在配伍禁忌，在使用时需尽量不与其他药物混合使用。

3.对输液器材质、过滤孔径、避光输注的要求　说明书及检索文献未对注射用苯妥英钠所使用的输液材质、过滤孔径、避光输注提出特别要求，可使用常规输液装置。

4.对输液途径的要求　注射用苯妥英钠说明书

中有静脉注射的方式，在检索的文献中，临床研究中均采用静脉注射的输液途径。国内一项对正常人苯妥英钠不同给药途径（静脉注射、肌内注射、口服）的药物动力学研究显示，静脉注射的生物利用度最高。有著作说明，该药刺激性强，静脉使用时宜选择粗大血管，给药结束后用0.9%氯化钠注射液给予冲洗。因此，推荐使用静脉注射。

5.对输液速度的要求　说明书要求如下。

（1）抗惊厥成人常用量：150～250mg，每分钟不超过50mg，需要时30min后可再次静脉注射100～150mg，一日总量不超过500mg。小儿常用量：静脉注射5mg/kg或按体表面积250mg/m²，1次或分2次注射。

（2）抗心律失常成人常用量：为中止心律失常，以100mg缓慢静脉注射2～3min，根据需要每10～15分钟重复一次至心律失常中止，或出现不良反应为止，总量不超过500mg。

因此，应从相关疾病、治疗方案、患者自身情况等方面进行明确。但总体原则应缓慢给药，速度过快可致房室传导阻滞、血压降低、心动过缓或呼吸抑制等。

6.配制后储存条件及稳定时间　说明书没有强调注射用苯妥英钠需要避光输注，通过文献检索暂时没有对配制后储存条件及稳定时间提出要求，考虑药物稳定性，建议现用现配。

【推荐意见】

1.使用5%葡萄糖注射溶液（ⅢA）。

2.按常规药物进行配制，尽量不与其他药物混合使用（ⅢA）。

3.使用非避光材质输液器（ⅢC）。

4小剂量开始使用（ⅢA）。

5.推荐静脉注射（ⅢA）。

6.室温避光保存（ⅢB）。

苯巴比妥钠
Phenobarbital Sodium

【性　状】　本品为白色结晶性颗粒或粉末。

【适应证】　主要用于治疗抗惊厥、癫痫，是治疗癫痫持续状态的重要药物。可用于麻醉前用药。

【禁忌证】　禁用于以下情况：严重肺功能不全、肝硬化、血卟啉病史、哮喘史、未控制的糖尿病、过敏等。

【用法用量】　肌内注射。

1.成人常用量　催眠，一次50～100mg；麻醉前用药，一次100～200mg；术后应用，一次100～200mg，必要时重复，24h内总量可达400mg；极量一次250mg，一日500mg。治疗癫痫持续状态时剂量加大，静脉注射一次200～300mg（速度不超过60mg/min），必要时6h重复一次。

2.小儿常用量　镇静或麻醉前应用，一次按体重2mg/kg；抗惊厥或催眠每次按体重3～5mg/kg或按体表面积125mg/m²。

【注意事项】

1.用于抗癫痫时最常见的不良反应为镇静，但随着疗程的持续，其镇静作用逐渐变得不明显。

2.对一种巴比妥药物过敏者，可能对本品过敏。

3.作为抗癫痫药应用时，可能需10～30天才能达到最大效果，需按体重计算药量，如有可能应定期测定血药浓度，以达最大疗效。

4.长期用药可产生精神或躯体的药物依赖性，停药需逐渐减量，以免引起停药综合征。

5.长期用药可产生耐药性。

6.有报道用药者出现肝炎和肝功能异常，肝功能不全者用量应从小量开始。

7.大剂量时可产生眼球震颤、共济失调和严重的呼吸抑制，与其他中枢抑制药合用可对中枢产生协同抑制作用，应注意。

8.可能引起微妙的情感变化，出现认知和记忆的缺失。

9.1%～3%使用本品的患者出现皮肤反应，多见者为各种皮疹及哮喘，严重者可出现剥脱性皮炎和多形红斑（或Stevens-Johnson综合征），中毒性表皮坏死极为罕见。

10.长期用药，偶见叶酸缺乏和低钙血症。

11.罕见巨幼红细胞贫血和骨软化。

12.下列情况慎用：轻微脑功能障碍（MBD）症、低血压、高血压、贫血、甲状腺功能低下、肾上腺功能减退、心肝肾功能损害，高空作业、驾驶员、精细和危险工种作业者。

【制剂与规格】　注射用苯巴比妥钠：0.1g。

【pH　值】　9.5～10.5（100mg/ml水溶液）。

【证　据】

1.溶媒推荐　有研究指出，静脉给药时，以灭菌注射用水稀释成2%～5%的溶液。

另有研究显示，苯巴比妥钠的合理溶媒为灭菌注射用水，不合理溶媒为0.9%氯化钠注射液。

2.对药物配制的要求　说明书中未对注射用苯

巴比妥钠的配制方法提出特别要求，可按常规药物进行配制，注意无菌操作。

3.对输液器材质的要求　说明书中未对注射用苯巴比妥钠使用的输液器材质提出特别要求。目前，我国临床上使用的输液器大多数是由PVC材料制成的，含有增塑剂DEHP，具有致癌性，PVC还可吸附药物，影响疗效。TPE材料输液器在药物兼容性方面优于传统材料PVC制成的输液器，该材料不含饱和双键，不含极性基团和酯类增塑剂，不存在对药物的吸附和增塑剂迁移问题。虽然尚未查到PVC对注射用苯巴比妥钠的效果有影响，但是建议逐步减少并取代PVC输液器的使用，而选用其他安全的非PVC输液器，如TPE输液器。

4.输注中对避光输液器的要求　说明书中指出，本品应遮光密闭保存，但并无要求本品输注时需使用避光输液器。

5.对输液途径的要求　说明书中指出本品用法为肌内注射。如需静脉使用，根据临床实践，推荐使用较粗的外周静脉，选择血管需遵循从远心端至近心端的原则，做到计划性、长期性。输液过程中应注意观察液体滴注是否顺畅，进针部位有无皮下肿胀，预防静脉炎的发生。

6.对输液速度的要求　说明书中指出静脉注射速度不超过每分钟60mg，并未对静脉输液速度提出要求。有研究显示，对于小儿热性惊厥患者，静脉滴注苯巴比妥钠注射液的速度为1mg/min。

7.配制后储存条件及稳定时间　相关研究指出，本品配制后储存于4℃冰箱内，宜现用现配。

【推荐意见】
1.溶媒为灭菌注射用水（Ⅲ B）。
2.使用非PVC输液器（Ⅱ B）。
3.本品首选用法为肌内注射（Ⅲ A）。
4.静脉滴注速度为1mg/min（Ⅲ B）。
5.配制后储存于4℃冰箱内（Ⅱ B）。
6.宜现用现配（Ⅱ B）。

二、镇痛药

吗　啡
Morphine

【性　状】　本品为无色澄清的液体，遇光易变质。

【适应证】

1.本品为强效镇痛药，适用于其他镇痛药无效的急性锐痛，如严重创伤、战伤、烧伤、晚期癌症等疼痛。

2.应用于心源性哮喘可使肺水肿症状暂时有所缓解。

3.麻醉和手术前给药可保持患者在宁静状态下进入嗜睡。因本品对平滑肌的兴奋作用较强，故不能单独用于内脏绞痛（如胆绞痛等），而应与阿托品等有效的解痉药合用。

4.本品不适宜慢性重度癌痛患者长期使用。

【禁忌证】　呼吸抑制已显示发绀、颅内压增高和颅脑损伤、支气管哮喘、肺源性心脏病代偿失调、甲状腺功能减退、皮质功能不全、前列腺增生、排尿困难及严重肝功能不全、休克尚未纠正控制前、炎性肠梗阻等患者禁用。

【用法用量】

1.皮下注射。成人常用量：一次5～15mg，一日15～40mg；极量：一次20mg，一日60mg。

2.静脉注射。成人镇痛时常用量5～10mg；用于静脉全身麻醉时按体重不得超过1mg/kg，不够时加用作用时效短的本类镇痛药，以免苏醒迟延，术后发生血压下降和长时间呼吸抑制。

3.手术后镇痛注入硬膜外间隙，成人自腰脊部位注入，一次极限5mg，胸脊部位应减为2～3mg，按一定的间隔可重复给药多次。注入蛛网膜下腔，一次0.1～0.3mg。原则上不再重复给药。

4.对于重度癌痛患者，首次剂量范围较大，每日3～6次，以预防癌痛发生及充分缓解癌痛。

【注意事项】

1.本品为国家特殊管理的麻醉药品，务必严格遵守国家对麻醉药品的管理条例，医院和病室的贮药处均须加锁，处方颜色应与其他药处方区别开。各级负责保管的人员均应遵守交接班制度，不可有疏忽。使用该药时，医师处方量每次不应超过3日常用量。处方留存3年备查。

2.根据WHO癌症疼痛三阶梯止痛治疗指导原则中关于癌症疼痛治疗用药个体化的规定，对癌症患者镇痛使用吗啡应由医师根据病情需要和耐受情况决定剂量。

3.未明确诊断的疼痛，尽可能不用本品，以免掩盖病情，贻误诊断。

4.本品对血清碱性磷酸酶、丙氨酸氨基转移酶、天冬氨酸氨基转移酶、胆红素、乳酸脱氢酶等测定有一定影响，故应在本品停药24h以上方可进行以上项目测定，以防可能出现假阳性。

5.因本品对平滑肌的兴奋作用较强，故不能单独用于内脏绞痛（如胆、肾绞痛），而应与阿托品等有效的解痉药合用，单独使用反而使绞痛加剧。

6.应用大量吗啡进行静脉全身麻醉时，常和镇静剂（neuroleptics）并用，诱导中可发生低血压，手术开始遇到外科刺激时血压又会骤升，应及早对症处理。

7.吗啡注入硬膜外间隙或蛛网膜下腔后，应监测呼吸和循环功能，前者监测24h，后者监测12h。

【制剂与规格】 盐酸吗啡注射液：1ml∶10mg。

【pH值】 3.0～5.0。

【证据】

1.溶媒推荐 盐酸吗啡注射液说明书（东北制药集团沈阳第一制药有限公司）中没有明确盐酸吗啡注射液相关的溶媒信息，但用于手术后镇痛，需注入硬膜外间隙及蛛网膜下隙，注入剂量相对较少，需要稀释。多项研究显示：吗啡注射液中心静脉泵相关治疗选用的溶媒均为0.9%氯化钠注射液。因此盐酸吗啡注射液可溶于0.9%氯化钠注射液进行稀释。

2.对药物配制的要求 说明书中未对盐酸吗啡注射液的配制方法提出特别要求，但吗啡过量可致急性中毒，成人中毒量为60mg，致死量为250mg。可按药典常规毒麻类药物要求进行配制，注意配制剂量的准确度。中华护理学会静脉输液治疗护理专业委员会撰写的《输液治疗护理实践指南与实施细则》中明确提出，配制好的药液放置应不超过2h。建议配制时限参照药品说明书执行。

3.对输液器材质的要求 国内一项研究显示，取供盐酸吗啡溶液适量，共6份，于25℃（室温）和37℃（室温）下，分别置于自控镇痛泵、玻璃瓶、普通注射器中，放置0天、1天、2天、3天、5天、7天、9天、11天、13天、15天时，按拟订色谱条件进样测定，并计算盐酸吗啡的质量浓度，以pH值复合电极测定其pH值，观察其外观变化。自控镇痛泵、玻璃瓶及普通注射器中，25℃及37℃条件下放置15天内溶液外观透明澄清，pH值未见明显变化；含量测定结果显示15天内，3种容器中盐酸吗啡的质量浓度基本稳定。

但输液管路对药物的吸附作用和管路的材质有关系。不同组分的聚氨酯导管对药物的吸附程度亦不相同。而聚乙烯（PE）和聚丙烯（PP）输液管路对大多数药物几乎不发生吸附作用。用TPE材料制作的一次性输液器不含DEHP增塑剂和其他添加剂，对人体完全无毒。

因此，建议输注盐酸吗啡注射液时选择常规材质输液器，但选用PP或PE材质容器及输注管路，对药物配制后的稳定性和相容性起积极作用。

4.输注中对避光输液器的要求 国内对盐酸吗啡注射液稳定性的一项研究总结如下：在临床工作中，建议在37℃或25℃避光条件下，盐酸吗啡注射液溶于0.9%氯化钠注射液后可持续泵入15天，稳定性较好。而国内多项对吗啡药物稳定性的研究也是在避光环境中进行。因此，需要采用避光输注装置对盐酸吗啡注射液稀释液进行输注，以保证其稳定性。

5.对输液器过滤孔径的要求 暂无文献对盐酸吗啡注射液输液器过滤孔径提出要求，而2013年11月国家卫生和计划生育委员会首次以执行标准的形式发布的《静脉治疗护理技术操作规范（WS/T 433—2013）》中规定，只有输注脂肪乳剂、化疗药物以及中药制剂时宜使用精密过滤输液器。因此，输注盐酸吗啡注射液可使用精密过滤输液器或普通输液器。

6.对输液途径的要求 盐酸吗啡注射液说明书（东北制药集团沈阳第一制药有限公司）中写道用法除皮下注射外，还有静脉注射及硬膜外间隙注射。

国外一项研究提到，吗啡注射液常作为突发剧烈的暴发性疼痛的常用备选药物，但其皮下及肌内注射在药物吸收及血药浓度维持方面有其局限性，疼痛长期控制的稳定效果欠佳，此时持续静脉注射输入吗啡镇痛可能为理想选择。可能涉及用药的持续性，带来的缺点为有创治疗，操作不便。建议选择相对粗、直的静脉进行注射，避免同一血管反复注射；建议先注入0.9%氯化钠注射液检查输液管通畅性及注射针头，确定静脉之后再经此通路的输液管给药。2013年另一项研究显示，盐酸吗啡注射液采用留置导管进行注射可足够保证镇痛治疗期间需要，患者对静脉持续给药接受依从性好，对可能出现的不良反应心理预期准备充分。

因此建议可优先选择相对粗、直的静脉进行注射。

7.对输液速度的要求 盐酸吗啡注射液静脉输注达到有效控制癌痛的日需要量个体差异较大。临床工作中吗啡主要以镇痛泵形式给药，丁群芳等的研究显示，可使用吗啡静脉镇痛泵需要的参数计算输液速度，公式如下：持续输液量（mg/24h）×［0.9%氯化钠注射液总量（ml）＋80/10］/吗啡针总量（mg）×24。

吗啡过量可致急性中毒，因此在输注盐酸吗啡注射液的过程中，要严格控制输液速度，既要考虑个体差异，又要保证镇痛效果，输注过程中保证安全、规范，以减少不良反应。

8.配制后储存条件及稳定时间

（1）配制后储存条件：静脉药物配制使用的药品全部为静脉用注射剂，其质量标准高，贮藏条件要求严格。盐酸吗啡注射液说明书（东北制药集团沈阳第一制药有限公司）中要求遮光或避光保存。但对于国产盐酸吗啡的稳定性，国内有24h及72h稳定的报道。《中国药典》（2010年版二部）对药品的贮藏条件有明确的要求。除特殊药品，常规储存条件为储存温度为2～8℃；储存环境湿度为45%～75%。

（2）配制后稳定时间：按《中国药典》（2010年版二部和一部）相同药品的含量检测方法，检测各药物的含量及吸收峰面积或吸光度，结论是随着存放时间的延长，药物的峰面积均有衰减。在临床工作中，药师建议在37℃或25℃避光条件下，将盐酸吗啡注射液溶于0.9%氯化钠注射液后要在24h内输注，以保证其稳定性。

【推荐意见】

1.使用0.9%氯化钠注射液稀释溶解药液（ⅡB）。

2.药物配制参考常规药配制方法（ⅡC）。

3.选用PP或PE材质容器及输注管路（ⅠA）。

4.输液过程中需要避光（ⅠC）。

5.使用精密过滤输液器或普通输液器（ⅢA）。

6.使用外周静脉置管或中心静脉置管（ⅡB）。

7.除采用皮下注射外，还可采用静脉注射及硬膜外间隙注射（ⅡA）。

8.2～8℃室温遮光储存。配制后于24h内输注（ⅡB）。

地 佐 辛
Dezocine

【性　状】　本品为略带黏稠的无色澄明液体。

【适应证】　本品用于急性疼痛的治疗，如术后中、重度疼痛，内脏绞痛，晚期癌痛。

【禁忌证】

1.对阿片过敏者禁用。

2.妊娠期及哺乳期妇女禁用。

3.对麻醉药品有生理依赖性的患者不宜使用。

4.对麻醉药品有依赖性的患者禁用。

【用法用量】

1.肌内注射　推荐成人单剂量为5～20mg。应根据患者的体重、年龄、疼痛程度、身体状况及服用其他药物的情况调节剂量。必要时每隔3～6h给药一次，最高剂量每次20mg，最多不超过120mg/d。

2.静脉注射　初剂量为5mg，以后（2.5～10）mg/（2～4）h。

【注意事项】

1.冠心病患者、肝肾功能不全者慎用。

2.地佐辛含有焦亚硫酸钠，硫酸盐易感者可能引起致命性过敏反应和严重哮喘。

3.本身有脑损伤、颅内损伤或颅内压高的患者，使用地佐辛产生呼吸抑制可能会升高脑脊液压力，建议仅在必要时使用。

4.患有呼吸抑制、支气管哮喘、呼吸梗阻者使用地佐辛时要减量。

5.地佐辛与乙醇和（或）其他中枢神经系统抑制剂合用可能对患者产生危害。

【制剂与规格】　地佐辛注射液：1ml∶5mg。

【pH 值】　4.6。

【证　据】

1.溶媒推荐　说明书未作特别要求，临床研究文献显示，可使用0.9%氯化钠注射液做溶媒稀释。

2.对药物配制的要求　有研究表明，地佐辛与注射用呋塞米、阿洛西林钠存在配伍禁忌。说明书规定地佐辛注射液应单独输注，不应和其他药品混合。

3.对输液器避光、材质、过滤孔径的要求　说明书及文献中对地佐辛注射液输液器避光、材质、过滤孔径没有特殊要求，可采用常规输液器进行输注。

4.对输液途径的要求　未见说明书中对地佐辛注射液输液途径有特殊要求，中心静脉和外周静脉输注均可。有文献指出，血液pH值为7.35～7.45，使用超过正常pH值范围的药物均会损伤静脉内膜。持续刺激性药物、发疱剂药物、肠外营养液、pH低于5或高于9的液体或药物，以及渗透压大于600mOsm/L的液体药物等，不适合外周静脉导管实施的输液治疗。地佐辛注射液的pH值为4.6，因此建议优先选择中心静脉血管。

5. 对输液速度的要求 地佐辛注射液静脉输注后起效较快，一般15min内即产生麻醉效果，用以镇痛时可用输液泵连续给药维持24h。另有文献表明，在手术结束前30min静脉给予地佐辛0.1mg/kg可有效改善患者术后苏醒质量，增强舒芬太尼的镇痛效果，减少恶心、呕吐等与阿片类药物相关的不良反应，但手术开始前10min静脉注射地佐辛0.1mg/kg可能增加患者麻醉后在监护室驻留期的呼吸抑制不良事件的发生。

6. 配制后储存条件及稳定时间 地佐辛注射液说明书规定地佐辛注射液应遮光、密闭贮藏。也有研究表明0.3mg/ml、0.45mg/ml和0.6mg/ml的地佐辛在0.9%的氯化钠注射液中时，其在pH值、颜色和沉淀物方面相对稳定，可于常温下保存3天或于4℃保存14天。但从微生物角度考虑，建议现用现配。

【推荐意见】

1. 0.9%氯化钠注射液可作为溶媒（ⅠB）。

2. 与注射用呋塞米、阿洛西林钠存在配伍禁忌（ⅡB）。

3. 使用常规输液器输注（ⅡA）。

4. 建议选择中心静脉血管（ⅠB）。

5. 静脉滴注速度不宜过快（ⅡA）。

6. 遮光、密闭贮藏（ⅡA）。

7. 配制后可在常温下保存3天或于4℃下保存14天，但从微生物方面考虑，建议现用现配（ⅡB）。

哌 替 啶
Pethidine

【性 状】 本品为无色的澄明液体。

【适应证】

1. 本品用于创伤性疼痛、手术后疼痛、麻醉前用药或局部麻醉与静吸复合麻醉辅助用药等。

2. 对于内脏绞痛，应与阿托品配伍应用。用于分娩镇痛时，须监护本品对新生儿的抑制呼吸作用。

3. 麻醉前给药、人工冬眠时，常与氯丙嗪、异丙嗪组成人工冬眠合剂应用。

4. 用于心源性哮喘，有利于肺水肿的消除。

【禁忌证】

1. 室上性心动过速、颅脑损伤、颅内占位性病变、慢性阻塞性肺疾病、支气管哮喘、严重肺功能不全等患者禁用。

2. 严禁与单胺氧化酶抑制剂同用。

3. 慢性重度疼痛的晚期癌症患者不宜长期使用本品。

【用法用量】

1. 镇痛 成人肌内注射常用量：一次25～100mg，一日100～400mg；极量：一次150mg，一日600mg。静脉注射成人一次按体重以0.3mg/kg为限。

2. 分娩镇痛 阵痛开始时肌内注射，常用量：25～50mg，每4～6小时按需重复；极量：一次量以50～100mg为限。

3. 麻醉前用药 30～60min前按体重肌内注射1.0～2.0mg/kg。麻醉维持中，按体重1.2mg/kg计算60～90min总用量，配成稀释液，成人一般每分钟静脉滴注1mg，小儿滴速相应减慢。

4. 手术后镇痛 硬膜外间隙注射，24h总用量以体重2.1～2.5mg/kg为限。

【注意事项】

1. 本品为国家特殊管理的麻醉药品，务必严格遵守国家对麻醉药品的管理条例，医院和病室的贮药处均须加锁，处方颜色应与其他药处方区别开。各级负责保管人员均应遵守交接班制度，不可疏忽。使用该药时医生处方量每次不应超过3日常用量。处方留存3年备查。

2. 未明确诊断的疼痛尽可能不用本品，以免掩盖病情贻误诊治。

3. 肝功能损伤、甲状腺功能不全者慎用。

4. 静脉注射后可出现外周血管扩张，血压下降。

5. 本品务必在单胺氧化酶抑制药（如呋喃唑酮、丙卡巴肼等）停用14天以上方可给药，而且应先试用小剂量（1/4常用量），否则会发生难以预料的、严重的并发症，临床表现为多汗、肌肉僵直、血压先升高后剧降、呼吸抑制、发绀、昏迷、高热、惊厥，终致循环衰竭而死亡。

6. 注意勿将药液注射到外周神经干附近，否则产生局部麻醉或神经阻滞。

【制剂与规格】 盐酸哌替啶注射液：1ml：50mg；2ml：100mg。

【pH 值】 4.0～6.0（50mg/ml）。

【证 据】

1. 溶媒推荐 盐酸哌替啶注射液说明书中未明确指出使用溶媒推荐，相关文献报道可使用0.9%的氯化钠注射液进行稀释。

2.对药物配制的要求　盐酸哌替啶注射液说明书中明确指出注射液不能与氨茶碱、巴比妥类药、钠盐、肝素钠、碘化物、碳酸氢钠、苯妥英钠、磺胺嘧啶、甲氧西林配伍，否则会发生浑浊。

《麻醉药物临床应用指导原则》中指出成瘾性麻醉药哌替啶与吩噻嗪类、三环类抗抑郁药、阿托品等抗胆碱药有禁忌，忌与单胺氧化酶抑制剂（呋喃唑酮、帕吉林、苯乙肼、丙卡巴肼、尼拉米、苯丙胺、异烟肼等）联用。此外，有实验证明，哌替啶注射液与溶解后的舒巴坦钠直接抽入20ml注射器内，立即产生白色浑浊。为此，盐酸哌替啶注射液需谨慎与其他药物配伍使用。

3.对输液器材及避光输液器的要求　未见有研究报道静脉输注盐酸哌替啶注射液时对一次性输液器有避光要求及其他特殊材质的要求。

4.对输液器过滤孔径的要求　未见有研究报道盐酸哌替啶注射液静脉输注时对输液器过滤孔径有特殊要求，但目前临床使用的一次性普通输液器的药液过滤器采用纤维素滤膜，不能进行精确的孔径分级，遇酸遇碱后，纤维脱落产生大量不溶性微粒造成自污染，且可直接阻塞血管，形成血栓。而一次性精密过滤输液器选用的滤膜是核孔膜，其耐污染能力强，可过滤液体中的异物、杂质，保证了输液治疗过程中的安全性。

本品pH值在4.5～5.5，属酸性，因此推荐使用一次性精密过滤输液器。

5.对输液途径的要求　有文献指出，血液pH值为7.35～7.45，使用超过正常pH值范围的药物均会损伤静脉内膜。持续刺激性药物、发疱剂药物、肠外营养液、pH值低于5或高于9的液体或药物，以及渗透压大于600mOsm/L的液体等药物不适合外周静脉导管实施的输液治疗。未见说明书等资料对盐酸哌替啶注射液输液途径有特殊要求，既可采用中心静脉导管输注，也可采用外周静脉输注。但盐酸哌替啶注射液的pH值为4.5～5.5，因此建议优先选择中心静脉血管。

6.对输液速度的要求　药品说明书要求在麻醉维持过程中，按体重1.2mg/kg计算60～90min总用量并配成稀释液，成人一般每分钟静脉滴注1mg，小儿滴速相应减慢。

7.配制后储存条件及稳定时间　药物在配制后，其物理稳定性、化学稳定性及生物稳定性均会下降。而不同药物因其化学结构的不同，其稳定性受外界影响的程度也不同，尤其是麻醉药品。所以

有文献报道，麻醉药应遵循现用现配的原则。

【推荐意见】

1.配制时严格遵守无菌操作；配制后盐酸哌替啶注射液在用药前和用药过程中常规肉眼检查外观（ⅠA）。

2.用0.9%氯化钠注射液稀释最佳（ⅠC）。

3.谨慎与其他药物配伍使用（ⅡB）。

4.使用常规材质输液器即可（ⅠC）。

5.推荐使用一次性精密过滤输液器（ⅢB）。

6.建议成人静脉滴注速度为1mg/min，小儿滴速相应减慢（ⅡA）。

7.建议现用现配（ⅢC）。

氟比洛芬酯
Flurbiprofen Axetil

【性　状】　本品为白色乳液，略带黏性，有特异性气味。

【适应证】　术后及癌症的镇痛。

【禁忌证】

1.消化性溃疡患者。

2.严重的肝、肾及血液系统功能障碍患者。

3.严重的心力衰竭、高血压患者。

4.对本制剂成分有过敏史的患者。

5.阿司匹林哮喘或有既往史的患者。

6.正在使用依洛沙星、洛美沙星、诺氟沙星的患者。

【用法用量】　通常成人每次静脉给予氟比洛芬酯50mg，尽可能缓慢给药（1min以上），根据需要使用镇痛泵，必要时可重复应用，并根据年龄、症状适当增减用量。一般情况下，本品应在不能口服药物或口服药物效果不理想时应用。

【注意事项】

1.避免与其他非甾体抗炎药（包括选择性COX-2抑制剂）合并用药。

2.根据控制症状的需要，在最短治疗时间内使用最低有效剂量可以使不良反应降到最低。

3.既往有胃肠道病史（溃疡性结肠炎，克罗恩病）的患者应谨慎使用非甾体抗炎药，以免使病情恶化。当患者服用该药发生胃肠道出血或溃疡时，应停药。

4.不能用于发热患者的解热和腰痛症患者的镇痛。

5.本品的给药途径为静脉注射，不可肌内注射。

6.之前不能经口服药的患者如后期能口服药物，应停止静脉给药，改为口服给药。

7.本品应避免长期使用，在不得已需长期使用时，要定期监测血尿常规和肝功能，及时发现异常情况，给予减量或停药。

8.要特别当心老年患者出现不良反应，要从小剂量开始慎重给药。

9.尽量不在妊娠末期应用，应用本品过程中避免哺乳。

【制剂与规格】 氟比洛芬酯注射液：5ml：50mg。

【pH 值】 5.0～6.8。

【证 据】

1.溶媒推荐 氟比洛芬酯注射液在说明书中未明确指出使用溶媒推荐。有相关文献报道，将氟比洛芬酯注射液注入0.9%氯化钠注射液100ml中，摇匀，室温（25±2）℃放置，分别在0、6、12、24、36、48和60h取样，观察配伍溶液的外观及pH值变化，结果显示配伍溶液在各时间点均为白色乳液，略带黏性且有特异性气味，无絮状物，乳剂未分层，未出现脂肪凝聚现象，且在不同时间点的pH值测定结果较为相近，即在60h内外观形状未发生变化，pH值较为稳定。

另有研究表明，用氟比洛芬酯微球注射剂与0.9%的氯化钠溶液或5%葡萄糖注射液配伍，在25℃避光条件下放置5h，各配伍液的外观、粒径和含量无明显变化。

因此，氟比洛芬酯注射液溶媒可选择0.9%氯化钠溶液、5%葡萄糖注射液。

2.对药物配制的要求 说明书中未对氟比洛芬酯注射液的配制方法提出特别要求，可按常规药物进行配制。药物现用现配。

3.对输液器材质的要求 国家食品药品监督管理局发布的《一次性使用输注器具产品注册技术审查指导原则》显示，以DEHP增塑的聚氯乙烯（PVC）作为原料的产品"不宜贮存和输注脂肪乳等脂溶性液体和药物"。氟比洛芬酯注射液使用含有增塑剂的PVC输液器输注时，会有增塑剂DEHP的析出。因此，输注氟比洛芬酯溶液时，需要使用非PVC材质的输液器。

4.输注中对避光输液器的要求 说明书及相关文献未提及本品对输液装置的避光性有特殊需求。因此，氟比洛芬酯可以采用非避光输液器输注。

5.对输液器过滤孔径的要求 有文献显示，氟比洛芬酯脂微球注射液可顺利通过毛细血管与红细胞，药物靶向性强，静脉给药刺激性小，安全性、稳定性强。此外，氟比洛芬酯配制后，60h内平均粒径变化不明显，均符合不超过400nm的标准，同样90%累计粒径数也符合不得超过600nm的标准。国标规定普通输液器终端滤过网对15μm以上微粒至少能够截留80%。因此，氟比洛芬酯可选用普通输液器进行输注。

6.对输液途径的要求 有文献显示，氟比洛芬酯为非甾体类脂微球镇痛药，酯化制成脂微球载体制剂后，降低了不良反应，进而提高了药效，平均粒径达到200nm，而人体毛细血管与红细胞直径通常在7～10μm与7～8μm范围内。说明氟比洛芬酯脂微球注射液可顺利通过毛细血管与红细胞，而且其靶向性强，静脉给药刺激性小，安全性、稳定性强。另有研究结果表明，99例术后患者在疼痛强度达到4～6级时，一次性缓慢静脉注射1支本品，用药后连续观察6h，共有2例（2%）出现了与试验药可能有关的不良反应，表现为恶心和心悸。此外，说明书上指出，可用外周血管输注氟比洛芬酯注射液。因此，氟比洛芬酯可选用粗、直，富有弹性，无静脉瓣，避开关节且不易滑动的外周静脉进行输注。

7.对输液速度的要求 药品说明书显示，通常成人每次静脉给予氟比洛芬酯50mg，尽可能缓慢给药（1min以上），根据需要使用镇痛泵，必要时可重复应用，并根据年龄、症状适当增减用量。

8.配制后储存条件及稳定时间 药物在配制后，其物理稳定性、化学稳定性及生物稳定性均会下降，而不同药物因化学结构的不同，其稳定性受到外界影响的程度也不同。有研究表明，配制好的氟比洛芬酯常温避光条件下放置60h后，其性状和pH较为稳定。但对氟比洛芬酯常温下保存的限值，尚未有明确的试验验证。因此，氟比洛芬酯可在常温下保存60h，但鉴于生物安全性，建议现用现配。

【推荐意见】

1.配制时严格遵守无菌操作（ⅡB）。

2.可选用0.9%氯化钠注射液或5%葡萄糖注射液进行配制（ⅡB）。

3.药物配制参考常规药物配制方法（ⅡB）。

4.使用非PVC材质普通输液器（ⅡB）。

5.使用非避光材质输液器（ⅡB）。

6.选用粗、直，富有弹性，无静脉瓣，避开关节且不易滑动的外周静脉进行输注（ⅠA）。

7.通常成人每次静脉给予氟比洛芬酯50mg，尽可能缓慢给药（1min以上）（ⅠA）。

8.常温下可保存60h，但建议现用现配（ⅡB）。

洛 贝 林
Lobeline Hydrochloride

【性　状】　本品为无色或几乎无色的澄明液体。

【适应证】　本品主要用于各种原因引起的中枢性呼吸抑制。临床上常用于新生儿窒息、一氧化碳中毒、阿片中毒等。

【禁忌证】　尚不明确。

【用法用量】

1.静脉注射　①常用量：成人一次3mg。②极量：一次6mg，一日20mg。③小儿一次0.3～3mg，必要时每隔30min可重复使用；新生儿窒息可注入脐静脉3mg。

2.皮下或肌内注射　①常用量：成人一次10mg；②极量：一次20mg，一日50mg；③小儿一次1～3mg。

【注意事项】　剂量较大时，能引起心动过速、传导阻滞、呼吸抑制甚至惊厥。

【制剂与规格】　盐酸洛贝林注射液：1ml∶3mg。

【pH　值】　2.7～4.5。

【证　据】

1.溶媒推荐　文献表明，盐酸洛贝林溶液可溶于5%葡萄糖注射液、0.9%氯化钠注射液、5%葡萄糖氯化钠注射液。

2.对药物配制的要求

（1）1mg/kg的洛贝林对氯胺酮的镇痛作用无明显影响，2～3mg/kg的洛贝林能显著拮抗氯胺酮的镇痛作用。

（2）洛贝林与呋塞米注射液存在配伍禁忌。

（3）洛贝林与三磷腺苷二钠存在配伍禁忌。药物配制时需要注意配伍禁忌。

3.对输液途径的要求　盐酸洛贝林说明书（华润双鹤药业股份有限公司）中写道：采用静脉注射、皮下或肌内注射给药。

4.对输液速度的要求　国内文献、说明书暂时没有针对盐酸洛贝林输液速度的要求，但洛贝林输注速度需要缓慢，以免引起心动过速、呼吸抑制甚至惊厥。

可以查阅到和其他药物的联合应用如下：慢性阻塞性肺疾病合并呼吸衰竭患者采用盐酸洛贝林＋尼可刹米治疗，先将盐酸洛贝林3mg、尼可刹米375mg静脉注射，后将盐酸洛贝林15mg、尼可刹米1875mg溶于50g/L的葡萄糖溶液（250ml）中静脉滴注，每日1次，持续治疗7天；慢性阻塞性肺疾病合并Ⅱ型呼吸衰竭患者治疗时，盐酸洛贝林9mg加入0.9%氯化钠注射液250ml中静脉滴注，1次/天，但是对速度没有特殊要求。

5.配制后储存条件及稳定时间

（1）在（23±2）℃、相对湿度40%±5%的条件下，随着放置时间的延长，盐酸洛贝林含量减少，降解物含量增多，说明盐酸洛贝林不稳定。

（2）药液的pH值越高，API降解得越快；当pH值≤2.0时，盐酸洛贝林稳定性好；当pH值≤3.0时，API降解得较少；在pH值6.4、5.0及4.3的药液中，最终降解至仅存约60%的量。维持盐酸洛贝林注射液的pH值稳定的控制点应在3.0以下。

（3）在室温、日光灯照射下，洛贝林与5%葡萄糖氯化钠注射液和0.9%氯化钠注射液配伍4h后含量有所降低，但仍在允许范围（10%）内，建议在配制后4h内使用。

（4）盐酸洛贝林注射液储存条件：遮光、密封，在阴凉处保存。

通过对国内文献、说明书进行检索和查阅后，暂时没有发现针对盐酸洛贝林注射液对输液器材质、输液器过滤孔径相关内容的具体要求，推测该药品在此方面无特殊要求。

【推荐意见】

1.可溶于5%葡萄糖注射液、0.9%氯化钠注射液、5%葡萄糖氯化钠注射液（ⅢB）。

2.与呋塞米注射液、三磷腺苷二钠存在配伍禁忌（ⅡB）。

3.采用静脉注射、皮下或肌内注射给药（ⅡA）。

4.应缓慢输注（ⅢC）。

5.维持盐酸洛贝林注射液的pH值稳定的控制点应在3.0以下，在配制后4h内使用（ⅡB）。

6.对输液器材质及过滤孔径的要求未查阅到相关证据。

枸橼酸芬太尼
Fentanyl Citrate

【性　状】　本品为无色澄明液体。

【适应证】　本品为强效镇痛药，适用于麻醉前、中、后的镇静与镇痛，是目前复合全身麻醉中常用的药物。

1.用于麻醉前给药及诱导麻醉，并作为辅助用药与全身麻醉及局部麻醉药合用于各种手术。氟哌利多（Droperidol）2.5mg和本品0.05mg的混合液于麻醉前给药，能使患者安静，对外界环境漠不关心，但仍能合作。

2.用于手术前、后及术中等各种剧烈疼痛。

3.作为麻醉剂和氧气合用用于高危患者，如心内、神经、骨科手术患者。

【禁忌证】

1.支气管哮喘、呼吸抑制、对本品特别敏感的患者，以及重症肌无力患者禁用。

2.禁止与单胺氧化酶抑制剂（如苯乙肼、帕吉林等）合用。

3.禁用于对本品不耐受的患者。

【用法用量】

1.成人静脉注射　全身麻醉时初量：①小手术按体重0.001～0.002mg/kg（以芬太尼计，下同）；②大手术按体重0.002～0.004mg/kg；③体外循环心脏手术时按体重0.02～0.03mg/kg计算全量，维持量可每隔30～60min给予初量的一半或连续静脉滴注，一般每小时按体重0.001～0.002mg/（kg·h）；④全身麻醉同时吸入氧化亚氮，按体重0.001～0.002mg/kg；⑤局部麻醉镇痛不全，作为辅助用药按体重0.0015～0.002mg/kg。

2.成人麻醉前用药或手术后镇痛　按体重肌内或静脉注射0.000 7～0.001 5 mg/kg。

3.小儿镇痛　2岁以下无规定，2～12岁按体重0.002～0.003mg/kg。

4.成人手术后镇痛　硬膜外给药，初量0.1mg，加0.9%氯化钠注射液稀释到8ml；每2～4小时可重复，维持量每次为初量的一半。

【注意事项】

1.本品为国家特殊管理的麻醉药品，务必严格遵守国家对麻醉药品的管理条例，医院和病室的贮药处均应加锁，处方颜色应与其他药处方区别开。各级负责保管的人员均应遵守交接班制度，不可稍有疏忽。

2.本品务必在单胺氧化酶抑制药（如呋喃唑酮、丙卡巴肼）停用14天以上方可给药，而且应先试用小剂量（1/4常用量），否则会发生难以预料的、严重的并发症。临床表现为多汗、肌肉僵直、血压先升高后剧降、呼吸抑制、发绀、昏迷、高

热、惊厥，终致循环衰竭而死亡。

3.心律失常、肝肾功能不良、慢性梗阻性肺部疾病，呼吸储备力降低及脑外伤昏迷、颅内压增高、脑肿瘤等易陷入呼吸抑制的患者慎用。

4.本品药液有一定的刺激性，不得误入气管、支气管，也不得涂敷于皮肤和黏膜。

5.硬膜外注入本品用于镇痛时，一般4～10min起效，20min脑脊液的药物浓度达到峰值，作用时效3.3～6.7h，同时可有全身瘙痒，而且仍有呼吸频率减慢和潮气量减小的可能，应及时处理。

6.本品不是静脉全身麻醉药，虽然大量快速静脉注射能使神志消失，但患者的应激反应依然存在，常伴有术中清醒。

7.快速注射本品可引起胸壁、腹壁肌肉僵硬而影响通气。

8.运动员慎用。

【制剂与规格】　枸橼酸芬太尼注射液：2ml：0.1mg（以芬太尼计）。

【pH 值】　4.0～6.0。

【证 据】

1.溶媒推荐　本品说明书（江苏恩华药业股份有限公司，下同）未对溶媒进行要求。《注射药物应用手册》一书中指出：枸橼酸芬太尼与5%葡萄糖注射液、0.9%氯化钠注射液配伍未见理化变化。因此，枸橼酸芬太尼可以用5%葡萄糖注射液、0.9%氯化钠注射液作为溶媒。

2.对药物配制的要求　本品说明书中未对枸橼酸芬太尼的配制方法提出特别要求。因此，枸橼酸芬太尼可按常规药物进行配制。

3.对输液器材质的要求　本品说明书中未对输液器材质进行要求。但枸橼酸芬太尼在pH值3.5～7.5时最稳定，正常pH值范围内不与塑料容器发生吸附反应，而在碱性环境（pH值＞9）中则与塑料容器产生吸附现象，15min内25%药物被吸附，1h内约有50%药物被吸附从而导致失效。

曹汉忠也指出枸橼酸芬太尼注射液易被聚氯乙烯（PVC）材质输液器吸附，因此可考虑应用聚乙烯（PE）材质的输液器。

基于上述研究，在输注枸橼酸芬太尼时使用聚乙烯（PE）材质的输液袋和输液器。

4.输注中对输液器避光、过滤孔径的要求　枸橼酸芬太尼说明书中要求本品遮光、密闭保存，但未对避光输液器做出要求，亦未对枸橼酸芬太尼输液器过滤孔径做出要求。文献中也未见相关报道。

因此，在短时间内，枸橼酸芬太尼可以采用非避光普通孔径输液器进行输注。

5.对输液途径的要求　本品说明书未对输液途径做出要求。国内将枸橼酸芬太尼与咪达唑仑联合应用于 ICU 重症脓毒血症患者，其中枸橼酸芬太尼以静脉注射方式用药，注射液剂量控制为0.001 5mg/kg，观察镇痛及镇静效果显著。张涛等将丙泊酚与芬太尼联合用于无痛人工流产术中的麻醉，其中枸橼酸芬太尼注射液按照 1μg/kg 给予静脉滴注，观察麻醉及镇静效果好，安全可靠。国内另一项研究提到，术前 2h 予元胡止痛片 3 片口服，术后继续予元胡止痛片 3 片口服，每日 1 次；同时采用枸橼酸芬太尼注射液 1mg 加 0.9% 氯化钠注射液100ml 配成镇痛液，手术完成后连接 DDB-I-A 型微电脑电动注药泵静脉给药 2ml/h，术后镇痛效果良好，同时也减少了枸橼酸芬太尼用量及其不良反应。但均未对静脉选择做出要求。相关文献也并未查及。因此，枸橼酸芬太尼在输注过程中可选择外周静脉进行输液。

6.对输液速度的要求　《器官移植术与组织移植术麻醉学》一书中指出，术后镇痛时连续硬膜外给药 0.001% 芬太尼推注 3～5ml（负荷量/次），继之以 2～3ml/h 静脉输入；静脉给药负荷 50μg，然后以 20～30μg/h 速度输入。从文中描述及输液途径中可以看出，枸橼酸芬太尼可以使用静脉注射、静脉滴注、静脉泵注进行输注，但要根据镇痛效果和不良反应及时调控泵设置及镇痛液剂量。

7.配制后储存条件及稳定时间

（1）配制后储存条件：参考说明书储存要求。说明书没有强调枸橼酸芬太尼需要避光输注，但要求遮光、密闭保存。因此，配制后室温避光保存。

（2）配制后稳定时间：相关文献并未查及枸橼酸芬太尼单品配制后的稳定性研究。多数研究是关于枸橼酸芬太尼与曲马多、咪达唑仑等药物配伍后的稳定性考察。洪振贤等将枸橼酸芬太尼注射液和咪达唑仑注射液进行配伍后进行稳定性考察，结果发现二者在 0.9% 氯化钠注射液中配伍后于室温放置 24h 内性质基本稳定。陈雯等将曲马多、芬太尼、昂丹司琼进行配伍，并研究其在 0.9% 氯化钠注射液中的稳定性，结果发现配伍后的液体在室温下 72h 内未出现沉淀，且 3 种药物含量及 pH 值均保持稳定。

综合考虑药物细菌污染等情况，建议 24h 内使用。

【推荐意见】

1.使用 5% 葡萄糖注射液、0.9% 氯化钠注射液作为溶媒（ⅡA）。

2.药物配制参考常规药配制方法（ⅢC）。

3.在输注时使用聚乙烯（PE）材质的输液器（ⅢB）。

4.使用非避光材质输液器（ⅢC）。

5.使用非精密过滤输液器（ⅢC）。

6.使用外周静脉输注（ⅢC）。

7.使用静脉注射、静脉滴注、静脉泵注进行输注（ⅢC）。

8.室温避光保存（ⅢB）。

9.配制后建议 24h 内使用（ⅢC）。

三、溶栓、降纤、抗凝药

尿 激 酶
Urokinase

【性　状】　本品为白色或类白色的冻干块状物或粉末。

【适应证】　本品主要用于血栓栓塞性疾病的溶栓治疗，包括急性广泛性肺栓塞、胸痛 6～12h 的冠状动脉栓塞和心肌梗死、症状短于 3～6h 的急性期脑血管栓塞、视网膜动脉栓塞和其他外周动脉栓塞症状严重的髂-股静脉血栓形成者。也用于人工心脏瓣膜手术后预防血栓形成，保持血管插管、胸腔及心包腔引流管的通畅等。

【禁忌证】　下列情况的患者禁用：急性内脏出血、急性颅内出血、陈旧性脑梗死、近 2 个月内进行过颅内或脊髓内外科手术、颅内肿瘤、动静脉畸形或动脉瘤、出血凝固异常、严重难控制的高血压患者。

相对禁忌证：延长的心肺复苏术、严重高血压、近 4 周内的外伤、3 周内手术或组织穿刺、妊娠、分娩后 10 天、活跃性溃疡病及重症肝脏疾病。

【用法用量】

1.肺栓塞　初次剂量 4400U/kg 体重，以 0.9% 氯化钠注射液或 5% 葡萄糖注射液配制，以 90ml/h 速度在 10min 内滴完；其后以 4400U/h 的给药速度，连续静脉滴注 2h 或 12h。肺栓塞时，也可按每千克体重 15 000U 生理盐水配制后从肺动脉内注入；必要时，可根据情况调整剂量，间隔 24h 重复一次，最多使用 3 次。

2.心肌梗死　建议以 0.9% 氯化钠注射液配制后，按 6000U/min 速度冠状动脉内连续滴注 2h，滴注前应先行静脉给予肝素2500～10 000U。也可将本品200～300U配制后滴注，45～90min滴完。

3.外周动脉血栓　以0.9%氯化钠注射液配制本品（浓度2500U/ml）4000U/min速度经导管注入血凝块。每2小时夹闭导管一次；可调整滴入速度为1000U/min，直至血块溶解。

4.防治心脏瓣膜替换术后的血栓形成　血栓形成是心脏瓣膜术后最常见的并发症之一。可用本品4400U/kg体重，0.9%氯化钠注射液配制后10～15min滴完，然后以4400U/（kg·h）静脉滴注维持，当瓣膜功能正常后即停止用药。如用药24h仍无效或发生严重出血倾向应停药。

【注意事项】

1.应用本品前，应对患者进行血细胞比容、血小板计数、凝血酶时间（TT）、凝血酶原时间（PT）、活化部分凝血活酶时间（APTT）测定。TT和APTT应在2倍延长的范围内。

2.用药期间应密切观察患者反应，如脉率、体温、呼吸频率和血压、出血倾向等，至少每4h记录1次。

3.静脉给药时，要求穿刺一次成功，以避免局部出血或血肿。

4.动脉穿刺给药时，给药毕，应在穿刺局部加压至少30min，并用无菌绷带和敷料加压包扎，以免出血。

5.运动员慎用。

6.本品不得用酸性溶液稀释，以免药效下降。

7.下述情况使用本品会使风险增大，应权衡利弊后慎用本品。

（1）近10天内分娩、进行过组织活检、静脉穿刺，大手术的患者及严重胃肠道出血患者。

（2）极有可能出现血栓的患者，如二尖瓣狭窄伴心房纤颤。

（3）亚急性细菌性心内膜炎患者。

（4）继发于肝性骨病而有出血倾向或凝血障碍的患者。

（5）妊娠妇女、脑血管病患者和糖尿病视网膜病病患者。

【制剂与规格】　注射用尿激酶：5000U、1万U、5万U、10万U、20万U、25万U、50万U、100万U、150万U。

【pH值】　6.0～7.5（水溶液）。

【证据】

1.溶媒推荐　注射用尿激酶说明书（丽珠集团丽珠制药厂）推荐，用0.9%氯化钠注射液或5%葡萄糖注射液稀释使用。丁语等研究发现，将尿激酶溶于低分子右旋糖酐中，6例发生了Ⅰ型变态反应。因此，建议选择0.9%氯化钠注射液或5%葡萄糖注射液进行稀释，以减少不良反应。

2.对药物配制的要求　说明书及各种文献中均未提及注射用尿激酶的配制要求，因此，可按常规药配制方法进行配制。

3.对输液材质的要求　广东省药学会发布的《静脉用药输注装置安全规范专家共识》中明确指出，应采用非PVC输液器静脉输注尿激酶。因此，建议使用非PVC材质的输液袋及输液器。

4.输注中对避光输液器的要求　说明书中未提及需使用避光输液器，也未查找到相关研究文献。因此，可以采用非避光输液器对本品进行输注。

5.对输液器过滤孔径的要求　说明书中未对输液器过滤孔径做出明确要求，也未查找到相关研究文献。因此，可以采用正常标准滤过孔径的输液器。

6.对输液途径的要求　根据不同的临床治疗目的，尿激酶的输液途径各不相同。卢宪伟等研究表明，应用尿激酶治疗急性脑梗死时，颈动脉注射的疗效显著高于静脉滴注的疗效。因此，除常规使用静脉滴注外，还应根据不同治疗目的选择输液途径。

7.对输液速度的要求　尿激酶说明书中的"用法用量"部分显示，不同治疗目的，输液速度完全不相同。因此，建议严格遵医嘱使用。

8.配制后储存条件及稳定时间　尿激酶说明书指出：已配制的注射液在室温（25℃）8h内使用；冰箱内（2～5℃）可保存48h。因此，应严格遵守说明书要求。

9.配伍禁忌　余雁等研究表明，注射用尿激酶与盐酸万古霉素配伍立即出现乳白色浑浊并有晶状沉淀物，两种药物存在配伍禁忌。

【推荐意见】

1.使用0.9%氯化钠注射液或5%葡萄糖注射液稀释药液（ⅢA）。

2.药物配制参考常规药物配制方法（ⅡB）。

3.使用非PVC材质输液袋及输液器（ⅢA）。

4.使用非避光材质输液器（ⅡB）。

5.不同治疗目的，输液速度完全不相同，建议严格遵医嘱使用（ⅡA）。

6.配制后8h内进行输注（ⅢA）。

7.与盐酸万古霉素存在配伍禁忌（ⅢA）。

四、抗老年痴呆药和改善脑代谢药

银杏叶提取物
Ginkgo Biloba Extract

【性　状】　本品为黄色澄明液体。

【适应证】　本品主要用于脑部、周围血液循环障碍。

1.急慢性脑功能不全及其后遗症　脑卒中、注意力不集中、记忆力衰退、痴呆。

2.耳部血流及神经障碍　耳鸣、眩晕、听力减退、耳迷路综合征。

3.眼部血流及神经障碍　糖尿病引起的视网膜病变及神经障碍、老年性黄斑变性、视物模糊、慢性青光眼。

4.周围循环障碍　各种周围动脉闭塞症、间歇性跛行症、手足麻痹冰冷、四肢酸痛。

【禁忌证】　对本品或含有银杏叶（银杏叶提取物）制剂及成分中所列辅料过敏或有严重不良反应病史者禁用。

【用法用量】

1.注射治疗　每天或每隔一天深部肌内注射或缓慢静脉注射5ml本品。

2.输液治疗　根据病情，通常1～2次/天，一次2～4支。给药时可将本品溶于0.9%氯化钠注射液、5%葡萄糖注射液或低分子右旋糖酐或羟乙基淀粉中，混合比例为1:10。若输液为500ml，则静滴速度应控制在2～3h滴完或遵医嘱。

【注意事项】

1.银杏叶提取物注射液不影响糖代谢，因此适用于糖尿病患者。

2.高乳酸血症、甲醇中毒者、果糖山梨醇耐受性不佳者及1,6-二磷酸果糖酶缺乏者，给药剂量每次不可超过25ml。

3.本品不能与其他药物混合使用。

4.本品不良反应包括严重过敏反应，可能引起过敏性休克。用药后出现过敏反应或其他严重不良反应立即停药并及时救治。

5.药品与稀释液混合后，即配即用，不宜长时间放置。

6.静脉滴注时，必须稀释后使用。严格控制滴注速度和用药剂量。

【制剂与规格】　银杏叶提取物注射液：5ml:

17.5mg。

【证　据】

1.溶媒推荐　银杏叶提取物注射液说明书中豪国际有限公司推荐，给药时可将本品溶于0.9%氯化钠注射液、5%葡萄糖注射液或低分子右旋糖酐或羟乙基淀粉中，混合比例为1:10。于泽芳、危华玲等研究也表明，银杏叶提取物注射液加入到0.9%氯化钠和葡萄糖溶液中稳定。因此，可根据需要按说明书选择适合的溶媒。

2.对药物配制的要求　说明书及各种文献中均未提及银杏叶提取物注射液的配制要求。因此，可按常规药物配制方法进行配制。

3.对输液材质的要求　银杏叶提取物注射液的辅料包括乙醇，而乙醇可加速PVC材质输液器中的DEHP溶出。孙燕伟等将丹红、丹参、冠心宁3种中药注射剂，分别加入4种材质（聚氯乙烯、聚丙烯、三层共挤复合膜、玻璃）的含5%葡萄糖注射液的输液中，放置24h。结果显示，与玻璃容器相比，高分子材料输液容器对药物存在吸附性，PVC材料对药物的吸附性较强，PVC材料和非PVC三层共挤复合膜对药物也有吸附性，但低于PVC。周丹燕选取应用中药制剂治疗的患者1300例，实验组650例患者使用PE输液器，对照组650例患者使用PVC输液器。结果表明，使用PE输液器是减少输液反应的有效措施。因此，建议使用非PVC材质的输液袋及输液器。

4.输注中对避光输液器的要求　说明书中未提及用避光输液器，也无相关研究文献。因此，可以采用非避光输液器对银杏叶提取物注射液进行输注。

5.对输液器过滤孔径的要求　2013年11月，由国家卫生和计划生育委员会首次以行业标准的形式发布的《静脉治疗护理技术操作规范（WS/T433—2013）》中明确规定：输注脂肪乳剂、化疗药物以及中药制剂时宜使用精密过滤输液器。所以，银杏叶提取物注射液是一种中药注射剂，应该使用精密过滤输液器进行静脉输注。

6.对输液途径的要求　银杏叶提取物注射液说明书和相关文献均未提出明确的治疗周期，根据临床应用经验，建议选择外周静脉留置针作为静脉输液途径。

7.对输液速度的要求　银杏叶提取物注射液的药品说明书中提到，若输液为500ml，则静滴速度应控制在2～3h，以静脉输液系数15滴/毫升计算，输液速度为 41～62 滴/分。

8.配制后储存条件及稳定时间 于泽芳等的研究结果显示，银杏叶提取物注射液加入 5%葡萄糖注射液或 0.9%氯化钠注射液中，24h 内无明显浑浊和沉淀，溶液为黄色澄清液，pH 值和微粒值无明显变化；银杏叶提取物含有的槲皮素、异鼠李素在24h 内含量基本保持不变。但说明书中提到该药品与稀释液配伍后，应坚持即配即用，不宜长时间放置。考虑说明书的权威性，本品需现用现配。

9.配伍禁忌 《中成药临床应用指导原则》中指出，中西药注射剂联合使用时，应尽可能选择不同的给药途径，必须同一途径用药时，应将中西药分开使用，谨慎考虑 2 种注射剂的使用间隔时间及药物相互作用，严禁混合配伍。《国家基本药物临床应用指南：2009 年版 基层部分》临床应用中指出，中药注射剂应单独使用，严禁与其他药物混合配伍使用，谨慎联合用药。本品药品说明书注意事项中也提到，不能与其他药物混合使用，因此银杏叶提取物注射液应单独使用。

【推荐意见】

1.使用 0.9%氯化钠注射液或 5%葡萄糖注射液稀释药液（ⅡA）。

2.药物配制参考常规药物配制方法（ⅡB）。

3.使用非 PVC 材质输液袋及输液器（ⅢA）。

4.使用一次性精密过滤输液器（ⅢA）。

5.使用非避光材质输液器（ⅡB）。

6.即配即用（ⅡA）。

7.单独输注，注意配伍禁忌（ⅢA）。

银 杏 达 莫
Ginkgo Leaf Extract and Dipyridamole

【性　　状】 本品为黄色至棕黄色澄明液体。

【适应证】 本品用于预防和治疗冠心病、血栓栓塞性疾病。

【禁忌证】

1.对本品及所含成分过敏者禁用。

2.新生儿、婴幼儿禁用。

【用法用量】 静脉滴注，成人每次 10～25ml，加入 0.9%氯化钠注射液或 5%～10%葡萄糖注射液500ml 中，2 次/天。

【注意事项】

1.孕妇及哺乳期妇女慎用。

2.有出血倾向者慎用。

3.不良反应：偶有恶心、呕吐、头晕、皮肤过敏反应发生。罕见心绞痛加重，一旦停药，症状立即消失。

4.药物相互作用：与肝素、双香豆素等抗凝药同时使用易引起出血倾向。

【制剂与规格】 银杏达莫注射液：5ml；10ml。

【pH　　值】 3.5～5.5。

【证　　据】

1.溶媒推荐 银杏达莫注射液说明书（山西普德药业有限公司）推荐，加入 0.9%氯化钠注射液或 5%～10%葡萄糖注射液 500ml 中，但王兆云等的研究显示，银杏达莫注射液与 0.9%氯化钠注射液配伍后可产生≥10μm 和≥25μm 的微粒数不符合《中国药典》2020 版（二部）规定。潘丹等研究认为，葡萄糖注射液 pH 值在 3.2～6.5 且不含电解质成分；而 0.9%氯化钠注射液 pH 值为 4.5～7.0 并且含有钠、氯等电解质，可能降低银杏达莫注射液中所含蛋白质的溶解度，发生盐析作用。而说明书中银杏达莫注射液 pH 值在 3.5～5.5，当溶媒 pH 值与药液更接近时，更能保持原药液的稳定性，说明葡萄糖注射液相较于 0.9%氯化钠注射液更适合作为银杏达莫注射液的溶媒。建议：优先选择 5%葡萄糖注射液作为溶媒进行静脉给药。

2.对药物配制的要求 说明书及各种文献中均未提及银杏达莫的配制要求。建议：按常规药物配制方法进行配制。

3.对输液材质的要求 广东省药学会发布的《静脉用药输注装置安全规范专家共识》中明确指出，银杏达莫注射液应采用非 PVC 输液器进行静脉输注。孙燕伟等将丹红、丹参、冠心宁 3 种中药注射剂，分别加入 4 种材质（聚氯乙烯、聚丙烯、三层共挤复合膜、玻璃）的含 5%葡萄糖注射液输液中，放置 24h。结果发现，与玻璃容器相比，高分子材料输液容器对药物存在吸附性，PVC 材料对药物的吸附性较强，PVC 材料和非 PVC 三层共挤复合膜对药物也有吸附性，但低于 PVC。周丹燕选取应用中药制剂治疗的患者 1300 例，实验组 650 例患者使用 PE 输液器，对照组 650 例患者使用 PVC 输液器，结果表明使用 PE 输液器是减少输液反应的有效措施。因此，建议使用非 PVC 材质的输液袋及输液器。

4.输注中对避光输液器的要求 说明书中未提及用避光输液器，也无相关研究文献。因此，可以采用非避光输液器对银杏达莫进行输注。

5.对输液器过滤孔径的要求 2013 年 11 月，

由国家卫生和计划生育委员会首次以行业标准的形式发布的《静脉治疗护理技术操作规范（WS/T433—2013）》中明确规定：输注脂肪乳剂、化疗药物以及中药制剂时宜使用精密过滤输液器。所以，银杏达莫注射液是第四代银杏制剂，是一种中药注射剂，应该使用精密过滤输液器进行静脉输注。

6.对输液途径的要求　银杏达莫的治疗周期是2周左右，根据《静脉治疗护理技术操作规范（WS/T433—2013）》，PICC宜用于中长期静脉治疗，可用于任何性质的药物输注。因此，可以根据患者实际情况选择留置针、PICC作为静脉输液途径。

7.对输液速度的要求　银杏达莫注射液的药品说明书中未对药物的滴注速度进行明确规定。一般情况下，成人的输液速度为40～60滴/分，银杏达莫注射液作为一种中药注射剂，其滴速应适当减慢，用药的最初10min内滴速宜控制在15～20滴/分，其间对患者进行密切观察，若10min后患者无不适症状，可将滴速调至30～40滴/分。当气温较低时血管刺激更为明显，建议患者适当采取保暖措施。静脉滴注的速度也需要根据患者的年龄、病情及药物自身性质来调节，一般来说，老年人及儿童患者输液时滴速应控制在20～40滴/分，心肺功能稍差的患者也应将滴速控制在20～40滴/分。

8.配制后储存条件及稳定时间　李荣等研究发现，银杏达莫注射剂在被稀释后，2h内≥10μm的不溶性微粒数符合标准，2h后，不溶性微粒数逐渐增多，超过标准范围，放置时间越长，不溶性微粒数目越多，药液成分的稳定性越差，引发不良反应的风险越高。因此，建议银杏达莫注射液的配制液应在2h内输注完毕。

9.配伍禁忌　《中成药临床应用指导原则》中指出，中西药注射剂联合使用时，尽可能选择不同的给药途径，必须同一途径用药时，应将中西药分开使用，谨慎考虑两种注射剂的使用间隔时间及药物相互作用，严禁混合配伍。《国家基本药物临床应用指南：2009年版　基层部分》临床应用方面中指出，中药注射剂应单独使用，严禁与其他药物混合配伍使用，谨慎联合用药。因此，建议银杏达莫单独使用。

【推荐意见】
1.使用5%葡萄糖注射液稀释药液（ⅢA）。
2.药物配制参考常规药物配制方法（ⅡB）。
3.使用非PVC材质输液袋及输液器（ⅢA）。

4.使用一次性精密过滤输液器（ⅢA）。
5.使用非避光材质输液器（ⅡB）。
6.使用留置针、PICC等输注（ⅡA）。
7.使用静脉滴注（ⅢA）。
8.遮光、密封保存（ⅢB）。
9.配制后24h内进行输注（ⅡB）。
10.为避免配伍禁忌，宜单独输注（ⅢA）。

五、抗脑血管病药

七叶皂苷钠
Sodium Aescinate

【性　状】　本品为白色冻干疏松块状物。

【适应证】　本品用于脑水肿、创伤或手术所致肿胀，也可用于静脉回流障碍性疾病。

【禁忌证】
1.肾损伤、肾衰竭、肾功能不全患者禁用。
2.孕妇禁用。
3.对本品成分过敏者禁用。

【用法用量】　静脉注射或静脉滴注。成人按体重一日0.1～0.4mg/kg或取本品5～10mg溶于10%葡萄糖注射液或0.9%氯化钠注射液250ml中静脉滴注；也可取本品5～10mg溶于10～20ml 10%葡萄糖注射液或0.9%氯化钠注射液中静脉注射。重症患者可多次给药，但总量不得超过20mg/d。疗程7～10天。

【注意事项】
1.本品应严格限制每日给药剂量。用药前后须检查肾功能，若一旦出现肾功能受损，应立即停止用药，并做全面的肾功能检查，根据检查结果，按受损伤程度进行治疗。

2.本品只能用于静脉注射和静脉滴注，禁用于动脉、肌内或皮下注射。

3.注射时宜选用较粗静脉，切勿漏出血管外，如出现红、肿，用0.25%普鲁卡因封闭或热敷。

4.肝功能不全者慎用，如因病情需要使用，用药期间应监测肝功能。

5.孕妇禁用；哺乳期妇女慎用；儿童慎用，儿童心脏手术后肿胀不宜使用；老年人肾功能有所衰退，用药过程应密切注意肾功能情况。

6.与下列各类药物联合使用时要谨慎：①与血清蛋白结合率高的药物；②能严重损害肾功能的药物；③皮质激素类药物；④含碱性基团的药物（配伍时可能发生沉淀）。

【制剂与规格】　注射用七叶皂苷钠：5mg；10mg。

【贮　藏】　遮光、密封保存。

【证　据】

1.溶媒推荐　注射用七叶皂苷钠说明书（武汉长联来福制药股份有限公司）在用法用量中指出，本品可溶于10%葡萄糖注射液或0.9%氯化钠注射液中。国内一项研究将注射用七叶皂苷钠与3种溶媒（10%葡萄糖注射液、0.9%氯化钠注射液、5%葡萄糖注射液）进行配伍后，对其渗透压进行分析，结果显示，经5%葡萄糖注射液溶解的高、低浓度七叶皂苷钠溶液均为低渗溶液，临床应用过程中可能会带来一定风险。因为低渗溶液在静脉输注时，水分子易穿过红细胞细胞膜，使红细胞发生胀裂后而产生溶血。因此，注射用七叶皂苷钠应选择10%葡萄糖注射液或0.9%氯化钠注射液作为溶媒。

2.对药物配制的要求　注射用七叶皂苷钠说明书中未对药物配制提出明确的要求，可按常规药物进行配制。但需注意的是，注射用七叶皂苷钠在配制过程中会产生大量的泡沫，不易抽吸干净导致剩余药液过多，造成药物浪费，难以保证药物剂量的准确性。此外，当产生的泡沫占据输液袋内大量空间时，泡沫会从输液袋胶塞针孔处外溢，极易造成药液污染。因此，在配制过程中要注意方式、方法，避免剧烈摇晃药品，尽量减少泡沫的产生。

3.对输液器材质及避光的要求　国内文献、说明书暂时没有针对注射用七叶皂苷钠输液器材质及避光方面的明确规定。因此，对其输液器材质不做特殊要求，可常规使用一次性普通输液器。

4.对输液器过滤孔径的要求　2013年11月，由国家卫生和计划生育委员会发布的《静脉治疗护理技术操作规范（WS/T 433—2013）》中明确规定：输注脂肪乳剂、化疗药物以及中药制剂时宜使用精密过滤输液器。注射用七叶皂苷钠本质上为中药制剂。有文献研究表明，七叶皂苷钠与10%葡萄糖注射液配伍的静脉输液，经一次性使用精密输液器流出的输液不溶性微粒数最少，能预防七叶皂苷钠所致静脉炎。所以，注射用七叶皂苷钠在输注过程中应选用精密过滤输液器。

5.对输液途径的要求　注射用七叶皂苷钠说明书中指出，可以进行静脉滴注或静脉注射。《输液治疗护理实践指南与实施细则》中指出，持续刺激性药物、发疱剂药物、肠外营养液、pH值低于5或高于9的液体或药物，以及渗透压大于600mOsm/L的液体等药物不使用外周静脉输注。注射用七叶皂

苷钠刺激性强，对局部静脉损伤较为严重。因此，在输液过程中应选用粗、直、弹性好的大血管进行穿刺，避免同一静脉反复穿刺给药。因此，静脉输注注射用七叶皂苷钠时，首选外周静脉置入中心静脉导管。

6.对输液速度的要求　该药品说明书中并未对滴速做出明确的要求。但七叶皂苷钠在静脉滴注过程中极易出现皮肤血管不良反应，静脉滴速过快是导致静脉炎反应的重要原因。2013年发表的一篇文献研究将静脉滴注七叶皂苷钠的输液速度设为20滴/分、26滴/分、33滴/分3种。研究结果显示，将输液速度控制在26滴/分左右能明显减少皮肤血管不良反应的发生，而且患者对滴注时间也能普遍接受。可以以此作为参考，并根据患者的年龄、血管条件、身体状况、耐受性等方面因素，综合考虑输液速度的调节。

7.配制后储存条件及稳定时间　2005年的一项国内研究将注射用七叶皂苷钠分别溶于10%葡萄糖注射液和0.9%氯化钠注射液后，分别在冰箱和室温放置24h，其pH值稳定，液体无色澄明，总量变化在5%以内，说明七叶皂苷钠在10%葡萄糖注射液及0.9%氯化钠注射液中是比较稳定的，临床在配制后24h内使用是可行的。但另一项国内研究将注射用七叶皂苷钠与5种常用溶媒（灭菌注射用水、0.9%氯化钠注射液、葡萄糖氯化钠注射液、5%葡萄糖注射液、10%葡萄糖注射液）进行配伍后，定时考察配伍溶液的外观、pH值和不溶性微粒。结果显示，配伍溶液的外观和pH值基本没有变化，但不溶性微粒随着放置时间的延长而不断增多，且超过4h后，≥10μm不溶性微粒数均超过了2015年版《中国药典》规定的限度，不符合质量稳定性的要求，且与0.9%氯化钠注射液混合1h后，≥10μm不溶性微粒数超出2015年版《中国药典》规定的限度，4h后，≥25μm不溶性微粒数超出2015年版《中国药典》规定的限度。因此注射用七叶皂苷钠与溶媒配伍后应在4h内使用完毕。基于上述研究，建议注射用七叶皂苷钠现用现配，于4h内使用完毕。

【推荐意见】

1.使用10%葡萄糖注射液或0.9%氯化钠注射液作为溶媒（ⅡA）。

2.药物配制参考常规药物（ⅢB）。

3.使用普通材质输液袋及输液器（ⅢC）。

4.使用非避光材质输液器（ⅢC）。

5.使用精密过滤输液器（ⅡA）。

6.静脉滴注或静脉注射，建议选择外周静脉置入中心静脉导管（ⅡA）。

7.滴注速度宜慢（ⅢB）。

8.现用现配，4h内使用完毕（ⅡB）。

依达拉奉
Edaravone

【性　状】　本品为无色至微黄色（或微黄绿色）的澄明液体。

【适应证】　本品用于改善急性脑梗死所致的神经症状、日常生活活动能力和功能障碍。

【禁忌证】

1.重度肾衰竭的患者（有致肾衰竭加重的可能）。

2.既往对本品有过敏史的患者。

【用法用量】　静脉滴注：每次30mg，2次/天，加入适量0.9%氯化钠注射液中稀释后静脉滴注，30min内滴完，一个疗程为14天以内。尽可能在发病后24h内开始给药。

【注意事项】

1.轻、中度肾功能损害的患者慎用（有致肾衰竭加重的可能）。

2.肝功能损害患者慎用（有致肝功能损害加重的可能）。

3.心脏疾病患者慎用（有致心脏病加重的可能，或可能伴肾功能不全）。

4.高龄患者慎用（已有多例死亡病例的报道）。

5.孕妇或有妊娠可能的妇女禁用本品；哺乳期妇女禁用。必须应用时，在给予本药期间应停止哺乳。

【制剂与规格】　依达拉奉注射液：5ml∶10mg；20ml∶30mg。

【pH　值】　3.0～4.5。

【证　据】

1.溶媒推荐　依达拉奉注射液说明书（南京先声东元制药有限公司）要求，一次30mg加入适量0.9%氯化钠注射液中稀释后静脉滴注，30min内滴完，每日2次。也有报道将依达拉奉注射液20mg（陕西健民制药有限公司）加入5%葡萄糖注射液250ml中静脉滴注。因此，建议优先使用0.9%氯化钠注射液作为溶媒。

2.对药物配制的要求　有研究表明，依达拉奉注射液分别与0.9%氯化钠注射液、葡萄糖氯化钠注射液、5%葡萄糖注射液、10%葡萄糖注射液配伍后，于20℃下观察8h内pH值和含量变化，依达拉奉注射液与以上4种液体配伍，pH值、含量在1h后有显著变化。同时，有资料显示本品不得与坎利酸钾混合，易产生浑浊，配制时需要注意。

3.对输液器材质的要求　《静脉用药输注装置安全规范专家共识》中指出，该药辅料中所包括的丙二醇、焦亚硫酸钠可导致PVC材质中增塑剂DEHP的析出。因此，建议使用非PVC材质输液器进行输注。

4.输注中对避光输液器、过滤孔径的要求　没有资料显示依达拉奉配制后对避光输注及输液器过滤孔径有特殊要求，所以采用常规输液器。

5.对输液途径的要求　本品说明书及多项研究均表明，本品应静脉滴注。因为疗程为14天以内，建议使用留置针输注。

6.对输液速度的要求　本品说明书（南京先声东元制药有限公司）要求将依达拉奉30mg加入适量0.9%氯化钠注射液中稀释静脉滴注，并要求在30min内滴完。

7.配制后储存条件及稳定时间　参考文献表明，依达拉奉在水溶液状态下稳定性较差，易氧化，对高热不稳定，目前有文献报道临床使用依达拉奉要现用现配。

【推荐意见】

1.本品优先选用0.9%氯化钠注射液作为溶媒（ⅢA）。

2.使用非PVC材质输液器输入（ⅡB）。

3.输液过程中无须避光（ⅢB）。

4.本品存在配伍禁忌，勿与坎利酸钾混合（ⅢC）。

5.本品要求30min内静脉滴注完毕（ⅢA）。

6.本品应静脉滴注，可使用留置针（ⅢA）。

7.本品宜现用现配（ⅡB）。

长春西汀
Vinpocetine

【性　状】　本品为无色的澄明液体。

【适应证】　本品适用于改善脑梗死后遗症、脑出血后遗症、脑动脉硬化症等诱发的各种症状。

【禁忌证】

1.已知对本品中任何成分过敏者禁用。

2.颅内出血急性期，颅内出血后尚未完全止血者禁用。

3.严重心脏缺血性疾病、严重心律失常者禁用。

【用法用量】

1.静脉滴注，开始时剂量为20mg/d，以后根据病情可增至30mg/d。可用本品20～30mg加入0.9%氯化钠注射液或5%葡萄糖注射液500ml内，缓慢滴注。

2.配制好的输液须在3h内使用。静脉滴注治疗后推荐每日口服长春西汀片，以继续治疗。

3.肝、肾疾病患者不必进行剂量调整。

【注意事项】

1.本品不可肌内注射，未经稀释不可静脉使用。

2.不可用含氨基酸的溶液稀释。

3.长春西汀静脉滴注的给药浓度不得超过0.06mg/ml，否则有溶血的可能。

4.该注射液与肝素不相容，故建议两者不要在同一注射器中混合，但可以同时进行抗凝治疗。

5.如与抗心律失常药联用，或有颅内压升高、心律失常和长QT间期综合征时，应全面权衡应用本品的利益风险。对于长QT间期综合征或伴随药物治疗引起的QT间期延长的病例，建议进行心电图监控。

6.由于本注射液中含山梨醇（80mg/ml），糖尿病患者在治疗过程中应控制血糖水平，对果糖不耐受或1,6-二磷酸果糖酶缺乏的患者应避免使用。

7.孕妇与哺乳期妇女、儿童患者禁用。

【制剂与规格】 长春西汀注射液：2ml∶20mg。

【pH 值】 3.0～4.0。

【证　据】

1.溶媒推荐　长春西汀注射液说明书（匈牙利吉瑞大药厂）推荐，用0.9%氯化钠注射液或5%葡萄糖注射液稀释后，进行静脉输注。

2.对药物配制的要求　本品说明书及各种文献中均未提及长春西汀注射液的配制要求。建议：按常规药物配制方法进行配制。

3.对输液材质的要求　广东省药学会发布的《静脉用药输注装置安全规范专家共识》中明确指出，长春西汀注射液应采用非PVC输液器进行静脉输注。因此，建议使用非PVC材质的输液袋及输液器。

4.输注中对避光输液器的要求　本品说明书中未提及用避光输液器，也无相关研究文献。因此，

可以采用非避光输液器对本品进行输注。

5.对输液器过滤孔径的要求　本品说明书中未对输液器过滤孔径做出明确要求，也未查找到相关研究文献。因此，可以采用正常标准滤过孔径的输液器。

6.对输液途径的要求　张振东等、于雪冰进行的临床应用研究中，长春西汀的治疗周期是15天至1个月。根据《静脉治疗护理技术操作规范（WS/T433—2013）》，PICC宜用于中长期静脉治疗，可用于任何性质的药物输注，建议选择PICC等中心静脉作为静脉输液途径。

7.对输液速度的要求　长春西汀药品说明书中要求缓慢静脉滴注，长春西汀临床应用群体大多为老年患者，老年患者静脉滴注速度一般不超过40滴/分，说明书中提到滴注速度不应超过80滴/分。

8.配制后储存条件及稳定时间　邓丽等研究发现，长春西汀注射液与5%葡萄糖注射液和0.9%氯化钠注射液配伍后，在室温（20～25℃）下放置8h，其性状、pH值、含量、不溶性微粒均未发生明显改变，说明长春西汀配制后8h内稳定，但说明书中明确规定配制好的输液须在3h内使用。因此，建议长春西汀注射液的配制液应在3h内使用。

9.配伍禁忌　杨小英等的研究表明，长春西汀和头孢西丁钠、头孢哌酮钠他唑巴坦钠、夫西地酸钠、氟氯西林钠、萘夫西林钠、阿莫西林舒巴坦钠、阿莫西林克拉维酸钾、美罗培南、阿昔洛韦、更昔洛韦、奥美拉唑、泮托拉唑钠、埃索美拉唑、兰索拉唑、萘普生钠、硫辛酸、法舒地尔、复方氨基酸注射液（18AA-Ⅴ）、复方磷酸钾、脑蛋白水解物、10%氯化钠注射液、碳酸氢钠、痰热清、丹红注射液、丹参多酚酸盐、丹参川芎嗪、炎琥宁、异甘草酸镁、天麻素注射液、注射用葛根素（麦普宁）、丹参酮ⅡA磺酸钠注射液（诺新康）、呋塞米、地塞米松、肌苷氯化钠、三磷酸腺苷二钠、磷酸肌酸钠、奥扎格雷钠、肌苷注射液、氨茶碱、核糖核酸、维生素C等多种药物存在配伍禁忌，混用可出现液体浑浊、颜色改变。在给药方法中，续滴引起配伍禁忌占39.53%，同一注射器使用出现配伍禁忌占23.25%。因此建议在使用过程中，应尽量单用长春西汀，联合使用时必须注意配伍禁忌。

【推荐意见】

1.使用0.9%氯化钠注射液或5%葡萄糖注射液

稀释药液（ⅢA）。

2.药物配制参考常规药物配制方法（ⅡB）。

3.使用非PVC材质输液袋及输液器（ⅢA）。

4.使用非避光材质输液器（ⅡB）。

5.使用PICC等中心静脉输注（ⅡA）。

6.配制后于3h内进行输注（ⅢA）。

7.与多种药品存在配伍禁忌，需谨慎使用（ⅢA）。

马来酸桂哌齐特
Cinepazide Maleate

【性　状】　本品为无色的澄明液体。

【适应证】　本品用于改善急性缺血性脑卒中所致的神经症状、日常生活活动能力和功能障碍。

【用法用量】　本品说明书（北京四环制药有限公司）指出：一次4支（2ml：80mg），溶于500ml 0.9%氯化钠注射液或10%的葡萄糖注射液中，缓慢静脉滴注3h，一日1次。

【不良反应】　上市后不良反应监测数据显示使用本品后可见以下不良反应，由于这些反应均来自无法确定数量的人群的报告，因此并不能完全据此估计发生率或确定与使用药物有因果关系。

1.神经系统疾病　头痛、头晕、头部不适、感觉减退、震颤、嗜睡。

2.胃肠系统疾病　恶心、呕吐、胃胀、胃痛、腹痛、腹泻、腹部不适、腹胀、便秘。

3.心脏疾病　心悸、心动过速、心律失常。

4.血管与淋巴管类疾病　潮红、血压升高或者降低。

5.免疫系统疾病　过敏反应，甚至过敏性休克。

6.呼吸系统、胸及纵隔疾病　呼吸困难、呼吸急促。

7.肝胆系统疾病　肝功能异常、肝药酶升高。

8.血液及淋巴系统疾病　白细胞减少、血小板减少、粒细胞减少，偶见粒细胞缺乏的报道。

9.精神病类　失眠。

10.肾脏及泌尿系统疾病　尿素氮升高，偶有血尿病例的报告。

11.皮肤及皮下组织类疾病　皮疹、瘙痒、多汗、红斑。

12.全身性疾病及给药部位各种反应　胸部不适、寒战、发热、乏力、畏寒、疼痛、水肿；注射部位和输液部位的各种反应，包括注射/输液部位

的疼痛、红斑、肿胀、静脉炎等。

【禁忌证】

1.脑内出血后止血不完全者（止血困难的患者）。

2.白细胞减少者。

3.有使用本品造成白细胞减少史的患者。

4.对本品过敏的患者。

【注意事项】

1.由于本品存在引发粒细胞缺乏症的可能，建议如下。

（1）使用过程中注意观察是否有炎症、发热、溃疡和其他可能由治疗引发的症状。一旦此类症状发生，应做必要的血液学等检查，根据结果决定是否停药。

（2）使用本药过程中要定期进行血液学检查。

（3）避免与可能引起白细胞减少的其他药物合用。

2.使用本品期间，考虑临床效果及不良反应的程度再慎重决定是否继续用药，给药1～2周后，若未见效果可停止使用。

【制剂与规格】　马来酸桂哌齐特注射液：80mg：2ml；320mg：10ml。

【pH　值】　3.5～4.5。

【证　据】

1.溶媒推荐　国内2007年的一项研究对注射用马来酸桂哌齐特在5%葡萄糖、10%葡萄糖、0.9%氯化钠、葡萄糖氯化钠注射液中的配伍稳定性进行了比较。结果显示，在6h内4种配伍液澄明，无颜色变化，不同时间段的紫外扫描图谱无改变。结论：马来酸桂哌齐特与4种溶媒的配制液在6h内用于临床时安全有效。另外，也有研究表明，马来酸桂哌齐特注射液与果糖注射液和转化糖注射液配伍后8h内稳定。基于上述研究，马来酸桂哌齐特注射液可以与5%葡萄糖、10%葡萄糖、0.9%氯化钠、葡萄糖氯化钠注射液、果糖注射液及转化糖注射液配伍使用。

2.对药物配制的要求　说明书中并未对马来酸桂哌齐特注射液的配制方法提出特别要求，可按照常规药物进行配制。

3.对输液材质的要求　国内2010年的一项研究观察了PVC输液袋及一次性输液器对马来酸桂哌齐特注射液的吸附情况。结果显示，8h内在0.9%氯化钠和5%葡萄糖输液中PVC组与玻璃瓶组的马来酸桂哌齐特含量无显著性差异。结论：PVC输液袋

及一次性输液器对马来酸桂哌齐特注射液无吸附作用，可使用PVC输液袋和一次性输液器进行静脉滴注。故马来酸桂哌齐特注射液对输液材质并无特殊要求，使用PVC输液袋及一次性输液器即可。

4.输注中对避光输液器的要求　国内2017年的一项研究观察了马来酸桂哌齐特注射液与0.9%氯化钠注射液配伍在室温自然光、遮光、光照条件下7h内的外观变化，并采用紫外分光光度法测定配伍液中马来酸桂哌齐特的含量。结果显示，马来酸桂哌齐特配伍液在室内自然光与日光灯下1h内即出现含量下降。结论：马来酸桂哌齐特在氯化钠注射液中的稳定性受光影响较大，临床使用时应以遮光为主要手段避免有效成分的分解。因此，马来酸桂哌齐特注射液在输注过程中应使用避光输液器。

5.对输液器过滤孔径的要求　说明书中并未对马来酸桂哌齐特注射液的输液器过滤孔径提出特别要求，也无相关研究。

6.对输液途径的要求　本品说明书（北京四环制药有限公司）在用法中写道，静脉滴注。如需长期输注，可以给予静脉留置针。

7.对输液速度的要求　马来酸桂哌齐特注射液说明书（北京四环制药有限公司）在用法用量中写道，静脉滴注，速度为100ml/h。另外有研究提到，如患者不能耐受说明书规定的滴注速度，可以在密切观察下，适当将滴注速度调整为200ml/h，但要注意观察病情变化，监护肝功能。故马来酸桂哌齐特注射液的滴注速度为100ml/h，但需要在考虑患者能否耐受等方面的情况下进行调整。

8.配制后储存条件及稳定时间　国内2014年的一项研究观察到马来酸桂哌齐特注射液与复方电解质注射液配伍后，6h含量降低到91.8%。以此推断，马来酸桂哌齐特注射液配伍后在4h内稳定。但也有研究表明，在25℃的条件下，马来酸桂哌齐特注射液配伍后24h内配伍液澄清无浑浊，pH值无明显变化，其含量较为稳定。故马来酸桂哌齐特注射液配伍后需避光保存，具体的稳定时间还需进一步研究。为确保临床用药安全，建议现用现配。

9.配伍禁忌　马来酸桂哌齐特注射液与奥美拉唑、夫西地酸钠、注射用丹参多酚酸盐存在配伍禁忌，并且有研究报道了马来酸桂哌齐特注射液遇碘酊会发生沉淀。

【推荐意见】

1.使用5%葡萄糖、10%葡萄糖、0.9%氯化钠、

葡萄糖氯化钠注射液稀释药液（ⅡB）。

2.药液配制参考常规药物配制方法（ⅢC）。

3.使用PVC输液袋及一次性输液器即可（ⅢC）。

4.使用避光输液器（ⅡA）。

5.滴注速度为100ml/h（ⅡA）。

6.配制后避光保存，现用现配（ⅡA）。

7.与多种药物存在配伍禁忌，需谨慎使用（ⅡB）。

尼莫地平
Nimodipine

【性　状】　本品微黄色澄明液体。

【适应证】　本品用于预防和治疗动脉瘤性蛛网膜下腔出血后脑血管痉挛引起的缺血性脑损伤。

【禁忌证】　已知对本品或本品中任何成分过敏者禁用。

【用法用量】

1.体重低于70kg或血压不稳的患者，治疗开始的2h，可按照0.5mg/h给药［相当于尼莫地平注射液2.5ml/h，剂量约为7.5μg/(kg·h)］，如果耐受性良好，尤其是血压无大幅下降时，2h后，剂量可增至1mg/h［相当于尼莫地平注射液5ml/h，剂量约为15μg/(kg·h)］。

2.体重大于70kg的患者，剂量宜从1mg/h尼莫地平起始给药［相当于尼莫地平注射液5ml/h，剂量约为15μg/(kg·h)］，2h后无不适可增至2mg［相当于尼莫地平注射液10ml/h，剂量约为30μg/(kg·h)］。对于发生不良反应的患者，应减少剂量或中断治疗。

【注意事项】

1.虽然未显示应用尼莫地平与颅内压升高有关，但建议对于颅内压升高或脑水肿患者应进行密切的监测。

2.低血压患者（收缩压低于100mmHg）须慎用。

3.对不稳定型心绞痛患者或急性心肌梗死后前4周内的患者，医生应当权衡潜在的风险（如冠状动脉灌注减少和心肌缺血）和获益（如改善脑灌注）。

4.当本品与降压药物合用时应严密监测病情。本品与有潜在肾毒性的药物（如氨基糖苷类药物、头孢菌素、呋塞米）同时使用或用于肾功能损伤患

者时，可引发肾功能减退。

5.本品含有23.7%（v/v）乙醇。当按照日推荐剂量（输注液250ml）使用本品时，通过本品摄入的乙醇日剂量最高相当于50g。对于酒精中毒或酒精代谢受损的患者、孕妇或哺乳期妇女、儿童和高危人群（如肝病或癫痫患者），应慎用本品。

【制剂与规格】　尼莫地平注射液：50ml∶10mg。

【pH 值】　5.5 ～ 7.5。

【证　据】

1.溶媒推荐　尼莫地平注射液说明书（拜耳先灵医药保健股份公司）在给药说明中写道，适合配伍的输注溶液包括：5%葡萄糖注射液、0.9%氯化钠注射液、乳酸钠林格注射液、含镁乳酸钠林格注射液、右旋糖酐40溶液、6%的聚氧-2-羟乙基淀粉、5%人血白蛋白或血液。

另一项国内研究显示，尼莫地平注射液（天津市氨基酸公司人民制药厂，规格：20ml∶4mg，批号：20010115）和尼莫地平注射液（山东鲁抗辰欣药业有限公司，规格：20ml∶4mg。批号：020818），两者在与氯化钠注射液和5%葡萄糖注射液配伍后会出现肉眼可见的块状淡黄色析出物。

尼莫地平注射液在使用过程应注意不同产品的使用配伍说明书。

2.对药物配制的要求　尼莫地平注射液说明书（拜耳先灵医药保健股份公司）在给药说明中写道，尼莫地平注射液与配伍注射液的比例应为1∶4，严禁将尼莫地平注射液加入其他输液瓶或输液袋中，严禁与其他药物混合。使用后的任何残留液体均应该弃置不用。

3.对输液材质的要求　尼莫地平注射液说明书（拜耳先灵医药保健股份公司）在给药说明中写道，由于尼莫地平的活性成分可被聚氯乙烯（PVC）吸收，所以输注尼莫地平时仅允许使用聚乙烯（PE）输注管。

国内2015年的一项研究将20种药物溶于两种不同材质（PVC、TPE）容器中，发现PVC输液器对尼莫地平有吸附作用，比较尼莫地平注射液流经PVC输液器前后的药物总量，计算出药物损失百分含量为29.13%，且至输液结束时尼莫地平含量只有起始含量的70%，但是TPE输液器对上述20种注射液均不存在吸附作用。

基于上述研究表明，因PVC材质对尼莫地平具有吸附作用，所以在输注过程中需要使用非PVC材质的输液器和输液袋。

4.输注中对避光输液器的要求　尼莫地平注射液说明书（拜耳先灵医药保健股份公司）在给药说明中写道，尼莫地平注射液的活性成分有轻微的光敏感性，应避免在太阳光直射下使用。如果在散射性日光或人工光源下，使用本品输液10h内不必采取任何特殊的保护措施。如果输液过程中不可避免过长时间暴露于光照下，应采取适当的保护措施，如使用带有遮光材料套的输注泵和输注管、使用有色输注管。

5.对输液器过滤孔径的要求　未查到尼莫地平注射液对输液器过滤孔径的要求，但是由于尼莫地平注射液（50ml）中含有的乙醇达23.7%，对血管刺激性较大，且临床使用过程中，需长时间24h连续静脉泵入，易发生静脉炎，建议采用精密过滤输液器。

6.对输液途径的要求　尼莫地平注射液说明书（拜耳先灵医药保健股份公司）在给药说明中写道，为避免出现容量超负荷或存在容量超负荷禁忌时，可经中心静脉插管进行给药，不伴随使用其他输注溶液。尼莫地平注射液经中心静脉插管用输液泵持续静脉输注，输液管通过三通阀相互连接。

7.对输液速度的要求　尼莫地平注射液说明书（拜耳先灵医药保健股份公司）在给药说明中写道，治疗开始的2h，可按照尼莫地平注射液5ml/h，剂量约为15μg/（kg·h）进行输注，如果耐受性良好，尤其是血压无大幅下降时，2h后可增至尼莫地平注射液10ml/h，剂量约为30μg/（kg·h）。

国内一项研究表明，临床使用尼莫地平时，滴速在15滴/分时，血压变化不大，无不良反应；滴速在30滴/分时血压波动在10 ～ 40mmHg，不良反应不明显。静滴速度在30滴/分时，头晕2例，构成比为1.78%；静滴速度15滴/分和静滴速度30滴/分时，皮肤潮红各1例，构成比为1.78%，说明该药静脉滴注速度为30滴/分时安全可靠，使用方便。

因此，尼莫地平的使用应在遵循说明书的基础上，结合患者的实际情况，可以适当提高输液速度。

8.配制后储存条件及稳定时间　尼莫地平注射液对光不稳定，在室内光线条件下，8h的相对含量大多在标示量的90%以下，建议临床使用尼莫地平输液时，应尽量避光。尼莫地平注射液说明书（拜耳先灵医药保健股份公司）中写道，储存条件：在

25℃以下，遮光、密闭保存。

【推荐意见】

1.可与5%葡萄糖注射液、0.9%氯化钠注射液、乳酸钠林格注射液、含镁乳酸钠林格注射液、右旋糖酐40溶液、6%的聚氧-2-羟乙基淀粉、5%人血白蛋白或血液进行配伍（ⅡA）。

2.尼莫地平注射液与配伍注射液的比例应为1：4进行配制（ⅡA）。

3.采用非PVC材质的输液器和输液袋（ⅢA）。

4.输液时间如超过10h，采用避光输液器（ⅡA）。

5.采用精密过滤输液器（ⅡA）。

6.经中心静脉输注（ⅡA）。

7.结合说明书，根据患者血压调整输液速度（ⅡA）。

8.配制后8h内避光输注（ⅢB）。

第二节　麻醉药与麻醉辅助用药

一、骨骼肌松弛药

罗库溴铵
Rocuronium Bromide

【性　状】 本品为无色至微黄色的澄明液体。

【适应证】 本品为全身麻醉辅助用药，用于常规诱导麻醉期间气管插管及维持术中骨骼肌的神经肌肉阻滞。

【禁忌证】 对罗库溴铵或溴离子或本品中任何辅料成分有过敏反应者。

【用法用量】 本品可静脉注射或连续滴注。

1.成人常用量　①气管插管用量为0.6mg/kg，90s后可达满意的插管状态，维持肌肉松弛时间30～45min；快速气管插管用量增至0.9mg/kg，60s达到满意的插管状态，维持肌肉松弛时间可达75min左右。②肌肉松弛维持，间断追加0.15mg/kg，长时间吸入麻醉患者可适当减少至0.075～0.1mg/kg。持续静脉滴注维持肌肉松弛，在静脉全身麻醉时剂量为5～10µg/（kg·min），吸入麻醉下剂量为5～6µg/（kg·min）。

2.老年患者、肝脏和（或）胆道疾病，和（或）肾衰竭患者的剂量　患者在常规麻醉期间气管插管的标准剂量为0.6mg/kg。无论采取何种麻醉方法，推荐用于这些患者的维持剂量均为0.075～0.1mg/kg，滴注速率为5～6µg/（kg·min）。

3.儿童剂量　氟烷麻醉下儿童（1～14岁）和婴儿（1～12个月）对罗库溴铵的敏感性与成人相似。婴儿和儿童的起效较成人快，临床作用时间儿童较成人短。尚无充分的资料足以推荐将本品用于新生儿（0～1个月）。

【注意事项】

1.合理给药和监测。谨慎调整本品剂量，建议给予神经肌肉阻滞药物的临床医师使用外周神经刺激仪等，且如果给予追加剂量，进行监测以减少药物过量引起的并发症。

2.呼吸肌麻痹。由于罗库溴铵可引起呼吸肌麻痹，使用此药的患者必须采用人工呼吸支持，直至患者的自主呼吸充分恢复。

3.残余箭毒化。与其他神经肌肉阻滞药物一样，已报告本品存在残余箭毒化作用。为了防止残余箭毒化作用造成并发症，建议确保患者的神经肌肉阻滞功能充分恢复后再行拔管。

4.速发过敏反应。使用肌肉松弛药可能出现过敏反应，应该做好防治此类反应的准备。由于有肌肉松弛药交叉过敏反应的报道，应做好发生该反应的治疗准备，特别是既往对肌肉松弛药有过敏反应的病例，要给予特别注意。罗库溴铵剂量超过每千克体重0.9mg时，可增加心率。该作用可能抵消其他麻醉药或迷走刺激所致的心动过缓。

5.在重症监护病房中的长期给药期间，如同其他非去极化神经肌肉阻滞药物，本品可能形成明显的耐药性。

6.对驾驶和操作机械能力的影响。本品作为全身麻醉的辅助用药，因此对于能走动的患者来说，全身麻醉后应采取常规的预防性措施。

7.本品可在8～25℃下保存8周，一旦从冰箱中取出后，不推荐重新放入冰箱。

【制剂与规格】 罗库溴铵注射液：2.5ml：25mg；5ml：50mg。

【pH　值】 8.0～9.5。

【证　据】

1.溶媒推荐　国内罗库溴铵说明书中均未明确指出使用溶媒推荐。有相关文献报道，碳酸氢钠溶液与罗库溴铵混合后注射，或者使用0.9%氯化钠注射液对罗库溴铵注射液进行稀释，均可以有效减少罗库溴铵注射液的注射痛。因此，罗库溴铵注射液溶媒可选用0.9%氯化钠注射液或碳酸氢钠溶液。

2.对药物配制的要求　罗库溴铵说明书明确表

明，当罗库溴铵加入含有下列药物的液体时，存在物理学上的配伍禁忌：两性霉素、硫唑嘌呤、头孢唑林、氯唑西林、地塞米松、地西泮、依诺昔酮、红霉素、法莫替丁、呋塞米、戈拉碘铵、琥珀酸钠氢化可的松、胰岛素、甲乙炔巴比妥、甲泼尼龙、琥珀酸钠泼尼松龙、硫喷妥钠、三甲氧苄啶、万古霉素和脂肪乳注射液。

3. 对输液器材质的要求　未见研究表明罗库溴铵注射液对输液器材有特殊要求。

4. 输注中对避光输液器的要求　研究显示，光线与温度均会对罗库溴铵的贮藏产生影响，降低罗库溴铵的效价，建议罗库溴铵在低温避光条件下贮藏4周左右。因此，罗库溴铵在短时间内可以采用非避光输液器输注。

5. 对输液器过滤孔径的要求　文献表明，目前临床使用的一次性普通输液器的药液过滤器采用纤维素滤膜，不能进行精确的孔径分级，遇酸遇碱后，纤维脱落产生大量不溶性微粒造成自污染，且可直接阻塞血管，形成血栓。而一次性精密过滤输液器选用的滤膜是核孔膜，其纳污能力强，可过滤液体中的异物、杂质，保证了输液治疗过程中的安全性。

由于本药pH值为8.0～9.5，属碱性，因此推荐使用一次性精密过滤输液器。

6. 对输液途径的要求　研究认为，与手背静脉相比，选择前肘窝大静脉注射罗库溴铵，其注射痛发生率和严重程度显著降低。这可能与单位时间内注射部位的罗库溴铵剂量与血流量的比值（即注射部位的药物浓度）相关，管径相对较大的静脉血流量较多，比值较小，对血管壁产生的刺激较小，因而引起的疼痛感较轻。因此，建议选择粗、大的外周静脉注射罗库溴铵。

7. 对输液速度的要求　说明书要求，在成人静脉麻醉下，维持该水平肌肉松弛时的滴注速率范围为5～10μg/(kg·min)，吸入麻醉下为5～6μg/(kg·min)。老年患者、肝脏和（或）胆道疾病，和（或）肾衰竭患者滴注速率为5～6μg/(kg·min)。有研究认为，罗库溴铵选择靶控输注能维持稳定肌肉松弛效应，减少肌肉松弛药的用量，并有利于术后肌肉松弛药作用的消退，并建议输注速度设置为0.8～1.0μg/ml。

8. 配制后储存条件及稳定时间　药物在配制后，其物理稳定性、化学稳定性及生物稳定性均会下降。而不同药物因其化学结构的不同，其稳定性

受外界影响的程度也不同。在临床常见情况下，罗库溴铵的储存温度要求为2～8℃，放置24h内比较稳定，含量变化不大。

【推荐意见】

1. 用0.9%氯化钠注射液、碳酸氢钠溶液稀释均可（ⅠB）。

2. 与多种药物存在着物理学上的配伍禁忌（ⅢA）。

3. 使用常规材质输液器即可（ⅠC）。

4. 在短时间内可以采用非避光输液器输注（ⅡB）。

5. 推荐使用一次性精密过滤输液器（ⅡB）。

6. 建议选择大静脉注射罗库溴铵（ⅡB）。

7. 滴注速率范围为5～10μg/(kg·min)（ⅢA）。

8. 罗库溴铵的储存温度要求为2～8℃，放置24h内比较稳定（ⅡB）。

维 库 溴 铵
Vecuronium Bromide

【性　状】　本品为白色至类白色疏松状物。

【适应证】　本品主要用于辅助全身麻醉，用于全身麻醉时的气管插管及手术中骨骼肌松弛。

【禁忌证】　对本品或溴离子有过敏史者禁用。

【用法用量】　本品仅供静脉注射或静脉滴注使用。

1. 插管剂量　0.08～0.1mg/kg。用琥珀酰胆碱行气管插管后所需的第一次剂量：0.03～0.05mg/kg。如果应用琥珀酰胆碱插管时，应待对患者临床作用消退后再使用本品。

2. 维持剂量　0.02～0.03mg/kg。最好在肌颤搐高度恢复到对照值的25%时再追加维持剂量。如其他神经肌肉阻断药一样，其用量应随患者而异。另外，麻醉方法、手术时间、术前或麻醉手术中使用其他药物的影响和患者的状况都需加以考虑。应使用末梢神经刺激器监测神经肌肉阻滞及恢复程度或遵医嘱。

【注意事项】

1. 须在有使用本品经验的医师监护下使用。

2. 本品可致呼吸肌肉松弛，使用时应给患者机械通气，直至自主呼吸恢复。

3. 与吸入麻醉药同用时，本品应减量15%。

4. ICU中重症患者长时间使用维库溴铵会导致神经肌肉阻滞延长。在持续神经阻滞时，应给予患者足够的镇静和镇痛药，连续监测神经肌肉的传

导，调节本品的用量，以维持不完全阻滞。

5.脊髓灰质炎患者、重症肌无力或肌无力综合征患者，对神经肌肉阻断药反应均敏感，使用本品应慎重。

6.脓毒症、肾衰竭的患者慎用。

7.对本品所致严重电解质失衡、血液pH值的改变和脱水均应尽力纠正。

8.使用本品完全恢复后的24h内，不可进行有潜在危险的机器操作或驾驶车辆。

【制剂与规格】 注射用维库溴铵：2mg；4mg。

【pH 值】 3.8～4.2。

【证 据】

1.溶媒推荐 注射用维库溴铵在说明书（四川峨嵋山药业有限公司）中明确指出，本品可用下列注射液溶解成1mg/ml浓度供用：灭菌注射用水、5%葡萄糖注射液、0.9%氯化钠注射液、乳酸林格液、葡萄糖氯化钠注射液。稀释剂：本品用灭菌注射用水溶解后，可用下列注射液混合稀释40mg/L浓度供用，0.9%氯化钠注射液、5%葡萄糖注射液、林格液、葡萄糖林格液。

2.对药物配制的要求 说明书中未对注射用维库溴铵配制作出特殊要求，但临床静脉输液的配制应在洁净环境中进行，着装整齐、戴口罩、穿工作鞋，以保持配药环境的空气有较高的洁净度。

3.对输液器材质、避光、过滤孔径的要求 注射用维库溴铵说明书中要求本品遮光、密闭保存。但未对避光输液器做出要求，亦未对注射用维库溴铵输液器过滤孔径做出要求，文献中也未见相关报道。因此，在短时间内，注射用维库溴铵可以采用非避光普通孔径输液器进行输注。

4.对输液途径的要求 注射用维库溴铵说明书中指出，本品可供静脉注射或静脉滴注使用。国内一项关于"维库溴铵不同注射方式的临床应用效果分析"的研究表明，在肌肉松弛监测仪监测下，持续静脉泵滴注维库溴铵是一种较理想易控制、维持肌肉松弛作用满意的用药方法。因此，亦可采用输液泵持续静脉给药。但未对静脉选择做出要求。相关文献也并未查及。因此，注射用维库溴铵在输注过程中可选择外周静脉进行输液。

5.对输液速度的要求 一项比较持续泵注与间断静脉注射维库溴铵临床效果的研究报道，针对通过异丙酚、芬太尼、维库溴铵静脉注射行麻醉诱导的美国麻醉医师学会（ASA）分级Ⅰ～Ⅱ级择期手术全身麻醉患者，在异丙酚、芬太尼持续泵注的情

况下，既可用0.9%氯化钠注射液将维库溴铵稀释成1mg/5ml，用微量泵以0.06～0.1mg/（kg·h）的速度持续泵注，又可在肌颤搐恢复25%时单次静脉注射维库溴铵0.03～0.05mg/kg，原则上注射用维库溴铵输注速度以维持肌肉松弛程度恒定，不予肌肉松弛拮抗即可。从镇静效果看，持续泵注维库溴铵优于间断静脉注射维库溴铵。

6.配制后储存条件及稳定时间 研究表明，使用氯化钠注射液配制的维库溴铵在室温中保存8h，外观及pH值等不会发生变化，但浓度呈现先下降后升高的趋势，尤其是配制4h左右，浓度下降10%左右。经临床实践建议每次配制的药液量尽量控制在4h内用完，不宜超过8h。另有文献建议，维库溴铵不能与碱性药物混合于同一容器，也不能与碱性药物连续使用同一输液管。

【推荐意见】

1.推荐0.9%氯化钠注射液、10%低分子右旋糖酐氯化钠（0.9%）注射液、5%葡萄糖注射液及乳酸林格液作为溶媒（ⅢA）。

2.使用一次性普通PVC材质、非避光输液器（ⅢC）。

3.推荐使用方法为静脉注射、静脉滴注或输液泵持续给药（ⅡB）。

4.插管剂量：0.08～0.1mg/kg；维持剂量：本品0.02～0.03mg/kg。最好在肌颤搐高度恢复到对照值的25%时再追加维持剂量（ⅡA）。

5.输液速度原则上以维持肌肉松弛程度恒定，不予肌肉松弛拮抗即可（ⅡB）。

6.每次配制药液量尽量控制4h内用完，不宜超过8h（ⅢB）。

哌 库 溴 铵
Pipecuronium Bromide

【性 状】 本品为白色或类白色冻干粉末，无臭；在空气中易变质，有引湿性。

【适应证】 本品主要应用于全身麻醉过程中的肌肉松弛，多用于时间较长的手术（20～30min以上的）麻醉。

【禁忌证】

1.重症肌无力患者。

2.对哌库溴铵或溴离子过敏者。

【用法用量】

1.成人用药 可采用静脉给药方式，如果需要达到诱导插管的肌肉松弛状态，一般剂量为

0.06～0.08mg/kg；在与琥珀酰胆碱合用时，哌库溴铵用量为0.04～0.06mg/kg。肾功能不全患者，哌库溴铵的剂量一般推荐不超过0.04mg/kg。在重复给药时，重复剂量为最初剂量的1/4～1/3。剂量增大，肌肉松弛时间延长。

2.儿童用药　儿科手术和用地西泮、氯胺酮、芬太尼等麻醉时，儿童用量建议为0.08～0.09mg/kg；新生儿用量建议为0.05～0.06mg/kg。以上剂量在外科手术中临床时效为25～35min，必要时追加初始剂量的1/3，可延长25～35min的肌肉松弛效应。

3.老年用药　对于老年人，哌库溴铵的起效时间推迟了50%，但药效持续时间没有区别。

【注意事项】

1.由于哌库溴铵可引起呼吸肌松弛，用药者需要人工呼吸支持直至其自主呼吸恢复。

2.哌库溴铵应在具有专业医疗队伍、气管插管、人工呼吸、氧疗和能马上应用拮抗剂的条件下使用。

3.在肌肉松弛作用剂量范围内，哌库溴铵无心血管作用。

4.下列疾病状态可以影响哌库溴铵的药物代谢动力学和（或）神经肌肉阻断作用：肾衰竭、神经肌肉疾病、肝胆疾病、恶性高热。

【制剂与规格】　注射用哌库溴铵：4mg。

【pH值】　5.0～7.0。

【证据】

1.溶媒推荐　目前每支哌库溴铵都配有0.9%氯化钠溶液2ml作为溶媒。

2.对药物配制的要求　本品说明书（四川科瑞德制药股份有限公司匈牙利吉瑞大药厂）均未对哌库溴铵的配制方法提出特别要求，可按常规药物配制要求，即常规洗手、戴口罩、戴帽子，在配制过程中保证药品的无菌。本品说明书明确不推荐将哌库溴铵与其他溶液或药物在同一注射器或输液袋混合。

3.输注中对输液器避光及材质的要求　本品说明书及相关文献目前未对本品提出避光输注及特殊输液器材质的要求。

4.对输液途径的要求　本品说明书及相关文献均未对输液途径提出明确要求，参考麻醉药品临床实际应用及文献，本品经外周静脉导管或中心静脉导管输注均可。

5.对输液速度的要求　哌库溴铵的第一次剂量应静脉注射，随后分次注射维持剂量以维持

肌肉松弛作用。但哌库溴铵起效时间较慢，因此目前临床多增加剂量或采用预注法，加快去极化肌肉松弛药起效时间。此外，临床也采用0.08～0.16mg/（kg·h）或间断注射并联合其他麻醉药的方式维持麻醉。

6.配制后储存条件及稳定时间　日常应遮光、冷藏（2～8℃），于干燥处保存。说明书及相关文献目前未对本品配制后的储存条件及稳定时间进行详细说明。但临床一般遵循现用现配的原则。

【推荐意见】

1.以0.9%氯化钠注射液作为溶媒（ⅠA）。

2.配制时严格遵守无菌操作；配制后哌库溴铵输液在用药前和用药过程中常规肉眼检查外观（ⅡB）。

3.药物配制参考常规药物配制方法（ⅡB）。

4.使用常规输液器（ⅢB）。

5.使用非避光材质输液器（ⅢB）。

6.直接静脉注射用药（ⅠA）。

7.一般为快速注射用药，也可根据患者年龄等实际情况调节用药速度以维持麻醉（ⅢB）。

8.遵循现用现配原则（ⅢC）。

二、局部麻醉药

利多卡因
Lidocaine

【性状】　本品为无色的澄明液体。

【适应证】

1.主要用于浸润麻醉、硬膜外麻醉、表面麻醉（包括在胸腔镜检查或腹腔手术时作黏膜麻醉用）及神经传导阻滞。

2.也可用于急性心肌梗死后室性期前收缩和室性心动过速，亦可用于洋地黄中毒、心脏外科手术及心导管引起的室性心律失常。对室上性心律失常通常无效。

【禁忌证】

1.对局部麻醉药过敏者。

2.阿-斯综合征（急性心源性脑缺血综合征）、预激综合征、严重心脏传导阻滞（包括窦房、房室及心室内传导阻滞）患者静脉禁用。

【用法用量】

1.麻醉用

（1）成人常用量：①表面麻醉，2%～4%溶液，一次不超过100mg。②骶管阻滞用于分娩镇痛，用1.0%溶液，以200mg为限。③硬脊膜外阻

滞，胸腰段用1.5%～2.0%溶液，250～300mg。④浸润麻醉或静注区域麻醉，用0.25%～0.5%溶液，50～300mg。⑤外周神经阻滞，臂丛（单侧）用1.5%溶液，250～300mg；牙科用2%溶液，20～100mg；肋间神经（每支）用1%溶液，30mg，300mg为限；阴部神经用0.5%～1.0%溶液，左右侧各100mg。⑥交感神经阻滞，颈星状神经用1.0%溶液，50mg，脊椎麻醉用1.0%溶液，50～100mg。

（2）小儿常用量：随个体而异，一次给药总量不得超过4.0～4.5mg/kg，常用0.25%～0.5%溶液，特殊情况时采用1.0%溶液。

2.抗心律失常

（1）常用量：①静脉注射，1～1.5mg/kg体重（一般用50～100mg）做首次负荷量静脉注射2～3min，必要时每5min后重复静脉注射1～2次，但1h之内的总量不得超过300mg。②静脉滴注，一般以5%葡萄糖注射液配成1～4mg/ml药液滴注或用输液泵给药。在用负荷量后可继续以每分钟1～4mg速度静脉滴注维持，或以每分钟0.015～0.03mg/kg速度静脉滴注。老年人、心力衰竭、心源性休克、肝血流量减少、肝或肾功能障碍时应减少用量。以0.5～1mg/min的速度静脉滴注。

（2）极量：静脉注射1h内最大负荷量4.5mg/kg（或300mg），最大维持量为每分钟4mg。

【注意事项】

1.防止误入血管，注意局部麻醉药中毒症状的诊治。

2.肝肾功能障碍、肝血流量减低、充血性心力衰竭、严重心肌受损、低血流量及休克等患者慎用。

3.对其他局部麻醉药过敏者，可能对本品也过敏，但利多卡因与普鲁卡因胺、奎尼丁之间尚无交叉过敏反应的报道。

4.本品严格掌握浓度和用药总量，超量可引起惊厥及心搏骤停。

5.其体内代谢较普鲁卡因慢，有蓄积作用，可引起中毒而发生惊厥。

6.某些疾病如急性心肌梗死患者常伴有α_1酸性糖蛋白及蛋白率增加，利多卡因蛋白也增加，从而降低了游离血药浓度。

7.用药期间应注意检查血压、监测心电图，并备有抢救设备；心电图示PR间期或QRS波群增宽，出现其他心律失常或原有心律失常加重者，应立即停药。

【制剂与规格】 盐酸利多卡因注射液：10ml：0.2g；20ml：0.4g。

【pH值】 3.5～5.5。

【证据】

1.溶媒推荐

（1）用于抗心律失常：盐酸利多卡因说明书（上海朝晖药业有限公司）在抗心律失常给药说明中指出，一般以5%葡萄糖注射液配成1～4mg/ml药液滴注或用输液泵给药。

（2）用于镇痛或麻醉：在一项关于利多卡因表面麻醉缓解血液透析患者动静脉内瘘穿刺疼痛的研究中，使用2%利多卡因溶液浸泡无菌纱块湿敷穿刺点30～60min后穿刺；另一项研究探讨利多卡因在气管插管护理中的应用，提到"2%的利多卡因注入双管喉头喷雾器内，每隔2h向气管导管内壁连续喷雾6次，共约2ml"；一项关于利多卡因雾化吸入减轻鼻胃管置入疼痛的循证护理实践总结了使用2%利多卡因5ml（100mg）雾化吸入进行口、鼻咽部局部麻醉的证据。

基于上述研究，用于抗心律失常时，可选用5%葡萄糖注射液配制利多卡因。

2.对药物配制的要求 说明书中未对盐酸利多卡因的配制方法提出特别要求，但明确指出盐酸利多卡因与苯巴比妥、硫喷妥钠、硝普钠、甘露醇、两性霉素B、氨苄西林、美索比妥、磺胺嘧啶钠存在配伍禁忌。《静脉治疗护理技术操作规范（WS/T433—2013）》中提到，静脉药物的配制和使用应在洁净的环境中完成。因此，可按常规局部麻醉药或抗心律失常药物进行配制，但在配制时要注意配伍禁忌。

3.对输液器材质的要求 国内一项研究观察聚氯乙烯（PVC）输液器对3种抢救药物的吸附作用，用紫外分光光度计对输液前与输液中各药物的浓度进行测定。结果发现，聚乙烯输液器对利多卡因的吸附作用不明显。因此，在输注盐酸利多卡因时可以使用聚氯乙烯（PVC）等常规材质的输液器。

4.输注中对避光输液器的要求 通过查阅文献，暂无针对盐酸利多卡因避光输注的研究。根据现有临床经验，可采用非避光输液器进行输注。

5.对输液器过滤孔径的要求 说明书中未对输注盐酸利多卡因的输液器过滤孔径做特殊要求。有研究指出，目前国内普通输液器的药液过滤器孔径大多为15μm，能有效滤除15μm以上的微粒，精密过滤输液器的过滤终端为5μm孔径的过滤介质，可以滤除药液中的大部分不溶性微粒，可以有效减少静脉炎的发生率。

基于上述研究，建议短期少量输注盐酸利多卡因可使用普通输液器，长期输注应使用精密过滤输液器。

6.对输液途径的要求　盐酸利多卡因注射液说明书中提到，盐酸利多卡因经血液吸收或静脉给药，对中枢神经系统有明显的兴奋和抑制双相作用。因此，在麻醉给药时，要避免药液进入血管。

本品说明书中未对用于抗心律失常时的输液途径作特殊要求，可选用外周静脉进行输注。

7.对输液速度的要求　一项针对利多卡因治疗神经病理性疼痛的研究提出，患者利多卡因用量为5mg/kg；将利多卡因加入0.9%氯化钠注射液500ml中，将输液管卡入输液泵中，调节参数，设置总量为500ml，输注时间为90min，以333ml/h的速度泵入。

利多卡因剂量使用不慎时，易引起恶心、呕吐、嗜睡、感觉异常、肌肉震颤、惊厥昏迷及心脏停搏等不良反应。因此在输注时要注意其输注速度。

8.配制后储存条件及稳定时间

（1）配制后储存条件：利多卡因可按照麻醉药品"五专"管理规定进行储存。

（2）配制后稳定时间：上海朝晖药业有限公司的一项专利表明，采用其公司制备盐酸利多卡因注射液的方法制得的盐酸利多卡因稳定性好，在24h内保持稳定，所以本药品要在配制后24h内进行输注。

【推荐意见】

1.使用5%葡萄糖注射液稀释药液（ⅢA）。

2.药物配制参考常规麻醉药配制方法（ⅡB）。

3.使用常规材质输液袋及输液器（ⅡB）。

4.使用非避光材质输液器（ⅢC）。

5.使用非精密过滤输液器（ⅡB）。

6.使用外周静脉输注（ⅢA）。

7.使用静脉注射、静脉滴注、输液泵进行输注（ⅢC）。

8.药物储存参考麻醉药品"五专"管理规定（ⅢA）。

9.配制后24h内进行输注（ⅠB）。

三、静脉全身麻醉药

氯　胺　酮
Ketamine

【性　状】　本品为无色的澄明液体。

【适应证】

1.用于多种表浅麻醉。

2.用于短小手术麻醉。

3.用于不合作小儿的诊断性检查麻醉。

4.用于复合麻醉。

【禁忌证】

1.对氯胺酮或酰胺类局部麻醉药过敏者禁止使用本药。

2.患有严重的甲状腺功能亢进症、动脉瘤、心血管疾病或顽固性、难治性高血压者禁用本药。

3.近期患有心肌梗死者禁用本药。

4.妊娠期妇女禁止使用本药。

【用法用量】

1.成人常规剂量　①全身麻醉诱导：静脉注射，1～2mg/kg缓慢注射（60s以上）。②全身麻醉维持：静脉注射，10～30μg/（kg·min）连续静脉滴注，不超过1～2mg/min。③镇痛：静脉给药时先以0.2～0.75mg/kg静脉注射，2～3min注射完；而后以5～20μg/（kg·min）连续静脉滴注；混合用药时可先2～4mg/kg肌内注射，而后以5～20μg/（kg·min）连续静脉滴注。

2.儿童常规剂量　基础麻醉：肌内注射，4～5mg/kg，必要时追加1/3～1/2的首剂量。

【注意事项】

1.颅内压增高、脑出血、青光眼患者不宜单独使用。

2.静脉注射切忌过快，否则易致一过性呼吸暂停。

3.苏醒期间可出现噩梦幻觉，预先使用镇静药，如苯二氮䓬类药，可减少此反应。

4.完全清醒后心理恢复需要一段时间，24h内不得驾车和从事精密性工作。

5.失代偿的休克或心功能不全患者可引起血压骤降，甚至心搏骤停。

【制剂与规格】　盐酸氯胺酮注射液：10ml：0.25g。

【pH　值】　3.5～5.5。

【证　据】

1.溶媒推荐　氯胺酮注射液说明书无明确的溶

媒要求。临床研究文献显示，可使用0.9%氯化钠注射液进行稀释。

2.对药物配制的要求　氯胺酮说明书（江苏恒瑞医药股份有限公司）明确说明氯胺酮与甲状腺素、抗高血压药或中枢神经系统抑制药合用时均会产生相互作用。有文献显示，氯胺酮与西林钠、头孢哌酮钠、氧氟沙星、甲硝唑等抗生素有配伍禁忌，与巴比妥类药不能用同一注射器或输液器给药，与硫喷妥钠溶液混合可形成硫喷妥酸盐沉淀物。"腾讯医典"APP中相关内容显示，氯胺酮与泛影菌胺、阿曲库铵、筒箭毒碱、氟烷、氨茶碱等药物合用时有一定危险性。因此，在配制过程中应避免氯胺酮注射液与以上药物同时使用。

3.对输液器材质、避光性能的要求　说明书及文献对氯胺酮静脉输注时输液器材质及避光性能没有特殊要求，可采用常规输液器进行输注。

4.对输液器过滤孔径的要求　有文献表明，目前临床使用的一次性普通输液器的药液过滤器采用纤维素滤膜，不能进行精确的孔径分级，遇酸遇碱后，纤维脱落产生大量不溶性微粒造成自污染，且可直接堵塞血管，形成血栓。而一次性精密过滤输液器选用的滤膜是核孔膜，其纳污能力强，可过滤液体中的异物、杂质，保证了输液治疗过程的安全性。

本品pH值在3.5～5.5，属酸性，因此推荐使用一次性精密过滤输液器。

5.对输液途径的要求　未见说明书及文献对氯胺酮静脉输注途径有特殊要求，一般选择外周静脉或中心静脉均可。有文献指出，血液pH值为7.35～7.45，使用超过正常pH值范围的药物均会损伤静脉内膜。持续刺激性药物、发疱剂药物、肠外营养液、pH值低于5或高于9的液体或药物，以及渗透压大于600mOsm/L的液体等药物，不适合外周静脉导管实施的输液治疗。氯胺酮注射液的pH值为3.5～5.5，因此建议优先选择中心静脉血管。

6.对输液速度的要求　本品说明书指出，成人常规全身麻醉维持时，静脉注射10～30μg/（kg·min）连续静脉滴注，每分钟不超过1～2mg。进行镇痛时，静脉给药先以0.2～0.75mg/kg静脉注射，2～3min注射完；而后以5～20μg/（kg·min）连续静脉滴注；混合用药时可先2～4mg/kg肌内注射，而后以5～20μg/（kg·min）连续静脉滴注。

7.配制后储存条件及稳定时间　未见说明书对氯胺酮储存条件有特殊要求，但多篇研究显示，氯

胺酮注射液在配制后需要在4℃避光环境中保存备用。药物在配制后，其物理稳定性、化学稳定性及生物稳定性均会下降，尤其是麻醉药品，所以建议现用现配。

【推荐意见】

1.选择用0.9%氯化钠注射液进行稀释（ⅡB）。

2.与多种药品存在配伍禁忌，需谨慎使用（ⅡB）。

3.使用常规材质输液器即可（ⅠC）。

4.推荐使用一次性精密过滤输液器（ⅡB）。

5.选择中心静脉血管（ⅢC）。

6.全身麻醉维持时10～30μg/（kg·min）连续静脉滴注；进行镇痛时以0.2～0.75mg/kg静脉注射（ⅢA）。

7.在4℃避光环境中保存备用（ⅡB）。

依托咪酯
Etomidate

【性　状】　本品为白色的乳状液体。

【适应证】　本品用于全身麻醉诱导，也可用于短时手术麻醉、麻醉辅助。

【禁忌证】　依托咪酯乳状注射液不可用于对依托咪酯或脂肪乳过敏的患者，重症糖尿病、高钾血症患者禁用。

【用法用量】　缓慢静脉注射，一次每千克体重0.15～0.3mg，相当于每千克体重0.075～0.15ml的依托咪酯乳状注射液，于30～60s注射完毕。

【注意事项】

1.本品不宜稀释使用。

2.中毒性休克、多发性创伤或肾上腺皮质功能低下者，应同时给予适量氢化可的松。

3.本品不具有镇痛作用，如果用于短期麻醉，强镇痛剂如芬太尼须在本品使用之前或同时给药。

【制剂与规格】　依托咪酯乳状注射液：10ml：20mg。

【pH　值】　7.56。

【证　据】

1.溶媒推荐及对药物配制的要求　说明书（江苏恩华药业股份有限公司）对依托咪酯配制的要求为，依托咪酯乳状注射液不宜稀释使用，不能与其他注射液混合，不能与其他注射液经同一管路同时给药。

多项有关于依托咪酯和丙泊酚混合物在乳液剂型中的物理和化学稳定性的研究结果显示，依托咪

酯和丙泊酚的混合物在临床实践中广泛使用，以提高全身麻醉的疗效并最大限度地减少副作用。作为一种热力学不稳定的系统，乳液容易通过聚结、絮凝和乳化等机制而不稳定，容易在静脉内给药后诱发脂肪栓塞。但是，依托咪酯乳状注射液在冷藏温度（4℃）、室温（25℃）和体温（37℃）下与丙泊酚乳液在物理和化学性质上相容，表明依托咪酯和丙泊酚可以混合使用，而不会对产品特性产生不利影响。并且，浓度1%、含量为10ml的丙泊酚乳状注射液，混合浓度为0.2%、含量为5ml的依托咪酯乳状注射液的麻醉配方能够使两种药物发挥出取长补短的优势，既能够使患者呼吸平稳、保障患者血流动力学平稳，又能够有效降低术中体动发生概率及术后不良反应的发生率。

但鉴于药品说明书的权威性，本品宜单独使用。

2.对输液器材、避光性能及过滤孔径的要求　依托咪酯乳状注射液输注方法为缓慢注射，不涉及输液器的选择。没有资料显示输注过程中需避光及对注射器材质有特殊要求。

3.对注射途径的要求　有文献指出，血液pH值为7.35～7.45，使用超过正常pH值范围的药物均会损伤静脉内膜。持续刺激性药物、发疱剂药物、肠外营养液、pH值低于5或高于9的液体或药物，以及渗透压大于600mOsm/L的液体等药物，不适合外周静脉导管实施的输液治疗，依托咪酯注射液pH值为7.56左右，渗透压为390mmol/L接近生理渗透浓度范围，因此可以选择外周静脉血管。

4.对注射速度的要求　说明书对依托咪酯注射液注射速度的要求为，每千克体重0.15～0.3mg于30～60s注射完毕。有文献比较0.2mg/（kg·min）、0.27mg/（kg·min）和0.4mg/（kg·min）三种不同速度对麻醉诱导期肌痉挛的影响。结果显示，以0.2mg/（kg·min）的速度滴注本品可显著降低诱导期肌阵挛的发生率，并可获得相对稳定的血流动力学且无呼吸抑制。因此，建议以0.2mg/（kg·min）的速度静脉注射。

5.配制后保存　在临床常见情况下，依托咪酯乳状注射液宜在2～25℃温度下保存，不宜冰冻配制后的依托咪酯注射液可在密封条件下放置于4℃冰箱保存，并在使用前放至室温。药物在配制后，其物理稳定性、化学稳定性及生物稳定性均会下降。而不同药物因其化学结构的不同，其稳定性受到外界影响的程度也不同，建议现用现配。

【推荐意见】

1.建议不与其他注射液混合或经同一管路同时给药。本品宜单独使用（ⅠA）。

2.可选择外周静脉血管（ⅢB）。

3.以0.2mg/（kg·min）的速度静脉注射（ⅢA）。

4.配制后在4℃保存（ⅡB）。

丙　泊　酚
Propofol

【性　状】　本品为白色至类白色的均匀乳状液体。

【适应证】　本品适用于诱导和维持全身麻醉的短效静脉麻醉药，也用于重症监护患者辅助通气治疗时的镇静，也可单独或与局部麻醉药联合使用，用于诊断和手术过程中的镇静。

【禁忌证】

1.对丙泊酚或任何异丙酚注射液成分过敏的患者禁用。

2.对鸡蛋、蛋制品、大豆或大豆制品过敏的患者禁用。

3.禁用于16岁以下儿童的镇静。

【用法用量】

1.用量

（1）麻醉给药：建议应在给药时［一般健康成年人每10s约给药4ml（40mg）］调节剂量，观察患者反应，直至临床体征表明麻醉起效。大多数年龄小于55岁的成年患者，给药量按体重为2.0～2.5mg/kg；超过该年龄给药量一般应减少。ASA分级为Ⅲ级、Ⅳ级患者的给药速率应更低，每10s约2ml（20mg）。

（2）麻醉维持：持续输注或重复单次注射本品都能较好地达到维持麻醉所需要的浓度。持续输注所需的给药速率在个体之间有明显的不同，通常按体重每小时4～12mg/kg的速率能保持令人满意的麻醉效果。重复单次注射给药，应根据临床需要，每次给予2.5ml（25mg）至5.0ml（50mg）的量。

（3）ICU镇静：当作为对正在强化监护而接受人工通气的患者的镇静药物使用时，建议持续输注丙泊酚。输注速率应根据所需要的镇静深度进行调节，通常按体重每小时0.3～4.0mg/kg的输注速率能获得令人满意的镇静效果。

（4）人工流产手术：术前按体重以2.0mg/kg剂量实行麻醉诱导，术中患者若因疼痛而有肢体活动，以0.5mg/kg剂量追加，能获得满意的效果。

（5）儿童用药：丙泊酚用于儿童诱导后无论是吸入麻醉药，还是维持，会导致心率减慢，心率下降10%～20%，但丙泊酚本身对窦房结及房室结功能无明显影响，所以3岁以内儿童慎用。

（6）老年用药：年龄超过55岁的患者，药物的分布体积降低，各周边室的清除率减低，会使血浆中药物的浓度增加。因此，老年患者在麻醉诱导和维持时，应观察患者的反应，降低药物剂量。

2.用法

（1）未稀释的丙泊酚注射液能直接用于输注。当使用未稀释的丙泊酚注射液直接输注时，建议使用微量泵或输液泵，以便控制输注速率。

（2）丙泊酚注射液也可以稀释后使用，但只能用5%葡萄糖注射液稀释，存放于PVC输液袋或输液瓶中。稀释度不超过1:5（2mg/ml）。用于麻醉诱导部分的丙泊酚注射液，可以小于20:1的比例与0.5%或1%的利多卡因注射液混合使用。

（3）稀释液应无菌制备，给药前配制。该稀释液在6h内是稳定的。

【注意事项】

1.丙泊酚注射液应该由受过训练的麻醉医师或加强监护病房医师来给药。用药期间应保持呼吸道畅通，备有人工通气和供氧设备。患者全身麻醉后必须保证完全苏醒后方能出院。

2.癫痫患者使用丙泊酚可能有惊厥的危险。

3.儿童不建议使用丙泊酚注射液，不推荐丙泊酚作为小儿镇静药物使用。

4.丙泊酚注射液与其他可能引起心动过缓的药物合用时，应该考虑静脉给予抗胆碱能药物。

5.脂肪代谢紊乱或必须谨慎使用脂肪乳剂的患者使用丙泊酚注射液时应谨慎。

6.使用丙泊酚注射液前应摇匀。

7.输注过程不得使用串联有终端滤器的输液装置。一次使用后的丙泊酚注射液所余无论多少，均应该丢弃，不得留作下次重用。

【制剂与规格】 丙泊酚注射液：10ml:0.1g；20ml:0.2g；50ml:0.5g。

【pH 值】 6.0～8.5。

【证 据】

1.溶媒推荐 不同厂家说明书中均明确说明本品可以不用稀释直接使用，也可通过稀释进行滴注，但方法有所差异。如，得普利麻（Corden pharma S.P.A）说明书中要求只能用5%葡萄糖注射液稀释，存于PVC输液袋或输液玻璃瓶中。静安（Fresenius Kabi Deutschland GmbH）说明书则说明可在玻璃输液瓶中用5%葡萄糖或0.9%氯化钠稀释后滴注。因此稀释液选择需依据药品说明书。

2.对药物配制的要求 说明书中未对丙泊酚的配制方法提出特别要求，可按常规药物配制要求，即常规洗手、戴口罩、戴帽子、配制过程保证药品的无菌。

3.对输液器材质的要求 根据国家食品药品监督管理局发布的《一次性使用输注器具产品注册技术审查指导原则》，聚氯乙烯（PVC）常用的增塑剂DEHP与脂溶性溶液接触后容易浸出。因此本品应避免使用PVC材料的一次性输液器，采用玻璃瓶容器进行输注。

4.输注中对避光输液器的要求 丙泊酚药物说明书（西安力邦制药有限公司）指出该药应于2～25℃贮存，不得冰冻，未提及避光，所以本品无须避光输注。

5.对输液器过滤孔径的要求 2013年11月，由国家卫生和计划生育委员会首次以行业标准的形式发布的《静脉治疗护理技术操作规范（WS/T 433—2013）》中明确规定，输注脂肪乳剂、化疗药物以及中药制剂时宜使用精密过滤输液器。本品不得使用微生物过滤器。因此，本品作为脂肪乳剂类药物，应使用精密过滤输液器。

6.对输液途径的要求 根据查阅说明书及相关文献可知，本品只适用于静脉滴注或静脉注射。但由于丙泊酚注射液为麻醉镇静用药，需长时间输注，为更好控制输液过程及速度，减少输注时疼痛及静脉炎的发生率，建议在临床实际应用时尽量从中心静脉输入，次选外周大静脉。

7.对输液速度的要求 本品为麻醉用药，在使用过程中常根据患者年龄、病情及其他情况配合使用计滴器、注射泵或容量输液泵等配套设施来控制输液速度，详情可见用法用量。

8.配制后储存条件及稳定时间 丙泊酚中/长链脂肪乳注射液是一种不含防腐剂的脂肪乳剂，利于微生物生长，打开安瓿或开启小瓶后，应马上抽入无菌注射器或给药装置内，并迅速开始给药。若对脂肪乳剂进行稀释，则应在配制完成后6h内使用。

【推荐意见】

1.配制时严格遵守无菌操作；配制后丙泊酚输液在用药前和用药过程中常规肉眼检查外观（ⅡB）。

2.直接应用或稀释液选择需依据厂家说明书（ⅠA）。

3.药物配制参考常规药物配制方法（ⅡB）。

4.使用非PVC材质输液器或玻璃瓶容器进行输注（ⅠA）。

5.使用非避光材质输液器（ⅠA）。

6.使用精密过滤输液器（ⅡA）。

7.优先选择中心静脉输注（ⅠA）。

8.根据患者实际情况对输液速度进行调节（ⅢB）。

9.配制完成后6h内使用（ⅠA）。

四、镇静催眠药及其辅助药

咪达唑仑
Midazolam

【性　状】　本品为无色或几乎无色澄明液体。

【适应证】

1.麻醉前给药。

2.全身麻醉诱导和维持。

3.椎管内麻醉及局部麻醉时辅助用药。

4.诊断或治疗性操作（如心血管造影、心律转复、支气管镜检查、消化道内镜检查等）时的患者镇静。

5.ICU患者镇静。

【禁忌证】　对苯二氮䓬类药物过敏的患者、重症肌无力患者、精神分裂症患者、严重抑郁状态患者禁用。

【用法用量】

1.肌内注射　用0.9%氯化钠注射液稀释；静脉给药用0.9%氯化钠注射液、5%或10%葡萄糖注射液、5%果糖注射液、林格液稀释。

2.麻醉前给药　在麻醉诱导前20～60min使用，剂量为0.05～0.075mg/kg，肌内注射，老年患者剂量酌减；全身麻醉诱导常用5～10mg（0.1～0.15mg/kg）。

3.局部麻醉或椎管内麻醉辅助用药　分次静脉注射，0.03～0.04mg/kg。

4.ICU患者镇静　先静脉注射2～3mg，继之以0.05mg/（kg·h）静脉滴注维持。

【注意事项】

1.用作全身麻醉诱导术后常有较长时间再睡眠现象，应注意保持患者气道通畅。

2.本品不能用6%葡聚糖注射液或碱性注射液稀释或混合。

3.长期静脉注射咪达唑仑，突然撤药可引起戒断综合征，推荐逐渐减少剂量。

4.肌内或静脉注射咪达唑仑后至少3h不能离开医院或诊室，之后应有人伴随才能离开，至少12h内不得开车或操作机器等。

5.慎用于体质衰弱者或慢性病、阻塞性肺疾病、慢性肾衰竭、肝功能损害或充血性心力衰竭患者，若使用咪达唑仑，应减小剂量并进行生命体征的监测。

6.本品只能一次性用于一个患者，用后剩余本品必须弃去。

【制剂与规格】　咪达唑仑注射液：2ml∶10mg。

【pH 值】　3.3。

【证　据】

1.溶媒推荐　有研究表明，咪达唑仑注射液与复方氨基酸（18AA-Ⅱ）注射液使用时存在配伍禁忌，会出现白色絮状物。且有文献报道本品不能用6%葡聚糖注射液或碱性注射液稀释或混合。

本品静脉给药时可应用0.9%氯化钠注射液、5%或10%葡萄糖注射液、5%果糖注射液、林格液稀释。

2.对药物配制的要求　说明书中未对咪达唑仑注射液的配制方法提出特别要求，可按常规药物进行配制，注意无菌操作。

3.对输液器材质的要求　说明书中未对咪达唑仑注射液使用的输液器材质提出特别要求。目前，我国临床上使用的输液器大多数是由PVC材料制成的，含有增塑剂DEHP，具有致癌性，PVC还可吸附药物，影响疗效。TPE材料输液器在药物兼容性方面优于传统材料PVC制成的输液器，该材料不含饱和双键，不含极性基团和酯类增塑剂，不存在对药物的吸附和增塑剂迁移问题。虽然尚未查到PVC对咪达唑仑注射液的效果有影响，但是建议逐步减少并取代PVC输液器的使用，而选用其他安全的非PVC输液器，如TPE输液器。

4.输注中对避光输液器的要求　说明书中指出，本品应遮光密闭保存，但并没有要求本品输注时需使用避光输液器。

5.对输液途径的要求　说明书中指出本品可肌内注射和静脉给药。如需静脉输液，根据临床实践，鉴于本品pH值较低，推荐使用较粗的外周静脉，选择血管需遵循从远心端至近心端的原则，做到计划性、长期性。输液过程中应注意观察液体滴注是否顺畅，进针部位有无皮下肿胀，预防静脉炎的发生。

6. 对输液速度的要求　有研究指出，对小儿惊厥患者以静脉滴注方式给予本品，速度≤1mg/min。另有研究使用咪达唑仑注射液静脉滴注，滴速为60滴/分。说明书（江苏恩华药业股份有限公司）对ICU患者镇静给予明确用法：先静脉注射2～3mg，继之以0.05mg/（kg·h）静脉滴注维持。故输液时应严格限制药物输注速度。

7. 配制后储存条件及稳定时间　有研究显示，在临床使用中，咪达唑仑注射液配制后可放置0.5h以后再使用，并在8h内用完。另有研究表明，咪达唑仑在4℃条件下可储存24h。

【推荐意见】

1. 本品静脉给药可用0.9%氯化钠注射液、5%或10%葡萄糖注射液、5%果糖注射液、林格液稀释（ⅢA）。

2. 使用非PVC输液器（ⅡB）。

3. 使用非避光输液器（ⅢC）。

4. 推荐使用较粗的外周静脉（ⅢB）。

5. 依患者情况明确输注速度（ⅢC）。

6. 配制后放置30min以后再使用，并在8h内用完（ⅢB）。

地 西 泮
Diazepam

【性　状】　本品为几乎无色至黄绿色澄明液体。

【适应证】

1. 可用于抗癫痫和抗惊厥，静脉注射为治疗癫痫持续状态的首选药，对破伤风轻度阵发性惊厥也有效。

2. 静脉注射可用于全身麻醉的诱导和麻醉前给药。

【禁忌证】　孕妇、妊娠期妇女、新生儿禁用。

【用法用量】

1. 成人常用量　基础麻醉或静脉全身麻醉，1～30mg。镇静、催眠或急性酒精戒断，开始10mg，以后按需每隔3～4h加5～10mg。24h总量以40～50mg为限。癫痫持续状态和严重频发性癫痫，开始静脉注射10mg，每隔10～15min可按需增加甚至达最大限用量。破伤风可能需要较大剂量。静脉注射宜缓慢，2～5mg/min。

2. 小儿常用量　①抗癫痫、癫痫持续状态和严重频发性癫痫，出生30天至5岁以静脉注射为宜，每2～5分钟0.2～0.5mg，最大限用量为5mg。5岁以上每2～5分钟1mg，最大限用量10mg。如需要，2～4h后可重复治疗。②重症破伤风解痉，出生30天至5岁，1～2mg，必要时3～4h后可重复注射，5岁以上注射5～10mg。小儿静脉注射宜缓慢，3min内按体重不超过0.25mg/kg，间隔15～30min可重复。新生儿慎用。

【注意事项】

1. 对苯二氮䓬类药物过敏者，可能对本药过敏。

2. 肝肾功能损害者能延长本品的清除半衰期。

3. 癫痫患者突然停药可引起癫痫持续状态。

4. 严重的精神抑郁可使病情加重，甚至产生自杀倾向，应采取预防措施。

5. 避免长期大量使用而成瘾，如长期使用应逐渐减量，不宜骤停。

6. 对本类药物耐受量小的患者初用量宜小，逐渐增加剂量。

7. 本品含苯甲醇，禁止用于儿童肌内注射。

8. 以下情况慎用。

（1）严重的急性酒精中毒，可加重中枢神经系统抑制作用。

（2）重度重症肌无力，病情可能加重。

（3）急性或隐性闭角型青光眼患者可因本品的抗胆碱能效应而使病情加重。

（4）严重慢性阻塞性肺部病变可加重呼吸衰竭。

（5）外科或长期卧床患者，咳嗽反射可受到抑制。

（6）有药物滥用和成瘾史者。

【制剂与规格】　地西泮注射液；2ml∶10mg。

【pH 值】　6.0～7.0。

【证　据】

1. 溶媒推荐　地西泮说明书（上海锦帝九州药业有限公司，下同）未对溶媒做出要求。查阅现常用的3份不同配伍禁忌表，在《306种注射剂临床配伍应用检索表》《400种中西药注射剂临床配伍应用检索表》中，地西泮注射液与0.9%氯化钠注射液、5%葡萄糖注射液、10%葡萄糖注射液可以配伍。但2011年出版的《432种静脉注射剂临床配伍应用检索表》中，地西泮注射液和0.9%氯化钠注射液存在配伍禁忌，和5%葡萄糖注射液可以配伍，和10%葡萄糖注射液配伍不明确。不同文献报道的地西泮注射液与溶媒的配伍稳定性亦存在差异。

有证据表明，地西泮可用葡萄糖注射液、复方氯化钠注射液、乳酸盐林格注射液、0.9%氯化钠注射液等溶媒溶解，但尚无地西泮在不同溶媒中溶解量的研究。袁国恒的研究结果可见，在0.9%氯化钠注射液（250ml）、5%葡萄糖氯化钠注射液（250ml）、5%葡萄糖注射液（250ml）、10%葡萄糖注射液（250ml）4种不同溶媒中逐渐加地西泮注射液，都不可避免浑浊、白色絮状物及结晶的产生，且4种注射液中的地西泮溶解量依次减低，建议这4种液体中溶解地西泮的剂量分别在25mg、15mg、25mg、30mg以下为妥。李光耀等循证法提出，临床稀释使用地西泮注射液时，优先推荐选用0.9%氯化钠注射液，且放置时间不应超过4h。因此，配制地西泮优先使用0.9%氯化钠注射液，但需要考量溶解量。

2.对药物配制的要求　说明书中未对地西泮的配制方法提出特别要求。因此，地西泮可按常规药物进行配制。

3.对输液器材质的要求　国内2014年有报道，在玻璃瓶、聚丙烯（PP）输液瓶、聚乙烯（PE）输液瓶、聚氯乙烯（PVC）软袋、非PVC（NPVC）软袋和直立式PP软袋6种输液包装材质中，PVC输液袋对地西泮有明显吸附作用，12h后剩余量约为30.15%。高处寒等的研究显示，地西泮中含有的丙二醇和乙醇等增溶剂可加速PVC材质输液器增塑剂DEHP溶出，且存在PVC吸附作用，不建议使用PVC输液器输注地西泮，可考虑应用PE材质的输液器。夏清荣在评估输液瓶及输液器对地西泮吸附性的研究中发现，玻璃瓶优于塑料瓶。Onuki等也推荐将地西泮溶液放置在玻璃或聚乙烯材质的输液容器中，其含量可在168h内保持不变。

基于上述研究，在输注地西泮时需要使用玻璃或聚乙烯材质的输液袋（瓶）和输液器。

4.输注中对避光输液器的要求　地西泮说明书中要求本品遮光、密闭保存。但未对避光输液器做出要求。赵功宝等指出地西泮注射液只需遮光储存。因此，在短时间内，地西泮可以采用非避光输液器进行输注。

5.对输液器过滤孔径的要求　本品说明书中未对地西泮输液器过滤孔径做出要求，文献中也未见相关报道。因此，不对输液器孔径做出要求。

6.对输液途径的要求　静脉给药时会产生静脉刺激和血栓性静脉炎。有文献报道，小剂量地西泮（≤10mg）可经外周静脉缓慢给药。因此，在输注

过程中首选外周静脉置入中心静脉导管，紧急情况下可选择外周粗大静脉进行注射。

7.对输液速度的要求　静脉注射地西泮是控制癫痫持续状态的首选药物，静脉注射速度为1～2mg/min，也可把100～200mg地西泮稀释于5%葡萄糖氯化钠注射液500ml中在12h内缓慢静脉滴注。从上文中描述可以看出，地西泮可以使用静脉注射、静脉滴注、静脉泵注。但是相关速度需要根据治疗方案等方面进行明确。

8.配制后储存条件及稳定时间

（1）配制后储存条件：说明书没有强调需要避光输注，但部分经验总结类文章指出该药宜室温避光保存。因此，地西泮配制后宜室温避光保存。

（2）配制后稳定时间：临床选用0.9%氯化钠注射液稀释地西泮注射液时，放置时间不应超过4h。因此，本药品配制后要在4h内进行输注。

【推荐意见】

1.溶媒优先使用0.9%氯化钠注射液（ⅡB）。

2.药物配制参考常规药物配制方法（ⅢC）。

3.使用玻璃或聚乙烯（PE）材质的输液袋（瓶）和输液器（ⅢB）。

4.使用非避光材质输液器（ⅢC）。

5.使用非精密过滤输液器（ⅢC）。

6.使用PICC或CVC等中心静脉滴注（ⅡA）。

7.使用静脉注射、静脉滴注、静脉泵注（ⅢC）。

8.室温避光保存（ⅢB）。

9.配制后4h内进行输注（IB）。

第三节　精神药物

抗精神病药

氟哌啶醇
Haloperidol

【性　状】　本品为无色澄明液体。

【适应证】　用于急、慢性各型精神分裂症、躁狂症。肌内注射本品可迅速控制兴奋躁动、敌对情绪和攻击行为，也可用于脑器质性精神障碍和老年性精神障碍。

【禁忌证】　基底神经节病变、帕金森病、帕金森综合征、严重中枢神经抑制状态者、骨髓抑制、青光眼、重症肌无力、路易体痴呆、进行性核

上性麻痹、已知QT间期延长或先天性长QT间期综合征、近期发生过急性心肌梗死、失代偿性心力衰竭、有室性心律失常或尖端扭转型室性心动过速病史、未校正的低钾血症及对本品及所含成分过敏者。

【用法用量】

1.肌内注射　常用于兴奋躁动和精神运动性兴奋,成人剂量每次5～10mg,一日2～3次,安静后改为口服。

2.静脉滴注　10～30mg加入250～500ml葡萄糖注射液内静脉滴注。

【注意事项】

1.下列情况慎用:心脏病尤其是心绞痛、药物引起的急性中枢神经抑制、癫痫、肝功能损害、青光眼、甲状腺功能亢进或毒性甲状腺肿、肺功能不全、肾功能不全、尿潴留。

2.应定期检查肝功能与白细胞计数。

3.用药期间不宜驾驶车辆、操作机械或高空作业。注射液颜色变深或沉淀时禁止使用。

【制剂与规格】　氟哌啶醇注射液:1ml:5mg。

【pH 值】　2.8～3.6。

【证 据】

1.溶媒推荐

(1)氟哌啶醇注射液说明书(湖南洞庭药业股份有限公司)在用法用量中指出:静脉滴注,10～30mg加入250～500ml葡萄糖注射液内静脉滴注。

(2)既往研究指出,氟哌啶醇(乳酸盐)在0.9%氯化钠注射液、乳酸林格液、5%葡萄糖注射液中,于21℃下可稳定7天。

结合说明书及既往研究结果,推荐采用5%葡萄糖注射液。

2.对药物配制的要求　《静脉治疗护理技术操作规范(WS/T433—2013)》中明确提到,静脉药物的配制和使用应在洁净的环境中完成。

说明书未对氟哌啶醇注射液配制作出说明,根据2010年版《中国药典》二部药物相互作用相关内容,由于本品与尿碱化药包括含镁或钙的制酸药、碳酸酐酶抑制药、碳酸氢钠、枸橼酸盐等联合使用时,可使阿托品排泄延迟,作用时间和(或)毒性增加;本品与金刚烷胺、吩噻嗪类药、其他抗胆碱药、扑米酮、普鲁卡因胺、三环类抗抑郁药联合使用时,阿托品的毒副作用可加剧;本品与单胺氧化酶抑制剂(包括呋喃唑酮、丙卡巴肼等)联

合使用时,可加强抗M胆碱作用的副作用;本品与甲氧氯普胺并用时,后者促进肠胃运动的作用可被拮抗。因此,要注意与其他药物合用时副作用和(或)排泄时间延长等问题。

3.对输液器材质的要求　临床一次性输液器材材质主要有聚氯乙烯、聚烯烃热塑料性弹性体、聚丙烯、超低密度聚乙烯等。当前临床使用输液器滤膜材质多为尼龙膜、纤维膜,其吸附作用较大,相对较小的是核孔膜、聚丙烯纤维膜。滤膜对某些药物还有特异性吸附,查阅文献得知,滤膜对氟哌啶醇没有特异性吸附作用。根据既往研究并结合现有临床经验,可以选择常用普通材质输液器输注氟哌啶醇。

4.输注中对避光输液器的要求　相关说明书及《中国药典》均未对氟哌啶醇输液过程避光需要作出说明,仅对其贮存作出避光要求。参考现有临床经验,氟哌啶醇注射液输注过程中无须避光。

5.对输液器过滤孔径的要求　说明书中未对输注氟哌啶醇注射液的输液器过滤孔径作特殊要求。临床有关氟哌啶醇引起静脉炎的报道较少,结合现有临床经验,可使用非精密输液器输注氟哌啶醇注射液,输液过程中注意观察血管情况,避免长时间输注。

6.对输液途径的要求　氟哌啶醇注射液说明书中指出,氟哌啶醇可肌内注射、静脉滴注。说明书未对氟哌啶醇输液途径作特殊要求。根据临床经验,可选择外周静脉血管进行输注。欧洲麻醉学会制定的指南建议氟哌啶醇若静脉注入,应同时监测心电图。鉴于本品pH值较低,建议采用粗、直、弹性好的血管。

7.对输液速度的要求　国内文献、说明书中暂时没有针对氟哌啶醇输注速度的统一标准。根据临床经验,氟哌啶醇滴速设置为40～60滴/分,具体使用时要基于疾病治疗的差异性,合理设置滴注速度。

8.配制后储存条件及稳定时间

(1)配制后储存条件:说明书未对氟哌啶醇配制后储存作出特别说明,仅对其贮存作出避光、密闭保存要求。

(2)配制后稳定时间:现有研究暂未对氟哌啶醇配制后的稳定时间作出说明,根据临床经验,氟哌啶醇注射液可在24h内配伍使用。

【推荐意见】

1.选择5%葡萄糖注射液稀释药液(ⅢA)。

2. 药物配制参考常规药物配制方法，但应注意药物配伍禁忌（ⅢA）。

3. 使用普通材质输液器（ⅡB）。

4. 使用非避光材质输液器（ⅢB）。

5. 使用非精密输液器（ⅢC）。

6. 选择外周血管输注（ⅢB）。

7. 使用静脉注射、静脉滴注（ⅢA）。

8. 室温、避光、于阴凉处密闭贮存（ⅢA）。

9. 配制后24h内输注使用（ⅢC）。

氟哌利多
Droperidol

【性　状】 本品为无色或微黄的澄明液体。

【适应证】

1. 用于精神分裂症和躁狂症兴奋状态。

2. 本品有神经安定作用及增强镇痛药的镇痛作用，与芬太尼合用静脉注射时，可使患者产生特殊麻醉状态，称为神经安定镇痛术，用于大面积烧伤换药、各种内镜检查。

【禁忌证】 基底神经节病变、帕金森病、帕金森综合征、严重中枢神经抑制状态者、抑郁症及对本品过敏者。

【用法用量】

1. 控制急性精神病的兴奋躁动　肌内注射，5～10mg/d。

2. 神经安定镇痛　在5mg本品中加入0.1mg枸橼酸芬太尼，在2～3min缓慢静脉注射。

【注意事项】

1. 锥体外系反应较重且常见，急性肌张力障碍在儿童和青少年中更易发生，可出现明显的扭转痉挛、吞咽困难、静坐不能及类帕金森病。

2. 可出现口干、视物模糊、乏力、便秘、出汗等。

3. 可引起血浆中泌乳素浓度增加，可能有关的症状为溢乳、男子乳房女性化、月经失调、闭经。

4. 少数患者可能引起抑郁反应。

5. 可引起注射局部红肿、疼痛、硬结。

6. 较少引起低血压。

7. 偶见过敏性皮疹及恶性综合征。

【制剂与规格】 氟哌利多注射液：2ml∶5mg。

【pH　值】 3.5～5.0。

【证　据】

1. 溶媒推荐

（1）氟哌利多注射液说明书（山东华鲁制药有限公司）未对氟哌利多注射液的溶媒作特殊要求。

（2）国内2013年的一项研究显示，氟哌利多注射液在0.9%氯化钠注射液中可于72h内保持稳定。

（3）查阅文献发现，当氟哌利多注射液用于术后镇痛时，通常使用0.9%氯化钠注射液稀释。

综上，氟哌利多注射液可使用0.9%氯化钠注射液进行稀释。

2. 对药物配制的要求　相关说明书未对氟哌利多注射液配制要求做出说明。2010年版《中国药典》二部中关于药物相互作用的内容提到，氟哌利多与乙醇或其他中枢神经系统抑制药合用，中枢抑制作用增强；与抗高血压药合用易致直立性低血压，因此要注意与其他药物合用时毒性增加、副作用和（或）排泄时间延长等问题。因此，根据临床经验和现有研究，可按照常规药品进行配制操作，但应注意药物相互作用。

3. 对输液器材质、避光输注的要求　目前尚无探讨输注氟哌利多使用的输液器材质、避光输注的研究。临床现有一次性输液器材材质主要有聚氯乙烯、聚烯烃热塑性弹性体、聚丙烯、超低密度聚乙烯等，可采用其中任一种材质进行非避光输注。

4. 对输液器过滤孔径的要求　说明书中未对输注氟哌利多注射液的输液器过滤孔径作特殊要求。有研究指出，目前国内普通输液器的药液过滤器孔径大多为15μm，能有效滤除15μm以上的微粒，精密过滤输液器的过滤终端为5μm孔径的过滤介质，可以滤除药液中的大部分不溶性微粒，可以有效减少静脉炎的发生率。国内一项关于盐酸曲马多注射液与氟哌利多注射液配伍稳定性的研究表明，配伍后≥10μm的输液微粒较少，因此，可使用孔径为15μm的输液器。

5. 对输液器途径的要求　说明书未对氟哌利多输液途径作特殊要求。除严格执行无菌技术操作，基于氟哌利多对血管有损伤作用较小，结合现有临床经验，选择外周静脉血管进行输注。

6. 对输液速度的要求　此药为麻醉用药，多根据患者病情、基本情况对速度进行设置。国内文献、说明书没有针对氟哌利多输注速度的统一标准。既往研究表明，氟哌利多在应用过程中，常使用输液泵、镇痛泵等进行输注，以控制剂量与速度。

7. 配制后储存条件及稳定时间

（1）配制后储存条件：说明书及文献未对氟哌

利多的配制后储存作出特别说明，建议根据现有临床经验，在阴凉环境中存放。

（2）配制后稳定时间：现有研究暂未对氟哌利多配制后稳定时间作出说明。研究显示氟哌利多在0.9%氯化钠注射液中72h内保持稳定。结合现有临床经验，氟哌利多注射液可在24h内配伍使用。

【推荐意见】

1.选择0.9%氯化钠注射液稀释药液（ⅡB）。

2.药物配制参考常规药物配制方法，但应注意药物配伍禁忌（ⅢA）。

3.使用普通输液器（ⅢC）。

4.使用非避光材质输液器（ⅢA）。

5.使用非精密输液器（ⅡC）。

6.选择外周静脉输注（ⅢA）。

7.室温、避光、阴凉、密闭贮存（ⅢA）。

8.配制后24h内输注使用（ⅡB）。

氯 丙 嗪
Chlorpromazine

【性　状】 本品为无色或几乎无色的澄明液体。

【适应证】

1.对兴奋躁动、幻觉妄想、思维障碍及行为紊乱等阳性症状有较好的疗效。用于精神分裂症、躁狂症或其他精神病性障碍。

2.止呕，可用于各种原因所致的呕吐或顽固性呃逆。

【禁忌证】 基底神经节病变、帕金森病、帕金森综合征、骨髓抑制、青光眼、昏迷及对吩噻嗪类药过敏者。

【用法用量】

1.用于精神分裂症或躁狂症，肌内注射　每次25～50mg，2次/天，待患者合作后改为口服。

2.静脉滴注　从小剂量开始，25～50mg稀释于500ml葡萄糖氯化钠注射液中缓慢静脉滴注，一日1次，每隔1～2日缓慢增加25～50mg，治疗剂量100～200mg/d。

【注意事项】

1.心血管疾病（如心力衰竭、心肌梗死、传导异常）患者慎用。

2.出现迟发性运动障碍，应停用所有的抗精神病药。

3.出现过敏性皮疹及恶性综合征时应立即停药并进行相应的处理。

4.用药后引起直立性低血压者应卧床，血压过低可静脉滴注去甲肾上腺素，禁用肾上腺素。

5.肝、肾功能不全者应减量。

6.癫痫患者慎用。

7.应定期检查肝功能与白细胞计数。

8.不宜静脉注射。

【制剂与规格】 盐酸氯丙嗪注射液：1ml：25mg；2ml：50mg。

【pH　值】 3.0～5.0。

【证　据】

1.溶媒推荐

（1）盐酸氯丙嗪注射液说明书（通化华夏药业有限责任公司）在给药说明中指出，从小剂量开始，将25～50mg本品稀释于500ml葡萄糖氯化钠注射液中缓慢静脉滴注。

（2）研究表明，盐酸氯丙嗪在5%葡萄糖注射液中通过管路时的吸附效应较弱，而在0.9%氯化钠注射液中吸附效应较强。

综上，因说明书的权威性，建议选择葡萄糖氯化钠注射液作为溶媒。

2.对药物配制的要求　说明书中未对盐酸氯丙嗪的配制方法提出特别要求，可按常规抗精神病药物进行配制。2010年版《中国药典》二部中关于药物相互作用的内容提出，盐酸氯丙嗪与乙醇或其他中枢神经系统性抑制药合用时中枢抑制作用加强；与抗高血压药物合用易致直立性低血压；与舒托必利合用，有发生室性心律失常的危险，严重者可致尖端扭转型心律失常；与阿托品类药物合用，不良反应加强；与碳酸锂合用，可引起血锂浓度增高；抗酸剂可以降低盐酸氯丙嗪的吸收，苯巴比妥可加快其排泄，因而减弱其抗精神病作用；与单胺氧化酶抑制剂及三环类抗抑郁药合用时，两者的抗胆碱作用加强，不良反应加重。因此要注意与其他药物合用时产生不良反应和（或）排泄时间延长等问题。

3.对输液器材质的要求　说明书未对输注盐酸氯丙嗪的输液器材质作特殊要求。临床一次性输液器材材质主要有聚氯乙烯、聚烯烃热塑料性弹性体、聚丙烯、超低密度聚乙烯等。聚氯乙烯是临床使用最广泛的输液器材质。国内一项研究探讨了PVC输液器与20种注射液的相容性，结果显示，盐酸氯丙嗪流经聚氯乙烯输液器时的吸附作用较弱，在整个输液过程中，PVC输液器对盐酸氯丙嗪的最大吸附率不超过5%；而另一项研究总结了一次性输液器在药物输注过程中对药物的吸附性及安全问题，研究指出PVC输液器对氯丙嗪的吸附作用具有临床意义，降低了临床疗效。而PP和PE材质的一次性输液器对大多数药物几乎没有吸附作用。综上，建议选择聚丙烯或聚乙烯材质的一次性输液器。

4.输注中对避光输液器的要求 说明书未对盐酸氯丙嗪输液过程避光需要作出说明，但对其贮存作出避光要求。国内一项研究预测了盐酸氯丙嗪的稳定性，结果显示，盐酸氯丙嗪对日光不稳定，光照及紫外线对盐酸氯丙嗪注射液均有一定影响。侯满州等的研究得出了一致的结论。因此，建议选择避光输液器以减少盐酸氯丙嗪对光照的接触。

5.对输液器过滤孔径的要求 说明书中未对输注盐酸氯丙嗪注射液的输液器过滤孔径作特殊要求。目前尚无关于盐酸氯丙嗪所用输液器过滤孔径的研究。有研究指出，目前国内普通输液器的药液过滤器孔径大多为15μm，能有效滤除15μm以上的微粒，精密过滤输液器的过滤终端为5μm孔径的过滤介质，可以滤除药液中的大部分不溶性微粒，从而有效降低静脉炎的发生率。因此，根据临床经验，可选择普通输液器。

6.对输液途径的要求 说明书中注明盐酸氯丙嗪不宜静脉注射。据文献报道，当用于缓和镇静时，氯丙嗪可经静脉注射、肌内注射或经直肠给药，亦有报道可经口服给药。推荐的起始剂量为每4～12小时静脉注射或肌内注射氯丙嗪12.5mg或经直肠给予氯丙嗪25～100mg或持续静脉滴注氯丙嗪3～5mg/h。当经静脉使用时，考虑使用时长，建议使用留置针静脉滴注。

7.对输液速度的要求 说明书未对盐酸氯丙嗪输液速度作出特殊要求。一项关于精神病患者首次静脉滴注氯丙嗪速度与不良反应的研究发现，在不同滴速下各种不良反应（直立性低血压除外）发生频次均具有显著性差异，多数不良反应发生频次随滴速增加而增加，盐酸氯丙嗪的滴速以40～60滴/分为宜。

8.配制后储存条件及稳定时间

（1）配制后储存条件：研究指出，盐酸氯丙嗪的稳定性较差，应尽量避免接触紫外线及光照，应在避光、阴凉、密闭的环境下储存。

（2）配制后稳定时间：现有研究暂未对盐酸氯丙嗪单独配制后稳定时间作出说明，根据临床经验，盐酸氯丙嗪在避光条件下，配制后24h内可配

伍使用。

【推荐意见】

1.使用葡萄糖氯化钠溶液稀释药液（ⅢA）。

2.药物配制参考常规药物配制方法，但应注意药物配伍禁忌（ⅢA）。

3.使用聚丙烯（PP）或聚乙烯（PE）输液器（ⅡB）。

4.使用避光材质输液器（ⅡB）。

5.使用非精密输液器（ⅡB）。

6.选择留置针外周血管进行输注（ⅢA）。

7.使用静脉滴注（ⅡC）。

8.避光、阴凉、密闭贮存（ⅡA）。

9.配制后24h内输注使用（ⅡB）。

第四节 循环系统用药

一、改善循环药

前列地尔
Alprostadil

【性 状】 本品为白色乳状液体。

【适应证】

1.治疗慢性动脉闭塞症（血栓闭塞性脉管炎、闭塞性动脉硬化症等）引起的四肢溃疡及微小血管循环障碍引起的四肢静息疼痛，改善心脑血管微循环障碍。

2.脏器移植术后抗栓治疗，用以抑制移植后血管内的血栓形成。

3.动脉导管依赖性先天性心脏病，用以缓解低氧血症，保持导管血流，以等待时机手术治疗。

4.慢性肝炎的辅助治疗。

【禁忌证】

1.严重心力衰竭（心功能不全）患者。

2.既往对前列地尔注射液有过敏史的患者。

3.妊娠或可能妊娠的妇女。

【用法用量】 成人常规用量：1～2ml前列地尔（5～10μg）加于10ml 0.9%氯化钠注射液（或5%葡萄糖注射液）中缓慢静脉注射，或直接入小壶缓慢静脉滴注，一日一次。

【注意事项】

1.心力衰竭（心功能不全）患者、青光眼或眼压亢进的患者、既往有胃溃疡合并症的患者、间质性肺炎的患者慎用。

2.前列地尔注射液是对症治疗慢性动脉闭塞

症、微小血管循环障碍的药品，停止给药后有复发的可能性。

3.给药时注意

（1）出现不良反应时，应采取减慢给药速度、停止给药等措施。

（2）不能使用冻结的本品。

【制剂与规格】　前列地尔注射液：1ml∶5μg；2ml∶10μg。

【pH　值】　4.5～6.0。

【证　据】

1.溶媒推荐　前列地尔注射液说明书（北京泰德制药股份有限公司）中指出，1～2ml前列地尔可溶于10ml 0.9%氯化钠注射液或5%的葡萄糖注射液中缓慢静脉注射。其他文献研究了前列地尔注射液可与0.9%氯化钠注射液、5%葡萄糖注射液、10%葡萄糖注射液在输液泵中配伍的稳定性，结果证明配伍后在2h内前列地尔的含量变化＜5%。所以，前列地尔注射液的推荐溶媒为0.9%氯化钠注射液、5%葡萄糖注射液、10%葡萄糖注射液。

2.对药物配制的要求　说明书中未对前列地尔注射液的配制方法提出特别要求，可按常规药物进行配制。静脉药物的配制和使用应在洁净环境中（空气细菌总数≤500CFU/m^3）完成，且实施操作的人员应为注册护师、药师等。

3.对输液材质的要求　《静脉用药输注装置安全规范专家共识》指出，以DEHP增塑的聚氯乙烯（PVC）作为原料的产品不宜贮存和输注脂肪乳等脂溶性液体和药物。文献也显示使用超低密度聚乙烯输液器为患者输注前列地尔，可明显减少其发生外周静脉炎的概率，提高其对静脉输液的满意度。因此，推荐使用超低密度聚乙烯材质输液器。

4.输注中对避光输液器的要求　前列地尔注射液对光、热不稳定，容易降解，因此需要使用避光袋及避光输液器。

5.对输液器过滤孔径的要求　有临床研究表明，与普通输液器相比，使用精密输液器输注前列地尔具有较低静脉炎的发生率、减轻患者主观疼痛感受及延长留置针留置时间的优点。为此，本品在输注过程中建议选用精密过滤输液器。

6.对输液途径的要求　说明书推荐缓慢静脉注射及通过一次性输液管小壶静脉滴注的方式给药。为了尽可能保证药物的稳定性，同时减少前列地尔注射液对穿刺局部及静脉产生的不良反应，建议临床在使用前列地尔注射液时应尽量采用说明书推荐的直接入壶滴注方法给药。

7.对输液速度的要求　前列地尔注射液说明书中未提及输液速度。查阅相关文献可知，前列地尔注射液10μg溶于0.9%氯化钠注射液100ml中静脉滴注，输液速度30滴/分。还有文献中指出将前列地尔注射液10μg加入0.9%氯化钠溶液250ml中，在2h内静脉滴注完毕，10μg加入0.9%氯化钠溶液100ml中，于0.5h内立即给患者静脉滴注，前列地尔注射液10μg从输注0.9%氯化钠溶液输液器的侧壶中加入，于10min内滴注完。结果显示从壶中加入前列地尔注射液，并于10min内滴完，能够明显降低不良反应发生率。

8.配制后储存的条件　相关研究对前列地尔与0.9%氯化钠注射液、5%葡萄糖注射液、10%葡萄糖注射液在输液泵中配伍的稳定性进行了研究，结果表明配伍后在2h内前列地尔的含量变化＜5%，但超过2h后，前列地尔含量迅速下降。所以前列地尔注射液与输液混合后应在2h内使用，残液不能再次使用。

【推荐意见】

1.使用0.9%氯化钠注射液、5%葡萄糖注射液、10%葡萄糖注射液稀释药液（ⅡB）。

2.药物配制参考常规药物配制方法（ⅢB）。

3.推荐使用超低密度聚乙烯输液器（ⅢB）。

4.避光袋及避光输液器（ⅡB）。

5.推荐使用精密过滤输液器（ⅡA）。

6.推荐使用直接入壶滴注方法给药（ⅡA）。

7.输液速度30滴/分（ⅡA）。

8.常温避光保存（ⅡA）。

9.2h内使用，残液不能再次使用（ⅡB）。

二、降血压药

乌拉地尔
Urapidil Hydrochloride

【性　状】　本品为无色澄明液体。

【适应证】

1.治疗高血压危象（如血压急剧升高）、重度和极重度高血压，以及难治性高血压。

2.控制围手术期高血压。

【禁忌证】

1.禁用于对本品中成分过敏的患者。

2.禁用于主动脉峡部狭窄或动静脉分流的患者（肾透析时的分流除外）。

3.哺乳期妇女禁用。

【用法用量】

1.治疗高血压危象、重度和极重度高血压，以及难治性高血压的给药方法

（1）静脉注射：缓慢静脉注射10～50mg乌拉地尔，监测血压变化，降压效果通常在5min内显示。若效果不够满意，可重复用药。

（2）持续静脉滴注或使用输液泵：静脉注射后，为了维持其降压效果，可持续静脉滴注，液体按下述方法配制。通常将250mg乌拉地尔（相当于10支25mg盐酸乌拉地尔注射液）加入到静脉输液中，如0.9%氯化钠注射液、5%或10%葡萄糖注射液。如果使用输液泵，可将20ml注射液（100mg乌拉地尔）注入输液泵中，再将上述液体稀释到50ml。静脉输液的最大药物浓度为每毫升4mg乌拉地尔。

输入速度根据患者的血压酌情调整，初始输入速度可达2mg/min，维持给药的速度为9mg/h（若将250mg乌拉地尔溶解在500ml液体中，则1mg乌拉地尔相当于44滴或2.2ml输入液）。

2.治疗围手术期高血压的给药方法 单次、重复静脉注射剂及长时间静脉输入均可，亦可在静脉注射后持续静脉输入以维持血压的稳定。静脉给药时患者应取卧位。从毒理学方面考虑治疗时间一般不超过7天，详细方法见图6-1。

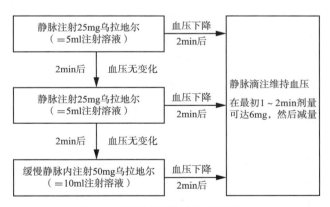

图6-1 围手术期高血压给药方法

【注意事项】

1.需特别注意有以下情况的患者：①机械功能障碍引起的心力衰竭：如大动脉或者二尖瓣狭窄、肺栓塞或者由心包疾病引起的心功能损害；②肝功能障碍患者；③中度到重度肾功能不全患者；④老年患者；⑤合用西咪替丁的患者。

2.开车或操纵机器者应谨慎使用本品，可能会影响驾驶或操纵的能力。

3.如果本品不是最先使用的降压药，那么在使用之前应间隔充分的时间，使其他降压药显示效应，必要时应适当减少本品的剂量。

4.血压骤降可能引起心动过缓甚至心脏停搏。

【制剂与规格】 盐酸乌拉地尔注射液：5ml：25mg。

【pH 值】 4.0～7.0。

【证 据】

1.溶媒推荐 盐酸乌拉地尔注射液说明书（Takeda Austria Gmbh）在用法用量中指出，通常将250mg乌拉地尔（相当于10支25mg盐酸乌拉地尔注射液）加入到静脉输液中，如0.9%氯化钠注射液、5%或10%的葡萄糖注射液。因此，盐酸乌拉地尔可用0.9%氯化钠注射液、5%或10%的葡萄糖注射液进行稀释。

2.对药物配制的要求 说明书及文献均未对盐酸乌拉地尔注射液静脉滴注或使用输液泵时的配制方法提出特殊要求，可按常规药物进行配制。但不能与碱性液体混合，因其酸性性质可能引起溶液浑浊或絮状物形成，因此要注意配伍禁忌。

3.对输液器材质、过滤孔径、避光输液的要求 通过对国内文献、说明书进行检索及查阅，暂时没有针对盐酸乌拉地尔注射液输注时输液器材质、过滤孔径、避光输液的研究。因此，可以选择常规输液器。

4.对输液途径的要求 盐酸乌拉地尔注射液说明书在用法用量中明确指出，静脉注射、持续静脉滴注或使用输液泵。因此，可以采取静脉注射、静脉滴注或输液泵泵入。可通过评估患者用药时长适当给予静脉留置针。

5.输液速度的要求 盐酸乌拉地尔注射液说明书在用法用量中明确指出以下内容：

（1）治疗高血压危象重度和极重度高血压、难治性高血压：①静脉注射。缓慢静脉注射10～50mg乌拉地尔。②静脉滴注。在静脉注射后，将250mg乌拉地尔加入到静脉输液中，持续静脉滴注。③输液泵泵入。将20mg注射液（100mg乌拉地尔）注入输液泵中，再将上述液体稀释到50ml。静脉输液的最大药物浓度为每毫升4mg乌拉地尔。输入速度根据患者的血压酌情调整，初始输入速度可达2mg/min，维持给药的速度为9mg/h。

（2）治疗围手术期高血压：静脉注射25mg乌拉地尔，2min后，若血压无变化，继续静脉注射25mg，若血压下降，则静脉滴注维持血压，最初

1～2min剂量可达6mg，然后减量。

从治疗方案等方面的文献内提取出盐酸乌拉地尔输注速度的应用情况：一项针对治疗高血压疗效的研究提到，首剂12.5mg稀释于20ml 0.9%氯化钠注射液中，10min内静脉注射完，继以62.5mg稀释于50ml 0.9%氯化钠注射液中，视病情以10～20mg/h的速度输注。另一项研究本品治疗高血压疗效的方案则为：首剂与前一项相同，之后将50mg与0.9%氯化钠溶液50ml充分混合，根据具体病情进行每小时10～20mg的剂量，以微量泵进行注射。

综上，盐酸乌拉地尔输注速度需要遵医嘱，根据剂量、治疗方案及患者血压酌情调整。

6.配制后储存条件及稳定时间

（1）配制后储存条件：国内文献暂时没有对盐酸乌拉地尔配制后储存条件的研究报道，但盐酸乌拉地尔注射液说明书提及应在25℃以下保存。

（2）配制后稳定时间：盐酸乌拉地尔注射液说明书写明，配制好的溶液化学和物理稳定性为15～25℃时可维持50h。从微生物学角度来看，配制好的溶液应立即使用。

【推荐意见】

1.使用0.9%氯化钠注射液、5%或10%葡萄糖注射液稀释药液（ⅢA）。

2.使用常规药物配制方法（ⅡA）。

3.遵医嘱给予静脉注射，然后持续静脉滴注或输液泵输注（ⅢB）。

4.评估患者用药时长，适当给予静脉留置针（ⅢC）。

5.需要根据剂量、治疗方案及患者血压酌情调整输液速度（ⅡA）。

6.25℃以下保存（ⅡA）。

7.配制后立即使用（ⅡC）。

尼卡地平
Nicardipine

【性　状】　本品为淡黄色的澄明液体。

【适应证】

1.手术过程中异常高血压的紧急处理。

2.高血压急症。

【禁忌证】

1.颅内出血尚未完全止血、脑卒中急性期颅内压增高、重度主动脉瓣狭窄。

2.重度二尖瓣狭窄、梗阻性肥厚型心肌病、低血压（收缩压低于90mmHg）、急性心功能不全合并心源性休克（心排血量和血压可能会进一步降低）。

3.重度急性心肌梗死且状态尚不稳定的急性心功能不全患者（对于有大范围的、3支动脉血管病变引起的梗死等重度急性心肌梗死的患者，有时会突发血流动力学变化，有使病情进一步恶化的可能性）。

4.已知对本品中任一成分过敏的患者。

【用法用量】

1.高血压急症　以0.5～6μg/（kg·min）的剂量给药，根据血压调节滴注速度。

2.手术时异常高血压的紧急处理　以2～10μg/（kg·min）的剂量给药，根据血压调节滴注速度，必要时以10～30μg/kg的剂量静脉直接给药。

【注意事项】

1.脑出血急性期患者，因为出血可能加重，仅在预期治疗获益大于可能的治疗风险的情况下才可使用。

2.脑卒中急性期颅内压升高患者，因为颅内压可能升高，仅在预期治疗获益大于可能的治疗风险的情况下才可使用。

3.对于高血压急症，停止给药后有时会出现血压再度升高的现象，所以在停止给药时要逐渐减量，停止给药后也要密切注意血压的变化。

4.如果注射部位长期给予本品时出现疼痛、发红等，应更换注射部位。

5.药品的作用会有个体差异，所以在给药时应密切注意血压和心率的变化。

6.肝肾功能受损的患者、主动脉瓣狭窄的患者和急性脑梗死的患者，需慎重给药。

7.心功能减弱的患者、心绞痛患者慎用本品。

【制剂与规格】　盐酸尼卡地平注射液：2ml∶2mg；10ml∶10mg。

【pH　值】　3.5～5.0。

【证　据】

1.溶媒推荐　尼卡地平注射液说明书［安斯泰来制药（中国）有限公司］在给药说明中指出，本药溶液配伍使用0.9%氯化钠注射液或5%葡萄糖注射液稀释。

2.对药物配制的要求　尼卡地平注射液说明书在给药说明中指出以下内容。

（1）静脉滴注本品时，由于某些配伍溶液的pH比较高等，有时会出现本品析出的现象，必须加以注意，根据配伍试验的结果，本品可以与下述溶液配伍使用：0.9%氯化钠注射液、5%葡萄糖注射液、10%EL-3、5%果糖注射液、KN溶液1A、KN溶液4A、15%甘露醇注射液、甘露醇F-2、乳酸复方氯化钠D注射液、林格液、林格葡萄糖注射液、10%（w/v）低分子右旋糖酐等。

（2）到目前为止，已经确认本品能与下列注射液存在配伍禁忌，不能混合使用：呋塞米、烯睾丙酸钾（别名坎利酸钾）、氨茶碱、布拉地辛钠、氨力农、利多卡因、碘海醇、碘帕醇、氨甲环酸、卡络磺钠、肝素钠、尿激酶、组织型纤维蛋白溶酶原激活剂、阿替普酶、磷霉素、盐酸头孢替安、头孢唑啉钠、亚胺培南、氟氧头孢钠、碳酸氢钠。配制药物时注意药物配伍禁忌。

3.对输液材质的要求　国内2015年的一项研究将20种药物溶于两种不同材质［PVC、聚烯烃热塑弹性体（TPE）］容器中，发现尼卡地平注射液流经PVC输液器及TPE输液器的整个过程中，药物总量未见显著变化，说明两种输液器对尼卡地平注射液均不存在吸附作用。基于上述研究，可以采用PVC输液器及TPE输液器对尼卡地平进行输注。

4.输注中对避光输液器的要求　尼卡地平注射液说明书在给药说明中指出，本品对光不稳定，使用时应避免阳光直射，应用避光输液器。

5.对输液器过滤孔径的要求　通过对国内文献、说明书进行检索和查阅，暂时没有针对尼卡地平输液器过滤孔径的研究。

6.对输液速度、输液途径的要求　通过对国外文献、说明书进行检索及查阅，暂时没有针对尼卡地平注射液输注速度的研究，但是可以从其他治疗方案等方面的文章内提取出尼卡地平输注速度的应用情况。一项针对控制开颅术后患者高血压的研究提到，尼卡地平30mg，用0.9%氯化钠注射液60ml稀释，先静脉注射2mg，继以4ml/h（2mg/h）的速度持续静脉泵入。另一项针对鼻内镜手术控制性降压的研究方案为术前经静脉缓慢注射尼卡地平0.02～0.04mg/kg，继以尼卡地平3～6μg/（kg·min）微量泵维持。因此，从文中的描述可以看出，尼卡地平可以采用静脉注射、静脉滴注、静脉泵注进行输注。但是相关速度需要根据浓度、剂量、不良反应等因素进行明确。

7.配制后储存条件及稳定时间　2000年一项尼卡地平配伍稳定性研究显示，尼卡地平分别和3种输液配伍后，含量略有下降，光照条件下随时间的变化含量下降较明显。建议临床使用尼卡地平时，可与5%葡萄糖注射液和0.9%氯化钠注射液配制，并且要在24h内使用。

盐酸尼卡地平注射液储存条件：遮光、密闭，在阴凉处保存。

【推荐意见】

1.采用0.9%氯化钠注射液或5%葡萄糖注射液作为溶媒（ⅡA）。

2.配制药物时注意药物配伍禁忌（ⅡA）。

3.采用PVC输液器及TPE输液器（ⅢB）。

4.采用避光输液器（ⅡA）。

5.对输液器材过滤孔径的要求未查阅到相关证据。

6.采用静脉注射、静脉滴注、静脉泵注进行输注，根据输注方式、剂量调节速度（ⅡA）。

7.在配制后24h内输注（ⅡB）。

硝 普 钠
Sodium Nitroprusside

【性　状】　本品为粉红色结晶性粉末，水溶液放置不稳定，光照下加速分解。

【适应证】　本品可用于高血压急症，如高血压危象、高血压脑病、恶性高血压、嗜铬细胞瘤手术前后阵发性高血压等的紧急降压，也可用于外科麻醉期间进行控制性降压。本品可用于急性心力衰竭，包括急性肺水肿，亦用于急性心肌梗死或瓣膜（二尖瓣或主动脉瓣）关闭不全时的急性心力衰竭。

【禁忌证】　代偿性高血压如动静脉分流或主动脉缩窄时，禁用本品。

【用法用量】　用前将本品50mg溶解于5ml 5%葡萄糖注射液中，再稀释于250～1000ml 5%葡萄糖注射液中，在避光输液瓶中静脉滴注。

1.成人常用量　静脉滴注，开始每分钟按体重0.5μg/kg。根据治疗反应以每分钟0.5μg/kg递增，逐渐调整剂量，常用剂量为每分钟按体重3μg/kg。极量为每分钟按体重10μg/kg，总量为按体重3.5mg/kg。用作麻醉期间短时间的控制性降压，滴注速度为每分钟按体重0.5mg/kg。

2.小儿常用量　静脉滴注，每分钟按体重1.4μg/kg。按效应逐渐调整用量。

【注意事项】

1.本品对光敏感，溶液稳定性较差，滴注溶液应新鲜配制并注意避光。若新配溶液为淡棕色，如变为暗棕色、橙色或蓝色，应弃去。溶液的保存与应用不应超过24h。溶液内不宜加入其他药品。

2.下列情况慎用

（1）脑血管或冠状动脉供血不足时，对低血压的耐受性降低。

（2）麻醉中控制性降压时，如有贫血或低血容量，应先予纠正再给药。

（3）脑病或有其他颅内压增高疾病时，扩张脑血管会进一步增高颅内压。

（4）肝功能损害时，本品可能加重肝损害。

（5）甲状腺功能过低时，本品的代谢产物硫氰酸盐可抑制碘的摄取和结合，因而可能加重病情。

（6）肺功能不全时，本品可能加重低氧血症。

（7）维生素B_{12}缺乏时，使用本品可能会加重病情。

3.最好在监护室内使用本品，应经常测血压。肾功能不全且应用本品超过48～72h者，须每天测定血浆中的氰化物或硫氰酸盐，保持硫氰酸盐不超过100μg/ml，氰化物不超过3μg/ml，急性心肌梗死患者使用本品时须测定肺动脉舒张压或嵌压。

4.药液有局部刺激性，谨防外渗，推荐自中心静脉给药。

5.左心衰竭时应用本品可恢复心脏的泵血功能，但伴有低血压时，须同时加用心肌正性肌力药，如多巴胺或多巴酚丁胺。

6.使用本品过程中，偶可出现明显的耐药性，应将此视为中毒的先兆征象，此时减慢滴速，耐药性即可消失。

【制剂与规格】 注射用硝普钠：50mg。

【pH 值】 5.0～7.0。

【证 据】

1.溶媒推荐　注射用硝普钠说明书（宏远药业）在给药说明中指出，用前将本品50mg溶解于5%葡萄糖注射液5ml中，再稀释于5%葡萄糖注射液250ml～1000ml中，在避光输液瓶中静脉滴注。国内一项关于注射用硝普钠在两种溶媒液中稳定性的考察结果显示，0.9%氯化钠注射液和5%葡萄糖注射液均可作为注射用硝普钠的溶媒。但也有研究显示，注射用硝普钠的最佳配伍方案为硝普钠50mg溶于250ml的0.9%氯化钠注射液中。因此，0.9%氯化钠注射液和5%葡萄糖注射液均可作为注射用硝普钠的溶媒。

2.对药物配制的要求　说明书中未对注射用硝普钠的配制方法提出特别要求，但由于硝普钠对光敏感，应现用现配制。此外，有研究表明，为避免

硝普钠分解形成氰化物蓄积，在应用过程中除了现用现配，还须每6小时重新配制。

3.对输液器材质的要求　未有文献报道硝普钠需要使用特殊材质输液器。

4.输注中对避光输液器的要求　国内一项对注射用硝普钠进行模拟临床输液的实验研究显示，药物溶液的各项指标在光照条件下经过避光输液器前后并无明显变化，避光输液器与试验药物相容性良好，应用一次性避光式输液器输注光敏感型药物安全可靠。因此，推荐一次性使用避光输注装置。

5.对输液器过滤孔径的要求　根据2014年国家卫生和计划生育委员会发布的《静脉治疗护理技术操作规范（WS/T433—2013）》，未对应用注射用硝普钠过滤孔径做出要求。因此，在输注过程中无须使用精密过滤输液器。

6.对输液途径的要求　硝普钠对光敏感，溶液的稳定性较差，滴注溶液应新鲜配制，滴注时使用避光输液装置。微量泵输注时，应将50ml注射器用黑纸或铝箔包裹避光并使用一次性避光延长管。硝普钠作为降压特效药，降压效果迅速且短暂，一般静脉滴注很难准确控制硝普钠的浓度和剂量，不利于患者的治疗，也给护理带来了诸多不便，而微量泵输注硝普钠可根据血压变化来调节微量泵输注硝普钠的速度，以精确地控制硝普钠的使用浓度和剂量。此外，药液有局部刺激性，硝普钠输入前，应先取0.9%氯化钠注射液予以静脉穿刺成功后，再将硝普钠微量泵接入，以防止药物渗漏造成组织损伤。同时，说明书（华润双鹤药业股份有限公司）明确指出，该药有局部刺激性，推荐经中心静脉给药。因此，推荐使用微量泵经中心静脉导管给药。

7.对输液速度的要求　根据说明书（华润双鹤药业股份有限公司）要求输注。

（1）成人常用量：静脉滴注，开始每分钟按体重0.5μg/kg。根据治疗反应以每分钟0.5μg/kg递增，逐渐调整剂量，常用剂量为每分钟按体重3μg/kg。极量为每分钟按体重10μg/kg，总量为按体重3.5mg/kg。用作麻醉期间短时间的控制性降压，滴注量大量为每分钟按体重0.5mg/kg。

（2）小儿常用量：静脉滴注，每分钟按体重1.4μg/kg，按效应逐渐调整用量。

2017年发表的《高血压合理用药指南》中指出，开始以10μg/min静脉滴注，逐渐增加剂量以达到降压作用，一般临床常用最大剂量为200μg/min。

2019年发表的《心力衰竭合理用药指南》中指出，初始剂量为0.2～0.3μg/（kg·min），最大剂量为5μg/（kg·min），5～10min增加5μg/min，疗程≤72h。因此，应从相关疾病、治疗方案、患者自身情况等方面明确本品的输液速度。

8.配制后储存条件及稳定时间　根据说明书要求，注射用硝普钠需要室温避光保存，时间不应超过24h。2010年版《中华人民共和国药典临床用药须知》规定，硝普钠溶液的保存与应用不应超过6h;《静脉用药输注装置安全规范专家共识》中指出，注射用硝普钠的保存与应用不应超过24h。多项临床研究中指出，注射用硝普钠在20℃室温、严格避光的情况下可放置26h或28h。因此，推荐本品配制后在24h内进行输注。

【推荐意见】

1.使用5%葡萄糖注射液或0.9%氯化钠注射液稀释药液（ⅢA）。

2.现用现配，保存不应超过24h（ⅢA）。

3.采用避光材质输液装置（ⅢA）。

4.小剂量开始使用（ⅢA）。

5.推荐经中心静脉导管给药（IA）。

6.推荐使用微量泵，精准控制给药速度（ⅢA）。

7.每5～10分钟测血压一次，血压不宜低于90/60mmHg（ⅢA）。

8.室温避光保存（ⅢA）。

9.配制后24h内滴毕（ⅢB）。

三、抗心律失常药

普罗帕酮
Propafenone

【性　状】　本品为无色的澄明液体。

【适应证】　用于阵发性室性心动过速、阵发性室上性心动过速及预激综合征伴室上性心动过速、心房扑动或心房颤动的预防，也可用于各种期前收缩的治疗。

【禁忌证】　无起搏器保护的窦房结功能障碍、严重房室传导阻滞、双束支传导阻滞患者，严重充血性心力衰竭、心源性休克、严重低血压及对该药过敏者禁用。

【用法用量】　静脉注射：成人常用量1～1.5mg/kg或以70mg加5%葡萄糖注射液稀释，于10min内缓慢注射，必要时10～20min重复一次，总量不超过210mg。静脉注射起效后改为静脉滴注，滴速0.5～1.0mg/min或口服维持。

【注意事项】

1.心肌严重损害者慎用。

2.严重的心动过缓，肝、肾功能不全，明显低血压患者慎用。

3.如出现窦房性或房室性传导高度阻滞时，可静脉注射乳酸钠、阿托品、异丙肾上腺素或间羟肾上腺素等解救。

【制剂与规格】　盐酸普罗帕酮注射液：5ml：17.5mg；10ml：35mg。

【pH　值】　3.5～5.0。

【证　据】

1.溶媒推荐　盐酸普罗帕酮注射液说明书（广州白云山明兴制药有限公司）中指出，临用前加5%葡萄糖注射液稀释，再进行静脉注射。对盐酸普罗帕酮注射液相关文献进行查阅后发现，大部分研究将盐酸普罗帕酮溶于5%葡萄糖注射液中，偶有文献把注射用水或0.9%氯化钠注射液作为溶媒，因此把5%葡萄糖注射液作为盐酸普罗帕酮注射液的首选溶媒。

2.对药物配制的要求　说明书中未对盐酸普罗帕酮注射液的配制方法提出特别要求，可按常规药物进行配制。中华护理学会静脉输液治疗护理专业委员会撰写的《输液治疗护理实践指南与实施细则》中明确要求，建议配制时限参照药品说明书执行。因此盐酸普罗帕酮注射液应按常规药物配制要求进行配制。

3.对输液器材质的要求　有关盐酸普罗帕酮注射液相关输液器材质的研究较少，但已有研究显示输液管路与药物的吸附作用和管路的材质有关系。实验证明，聚氯乙烯（PVC）材质的输液器对心血管类药物可产生具有临床意义的吸附效应，降低了临床疗效。乳胶管和硅胶管同样对心血管类药物具有较严重的吸附效应，不同组分的聚氨酯导管对药物的吸附程度亦不相同。而聚乙烯（PE）和聚丙烯（PP）输液管路对大多数药物几乎不发生吸附作用。

发达国家和地区已研发出多种不含DEHP或不采用PVC材料的一次性医用输注器械。我国市场上已有用TPE材料制作的一次性输液器，不含DEHP增塑剂和其他添加剂，对人体完全无毒。

基于以上研究，输注盐酸普罗帕酮注射液应尽量避免使用PVC及乳胶或硅胶管材质输液器，选用不含DEHP的聚乙烯（PE）和聚丙烯（PP）输液管路相对安全性更高。

4.输注中对避光输液器的要求 研究显示：盐酸普罗帕酮在避光和常规注射器中放置12h，pH值仍在药典规定的范围内（3.5～5.0），且两者之间无显著性差异。说明注射器对盐酸普罗帕酮pH值的影响不大。盐酸普罗帕酮在避光和常规注射器中放置2h后，含量即出现显著差异。在避光注射器中放置8h，其含量下降不超过10%。故建议临床应在避光条件下使用盐酸普罗帕酮注射液，以保证药品的稳定性。因此，需采用避光输液器对盐酸普罗帕酮稀释液进行输注。

5.对输液器过滤孔径的要求 鲜有文献对盐酸普罗帕酮注射液输液器过滤孔径提出要求。依据2014年国家卫生和计划生育委员会首次以执行标准的形式发布的《静脉治疗护理技术操作规范（WS/T433—2013）》，在输注脂肪乳剂、化疗药物及中药制剂时宜使用精密过滤输液器。因此，输注盐酸普鲁帕酮注射液时可使用精密过滤输液器或非精密过滤输液器。

6.对输液途径的要求 盐酸普罗帕酮注射液说明书（广州白云山明兴制药有限公司）中指出可以静脉注射和静脉滴注。

盐酸普罗帕酮属于钠通道阻滞剂，其直接作用部位为心房组织。有研究指出，此药能够对心肌细胞的钠离子内流进行有效抑制，从而可降低心房的自律性，使患者的心率恢复正常。用药速度要求缓慢，相对药物代谢率较慢。因此建议选择相对粗、直的静脉进行注射，保证通畅性；文献未提及可肌内注射、皮下注射或鞘内注射。

因此，输液途径为静脉注射或静脉滴注，保证注入通畅，可选用留置针。

7.对输液速度的要求 通过文献检索，暂没有关于盐酸普罗帕酮注射液输液速度的相关研究，但可从2011年一项心血管药物相关治疗研究中提取一些输注方案及要求。建议将首剂普罗帕酮70mg加入20ml溶媒中，于10min内缓慢静脉注射。给药结束后未复律者采用微量输液泵以0.5～1.0mg/min速度持续静脉滴注效果较好。而盐酸普罗帕酮注射液说明书中提出：成人常用量1～1.5mg/kg或以70mg加5%葡萄糖注射液稀释，于10min内缓慢注射，必要时10～20min重复一次，总量不超过210mg。静脉注射起效后改为静脉滴注，滴速为0.5～1.0mg/min。

8.配制后储存条件及稳定时间

（1）配制后储存条件：静脉药物配制使用的药品全部为静脉用注射剂，其质量标准高，贮藏条件要求严格。盐酸普罗帕酮注射液说明书中已明确指出，未开启药品需避光保存，配制后未做特殊要求。按常规药品储存条件：储存温度为2～8℃；储存环境湿度为45%～75%。

（2）配制后稳定时间：放置时间对输液药物含量的影响：研究显示，按药品说明书的单次常规用量和规定的溶媒及规格配伍，常温下各自放置0h、1h、2h、3h、4h，按《中国药典》相同药品的含量检测方法，检测各药物的含量及吸收峰面积或吸光度，结论是随着存放时间的延长，药物的峰面积均有衰减。表明随着存放时间的延长，药物有效成分含量均有不同程度的降低，药液发生了化学变化，产生的有关物质的含量均有不同程度的增加，使药液纯度下降，增加了药液发生不良反应的概率和药物的毒副作用。因此在没有特殊要求的情况下，盐酸普罗帕酮注射液应现用现配。《中国药典》1985版（二部）就提出要求，配制后药液应在24h内输注。

【推荐意见】

1.使用0.5%葡萄糖注射液稀释溶解药液（ⅠA）。

2.药物配制参考常规药配制方法（ⅡC）。

3.输液过程中选用不含DEHP的PE和PP输液装置（ⅠB）。

4.输液过程中需要避光环境（ⅡB）。

5.使用常规输液器（ⅢA）。

6.采用缓慢静脉滴注、静脉注射（ⅠA）。

7.2～8℃室温避光储存。配制后24h内输注（ⅡB）。

胺 碘 酮
Amiodarone

【性 状】 本品为微黄色澄明液体。

【适应证】 当不宜口服给药时，应用本品治疗严重的心律失常，尤其适用于下列情况：①房性心律失常伴快速室性心律；②W-P-W综合征的心动过速；③严重的室性心律失常；④体外除颤无效的心室颤动相关心脏停搏的心肺复苏。

【禁忌证】

1.未安置人工起搏器的窦性心动过缓和窦房传导阻滞的患者。

2.未安置人工起搏器的窦房结疾病的患者（有窦性停搏的危险）。

3.未安置人工起搏器的高度房室传导障碍的患者。

4.双分支或三分支传导阻滞，除非安装永久人工起搏器。

5.甲状腺功能异常。

6.已知对碘、胺碘酮或其中的辅料过敏。

7.妊娠期、哺乳期、3岁以下儿童（因含有苯甲醇）。

8.循环衰竭。

9.严重低血压。

10.静脉注射禁用于低血压、严重呼吸衰竭、心肌病或心力衰竭（可能导致病情恶化）。

11.与某些可导致尖端扭转型室性心动过速的药物合用。

注：这些禁忌证不适用于使用胺碘酮体外电除颤无效的心室颤动相关心脏停搏的心肺复苏急诊治疗。

【用法用量】　盐酸胺碘酮使用时个体差异较大，需要给予负荷剂量来抑制危及生命的心律失常，同时进行精确的剂量调整。通常初始剂量为24h内给予1000mg胺碘酮注射液。一般按照表6-1的用法给药。

表6-1　盐酸胺碘酮的用法

负荷滴注	先快：开始10min给药150mg（15mg/min）。3ml盐酸胺碘酮注射液（150mg）于100ml葡萄糖溶液（浓度=1.5mg/ml）中，滴注10min
	后慢：随后6h给药360mg（1mg/min）。18ml盐酸胺碘酮注射液（900mg）于500ml葡萄糖溶液（浓度=1.8mg/ml）中
维持滴注	剩余18h给药540mg（0.5mg/min）将滴注速度减至0.5mg/min

第一个24h的剂量可以根据患者个体化给药。然而，在临床对照研究中，每日平均剂量在2100mg以上，与增加低血压的危险性相关。初始滴注速度须不超过30mg/min。第一个24h后，维持滴注速度0.5mg/min（720mg/24h），浓度在1～6mg/ml（盐酸胺碘酮注射液浓度超过2mg/ml，需通过中央静脉导管给药），需持续滴注。

当发生心室颤动或血流动力学不稳定的室速，可以追加盐酸胺碘酮注射液150mg，溶于100ml的葡萄糖溶液给药。需在10min内给药以减少低血压的发生，维持滴注的速度可以有效抑制心律失常。

【注意事项】

1.必须预防低血钾的发生（并纠正低血钾）。

2.由于存在血流动力学风险（重度低血压、循环衰竭），通常不推荐静脉注射，一般优先采用静脉滴注。静脉注射仅用于体外电除颤无效的心室颤动，以及相关心脏停搏的心肺复苏等紧急情况下，且应在持续监护（心电图、血压）下使用，推荐在ICU中应用，剂量约为5mg/kg体重。除体外电除颤无效的心室颤动相关心脏停搏的心肺复苏外，胺碘酮的注射时间应至少超过3min。首次注射后的15min内不可重复进行静脉注射，即使随后剂量仅为1安瓿（可能造成不可逆衰竭）。

3.应监测低血压、重度呼吸衰竭、失代偿性或重度心力衰竭的发生。

4.药物的相互作用。

5.在手术前应告知麻醉师患者正在接受胺碘酮治疗。

【规　格】　盐酸胺碘酮注射液：2ml∶150mg；3ml∶150mg。

【pH　值】　2.5～4.0。

【证　据】

1.溶媒推荐　盐酸胺碘酮注射液说明书［赛诺菲（杭州）制药有限公司］中明确指出，仅用等渗葡萄糖溶液配制。一项国内研究显示，盐酸胺碘酮注射液与0.9%氯化钠注射液配伍时溶液变浑浊。因此在临床使用盐酸胺碘酮注射液时不宜用0.9%氯化钠注射液作为溶媒配伍。另一项研究显示，将盐酸胺碘酮注射液与4种临床常用液体配伍（5%葡萄糖注射液、10%葡萄糖注射液、葡萄糖氯化钠注射液、0.9%氯化钠注射液），对其进行8h对照，结果显示，盐酸胺碘酮注射液在5%葡萄糖注射液中较为稳定，在10%葡萄糖注射液、葡萄糖氯化钠注射液、0.9%氯化钠注射液中含量变化较大，pH改变比较明显。因此，盐酸胺碘酮注射液应选择5%葡萄糖注射液作为溶媒。

2.对药物配制的要求　盐酸胺碘酮注射液说明书中指出，配制过程中，同一注射器中不可混入其他任何药物。由于产品配方的原因，500ml中少于2安瓿注射液的浓度不宜使用；当浓度超过3mg/ml时，会增加外周静脉炎的发生，当浓度在2.5mg/ml以下时，上述情况出现较少。国内一篇文献指出，盐酸胺碘酮注射液与多种药物存在配伍禁忌，如呋塞米注射液、硝酸甘油注射液、门冬氨酸钾镁注射液等。因此，在药物配制和给药过程中，应避免两种药物混合在一起，且注意用药浓度，保证用药安全。

3.对输液器材质的要求 盐酸胺碘酮注射液说明书中指出，在应用PVC材料或器材时，胺碘酮溶液可使DEHP释放到溶液中，为了减少患者接触DEHP，建议应用不含DEHP的PVC或玻璃器具。国内2015年的一项研究显示，当盐酸胺碘酮溶液流经PVC输液器后，药物总量下降且有DEHP溶出。因此，PVC输液袋对盐酸胺碘酮溶液有吸附作用，且作为脂溶性药物会加速DEHP的溶出，临床应避免其在PVC输液袋中使用。基于上述研究，在盐酸胺碘酮溶液输注中需要使用非PVC材质的输液袋及输液器。

4.输注中对避光输液器的要求 国内一项研究分析显示，将盐酸胺碘酮注射液与3种临床常用输液配伍后，无论在避光还是不避光的室温环境中，其含量均保持稳定，且溶液pH值、外观性状均无明显变化，且无气泡及沉淀出现。由此表明，在室温环境下，盐酸胺碘酮注射液在3种常用的临床溶媒液中，在24h内具有较好的稳定性，并且光线并不是该配伍溶液稳定性的影响因素。此研究结果与其他文献研究结果存在一定差异，其主要原因可能与盐酸胺碘酮注射液的浓度有关。因此，盐酸胺碘酮注射液在说明书要求使用浓度下可以采用非避光输液器进行输注。

5.对输液器过滤孔径的要求 国内2012年的一项研究显示，胺碘酮注射液中存在大量≤5μm的微粒，普通输液器对其基本没有过滤作用。因此，建议临床使用时，在不影响药物效果的前提下，考虑降低胺碘酮配制浓度，并尽量使用具有过滤介质孔径小的精密输液器进行输注，以减少静脉炎的产生。因此，输注盐酸胺碘酮注射液时，建议使用精密过滤输液器。

6.对输液途径的要求 盐酸胺碘酮注射液说明书中指出，根据盐酸胺碘酮注射液的给药途径并考虑到该适应证的应用状况，如果立即可用，则推荐使用中心静脉导管；否则，应使用最大外周静脉并以最高的流速通过外周静脉途径给药。国内一项研究，纳入30名使用胺碘酮注射液的患者，对两种给药途径（浅静脉组和深静脉组）及用药浓度进行比较，发现经外周静脉给药易引起浅表静脉炎，因此采用深静脉给药能降低静脉炎的发生概率。因此，盐酸胺碘酮注射液给药途径首选中心静脉置管，特殊情况下，应结合患者实际、给药浓度、滴注时间长短等进行选择。

7.对输液速度的要求 输液配制浓度和滴注速度决定了患者单位时间给药剂量，使用胺碘酮时，随着输液配制浓度的增大，滴注速度应降低。因此，药品说明书针对不同时间、不同药物浓度给出了不同的输注速度，从开始低输液浓度、较高的输注速度到24h后高输液浓度、低输注速度。另外，胺碘酮的个体反应差异很大，应根据心律失常的发作情况和患者的其他情况调节滴注速度。由于胺碘酮注射液自身的理化性质特点，输注胺碘酮的风险较其他药物高，因此，药品说明书给出了较为严格的配制浓度，医师随意处方的行为可能增加患者的药物不良反应甚至死亡风险。因此，盐酸胺碘酮注射液的滴注速度应遵循说明书中所要求的原则，结合患者的个体差异进行明确（详见"用法用量"）。

8.配制后储存条件及稳定时间 国内2015年的一项研究取盐酸胺碘酮注射液配伍0.9%氯化钠注射液、5%葡萄糖注射液及10%果糖注射液，在避光和不避光条件下，采用高效液相色谱（HPLC）法对配伍溶液进行分析。分析结果显示，配伍溶液均未出现沉淀、浑浊现象，性状外观无变化，颜色无改变，且溶液含量及pH值在配伍后24h无明显变化。

【推荐意见】
1.使用0.5%葡萄糖注射液作为溶媒（ⅡA）。
2.药物配制参考药品说明书（ⅢA）。
3.使用非PVC材质输液袋及输液器（ⅡA）。
4.使用非避光材质输液器（ⅡB）。
5.使用精密过滤输液器（ⅡB）。
6.使用PICC或CVC等中心静脉输注（ⅡA）。
7.室温遮光保存（ⅢA）。
8.配制后24h内进行输注（ⅡB）。

维拉帕米
Verapamil

【性　状】 本品为无色的澄明液体。

【适应证】

1.快速阵发性室上性心动过速的转复，应用维拉帕米之前应首选抑制迷走神经的手法治疗（如Valsalva法）。

2.心房扑动或心房颤动心室率的暂时控制，心房扑动或心房颤动合并房室旁路通道（预激综合征和LGL综合征）时除外。

【禁忌证】

1.重度充血性心力衰竭（继发于室上性心动过

速且可被维拉帕米纠正者除外）。

2.严重低血压（收缩压小于90mmHg）或心源性休克。

3.病态窦房结综合征（已安装并行使功能的心脏起搏器患者除外）。

4.二度或三度房室传导阻滞（已安装并行使功能的心脏起搏器患者除外）。

5.心房扑动或心房颤动患者合并房室旁路通道。

6.已用β受体阻滞剂或洋地黄中毒的患者。

7.室性心动过速。QRS增宽（＞0.12s）的室性心动过速患者静脉使用维拉帕米，可能导致显著的血流动力学恶化和心室颤动，同时用药前需鉴别宽QRS心动过速为室上性还是室性。

8.已知对盐酸维拉帕米过敏的患者。

【用法用量】

1.静脉注射　用于治疗快速室上性心律失常必须在持续心电监测和血压监测下进行，一般起始剂量为5～10mg或按0.075～0.15mg/kg体重给药，稀释后缓慢静脉注射至少2min。如果初反应不令人满意，首剂15～30min后再给一次5～10mg或0.15mg/kg体重。

2.静脉滴注　5～10mg/h，加入0.9%氯化钠注射液或5%葡萄糖注射液中静脉滴注，一日总量不超过50～100mg。

【注意事项】

1.低血压　静脉注射维拉帕米引起的血压下降一般是一过性和无症状的，但也可能发生眩晕。因此，静脉注射维拉帕米之前静脉可给予钙剂以预防该血流动力学反应。

2.极度心动过缓或心脏停搏　维拉帕米影响房室结和窦房结，罕见导致二度或三度房室传导阻滞、心动过缓甚至心脏停搏。此类现象易发生于病态窦房结综合征患者及老年人，需立即采取适当的治疗。

3.心力衰竭　轻度心力衰竭的患者如有可能必须在使用维拉帕米治疗之前已由洋地黄类或利尿剂所控制；中度到重度心功能不全者可能会出现心力衰竭急性恶化。

4.房室旁路通道（预激综合征或LGL综合征）　房室旁路通道合并心房扑动或心房颤动患者静脉用维拉帕米治疗，会通过加速房室旁路的前向传导引起心室率加快，甚至诱发心室颤动。因此，此类患者禁止使用维拉帕米。

5.肝或肾功能损害　严重肝肾功能不全可能不会增强维拉帕米的药效，但可能延长其作用时间。反复静脉给药可能会导致药物蓄积，产生过度药效。如果必须重复静脉给药，必须严密监测血压和PR间期或药效过度的其他表现。

6.肌肉萎缩　静脉给维拉帕米可诱发呼吸肌衰竭，肌肉萎缩患者慎用。

7.颅内压增高　静脉给维拉帕米会升高幕上肿瘤患者的颅内压。颅内压增高患者使用时应严密监测颅内压。

8.孕妇　维拉帕米可通过胎盘，仅可用于明确需要且利大于弊的孕妇。

9.老年人　应用起始剂量应较低，且宜缓慢静脉给药（至少3min）。

【制剂与规格】　盐酸维拉帕米注射液：2ml：5mg。

【pH　值】　4.0～6.0。

【证　据】

1.溶媒推荐　盐酸维拉帕米注射液说明书（徐州莱恩药业有限公司）中明确指出，本品注射液与林格液、5%葡萄糖注射液或0.9%氯化钠注射液均无配伍禁忌。

2.配伍禁忌　盐酸维拉帕米注射液为酸性溶液，不能与呋塞米等碱性药物混合，否则会产生沉淀。用药助手APP对维拉帕米配伍禁忌进行总结如下。①Y型管相容性：氨茶碱、舒巴坦、氨苄西林、胺碘酮、阿昔洛韦、苯巴比妥、苯妥英钠、丙泊酚、地西泮、丹曲林、二氮嗪、厄他培南、呋塞米、氟尿嘧啶、更昔洛韦、甲氧苄啶、兰索拉唑、磷苯妥英、膦甲酸钠、他唑巴坦、泮托拉唑、人血白蛋白、塞替派、头孢他啶、替加环素、碳酸氢钠、戊巴比妥不可配伍；②同瓶相容性：肼屈嗪、人血白蛋白、舒更葡糖不可配伍。

3.对药物配制的要求　未找到对于盐酸维拉帕米注射液配制的特殊要求，但临床静脉输液的配制应在洁净环境中进行，着装整齐、戴口罩、穿工作鞋，以保持配药环境的空气有较高的洁净度。

4.对输液器材质、过滤孔径的要求　通过对文献检索发现，乳胶管的静脉输注系统对盐酸维拉帕米注射液具有较强吸附性，而PVC输液器对该药品不存在吸附作用。同时，一次性输液器滤膜对维拉帕米具有吸附性。研究显示，聚醚砜（PES）膜、尼龙编织（NL-B）膜、重离子（ION）膜吸附作用较小，但暂时并没有针对盐酸维拉帕米注射液输液器材质及过滤孔径相关方面的研究和规定。

5.对输液途径、用量及输液速度的要求 盐酸维拉帕米注射液说明书中指出，必须在持续心电监测和血压监测下，缓慢静脉注射至少2min。因无法确定重复静脉给药的最佳给药间隔，必须个体化治疗。一般起始剂量为5～10mg，或按0.075～0.15mg/kg体重，稀释后缓慢静脉注射至少2min。如果初反应不令人满意，首剂15～30min后再给一次5～10mg或0.15mg/kg体重。

静脉滴注给药，每小时5～10mg，加入0.9%氯化钠注射液或5%葡萄糖注射液中静脉滴注，一日总量不超过50～100mg。

儿科患者给药时必须十分小心。0～1岁起始剂量0.1～0.2 mg/kg体重（通常单剂0.75～2mg），持续心电监测下，稀释后静脉注射至少2min。如果初反应不令人满意，持续心电监测下，首剂30min后再给0.1～0.2mg/kg体重（通常单剂0.75～2mg）。1～15岁0.1～0.3mg/kg体重（通常单剂2～5mg），总量不超过5mg，静脉注射至少2min，如果初反应不令人满意，首剂30min后再给一次0.1～0.3mg/kg体重（通常单剂2～5mg）。

老年人应用起始剂量应较低，且宜缓慢静脉给药（至少3min）。

6.配制后储存条件及稳定时间 暂未查到该药品配制后可以保存的时间及环境要求，遵循常规用药原则，需要现用现配。

【推荐意见】

1.推荐5%葡萄糖注射液和0.9%氯化钠注射液作为溶媒（IA）。

2.与多种药品存在配伍禁忌，需要谨慎使用（ⅡA）。

3.使用一次性普通PVC材质、非避光输液器（ⅡB）。

4.必须在持续心电监测和血压监测下，缓慢静脉注射，个体化治疗，静脉滴注（ⅡA）。

5.静脉滴注，一日总量不超过50～100 mg（ⅡA）。

6.现用现配（ⅢB）。

四、拟交感血管活性药

肾上腺素
Adrenaline

【性　状】 本品为无色或几乎无色的澄明液体；受日光照射或与空气接触易变质。

【适应证】

1.适用于因支气管痉挛所致严重呼吸困难，可迅速缓解药物等引起的过敏性休克。

2.用于延长浸润麻醉用药的作用时间。

3.本品是各种原因引起的心搏骤停进行心肺复苏的主要抢救用药。

【禁忌证】

1.对氨基类麻醉剂或同类药品有过敏反应者。

2.禁用于高血压、器质性心脏病、冠状动脉疾病、糖尿病、甲状腺功能亢进、洋地黄中毒、外伤性及出血性休克、心源性哮喘等患者。

【用法用量】 常规用量：皮下注射，每次0.25～1mg；极量：皮下注射，每次1mg。

1.抢救过敏性休克 皮下注射或肌内注射0.5～1mg，也可用0.1～0.5mg缓慢静脉注射（以0.9%氯化钠注射液稀释到10ml），如疗效不好，可改用4～8mg静脉滴注（溶于5%葡萄糖液500～1000ml）。

2.抢救心搏骤停 可用于麻醉和手术中的意外、药物中毒或心脏传导阻滞等原因引起的心搏骤停，将0.25～0.5mg本品以10ml 0.9%氯化钠注射液稀释后静脉注射（或心内注射），同时进行心脏按压、人工呼吸、纠正酸中毒。对电击引起的心搏骤停，亦可配合电除颤仪或利多卡因等进行抢救。

3.治疗支气管哮喘 效果迅速但不持久。皮下注射0.25～0.5mg，3～5min见效，但仅能维持1h。必要时每4小时可重复注射一次。

4.与局部麻醉药合用 加少量本品（1∶500 000～1∶200 000）于局部麻醉药中（如普鲁卡因），在混合药液中，本品浓度为2～5μg/ml，总量不超过0.3mg，可减少局部麻醉药的吸收而延长其药效，并减少其毒副作用，亦可减少手术部位的出血。

5.制止鼻黏膜和齿龈出血 用浸有1∶20 000～1∶1000溶液的纱布填塞出血处。

6.治疗荨麻疹、花粉症、血清反应等 皮下注射1∶1000溶液0.2～0.5ml，必要时再以上述剂量注射一次。

【注意事项】

1.注意使用剂量与方法，用量过大或皮下注射时误入血管后，可引起血压突然上升而导致脑出血。

2.麻醉副作用，每次局麻使用剂量不可超过300μg，否则可引起心悸、头痛、血压升高等。

3.抗过敏休克时，须补充血容量。

【制剂与规格】　盐酸肾上腺素注射液：1ml：1mg。

【pH 值】　2.5～5.0。

【证 据】

1.溶媒推荐　盐酸肾上腺素注射液说明书［远大医药（中国）有限公司］在用法用量中指出，以0.9%氯化钠注射液、5%葡萄糖液为使用溶媒。

2.对药物配制的要求　说明书中未对肾上腺素注射液的配制方法提出特别要求，可按常规药物进行配制。静脉药物的配制和使用应在洁净环境中（空气细菌总数≤500CFU/m³）完成。且实施操作的人员应为注册护师、医师。

3.对输液器材质的要求　暂时未有证据表明盐酸肾上腺素注射液输注有明确的输液器材质要求。

4.对输液途径的要求　说明书中介绍了常规用量下不同适应证的不同用法。本品口服后有明显的首过效应，且不能达到有效的血浓度，皮下注射吸收缓慢，肌内注射作用维持80min左右，且吸收较快。所以，可根据说明书选择皮下注射、肌内注射、静脉注射及静脉滴注等途径。

5.对输注速度的要求　通过查阅文献、说明书发现，目前暂时针对肾上腺素注射液输注速度无明确的具体描述，但是可以从其他文献研究中提取输注速度的应用情况。一项采用肾上腺素递增剂量方程与氨茶碱及生脉注射液联合在心肺复苏中应用的研究指出，采用肾上腺素递增剂量方程 $G=(K+2n\text{-}1)$ mg/3min（$K=1$、2，$n=1$、2、3……，$G\leqslant0.2$mg/kg）和氨茶碱（7mg/kg）及生脉注射液快速同步联合应用，在心肺复苏流程中能显著提高心脏复苏率、提高存活率，并且显著缩短自主循环恢复时间。

6.配制后储存条件及稳定时间

（1）配制后储存条件：说明书中指出肾上腺素注射液受日光照射易变质，本品需常温避光保存。

（2）配制后稳定时间：国内文献中未对配制后稳定时间进行描述，但根据其与空气接触易变质的特性，本药品推荐现用现配。

【推荐意见】

1.以0.9%氯化钠注射液、5%葡萄糖液为使用溶媒（ⅡA）。

2.药物配制参考按常规药物配制方法进行（ⅢB）。

3.使用PVC等普通材质输液器（ⅢC）。

4.推荐使用皮下注射及肌内注射（ⅡA）。

5.室温避光保存（ⅢB）。

6.配制后立即使用（ⅢA）。

重酒石酸去甲肾上腺素
Noradrenaline Bitartrate

【性 状】　本品为无色或几乎无色的澄明液体，遇光和空气易变质。

【适应证】

1.用于治疗急性心肌梗死、体外循环等引起的低血压。

2.对血容量不足所致的休克、低血压或嗜铬细胞瘤切除术后的低血压。本品作为急救时补充血容量的辅助治疗，可使血压回升，暂时维持脑与冠状动脉灌注，直到补充血容量治疗发生作用。

3.用于椎管内麻醉时的低血压及心搏骤停复苏后的血压维持。

【禁忌证】

1.禁止与含卤素的麻醉剂和其他儿茶酚胺类药合并使用。

2.禁用于可卡因中毒及心动过速患者。

【用法用量】

1.成人常用量　开始以每分钟8～12μg的速度静脉滴注，调整滴速以达到血压理想水平，维持量为每分钟2～4μg。在必要时可按医嘱超越上述剂量，但需注意保持或补足血容量。

2.小儿常用量　开始按体重以每分钟0.02～0.1μg/kg的速度静脉滴注，按需要调节滴速。

【注意事项】

1.缺氧、高血压、动脉硬化、甲状腺功能亢进症、糖尿病、闭塞性血管炎、血栓病患者慎用。用药过程中须监测动脉压、中心静脉压、尿量、心电图。

2.如与全血或血浆同用，须分开输注。

3.不宜皮下或肌内注射，静脉滴注的部位最好在前臂静脉或股静脉，并按需调整。

4.尽量不要长期滴注，如确属必须，应定期更换滴注部位，并在滴注以前对受压部位（如臂部）采取措施，减轻压迫（如垫棉垫）。若滴注静脉沿途皮肤苍白或已出现缺血性坏死，除使用血管扩张药外，应尽快热敷并给予普鲁卡因大剂量封闭，并更换滴注部位。小儿应选粗大静脉给药并须定期更换给药部位。

5.停药时应逐渐减慢滴速，骤然停药常致血压突然下降。

【制剂与规格】 重酒石酸去甲肾上腺素注射液：1ml : 2mg。

【pH 值】 2.5 ～ 4.5。

【证据】

1.溶媒推荐 重酒石酸去甲肾上腺素说明书〔远大医药（中国）有限公司〕中指出，宜用5%葡萄糖注射液或葡萄糖氯化钠注射液稀释，而不宜用0.9%氯化钠注射剂稀释。取本品加入到5%葡萄糖注射液中，配制成8μg/ml的重酒石酸去甲肾上腺素稀释溶液。稀释的程度取决于临床液体量的要求，如果临床中需要大量的液体，可使用浓度小于8μg/ml的溶液。在需要限制体液的患者中可使用浓度大于8μg/ml的溶液。

2.对药物配制的要求 说明书中未对重酒石酸去甲肾上腺素的配制方法提出特别要求，可按常规药物进行配制。静脉药物的配制和使用应在洁净环境中（空气细菌总数≤500CFU/m³）完成，且实施操作的人员应为注册护师、医师。

3.对输液器材质的要求 暂时未有证据表明重酒石酸去甲肾上腺素注射液输注有明确的输液器材质要求。

4.输注中对避光输液器的要求 国内2013年的一项研究对避光输注去甲肾上腺素稳定性的影响进行了研究。研究发现，在室温避光与室温不避光的条件下，去甲肾上腺素的稳定性具有明显差异，不避光2h后会出现性状的改变，即使是避光12h后pH值也会出现改变。因此，去甲肾上腺素不避光使用时最好一次性注射，避免长时间泵注，以保证药效。如需长时间泵注，则应使用避光连接管与避光注射器相连输注。

5.对输液器过滤孔径的要求 说明书及国内文献未对本品过滤孔径做要求。

6.对输液途径的要求 说明书中指出，静脉给药时必须防止药液漏出血管外，输液时应选择大静脉。在注射前，建议先注入0.9%氯化钠注射液检查输液管通畅性及确定注射针头在静脉后再给药。外周静脉留置针宜用于短期静脉输液治疗，不建议使用一次性静脉输液钢针。所以，在短期可选择外周大静脉使用静脉留置针输注。

7.对输液速度的要求 说明书（上海禾丰制药有限公司）中指出，成人常用量：开始以每分钟8 ～ 12μg的速度滴注，调整滴速以达到血压理想水平，维持量为每分钟2 ～ 4μg。小儿常用量：开始按体重以每分钟0.02 ～ 0.1μg/kg的速度滴注，按需要调节滴速。也有研究显示，静脉泵注＞0.1μg/（kg·min）去甲肾上腺素可减慢脑血流速度，从而不利于脑组织氧合。

静脉泵注去甲肾上腺素要比单次给药更易控制、安全，血浓度相对稳定。去甲肾上腺素半衰期仅1 ～ 2min，不产生蓄积效应，因此可以持续微量泵注。

8.配制后储存条件及稳定时间

（1）配制后储存条件：说明书要求室温避光保存。

（2）配制后稳定时间：说明书指出稀释的溶液在室温下最多避光储存24h。2013年一项关于避光输注对去甲肾上腺素稳定性影响的研究提出，即使是避光12h后，去甲肾上腺素的pH值也会出现改变。所以室温避光的条件下本品配制后要在12h内完成输注。

【推荐意见】

1.使用5%葡萄糖注射液或葡萄糖氯化钠注射液作为溶媒（ⅡA）。

2.药物配制参考常规药物配制方法（ⅢB）。

3.使用PVC等普通材质输液器（ⅢA）。

4.采用避光材质输液器（ⅡB）。

5.选择大静脉留置输液（ⅢA）。

6.推荐使用静脉泵注（ⅡA）。

7.室温避光保存（ⅢB）。

8.配制后12h内完成输注（ⅡB）。

多 巴 胺
Dopamine

【性 状】 本品为无色的澄明液体。

【适应证】

1.适用于心肌梗死、创伤、内毒素败血症、心脏手术、肾衰竭、充血性心力衰竭等引起的休克综合征、补充血容量后休克仍不能纠正者，尤其是少尿及周围血管阻力正常或较低的休克。

2.本品可增加心排血量，因此也用于洋地黄和利尿剂无效的心功能不全。

【禁忌证】 对本品任何成分过敏者禁用。

【用法用量】

1.成人常用量 静脉注射，开始时按体重1 ～ 5μg/（kg·min），10min内以1 ～ 4μg/（kg·min）速度递增，已达到最大疗效。

2.慢性顽固性心力衰竭 静脉滴注开始时，按体重 0.5 ～ 2μg/（kg·min）逐渐递增，多数患者按 1 ～ 3μg/（kg·min）给予即可生效。

3. 闭塞性血管病变患者 静脉滴注开始时，按 1μg/（kg·min），逐增至 5 ～ 10μg/（kg·min），直到 20μg/（kg·min），以达到最满意效应。

4. 危重患者 先按 5μg/（kg·min）滴注，然后以 5 ～ 10μg/（kg·min）递增至 20 ～ 50μg/（kg·min），以达到满意效应，或将本品 20mg 加入 5% 葡萄糖注射液 200 ～ 300ml 中静脉滴注，开始时按 75 ～ 100μg/min 滴注，以后根据血压情况，可加快速度和加大浓度，但最大剂量不超过 500μg/min。

【注意事项】

1. 交叉过敏反应：对其他拟交感胺类药高度敏感的患者，可能对本品也异常敏感。

2. 应用多巴胺治疗前必须先纠正低血容量。

3. 在滴注前必须稀释，稀释液的浓度取决于剂量及个体需要液量，若不需要扩容，可用 0.8mg/ml 溶液；如有液体潴留，可用 1.6 ～ 3.2mg/ml 溶液。中、小剂量本品对周围血管阻力无作用，用于处理低心排血量引起的低血压；较大剂量则用于提高周围血管阻力以纠正低血压。

4. 选用粗大的静脉注射或滴注，以防药液外溢及产生组织坏死；如确已发生液体外溢，可用 5 ～ 10mg 酚妥拉明稀释溶液在注射部位做浸润。

5. 静脉滴注时应控制每分钟滴速，滴注的速度和时间需根据血压、心率、尿量、外周血管灌流情况、异位搏动出现与否等而定，可能时应做心排血量测定。

6. 突然停药可产生严重低血压，故停用时应逐渐递减剂量。

7. 闭塞性血管病（或有既往病史者）、肢端循环不良、频繁的室性心律失常等患者应慎用。

8. 在输注本品时，须进行血压、心排血量、心电图及尿量的监测。

【制剂与规格】 盐酸多巴胺注射液：2ml : 20mg。

【pH 值】 3.0 ～ 4.5。

【证 据】

1. 对药物配制的要求 多巴胺在静脉滴注前必须稀释，可以用 5% 葡萄糖注射液或 0.9% 氯化钠注射液稀释。稀释的浓度取决于所需剂量及个体需要的液体量。多巴胺的简易配制方法：以 μg/（kg·min）为静脉输注计量单位，用 5% 葡萄糖注射液或 0.9% 氯化钠注射液稀释至 50ml 后，用微量泵给药，每小时推注 1ml，则患者使用的多巴胺

输注剂量为 1μg/（kg·min），以此类推。此方法配制的多巴胺浓度较高，必须由中心静脉导管给药。

2. 对输液器材质的要求 国内 2008 年的一项研究将 5 种药品配制后，研究不同浓度、溶媒、保存条件、容器载体材料对药物稳定性的影响，结果显示，200mg/50ml 浓度的多巴胺的 5% 葡萄糖注射液，在 25℃ 条件下于 60ml 聚丙烯针筒中存放 24h，未发现肉眼可见变化；以高效液相色谱法分析未发现多巴胺浓度变化，将存放于 50ml 聚丙烯针筒中的 4mg/ml 浓度的多巴胺的 5% 葡萄糖注射液，在 4℃ 和 24℃ 条件下分别以遮光和暴露于日光下的条件存放 48h 后，以高效液相色谱法分析发现，多巴胺浓度降低 < 10%。72mg/ml 浓度的多巴胺的 0.9% 氯化钠注射液在 15 ～ 20℃ 条件下存放于 PVC 输液袋放置 1 周，未发现 PVC 材质的输液袋对多巴胺有吸附作用；4mg/ml 浓度的多巴胺的 5% 葡萄糖注射液，在 24℃ 条件下经 PVC 或聚乙烯材质输液器连续 12h 微泵给药，以高效液相色谱法分析也未发现药物浓度变化。因此，在输注中可以选用聚丙烯注射器、PVC 或聚乙烯材质输液器。

3. 输注中对避光输液器的要求 多巴胺属二级避光药品，需要特殊避光材质的装置来储存或使用。国内 2004 年的一项对多巴胺在常规与避光注射器中稳定性比较的研究认为，多巴胺分别在常规、避光注射器室温 20℃ 放置 4h 后，含量基本不变化，但两者 pH 值有明显差异。因此，建议临床在静脉注射多巴胺注射液时，应使用避光注射器。因此，在输液中建议使用避光输液器。

4. 对输液器过滤孔的要求 在心血管疾病使用的输液药液中，微粒是药液中存在的非代谢性颗粒杂质，其直径在 10μm 以上，一次性精密过滤输液器的药液过滤膜，滤过口径为 5μm，滤除率 > 95%，药物吸附性 < 5%，从而减少了微粒对血管的刺激，可预防静脉炎等的产生。因此，建议使用精密过滤输液器。

5. 对输液途径的要求 多巴胺经中心静脉导管给药以消除药物外渗的风险。如无中心静脉导管，应选用粗大的静脉注射或输液滴注，同时防止药液外渗。经文献证实，多巴胺对患者血管及周围皮肤的损伤与时间长短有很大关系，最安全的时间范围是持续用药 4h 左右，用药时长不能大于 8h。若连续用药 12h 或以上，多巴胺对穿刺部位的损伤将持续加重，由可逆性的病理变化转为不可逆性的病理损伤。因此，多巴胺建议首选经中心静脉导管

给药。

6.对输液速度的要求

（1）临床常使用标准药物配制方法配制多巴胺，输注速度一般从2μg/（min·kg）开始，根据血压逐渐调整至满意输注速度，一般不超过20μg/（min·kg）。

（2）严格掌握适应证和使用剂量，持续使用要注意输液局部情况，滴数>10μg/kg，对周围血管有明显的收缩作用，甚至导致组织坏死。

建议根据血压调整输液速度。

7.配制后储存条件及稳定时间　国内2001年有一项关于多巴胺在两种注射液中稳定性的研究发现，多巴胺水溶液不稳定，可与空气中的氧作用生成醌，溶液变红，光、热、pH值等都能促进其氧化作用；将多巴胺注射液加入5%葡萄糖（pH值分别为5.56、4.52、3.29）和0.9%氯化钠（pH值分别为7.00、6.03、4.52）两种注射液中，暴露于20℃室温4h后，以及25℃、35℃恒温水浴（0h、1h、2h、4h）后，其pH值和含量基本无变化。

多巴胺与其他相适宜的药物混合于5%葡萄糖注射液中，在pH值在4.0～6.4时，多巴胺能保持其稳定性，尤以pH值≤5时为佳。

多巴胺注射液加入5%葡萄糖（pH值分别为5.56、4.52、3.29）和0.9%氯化钠（pH值分别为7.00、6.03、4.52）两种注射液中，20～35℃下，在4h内其性质基本无变化。

盐酸多巴胺注射液储存条件：遮光保存。

8.配伍禁忌

（1）对于心、肾功能不全伴有少尿、无尿的患者，临床习惯将多巴胺和呋塞米共用，采用微量泵泵入或静脉滴注。但曲振宁等发现，二者混合一段时间后会出现结晶，故应避免多巴胺与呋塞米原液配制使用，必须合用时加入0.9%氯化钠注射液稀释后再用。

（2）对于慢性阻塞性肺疾病合并心功能不全的患者，个别临床医师习惯将多巴胺和氨茶碱混合后加入5%葡萄糖注射液或0.9%氯化钠注射液中静脉滴注，但王丹等发现，二者混合一段时间后配制液体变成紫色，故应避免多巴胺与氨茶碱混合滴注，必须联用时分开配制输注。

多巴胺与呋塞米原液、与氨茶碱配制使用时注意配伍禁忌。

【推荐意见】

1.多巴胺在静脉输注前必须稀释，稀释可以用

5%葡萄糖注射液或0.9%氯化钠注射液（ⅢA）。

2.在输注中可以选用聚丙烯注射器、PVC或聚乙烯材质输液器（ⅢB）。

3.应避光输注（ⅢB）。

4.使用精密过滤输液器（ⅢB）。

5.使用中心静脉导管给药（ⅢA）。

6.根据血压调整输液速度（ⅢB）。

7.将多巴胺注射液加入5%葡萄糖和0.9%氯化钠两种注射液中，20～35℃下在4h内其性质基本无变化（ⅡB）。

8.多巴胺与呋塞米原液、氨茶碱联合输注时，存在配伍禁忌（ⅢB）。

重酒石酸间羟胺
Metaraminol Bitartrate

【性　状】　本品为无色澄明液体。

【适应证】

1.防治椎管内阻滞麻醉时发生的急性低血压。

2.对于出血、药物过敏、手术并发症及脑外伤或脑肿瘤合并休克而发生的低血压，本品可用于辅助性对症治疗。

3.用于心源性休克或败血症所致的低血压。

【禁忌证】　未进行该项试验且无可靠参考文献，故尚不明确。

【用法用量】

1.成人用量

（1）肌内或皮下注射：2～10mg/次（以间羟胺计），由于最大效应不是立即显现，在重复用药前对初始量效应至少应观察10min。

（2）静脉注射，初量0.5～5mg，继而静脉滴注，用于重症休克。

（3）静脉滴注，将间羟胺15～100mg加入5%葡萄糖注射液或0.9%氯化钠注射液500ml中滴注，调节滴速以维持合适的血压。

成人极量一次100mg（0.3～0.4mg/min）。

2.小儿用量

（1）肌内或皮下注射：按0.1mg/kg，用于严重休克。

（2）静脉滴注0.4mg/kg或按体表面积12mg/m²，用0.9%氯化钠注射液稀释至每25ml中含间羟胺1mg的溶液，滴速以维持合适的血压水平为度。

【注意事项】

1.甲状腺功能亢进、高血压、冠心病、充血性心力衰竭、糖尿病患者和有疟疾病史者慎用。

2.血容量不足者应先纠正后再用本品。

3.本品有蓄积作用,如用药后血压上升不明显,须观察10min以上再决定是否增加剂量,以免贸然增量致使血压上升过高。

4.给药时应选用较粗大静脉注射,并避免药液外溢。

5.短期内连续使用,出现快速耐受性,作用会逐渐减弱。

【规　格】　重酒石酸间羟胺注射液:1ml:10mg。

【pH　值】　3.2～3.5。

【证　据】

1.溶媒推荐　重酒石酸间羟胺注射液说明书(北京市永康药业有限公司)在给药说明中指出,在静脉滴注时,将间羟胺加入5%葡萄糖注射液或0.9%氯化钠注射液中滴注。在临床研究中,间羟胺注射液稀释液均使用0.9%氯化钠注射液或5%葡萄糖注射液。因此,0.9%氯化钠注射液和5%葡萄糖注射液均可作为间羟胺的溶媒。

2.对药物配制的要求　说明书中未对间羟胺注射液的配制方法提出特别要求,可按常规药物进行配制。

3.对输液器材质、过滤孔径、避光输注的要求　说明书及检索文献未对重酒石酸间羟胺注射液所使用的输液材质、过滤孔径、避光输注提出特别要求,可使用常规输液装置。

4.对输液途径的要求　根据说明书,间羟胺注射液的输液途径为肌内或皮下注射、静脉注射、静脉滴注。通过文献检索,间羟胺注射液为血管活性药物,静脉注射时药液外溢,会引起局部血管收缩,并导致组织坏死或红肿硬结。目前,国内《静脉治疗护理技术操作规范》及美国INS指定的2016版《输液治疗实践标准》推荐使用微量泵输注血管活性药物等高危药品。所以,在输注过程中推荐使用微量泵自静脉给药。在输注前,应先注入0.9%氯化钠注射液检查输液管通畅性,并确保注射针头在静脉内,之后再经此通畅的输液管给药。

5.对输液速度的要求　通过对国内文献、说明书进行检索及查阅发现,暂时没有针对间羟胺注射液速度的研究,但是可以从其他的文章内提取出间羟胺注射液速度的应用情况。针对脓毒性休克的治疗研究显示,间羟胺注射液与5%葡萄糖注射液混合后,初始以5μg/(kg·min)剂量泵入,之后根据患者血压情况调整泵入剂量及速度。间羟胺预防剖宫产术脊椎麻醉诱发低血压的良效关系研究结果显示,静脉输注方式的90%有效剂量为2μg/(kg·min)。因此,应从相关疾病、治疗方案、患者自身情况等方面明确输液速度。

6.配制后储存条件及稳定时间　说明书提出间羟胺注射液配制后应于24h内用完,滴注液中不得加入其他难溶于酸性溶液的有配伍禁忌的药物。

【推荐意见】

1.使用5%葡萄糖注射液或0.9%氯化钠注射液稀释药液(ⅢA)。

2.配制方法及输液器无特殊要求(ⅢC)。

3.推荐使用输液泵,精准控制给药速度(ⅢA)。

4.输液速率应从相关疾病、治疗方案、患者自身情况等方面进行明确(ⅢB)。

5.配制后24h内滴毕(ⅢB)。

6.保存不应超过24h(ⅢA)。

去氧肾上腺素
Phenylephrine

【性　状】　本品为无色的澄明液体。

【适应证】

1.治疗休克及麻醉时用于维持血压。

2.用于控制阵发性室上性心动过速的发作。

【禁忌证】

1.高血压、冠状动脉硬化、甲状腺功能亢进、糖尿病、心肌梗死者禁用。

2.近2周内用过单胺氧化酶抑制剂者禁用。

【用法用量】　成人常用量如下。

1.血管收缩,局部麻醉药液中每20ml可加本品1mg,达到1:20 000的浓度;蛛网膜下腔麻醉时,每2～3ml达到1:1000的浓度。

2.升高血压,轻度或中度低血压,肌内注射2～5mg,再次给药间隔不少于10～15min,静脉注射一次0.2mg,按需每隔10～15min给药一次。

3.阵发性室上性心动过速,初量静脉注射0.5mg,20～30s注入,以后用量递增,每次加药量不超过0.1～0.2mg,一次量以1mg为限。

4.严重低血压和休克(包括与药物有关的低血压)可静脉给药,5%葡萄糖注射液或0.9%氯化钠注射液每500ml中加本品10mg(1:50 000浓度),开始时滴速为100～180滴/分,血压稳定后递减至40～60滴/分,必要时浓度可加倍,滴速则根据血压而调整。

5.为了预防蛛网膜下腔麻醉期间出现低血压，可在阻滞前3～4min肌内注射本品2～3mg。

【注意事项】

1.交叉过敏反应：对其他拟交感胺类药如苯丙胺、麻黄碱、肾上腺素、异丙肾上腺素、去甲肾上腺素、奥西那林过敏者，可能对本品也异常敏感。

2.严重动脉粥样硬化、心动过缓、高血压、甲状腺功能亢进、糖尿病、心肌病、心脏传导阻滞、室性心动过速、周围或肠系膜动脉血栓形成等患者慎用。

3.治疗期间除应经常测量血压外，须根据不同情况做其他必要的检查和监测。

4.防止药液漏出血管，出现缺血性坏死。

5.运动员慎用。

【制剂与规格】 盐酸去氧肾上腺素注射液：1ml∶10mg。

【pH 值】 3.0～5.0。

【证 据】

1.溶媒推荐　盐酸去氧肾上腺素注射液说明书（上海禾丰制药有限公司）用法用量中指出，5%葡萄糖注射液或0.9%氯化钠注射液每500ml中加本品10mg（1∶50 000浓度）。

2.对药物配制的要求　盐酸去氧肾上腺素注射液说明书未对配制方法提出特别要求，可按常规药物进行配制。参考《静脉治疗护理技术操作规范》及《护理分级》应用指南，静脉药物的配制和使用应在洁净环境中完成。此外，有文献提到，要有较强的无菌观念，配制时应穿着已消毒的配制服，做好双手消毒，戴好口罩。

3.对输液器材质的要求　通过对国内文献、说明书进行检索及查阅，暂时没有针对盐酸去氧肾上腺素输注时输液器材质的研究。因此，可以选择常规输液器。

4.输注中对避光输液器的要求　盐酸去氧肾上腺素注射液说明书关于"贮藏"指出，避光，密闭保存。通过对国内文献、说明书进行检索及查阅，暂时没有针对盐酸去氧肾上腺素输注时输液器避光的研究。

5.对输液器过滤孔径的要求　据文献报道，静脉药液中存在的微粒来源是多方面的，仅从加强生产质量管理和加强临床操作规范管理的角度出发，要完全清除药液中的微粒是有相当难度的。输液终端滤过装置（如精密过滤输液器）作为补救性的也是最终的一个措施和手段，可以对即将注入人体的药液进行净化处理，滤出大于5μm以上的微粒，极大地减少各个环节对药液的污染，从而减轻对人体的伤害。但通过对国内文献、说明书进行检索及查阅，暂时没有针对盐酸去氧肾上腺素输液器过滤孔径的要求。

6.对输液途径的要求　盐酸去氧肾上腺素注射液说明书的用法用量指出，阵发性室上性心动过速，初量静脉注射0.5mg，20～30s注入，以后用量递增，每次加药量不超过0.1～0.2mg，一次量以1mg为限；严重低血压和休克可静脉给药，5%葡萄糖注射液或0.9%氯化钠注射液每500ml中加本品10mg（1∶50 000浓度），开始时滴速为每分钟100～180滴，血压稳定后递减至每分钟40～60滴，必要时浓度可加倍，滴速则根据血压而调整。其他治疗方案等方面的文章也对微量泵泵入有所提及：静脉泵注去氧肾上腺素起始速度为0.24μg/（kg·min），即0.36ml/（kg·h）。因此，在输注过程中可采用静脉注射、静脉滴注、微量泵泵入的输注方法。

7.对输液速度的要求　盐酸去氧肾上腺素注射液说明书指出，轻度或中度低血压，肌内注射2～5mg，再次给药间隔不少于10～15min，静脉注射一次0.2mg，按需每隔10～15min给药一次；阵发性室上性心动过速，初量静脉注射0.5mg，20～30s注入，以后用量递增，每次加药量不超过0.1～0.2mg，一次量以1mg为限；严重低血压和休克可静脉给药，5%葡萄糖注射液或0.9%氯化钠注射液每500ml中加本品10mg（1∶50 000浓度），开始时滴速为每分钟100～180滴，血压稳定后递减至每分钟40～60滴，必要时浓度可加倍，滴速则根据血压而调整。

文献对输液速度的研究较多：如Allen等研究4种恒定速率输入去氧肾上腺素维持血流动力学平稳时认为以50μg/min输入能显著降低低血压的发生概率。一项心脏病患者接受非心脏手术围手术期的研究提到，静脉给予去氧肾上腺素20～100μg［必要时持续滴注0.1～2μg/（kg·min）］。另一项治疗感染性休克手术的方案提到，去氧肾上腺素浓度为0.01%，从0.4μg/（kg·min）开始应用，剂量为0.4～4.0μg/（kg·min）。微量泵泵注，去氧肾上腺素0.1～0.5μg/（kg·min）。收缩压低于100mmHg时静脉注射去氧肾上腺素50μg。

因此，相关速度需要根据患者年龄、血压、心率、耐受性、治疗方案等方面进行明确。

8.配制后储存条件及稳定时间

（1）配制后储存条件：国内文献暂时没有针对盐酸去氧肾上腺素配制后储存条件的研究。参考盐酸去氧肾上腺注射液说明书贮藏要求，配制后避光储存。

（2）配制后稳定时间：说明书及国内文献暂时没有盐酸去氧肾上腺素配制后稳定时间的研究。但有指导类书籍提及溶液放置3～5h后，细菌可呈对数生长，因此注射药液应现用现配。

【推荐意见】

1.使用5%葡萄糖注射液或0.9%氯化钠注射液稀释药液（ⅡA）。

2.使用常规药物配制方法（ⅡA）。

3.使用肌内注射、静脉注射、静脉滴注（ⅡA）。

4.使用微量泵泵入进行输注（ⅢB）。

5.避光密闭保存（ⅡA）。

6.配制后尽快输注（ⅡA）。

多巴酚丁胺
Dobutamine

【性　状】　本品为无色的澄明液体。

【适应证】　本品用于器质性心脏病心肌收缩力下降引起的心力衰竭，包括心脏直视手术后所致的低排血量综合征，作为短期支持治疗。

【禁忌证】　未见相关报道。

【用法用量】　成人常用量：将多巴酚丁胺加于5%葡萄糖注射液或0.9%氯化钠注射液中稀释后，以每分钟滴速2.5～10μg/kg给予，在每分钟15μg/kg以下的剂量时，心率和外周血管阻力基本无变化；偶尔每分钟滴速＞15μg/kg，但需注意过大剂量仍然有可能加速心率并产生心律失常。

【注意事项】

1.交叉过敏反应，对其他拟交感药物过敏者，可能对本品也敏感。

2.本品是否排入乳汁未定，但哺乳妇女用药须谨慎，治疗期间应停止哺乳。

3.梗阻性肥厚型心肌病患者不宜使用，以免加重梗阻。

4.下列情况应慎用：①心房颤动，多巴酚丁胺能加快房室传导，加速心室率，如须用本品，应先给予洋地黄类药；②高血压可能加重；③严重的机械梗阻，如重度主动脉瓣狭窄，多巴酚丁胺可能无效；④低血容量时，应用本品可加重症状，故用

前须加以纠正；⑤可能加重室性心律失常；⑥心肌梗死后，大量使用本品可能使心肌耗氧量增加而加重缺血；⑦用药期间应定时或连续监测心电图、血压、心排血量，必要时须实时监测肺楔嵌压。

5.给药说明：用药前应先补充血容量，纠正血容量不足。药液的浓度随用量和患者所需体液量而定。可依据患者的心率、血压、尿量及是否出现异位搏动等治疗效益来调整治疗时间和给药速度。用药期间应监测心电图、中心静脉压、肺楔嵌压和心排血量。

【制剂与规格】　盐酸多巴酚丁胺注射液：2ml：20mg。

【pH　值】　2.5～5.0。

【证　据】

1.溶媒推荐　盐酸多巴酚丁胺注射液说明书（上海第一生化药业有限公司）在"用法用量"中指出，将多巴酚丁胺加于5%葡萄糖注射液或0.9%氯化钠注射液中稀释。

2.对药物配制的要求　说明书中未对盐酸多巴酚丁胺的配制方法提出特别要求，可按常规药物进行配制。但根据国家卫生和计划生育委员会医院管理研究所护理中心编制的《〈静脉治疗护理技术操作规范〉》及〈护理分级〉应用指南》中提出静脉药物的配制和使用应在洁净环境中完成。此外，有文献显示，配制时应严格遵循无菌操作原则，穿着已消毒的配制服，做好双手消毒，戴好口罩。

3.对输液器材质的要求　2011年国内一项研究将10支盐酸多巴酚丁胺注射液注入1000ml 0.9%氯化钠注射液中，模拟临床输液操作，分别同时插入两种不同材质（聚烯烃热塑弹性体、聚氯乙烯）输液器。收集0min、5min、10min、30min、60min、120min的流出液，测定吸光度值。结果显示，PVC输液器和TPE输液器对盐酸多巴酚丁胺注射液没有明显的吸附作用。上述研究表明，两种常用输液器对盐酸多巴酚丁胺注射液的稳定性无影响，因此PVC和TPE输液器材质均可选用。

4.输注中对避光输液器的要求　盐酸多巴酚丁胺注射液说明书在"贮藏"中指出，应避光、密闭保存。通过对国内文献、说明书进行检索及查阅，有文献报道盐酸多巴酚丁胺输注时应用避光输液器。因此，建议输注过程中选择避光输液器。

5.对输液器过滤孔径的要求　通过对国内文献、说明书进行检索及查阅，暂时没有针对盐酸多巴酚丁胺输液器过滤孔径的要求。可采用常规输

液器。

6.对输液途径的要求 盐酸多巴酚丁胺说明书推荐静脉滴注的给药方式。有文章提及多巴胺、多巴酚丁胺为外渗的高危药物，这些药物一旦发生外渗，将会发生严重的不良后果。持续输入多巴胺、多巴酚丁胺时，应用留置针开放两条静脉通路，每隔2～3h交替使用，以免造成局部组织坏死，并可用甘露醇局部热敷或提高药物温度，使血管的通畅性增高。使用拟交感类多巴酚丁胺时，应严密监测心率、血压的变化，并注意穿刺部位皮肤情况，积极预防、处理药物外渗。因此，多巴酚丁胺可以采用静脉滴注、微量泵注射的给药方式，输液过程应防止外渗发生。

7.对输液速度的要求 盐酸多巴酚丁胺说明书在"用法用量"中指出，成人常用量：以滴速2.5～10μg/（kg·min）给予，在15μg/（kg·min）以下的剂量时，心率和外周血管阻力基本无变化；偶用滴速＞15μg/（kg·min），但需注意过大剂量仍然有可能加速心率并产生心律失常。

一项针对治疗心力衰竭疗效的研究提到，以2.5～10μg/（kg·min）的速度静脉注射，剂量可根据患者耐受性和心功能改善情况进行调节。一项治疗心力衰竭的方案则为：将180mg多巴酚丁胺与32ml 5%葡萄糖注射液混合，以2～10μg/（kg·min）的速度维持泵入，具体速度根据患者情况调整。李娇的研究中则用起初2μg/（kg·min）多巴酚丁胺注射液静脉滴注，若患者耐受性好，可于2h后增加至4μg/（kg·min），一直静脉滴注，持续给药24h。

从文中描述可以看出，相关输注速度需要根据治疗方案及患者体重、血压、心率和耐受性等方面的因素进行明确。

8.配制后储存条件及稳定时间

（1）配制后储存条件：说明书及国内文献暂时没有针对盐酸多巴酚丁胺配制后储存条件的研究。参考盐酸多巴酚丁胺说明书贮藏要求配制后避光储存。

（2）配制后稳定时间：说明书及国内文献暂时没有多巴酚丁胺配制后稳定时间的研究。但有指导类书籍提及溶液放置3～5h后，细菌可呈对数生长，因此注射药液应现用现配。

【推荐意见】

1.使用0.9%氯化钠注射液或5%葡萄糖注射液稀释药液（ⅡA）。

2.使用常规药物配制方法（ⅡA）。

3.使用PVC输液器或TPE输液器均可（ⅢB）。

4.使用静脉滴注（ⅡA）。

5.使用微量泵泵注（ⅢB）。

6.配制后尽快输注（ⅡB）。

酚妥拉明
Phentolamine

【性 状】 本品为无色或微黄色的澄明液体。

【适应证】

1.用于诊断嗜铬细胞瘤及治疗其所致的高血压发作，包括手术切除时出现的高血压，也可根据血压对本品的反应用于协助诊断嗜铬细胞瘤。

2.治疗左心衰竭。

3.治疗去甲肾上腺素静脉给药外溢，用于防止皮肤坏死。

【禁忌证】

1.禁用于严重动脉硬化及肾功能不全者。

2.禁用于低血压、冠心病、心肌梗死者。

3.胃炎或胃溃疡患者，以及对本品过敏者禁用。

【用法用量】

1.成人常用量

（1）用于酚妥拉明试验：静脉注射5mg，也可先注入1mg，若反应阴性，再给5mg，如此假阳性的结果可以减少，同时也会减少血压剧降的危险性。

（2）用于防止皮肤坏死：在每1000ml含去甲肾上腺素溶液中加入本品10mg静脉滴注，作预防之用。若已经发生去甲肾上腺素外溢，用本品5～10mg加10ml 0.9%氯化钠注射液做局部浸润，此法在外溢后12h内有效。

（3）用于嗜铬细胞瘤手术：术时如血压升高，可静脉注射2～5mg或静脉滴注0.5～1mg/min，以防肿瘤手术时出现高血压危象。

（4）用于心力衰竭时减轻心脏负荷：静脉滴注0.17～0.4mg/min。

2.小儿常用量

（1）用于酚妥拉明试验：静脉注射一次1mg，也可按体重0.15mg/kg或按体表面积3mg/m²。

（2）用于嗜铬细胞瘤手术：术中血压升高时可静脉注射1mg，也可按体重0.1mg/kg或按体表面积3mg/m²，必要时可重复或持续静脉滴注。

【注意事项】

1.做酚妥拉明试验。在给药前及静脉给药后

3min内每30s、给药后4～10min每1分钟测一次血压，或在肌内注射后30～45min每5分钟测一次血压。

2.对诊断的干扰。降压药、巴比妥类、阿片类镇痛药、镇静药都可以造成酚妥拉明试验假阳性，故试验前24h应停用。

3.用降压药前，必须使血压回升至治前水平方可给药。

【制剂与规格】　甲磺酸酚妥拉明注射液：1ml：10mg；2ml：100mg。

【pH　值】　2.5～5.0。

【证　据】

1.溶媒推荐　经查询，文献报道的酚妥拉明溶媒使用方法：可将20mg酚妥拉明同0.5%葡萄糖注射液250ml混合，静脉滴注；酚妥拉明10～20mg加入5%葡萄糖注射液250ml内静脉滴注；5%葡萄糖注射液250ml加酚妥拉明注射液15mg，静脉滴注。因此，推荐使用5%葡萄糖注射液作为溶媒。

2.对药物配制的要求　甲磺酸酚妥拉明注射液说明书（扬州制药有限公司）未对的配制方法提出特别要求，可按常规药物进行配制。国家卫生和计划生育委员会医院管理研究所护理中心编制的《〈静脉治疗护理技术操作规范〉及〈护理分级〉应用指南》中提及静脉药物的配制和使用应在洁净环境中完成。此外，有文献提出，要有较强的无菌观念，配制时应穿着已消毒的配制服，做好双手消毒，戴好口罩。

3.对输液器材质的要求　有文献报道，聚氯乙烯输液器可对酚妥拉明产生吸附作用，导致药物浓度出现轻度下降，与吸附前相比，差异具有统计学意义（$P < 0.01$）。因此，建议使用非PVC材质输液器进行输注。

4.对过滤孔径的要求　通过对国内文献、说明书进行检索及查阅，暂时没有针对甲磺酸酚妥拉明输注时输液器过滤孔径、避光输注的研究。因此，可以选择常规输液器进行输注。但2014年有研究表明静脉输注酚妥拉明易发生静脉炎，因此，应根据患者情况使用精密过滤输液器。

5.输注中对避光输液器的要求　本品说明书（华润双鹤药业股份有限公司）提到本品需遮光，密闭保存。目前暂无酚妥拉明有避光输注要求的文献，且在临床使用中，酚妥拉明均未避光输注，未发现不良事件。因此，本品可使用非避光输液器。

6.对输液途径的要求　甲磺酸酚妥拉明注射液说明书（扬州制药有限公司）在"用法用量"中指出，用于酚妥拉明试验时，采用静脉注射；用于嗜铬细胞瘤手术时，静脉注射或滴注；用于心力衰竭时，采用静脉滴注的给药方式。一项联合治疗婴儿肺炎的临床研究提及，注射用甲磺酸酚妥拉明2～4μg/（kg·min），加入5%葡萄糖注射液20～50ml中，使用微量注射泵匀速泵入。所以，在输液途径为静脉注射、静脉滴注时，输液过程中应注意观察，避免发生静脉炎。可视输液时长，予外周静脉穿刺留置针。

7.对输液速度的要求　甲磺酸酚妥拉明注射液说明书（扬州制药有限公司）在说明书中标明，酚妥拉明用于成人试验时，静脉注射5mg，也可先注入1mg，若反应阴性，再给5mg；用于嗜铬细胞瘤手术时，静脉注射2～5mg或滴注0.5～1mg/min；用于心力衰竭时，静脉滴注0.17～0.4mg/min。一项治疗心力衰竭的方案提到，酚妥拉明最初用药剂量根据患者体重按照0.1mg/kg剂量进行给药，之后根据患者病情变化及机体耐受性酌情考虑增减用药剂量，最大不超过2mg/kg。通过文献及说明书的检索发现，甲磺酸酚妥拉明注射液速度、剂量有所不同，所以相关速度、剂量需要根据个体的血压、心率、治疗方案、患者耐受性等方面进行明确。

8.配制后储存条件及稳定时间

（1）配制后储存条件：说明书及国内文献暂时没有针对甲磺酸酚妥拉明配制后储存条件的研究。参考甲磺酸酚妥拉明注射液说明书（扬州制药有限公司）贮藏要求，配制后避光储存。

（2）配制后稳定时间：2011年一项对甲磺酸酚妥拉明注射液含量的研究提到，本品在24h内溶液的性质基本保持稳定。

【推荐意见】

1.静脉使用时，用5%葡萄糖注射液作为溶媒（ⅡA）。

2.使用常规药物配制方法（ⅢA）。

3.使用非PVC材质输液器（ⅡB）。

4.使用非避光输液装置（ⅡC）。

5.使用静脉注射、静脉滴注或微量泵泵入（ⅡA）。

6.根据个体的血压、心率、治疗方案、患者耐受性调整输入速度（ⅡA）。

7.配制后避光保存，24h内进行输注（ⅡC）。

五、营养心肌和改善心肌代谢药

果糖二磷酸钠
Fructose Dighosphate Sodium

【性　状】本品为无色至微黄色的澄明液体。

【适应证】

1. 低磷酸血症。

2. 急性脑梗死等引起的脑缺血缺氧的辅助治疗。

【禁忌证】

1. 遗传性果糖不耐受症患者。

2. 对果糖二磷酸钠注射液和果糖过敏者。

3. 高磷酸血症及肾衰竭患者。

【用法用量】

1. 常规剂量

（1）建议剂量为每日5～10g，静脉滴注速度约为10ml/min（1g/min）。

（2）治疗低磷酸血症的剂量应根据磷酸缺乏的程度决定，以免磷酸超负荷。

（3）儿童剂量应根据体重（70～160mg/kg）决定，不要超过建议剂量。

2. 较大剂量　治疗低磷酸血症的较大剂量建议每天分两次给药，伴有心力衰竭时剂量减半。

【注意事项】

1. 给药前应肉眼观察一下有无特殊情况，轻微发黄并不影响药效。

2. 肌酐清除率小于50ml/min的患者应监测血液磷酸盐水平。

【规　格】果糖二磷酸钠注射液：50ml∶5g；100ml∶10g。

【pH　值】3.5～4.0。

【证　据】

1. 溶媒推荐　国内各果糖二磷酸钠注射液说明书均未提到推荐溶媒，查阅相关文献可知果糖二磷酸钠注射液可与10%葡萄糖注射液混合使用。

2. 对药物配制的要求　说明书中未对果糖二磷酸钠注射液的配制方法提出特别要求，可按常规药物进行配制。静脉药物的配制和使用应在洁净环境中（空气细菌总数≤500CFU/m³）完成，且实施操作的人员应为注册护师、医师。

3. 对输液材质的要求　本品说明书未对输液材质进行要求，可使用以聚氯乙烯为原料制作的传统一次性输液器，也可使用高性能聚烯烃热塑弹性体制作的一次性输液器，且更安全。

4. 对输液器过滤孔径的要求　查阅文献得知，果糖对血管壁的刺激常导致给药性静脉炎和邻近组织出现发红、肿胀、疼痛、血管变硬，甚至机化、阻塞、局部组织坏死、疼痛等症状。刺激性较大的药物短时间内大量快速进入血管穿刺点内，超过其缓冲应急能力或在血管受损处堆积，均可使血管内膜受刺激。精密过滤输液器，截留直径2～5μm的微粒，对不溶性微粒均能有效截留，可减少微粒的危害、减轻疼痛。

5. 对输液途径的要求　果糖二磷酸钠注射液是高渗溶液，说明书中写明注射过程中药液外渗到皮下时会造成疼痛和局部刺激，建议先输入0.9%氯化钠注射液检查输液管通畅性及确定注射针头在血管内，再经此静脉给药。有文献显示可使用静脉留置针作为此药物的输注途径。但为减轻药品对血管的刺激性，如条件允许，首选中心静脉等大血管进行输注。

6. 对输液速度的要求　果糖二磷酸钠注射液说明书指出，果糖二磷酸钠注射液静脉输注速度约为10ml/min（1g/min），如速度超过10ml/min时，患者可出现脸红、心悸、手足有蚁行感。

7. 配制后储存条件　说明书中指出果糖二磷酸钠注射液要在20℃以下保存。

8. 配伍禁忌　本品不能与pH值3.5～5.8的不溶解药物共用，也不能与含高钙盐的碱性溶液共用。

【推荐意见】

1. 可使用10%葡萄糖注射液稀释药液（ⅡB）。

2. 药物配制参考常规药物配制方法（ⅢB）。

3. 使用常规材质输液器（ⅡA）。

4. 推荐使用精密过滤输液器（ⅡB）。

5. 使用外周静脉留置针用于短期静脉输液治疗（ⅢB）。

6. 首选中心静脉等大血管输注（ⅡB）。

7. 输注速度10ml/min（1g/min）（ⅡA）。

8. 20℃以下保存（ⅡA）。

9. 不能与pH值为3.5～5.8的不溶解药物共用，也不能与含高钙盐的碱性溶液共用（ⅡA）。

六、强心药

去乙酰毛花苷
Deslanoside

【性　状】本品为无色的澄明液体。

【适应证】

1.主要用于心力衰竭。由于其作用较快，适用于急性心功能不全或慢性心功能不全急性加重的患者。

2.用于控制伴快速心室率的心房颤动、心房扑动患者的心室率。

3.终止室上性心动过速起效慢，已少用。

【禁忌证】

1.禁用于任何强心苷制剂中毒的患者。

2.禁用于室性心动过速、心室颤动的患者。

3.禁用于梗阻性肥厚型心肌病（若伴收缩功能不全或心房颤动仍可考虑）的患者。

4.禁用于预激综合征伴心房颤动或心房扑动的患者。

【用法用量】　静脉注射。

1.成人常用量　用5%葡萄糖注射液稀释后缓慢注射，首剂0.4～0.6mg，以后每2～4小时可再给0.2～0.4mg，总量1～1.6mg。

2.小儿常用量　按下列剂量分2～3次间隔3～4h给予。早产儿和足月新生儿，或肾功能减退、心肌炎患儿，肌内或静脉注射按体重0.022mg/kg；2周至3周岁，按体重0.025mg/kg。本品静脉注射获满意效果后，可改用地高辛常用维持量以保持疗效。

【注意事项】

1.低钾血症、不完全性房室传导阻滞、高钙血症、甲状腺功能低下、缺血性心脏病、急性心肌梗死早期、心肌炎活动期、肾功能损害的患者慎用。

2.用药期间注意随访检查血压、心率及心律、心电图、心功能监测、电解质尤其是钾、钙、镁、肾功能，疑有洋地黄中毒时，应做地高辛血药浓度测定。

3.过量时，由于蓄积性小，一般于停药后1～2天中毒表现可以消退。

【制剂与规格】　去乙酰毛花苷注射液：2ml:0.4mg。

【pH值】　5.0～7.0。

【证据】

1.溶媒推荐　去乙酰毛花苷注射液说明书（成都倍特药业股份有限公司）在用法用量中指出，用5%葡萄糖注射液稀释后缓慢注射。因为以葡萄糖为溶媒有助于钾离子细胞内转移，门冬氨酸钾镁及去乙酰毛花苷注射液用于心力衰竭时宜限钠，故不提倡以氯化钠为溶媒。

2.对药物配制的要求　说明书中未对去乙酰毛花苷注射液的配制方法提出特别要求，可按常规药物进行配制。但国家卫生和计划生育委员会医院管理研究所护理中心编制的《〈静脉治疗护理技术操作规范〉及〈护理分级〉应用指南》中提及，静脉药物的配制和使用应在洁净环境中完成。此外，有文献指出，要有较强的无菌观念，配制时应穿着已消毒的配制服，做好双手消毒，戴好口罩。

3.对输液器材质、过滤孔径、避光输注的要求　通过对国内文献、说明书进行检索及查阅，暂时没有针对去乙酰毛花苷输注时输液器材质、过滤孔径及避光输注的研究。因此，可以使用常规普通输液器。

4.对输液途径的要求　去乙酰毛花苷注射液说明书在用法用量中明确指出，静脉注射。但早产儿和足月新生儿或肾功能减退、心肌炎患儿，肌内或静脉注射按体重0.022mg/kg，2周至3岁，按体重0.025mg/kg。因此，可以采取静脉注射、肌内注射。

5.对输液速度的要求　通过对国内文献、说明书进行检索及查阅发现，暂时没有针对去乙酰毛花苷输注速度的研究。但是可以从其他治疗方案等方面的文献内提取出去乙酰毛花苷输注的应用情况。一项针对治疗急性心力衰竭疗效的方案指出，对照组患者给予去乙酰毛花苷注射液治疗，0.4mg去乙酰毛花苷注射液加入5%葡萄糖注射液10ml，10min内静脉注射完成，2h用药一次，至症状缓解。而针对治疗快速心律失常的疗效研究提到，对照组静脉注射去乙酰毛花苷注射液，首发剂量为0.4mg；如果心率控制不理想，30min后再次注射0.4mg；如果仍无效，再次注射0.2mg，但应注意单日总剂量不大于1.0mg。针对室上性心动过速救治分析的方案提到，去乙酰毛花苷组为0.4mg加入5%葡萄糖注射液20ml中，静脉注射，2h后如无效再静脉注射0.2mg。此外，一项急诊治疗阵发性室上性心动过速的方案提到，在20ml 5%葡萄糖注射液中加入0.4mg去乙酰毛花苷，在5～10min完成静脉注射。

由此可见，当乙酰毛花苷通过静脉注射时，大多文献仅写明注射首剂量，有些提及注射时间，因此相关注射速度需要根据治疗方案，以及患者血压、心率和耐受性等方面进行明确。

6.配制后储存条件及稳定时间

（1）配制后储存条件：说明书及国内文献暂时没有提及去乙酰毛花苷配制后的储存条件。

（2）配制后稳定时间：说明书及国内文献暂时没有去乙酰毛花苷配制后稳定时间的研究，但有指导类书籍提及溶液放置 3～5h 后，细菌可呈对数生长，因此注射药液应现用现配。

【推荐意见】

1. 使用 5% 葡萄糖注射液稀释药液（ⅢA）。

2. 使用常规药物配制方法（ⅡA）。

3. 使用静脉注射或肌内注射（ⅡA）。

4. 输注速度需要根据治疗方案及患者血压、心率和耐受性等方面进行明确（ⅢB）。

5. 配制后尽快输注（ⅡB）。

米 力 农
Milrinone

【性　状】　本品为无色的澄明液体。

【适应证】　适用于对洋地黄、利尿剂、血管扩张剂治疗无效或效果欠佳的各种原因引起的急、慢性顽固性充血性心力衰竭。

【禁忌证】

1. 低血压、心动过速、心肌梗死者慎用。

2. 肾功能不全者宜减量。

【用法用量】　静脉注射负荷量 25～75μg/kg，5～10min 缓慢静脉注射，以后每分钟 0.25～1.0μg/kg 静脉滴注维持。每日最大剂量不超过 1.13mg/kg。疗程不超过 2 周。

【注意事项】

1. 用药期间应监测心率、心律、血压，必要时调整剂量。

2. 不宜用于严重瓣膜狭窄病变及梗阻性肥厚型心肌病患者，急性缺血性心脏病患者慎用。

3. 合用强利尿剂时，可使左心室充盈压过度下降，且易引起水、电解质失衡。

4. 对心房扑动、心房颤动患者，因本品可增加房室传导作用导致心室率增快，宜先用洋地黄控制心室率。

5. 肝肾功能损害者慎用。

6. 尚无用于心肌梗死、孕妇及哺乳期妇女、儿童的报道，应慎重。

【制剂与规格】　米力农注射液：5ml∶5mg。

【pH 值】　3.2～4.0。

【证　据】

1. 溶媒推荐　米力农注射液在说明书（湖南赛隆药业有限公司）明确指出媒推荐 0.9% 氯化钠注射液、0.45% 氯化钠注射液或 5% 葡萄糖注射液，并且在米力农注射液与 0.9% 氯化钠注射液、0.45% 氯化钠注射液、5% 葡萄糖注射液、乳酸林格液配伍的稳定性实验中显示，在测试 7 天内，除米力农在乳酸林格液约有 3% 的乳酸米力农丢失外，米力农注射液与其他三种输注配伍，物理性质相容，无可见浑浊或颗粒形成，无颜色变化或气体逸出，且化学性质稳定。另有文献报道，米力农注射液以临床常规剂量，在常温条件（20℃）下，与 2 种常用输液（0.9% 氯化钠注射液、5% 葡萄糖注射液）的配伍溶液在 24h 内性状、pH 值、含量、紫外吸收光谱和色谱均无明显变化。因此，米力农注射液溶媒宜选 0.9% 氯化钠注射液、5% 葡萄糖注射液。

2. 配伍禁忌　米力农注射液说明书中明确指出其为酸性溶液，不能与呋塞米混合，否则可能发生沉淀。此外，呋塞米也不能加入含米力农的静脉输液管路中。此外，还明确指出米力农与注射用头孢哌酮钠舒巴坦钠、阿洛西林钠存在配伍禁忌。

3. 对药物配制的要求　目前未找到对于米力农注射液配制的特殊要求，但临床静脉输液的配制应在洁净环境中进行，着装整齐，戴口罩，穿工作鞋，以保持配药环境的空气有较高的洁净度。

4. 对输液器材质、过滤孔径的要求　通过对国内文献、说明书进行检索和查阅，暂时没有针对米力农注射液输液器材质及过滤孔径的相关研究和规定。因此，可常规使用一次性普通输液器。

5. 输注中对避光输液器的要求　根据文献报道，将米力农注射液溶解到 0.9% 氯化钠注射液、5% 葡萄糖注射液中，在室温不避光条件下放置，在 0h、2h、4h、8h、24h 分别对其外观、pH 值、含量及微粒进行观察和测定（室温不避光即将配伍液直接放置在室温自然光下）。结果表明在室温条件下，米力农注射液溶于 0.9% 氯化钠注射液、5% 葡萄糖注射液的含量在 24h 内没有明显的差异。所以，米力农注射液在 24h 内可以采用非避光输液器输注。

6. 对输液途径的要求　米力农注射液说明书中指出，本品可用于静脉滴注。国内研究表明，亦可采用输液泵持续给药。国内研究将米力农与低分子肝素配伍治疗肺心病，其具体方法为将 6～9mg 米力农注射液加入到 0.9% 氯化钠注射液 200～450ml 中进行静脉滴注，每日 1 次；那曲肝素钙 5000U 皮下注射，每日 2 次，持续 10 天，患者症状、体征及各项指标均有改善。另有研究显示，米力农与 5% 葡萄糖注射液配制后使用输液泵输注，可将输注时间延长至48h。因此，米力农注射液在输注过程中可选择外周静脉进行输液。

7.对输液速度的要求　药品说明书指出，负荷量25～75μg/kg，5～10min缓慢静脉注射，以后每分钟0.25～1.0μg/kg维持。每日最大剂量不超过1.13mg/kg。

8.配制后储存条件及稳定时间　米力农注射液说明书中规定，配制后的溶液应尽早使用；若必须保存，则可保存于室温、冰箱内，在24h内使用。

【推荐意见】

1.推荐5%葡萄糖注射液和0.9%氯化钠注射液作为溶媒（ⅡA）。

2.使用一次性普通PVC材质、非避光输液器（ⅢB）。

3.推荐使用方法为静脉滴注、输液泵持续给药（ⅡA）。

4.负荷量25～75μg/kg，5～10min缓慢静脉注射，以后每分钟0.25～1.0μg/kg维持（ⅡA）。

5.现用现配，可在室温、冰箱保存不超24h（ⅢA）。

6.与呋塞米、头孢哌酮钠舒巴坦钠、阿洛西林钠存在配伍禁忌（ⅡA）。

七、防治心绞痛药

硝 酸 甘 油
Nitroglycerin

【性　状】　本品为无色的澄明液体。

【适应证】　本品用于冠心病心绞痛的治疗及预防，也可用于降低血压或治疗充血性心力衰竭。

【禁忌证】

1.禁用于心肌梗死早期（有严重低血压及心动过速）的患者。

2.禁用于严重贫血、青光眼、颅内压增高和已知对硝酸甘油过敏的患者。

3.禁用于使用枸橼酸西地那非（万艾可）的患者。

【用法用量】　用5%葡萄糖注射液或0.9%氯化钠注射液稀释后静脉滴注，开始剂量为5μg/min，最好用输液泵恒速输入。用于降低血压或治疗心力衰竭，可每3～5分钟增加5μg/min，如在20μg/min时无效，可以10μg/min递增，以后可维持在20μg/min。患者对本药的个体差异很大，静脉滴注无固定适合剂量，应根据个体的血压、心率和其他血流动力学参数来调整剂量。

【注意事项】

1.应使用能有效缓解急性心绞痛的最小剂量，过量可能导致耐受现象。

2.小剂量可能发生严重低血压，尤其是在直立位时。

3.应慎用于血容量不足或收缩压低的患者。

4.发生低血压时可合并心动过缓，加重心绞痛。

5.加重梗阻性肥厚型心肌病引起的心绞痛。

6.易出现耐受性。

7.如果出现视物模糊或口干，应停药。

8.剂量过大可引起剧烈疼痛。

9.静脉滴注本品时，许多塑料输液器可吸附硝酸甘油，因此应采用非吸附本品的输液装置，如玻璃输液瓶等。

10.静脉使用本品时须采用避光措施。

【制剂与规格】　硝酸甘油注射液：1ml∶5mg。

【pH　值】　3.0～6.5。

【证　据】

1.溶媒推荐　硝酸甘油注射液说明书（北京益民药业有限公司）在用法用量中指出，用5%葡萄糖注射液或0.9%氯化钠注射液稀释后静脉滴注。

2.对药物配制的要求　说明书中未对硝酸甘油注射液的配制方法提出特别要求，可按常规药物进行配制。

3.对输液器材质的要求　硝酸甘油注射液说明书在注意事项说明中指出，静脉滴注本品时，由于许多塑料输液器可吸附硝酸甘油，因此应采用不吸附本品的输液装置，如玻璃输液瓶等。国内2020年的一项研究对TPE、PVC输液器的吸附性进行实验发现，PVC输液器对硝酸甘油具有一定的吸附性，吸附率相对标准偏差（RSD）为7.44%，而TPE输液器对硝酸甘油几乎没有吸附性，其吸附率RSD为0.48%。因此，PVC材质对硝酸甘油具有吸附作用，所以在输注中需要使用非PVC材质的输液袋及输液器。

4.输注中对避光输液器的要求　硝酸甘油注射液说明书在注意事项说明中指出，静脉使用本品时须采用避光措施。

5.对输液器过滤孔径的要求　2009年的一篇文献认为，静脉药液中存在的微粒来源是多方面的，输液终端滤过装置（如精密过滤输液器）是最终的一个补救性措施和手段，可以对即将注入人体的药液进行净化处理，滤出大于5μm以上的微粒，极大地减少各个环节对药液的污染，从而减轻对人体的伤害。通过对国内文献、说明书进行检索及查阅，暂时没有针对硝酸甘油注射液输液器过滤孔径的要求。因此，硝酸甘油注射液输注对输液器过滤孔径无特殊要求，但出于对血管的保护，应尽量使用输液终端滤过装置。

6.对输液途径的要求 硝酸甘油注射液说明书在用法用量中指出，用5%葡萄糖注射液或0.9%氯化钠注射液稀释后静脉滴注，开始剂量为5μg/min，最好用输液泵恒速输入。2014年的一项研究对微量注射泵和直接静脉滴注治疗心绞痛的效果进行了比较，结果显示，微量注射泵组：硝酸甘油10mg加入5%葡萄糖注射液150ml中，采用WZ-50D型微泵以3～15ml/h的速度输注；直接静脉滴注组：硝酸甘油10mg加入5%葡萄糖注射液150ml中，以6～15滴/分速度输入。2周后对两组患者的治疗效果进行比较，微量注射泵组优于直接静脉滴注组。相比直接静脉滴注，微量注射泵注射可减少低血压、头痛头晕、心律失常等的发生，恒定速度进入体内，避免患者自行调节。所以，在输注过程中首选输液泵恒速输入，也可选用静脉滴注。

7.对输液速度的要求 硝酸甘油注射液说明书在说明书中指出，开始剂量为5μg/min，用于降低血压或治疗心力衰竭，可每3～5min增加5μg/min，如在20μg/min时无效，可以10μg/min递增，以后可以20μg/min的速度输注。

通过对国内文献进行检索及查阅发现，一项针对治疗心绞痛的方案提到：将硝酸甘油30mg与0.9%氯化钠注射液44ml稀释后，采用微量泵静脉注射。患者对硝酸甘油使用量个体差异很大，静脉注射无固定剂量，应根据个体的血压、心率和其他血流动力学参数来调节用量。所以，微量泵注射硝酸甘油应从低剂量开始。一般以10μg/min（1ml/h）的药物浓度开始泵入，每5～10分钟增加5～10μg（即调0.5～1ml），直至症状控制，最大剂量不超过100μg/min，治疗时间5～7天。针对治疗高血压方案疗效的研究提到，将硝酸甘油15mg加入5%葡萄糖溶液250ml中，以10μg/min开始，根据血压下降情况调整剂量，但最大剂量不宜超过100μg/min。另一项治疗高血压急症研究则为硝酸甘油10～20mg加入5%葡萄糖溶液250ml中，静脉滴注，以10～20μg/min开始，根据血压下降的速度与幅度调整剂量，最大剂量不超过100μg/min。此外，一项治疗心力衰竭的方案提及：用硝酸甘油注射液

20～40mg加入5%葡萄糖液40ml中，根据血压调整静脉注射速度，以2～7mg/h注射，1次/天，若患者血压下降明显，可加入20～60mg多巴胺，并调慢滴速，当硝酸甘油所用量恰能使患者心力衰竭明显好转或消失时，则逐渐减量至停药，疗程为7天。因此，硝酸甘油可以使用静脉滴注、静脉泵注进行输注。但是硝酸甘油使用量个体差异很大，相关输注速度、剂量需要根据个体的血压、心率和其他血流动力学参数、患者耐受性等方面来调节用量。

8.配制后储存条件及稳定时间

（1）配制后储存条件：说明书注明静脉使用本品时须采用避光措施。

（2）配制后稳定时间：2020年一项对硝酸甘油注射液稳定性影响的研究结果显示，在8h内药物的自身稳定性良好。

【推荐意见】

1.使用5%葡萄糖注射液或0.9%氯化钠注射液稀释药液（ⅢA）。

2.使用常规药物配制方法（ⅢA）。

3.使用非PVC材质输液袋及输液器（ⅡA）。

4.使用避光材质输液器（ⅢA）。

5.使用输液终端滤过装置（ⅡC）。

6.使用静脉滴注、静脉泵泵入注进行输注（ⅡA）。

7.室温避光保存（ⅢA）。

8.配制后8h内进行输注（ⅡB）。

单硝酸异山梨酯
Isosorbide Mononitrate

【性 状】 本品为白色疏松块状物。

【适应证】 本品适用于治疗心绞痛，与洋地黄和（或）利尿剂合用治疗慢性心力衰竭。

【禁忌证】 对硝基化合物过敏者；急性心肌梗死并低充盈压；左心功能不全并低充盈压；休克状态；严重低血压（收缩压低于90mmHg）；心肌疾病合并心内容积受限（梗阻性肥厚型心肌病）；缩窄性心包炎、心脏压塞等。

【用法用量】 静脉滴注。临用前加0.9%氯化钠注射液或5%葡萄糖注射液溶解并稀释后静脉滴注。药物剂量可根据患者的反应调整，一般有效剂量为每2～7mg/h。开始给药速度为60μg/min，一般速度60～120μg/min，每日一次，10天为一个疗程。

【注意事项】

1.给不明原因的肺循环高压（原发性肺动脉高压）患者使用本品，由于对肺通气不足部分血液供应相对增加，可以导致动脉血氧含量的暂时降低（低氧血症）。

2.因本品可增高眼内压，青光眼患者慎用。

3.在下列情况下需要特别医疗监护：①主动脉瓣狭窄和（或）二尖瓣狭窄；②有循环调节紊乱倾向（直立性低血压）的患者；③伴有颅内压升高的疾病（到目前为止进一步压力增加只见于静脉输入高剂量硝酸甘油后）；④严重肝、肾功能损害的患者；⑤甲状腺功能减退、营养不良及体重过低患者。

【制剂与规格】　注射用单硝酸异山梨酯：20mg。

【pH 值】　6.0～8.0。

【证　据】

1.溶媒推荐　单硝酸异山梨酯说明书（山东新时代药业有限公司，下同）在给药说明书中指出，临用前加0.9%氯化钠注射液或5%葡萄糖注射液溶解并稀释后静脉滴注。国内一项研究称，可将单硝酸异山梨酯注射液（商品名欣康，山东鲁南贝特制药有限公司生产）20mg加入250ml液体（0.9%氯化钠注射液或5%葡萄糖注射液）中。沈俊福等将单硝酸异山梨酯20mg加入5%葡萄糖250ml中治疗冠心病心绞痛。因此，单硝酸异山梨酯可以用0.9%氯化钠注射液或5%葡萄糖注射液进行配制。

2.对药物配制的要求　说明书中未对单硝酸异山梨酯的配制方法提出特别要求。因此，单硝酸异山梨酯可按常规静脉输液药物进行配制。

3.对输液器材质的要求　单硝酸异山梨酯输液容器材质要求在说明书中未提出特别要求，但聂新华等在2005年的一项关于3种材质输液容器对药物相容性及吸附性的研究中（非聚氯乙烯、PVC、玻璃瓶），将单硝酸异山梨酯分别与5%葡萄糖注射液、0.9%氯化钠注射液充分混匀，分别于0h、1h、24h取样250ml，采用高效液相色谱法测定药物浓度，并计算相对于0h时的含量百分比。结果显示：①在PVC输液袋中，胰岛素、硝酸异山梨酯和硝酸甘油相对含量百分比为34.44%～80.80%；②在玻璃瓶中，硝酸异山梨酯和硝酸甘油相对含量百分比为72.83%～81.86%。结论：PVC输液袋对硝酸异山梨酯有吸附性，非PVC输液袋与0.9%氯化钠注射液和5%葡萄糖注射液的相容性好，对药物吸附性小，临床使用硝酸异山梨酯时要考虑输液容器材

质的选择。2015年，国内一项关于PVC输液器与20种药物相容性的研究报道，根据说明书分别配制各药物输液（玻璃瓶装），充分振摇30次混匀，并收集输液开始后15min、30min、60min、120min、180min、240min、300min、420min、480min的流出液5ml作为供试液，记录色谱峰峰面积A或吸光度值D，分别测定2次，求平均值。结果单硝酸异山梨酯注射液流经PVC输液器后未见新物质出现，其含量减少可能是由吸附作用造成的。综上所述，建议单硝酸异山梨酯选用非PVC输液容器和输液器。

4.输注中对避光输液器的要求　本品说明书中要求在密闭、凉暗处（避光并不超过20℃）保存，但未对避光输液器做出要求。相关书籍、文献也未查及。因此，在短时间内，单硝酸异山梨酯可以采用非避光输液器进行输注。

5.对输液器过滤孔径的要求　本品说明书中未对单硝酸异山梨酯输液器过滤孔径做出要求，文献中也未见相关报道。因此，不对输液器孔径做要求。

6.对输液途径的要求　本品说明书中要求，稀释后静脉滴注。有研究显示，单硝酸异山梨酯在治疗冠心病时，微量泵流速较稳定，定时精度高，使给药时始终维持稳定的血药浓度，用药不良反应发生率明显低于传统输液组。因此，单硝酸异山梨酯推荐使用静脉微量泵给药，为避免液体外渗，可以使用留置针穿刺。

7.对输液速度的要求　本品说明书中要求，药物剂量可根据患者的反应调整，一般有效剂量为2～7mg/h。开始给药速度为60μg/min，一般速度为60～120μg/min。通过对国内文献、说明书进行检索及查阅，暂时未查及针对单硝酸异山梨酯输注速度的研究。但是可以从硝酸酯类静脉应用建议等的文献中提取出单硝酸异山梨酯速度的应用情况。硝酸异山梨酯应用过程中应密切监测血压及心率，尤其是初次使用硝酸酯类药物者，避免出现明显低血压。硝酸酯类药物静脉滴注起效迅速，并能使血浆药物浓度保持在恒定的较高水平，波动小，剂量容易控制，但应控制滴速。

硝酸异山梨酯：初始剂量1～2mg/h，根据个体需要，每5～15分钟以1mg/h的速度调整剂量，剂量上限一般不超过8～10mg/h。硝酸异山梨酯经导管冠状动脉内注射剂量为每次2mg。文献报道硝酸异山梨酯最大用至50mg/h。紧急时，为迅速改善血流动力学状态，有报道可以静脉注射硝酸异山梨

酯每次1～2mg，继之持续静脉滴注。

从说明书及检索文献可见，单硝酸异山梨酯可以使用静脉泵注进行输注。但是相关速度需要根据患者诊断、病情等进行确定。应用过程中要密切监测患者血压及心率，尤其是初次应用者。

8.配制后储存条件及稳定时间

（1）配制后储存条件：说明书没有强调单硝酸异山梨酯需要避光输注，但要求密闭、凉暗处（避光并不超过20℃）保存。因此，配制后室温（不超过20℃）避光保存。

（2）配制后稳定时间：单硝酸异山梨酯单方配伍稳定性未见报道，但硝酸异山梨酯与氯化钠或葡萄糖配伍稳定，室温放置10h后外观澄清，pH值变化不大，含量几乎没有变化。

单硝酸异山梨酯与其他药物配伍稳定性试验有相关报道。张明香等将单硝酸异山梨酯与氯化钾、硫酸镁在5%葡萄糖注射液中配伍，并在4℃、25℃、35℃各保温10.5h，结果发现溶液的含量、pH值、外观、微粒数紫外光谱扫描图均无明显改变。

所以，单硝酸异山梨酯在配制后要在10h内进行输注，但需结合存放环境并考虑细菌滋生。

【推荐意见】

1.使用0.9%氯化钠注射液或5%葡萄糖注射液进行配制（ⅡA）。

2.药物配制参考常规药物配制方法（ⅢC）。

3.使用非PVC材质输液袋及输液器（ⅢB）。

4.使用非避光材质输液器（ⅢC）。

5.使用非精密过滤输液器（ⅢC）。

6.首选静脉微量泵给药（ⅡB）。

7.室温（不超过20℃）避光保存（ⅢB）。

8.配制后10h内进行输注（ⅠB）。

艾 司 洛 尔
Esmolol

【性　状】　本品为无色或带黄色的澄明液体。

【适应证】

1.用于心房颤动、心房扑动时控制心室率。

2.围手术期高血压。

3.窦性心动过速。

【禁忌证】

1.支气管哮喘或有支气管哮喘病史。

2.严重慢性阻塞性肺疾病。

3.窦性心动过缓。

4.二度至三度房室传导阻滞。

5.难治性心功能不全。

6.心源性休克。

7.对本品过敏者。

【用法用量】

1.控制心房颤动、心房扑动时的心室率　成人先静脉注射负荷量：0.5mg/（kg·min），约1min，随后静脉滴注维持量，自0.05mg/（kg·min）开始，4min后若疗效理想则继续维持，若疗效不佳可重复给予负荷量并将维持量以0.05mg/（kg·min）的幅度递增。维持量最大可加至0.3mg/（kg·min），但0.2mg/（kg·min）以上的剂量未显示能带来明显的好处。

2.围手术期高血压或心动过速

（1）即刻控制剂量为1mg/kg，30s内静脉注射，继续予0.15mg/（kg·min）输注，最大维持量为0.3mg/（kg·min）。

（2）逐渐控制剂量同室上性心动过速治疗。

（3）治疗高血压的用量通常较治疗心律失常用量大。

【注意事项】

1.高浓度给药（＞10mg/ml）会造成严重的静脉反应，包括血栓性静脉炎；20mg/ml的浓度在血管外可造成严重的局部反应，甚至坏死。故应尽量经大静脉给药。

2.本品酸性代谢产物经肾消除，半衰期（$t_{1/2\beta}$）约3.7h，肾病患者则约为正常的10倍，故肾衰竭患者使用本品需注意监测。

3.糖尿病患者应用时应小心，因本品可掩盖低血糖反应。

4.支气管哮喘患者应慎用。

5.用药期间需监测血压、心率、心功能变化。

【制剂与规格】　盐酸艾司洛尔注射液：2ml∶0.2g；10ml∶0.1g。

【pH　值】　4.5～5.5。

【证　据】

1.溶媒推荐　盐酸艾司洛尔注射液说明书（齐鲁制药有限公司）给药说明中未写明稀释液的要求。通过文献检索，在临床研究中提到将10ml盐酸艾司洛尔注射液与10ml 0.9%氯化钠注射液混合后缓慢注射。因此，艾司洛尔注射液可以用0.9%氯化钠注射液进行稀释。

2.对药物配制的要求　说明书中未对艾司洛尔注射液的配制方法提出特别要求，可按常规药物进行配制。

3.对输液器材质、过滤孔径、避光输注的要求

说明书及检索文献未对艾司洛尔注射液所使用的输液材质、过滤孔径、避光输注提出特别要求，可使用常规输液装置。

4.对输液途径的要求 根据说明书，艾司洛尔注射液可以通过静脉注射与静脉滴注的输液途径。在检索的文献中，大多选择使用微量泵静脉给药。此外，说明书中指出，高浓度给药（>10mg/ml）会造成严重的静脉反应，包括血栓性静脉炎，20mg/ml的浓度在血管外可造成严重的局部反应，甚至坏死，故应尽量选择大静脉给药。目前，国内《静脉治疗护理技术操作规范》及美国INS指定的2016版《输液治疗实践标准》推荐使用微量泵输注高危药品。所以，推荐经中心静脉给药。艾司洛尔注射液输入前，先取0.9%氯化钠注射液予以确认导管在静脉中，再将微量泵接入，以防止药物渗漏造成组织损伤。

5.对输液速度的要求 根据说明书，对输液速度的要求如下。

（1）控制心房颤动、心房扑动时心室率：成人先静脉注射负荷量：0.5mg/（kg·min），约1min，随后静脉滴注维持量，自0.05mg/（kg·min）开始，4min后若疗效理想则继续维持，若疗效不佳可重复给予负荷量并将维持量以0.05mg/（kg·min）的幅度递增。维持量最大可加至0.3mg/（kg·min），但0.2mg/（kg·min）以上的剂量未显示能带来明显的好处。

（2）围手术期高血压或心动过速：①即刻控制剂量为1mg/kg，30s内静脉注射，继续予0.15mg/（kg·min）静脉滴注，最大维持量为0.3mg/（kg·min）；②逐渐控制剂量同室上性心动过速治疗；③治疗高血压的用量通常较治疗心律失常用量大。

因此，应从相关疾病、治疗方案、患者自身情况等方面进行明确。

6.配制后储存条件及稳定时间 本品说明书没有强调艾司洛尔注射液需要避光输注。通过文献检索有关盐酸艾司洛尔含量的实验研究报道，盐酸艾司洛尔溶液放置在室温（20℃）情况下所配制的溶液在4h内其杂质没有明显变化，4h以后其降解杂质有上升趋势。

【推荐意见】

1.用0.9%氯化钠注射液稀释药液（ⅢA）。

2.从小剂量开始使用（ⅢA）。

3.推荐自中心静脉给药（ⅢB）。

4.推荐使用输液泵，精准控制给药速度（ⅢA）。

5.室温保存，配制后4h内应用（ⅢA）。

美托洛尔
Metoprolol

【性 状】 本品为白色或类白色的疏松块状物。

【适应证】

1.快速性心律失常（快速性室上性心动过速及室性期前收缩）。

2.诱导麻醉或麻醉期间出现的窦性心动过速。

3.预防和治疗心肌缺血、怀疑的或确诊的急性心肌梗死伴快速型心律失常和胸痛。

【禁忌证】

1.二度或三度房室传导阻滞。

2.心源性休克。

3.严重窦性心动过缓（心率小于60次/分），收缩期血压小于90mmHg禁用。

4.心功能不全。

5.病态窦房结综合征及孕妇禁用。

6.肝、肾功能不全及严重支气管痉挛患者慎用。

7.治疗室上性快速型心律失常时，收缩压小于110mmHg的患者不宜采用静脉给药。

【用法用量】

1.室上性快速型心律失常 将注射用酒石酸美托洛尔（5mg）用5ml的0.9%氯化钠注射液溶解后，以1～2mg/min的速度静脉给药，用量可达5mg（5ml）。这一剂量可在间隔5min后重复给予患者，直到取得满意的效果。总剂量达10～15mg（10～15ml）通常足以见效；推荐的静脉给药最大剂量为20mg（20ml）。

2.快速型心律失常紧急治疗 酒石酸美托洛尔成人剂量5mg，用葡萄糖注射液稀释后，以每分钟1～2mg的速度缓慢静脉注射，如病情需要5min后重复注射一次，视病情而定，总剂量不超过10mg（静脉注射后4～6h，心律失常已经控制，用口服胶囊或片剂维持，每天2～3次，每次剂量不超过5mg）。

3.预防和治疗心肌缺血、怀疑的或确诊的急性心肌梗死伴快速型心律失常和胸痛 将注射用酒石

酸美托洛尔（5mg）用5ml 0.9%氯化钠注射液溶解后，马上静脉给药5mg（5ml）。这一剂量可在间隔2min后重复给予，直到最大剂量15mg（15ml）。

有下列情况的患者不能立即静脉给药：心率<70次/分，收缩压<110mmHg或一度房室传导阻滞。如果治疗必须中断，则应尽可能逐渐减量、经过至少1～2周后停药。否则可能有加重心绞痛和增加心肌梗死的危险性。外科手术前拟停用酒石酸美托洛尔的患者，至少应在手术前24h停用；特殊病例，如甲状腺功能亢进或嗜铬细胞瘤患者可以例外。

4.诱导麻醉或麻醉期间治疗心律失常　采用1～2mg/min的速度缓慢静脉注射，成人2mg，根据需要及耐受程度可以重复注射2mg，必要时最大总量为10mg。

【注意事项】

1.静脉内给药必须缓慢，以1～2mg/min的速度缓慢注射并在心电图与血压的密切观察下使用。

2.静脉注射时易引起严重的心动过缓与低血压，甚至虚脱和心脏停搏，必须十分谨慎，应严格掌握适应证、剂量和注射速度。出现明显的心动过缓与低血压时即停止注射，可用阿托品1～2mg静脉注射，必要时可使用升压药间羟胺或去甲肾上腺素，亦可用高血糖素1～5mg静脉注射。

3.治疗怀疑或确诊的急性心肌梗死，如果患者呼吸困难或冷汗现象有任何加重迹象，不应再给予第2或第3次剂量。间歇性跛行、肾功能严重损害、伴有代谢性酸中毒的严重急性病变，以及与洋地黄联合使用时应特别小心。

4.未得到适当治疗的无症状或有症状性心功能不全患者，不应使用本品。变异型心绞痛患者可因α受体调节的冠状血管收缩而导致心绞痛发作的次数和严重程度增加，所以不应使用非选择性的β受体阻滞剂；使用选择性的β₁受体阻滞剂时也应小心。

5.糖尿病患者、支气管哮喘或其他慢性阻塞性肺疾病的患者、嗜铬细胞瘤患者、疑有甲状腺功能亢进患者使用酒石酸美托洛尔时应特别小心、谨慎。

6.本药治疗结束时，不要突然停药，尤其在严重心绞痛患者突然停药会诱发室性心动过速和猝死，应逐渐减量停药。

7.运动员慎用。

【制剂与规格】　注射用酒石酸美托洛尔：5mg；

2mg。

【pH　值】　6.0～7.0（100mg/ml水溶液）。

【证　据】

1.溶媒推荐　注射用酒石酸美托洛尔说明书（海口奇力制药股份有限公司）在用法用量中指出，注射用酒石酸美托洛尔（5mg）用5ml 0.9%氯化钠注射液溶解。注射用酒石酸美托洛尔说明书（海南通用康力制药有限公司）在用法用量中指出，酒石酸美托洛尔成人剂量5mg，用葡萄糖注射液稀释。因此，注射用酒石酸美托洛尔可用0.9%氯化钠注射液或5%、10%葡萄糖注射液进行溶解稀释。

2.对药物配制的要求　说明书及文献均未对注射用酒石酸美托洛尔的配制方法提出特殊要求，可按常规药物进行配制。确保在洁净环境中完成，操作过程应注意无菌观念，配制时应穿着已消毒的配制服，做好双手消毒，戴好口罩。

3.对输液器材质、过滤孔径、避光输注的要求　通过对国内文献、说明书进行检索及查阅，暂时没有针对注射用酒石酸美托洛尔输注时输液器材质、过滤孔径、避光输注的研究。因此，可以选择常规输液器。

4.对输液途径的要求　注射用酒石酸美托洛尔说明书在用法用量中都明确指出，静脉注射、持续静脉滴注或使用输液泵。

因此，可以采取静脉注射、静脉滴注或输液泵。参考医嘱用药时长，酌情给予留置针输注。

5.对输液速度的要求　注射用酒石酸美托洛尔说明书（海南通用康力制药有限公司）在用法用量中明确指出，开始以1～2mg/min的速度静脉给药。对于注射用酒石酸美托洛尔的研究较少，一项关于心肌梗死影响的方案研究为：5mg静脉注射，5min后，若患者心率<70次/分，收缩压<110mmHg，或出现一度房室传导阻滞时，可继续静脉注射5mg，每天给药总量15mg。在一项治疗心动过速的方案提到，5mg加10%葡萄糖注射液20ml，10min内静脉注射完，若无效，间隔15min再注射1次，总量<15mg。因此，注射用酒石酸美托洛尔输注应缓慢，但输注速度和次数需要根据治疗方案及患者血压、心率等方面进行明确。

6.配制后储存条件及稳定时间

（1）配制后储存条件：说明书及国内文献暂时没有提及注射用酒石酸美托洛尔配制后的储存条件。但有一篇文献认为，酒石酸美托洛尔注射液对光不稳定，其在生产制备及储存过程中应该注意避光。参考注射用酒石酸美托洛尔说明书贮藏要求，配制后避光储存。

（2）配制后稳定时间：说明书及国内文献暂时没有注射用酒石酸美托洛尔配制后稳定时间的相关研究。但有指导类书籍提及溶液放置3～5h后，细菌可呈对数生长，因此注射药液应现用现配。

【推荐意见】

1. 使用5%、10%葡萄糖注射液或0.9%氯化钠注射液溶解药物（ⅡA）。

2. 使用常规药物配制方法（ⅡA）。

3. 可以采取静脉注射、静脉滴注或输液泵输注（ⅢA）。

4. 参考医嘱用药时长，给予留置针输注（ⅢC）。

5. 应缓慢输注，但输注速度和次数需要根据治疗方案及患者血压、心率等方面进行明确（ⅢB）。

6. 配制后避光储存；配制后尽快输注（ⅡA）。

普萘洛尔
Propranolol

【性　状】 本品为无色的澄明液体。

【适应证】

1. 高血压（单独或与其他抗高血压药合用）。

2. 劳力型心绞痛。

3. 控制室上性快速型心律失常、室性心律失常，特别是与儿茶酚胺有关或由洋地黄引起的心律失常，可用于洋地黄疗效不佳的心房扑动、心房颤动心室率的控制，也可用于顽固性期前收缩，改善患者的症状。

4. 减低肥厚型心肌病流出道压差，减轻心绞痛、心悸与晕厥等症状。

5. 配合α受体阻滞剂用于嗜铬细胞瘤患者以控制心动过速。

6. 用于控制甲状腺功能亢进症的心率过快，也可用于治疗甲状腺危象。

【禁忌证】

1. 支气管哮喘患者禁用。

2. 心源性休克患者禁用。

3. 心脏传导阻滞（二度至三度房室传导阻滞）患者禁用。

4. 重度或急性心力衰竭患者禁用。

5. 窦性心动过缓患者禁用。

6. 对本品过敏者禁用。

【用法用量】 静脉注射。

1. 一次2.5～5mg加5%葡萄糖注射液20ml，以每2～3分钟注射1mg的速度缓慢注射。

2. 严重心律失常应急时，可静脉注射1～3mg，以每分钟不超过1mg的速度静脉注射，必要时2min可重复一次，以后每隔4h1次。

3. 小儿按体重0.01～0.1mg/kg，缓慢注入，一次量不宜超过1mg。

【注意事项】

1. β受体阻滞剂的耐受量个体差异大，用量必须个体化。首次用本品时需从小剂量开始，逐渐增加剂量并密切观察反应，以免发生意外。

2. 注意本品血药浓度不能完全预示药理效应，故还应根据心率及血压等临床征象指导临床用药。

3. 冠心病患者若已长期使用本品，不宜骤停，否则可出现心绞痛、心肌梗死或室性心动过速。

4. 甲状腺功能亢进患者用本品也不可骤停，否则会使甲状腺功能亢进症状加重。

5. 长期用本品者撤药需逐渐递减剂量，至少经过3天，一般为2周。

6. 本品可引起糖尿病患者血糖降低，但对非糖尿病患者无降血糖作用，故糖尿病患者使用本品时应定期检查血糖。

7. 使用本品期间应定期检查血常规、血压、心功能、肝肾功能等。

8. 下列情况慎用本品：有过敏史、充血性心力衰竭、糖尿病、肺气肿或非过敏性支气管哮喘、肝功能不全、甲状腺功能低下、雷诺综合征或其他周围血管疾病、肾功能衰退等。

9. 运动员慎用。

10. 用药过量的处理：①心动过缓给予阿托品或异丙肾上腺素，必要时安装人工起搏器；②室性期前收缩给予利多卡因或苯妥英钠；③心力衰竭给予氧气、洋地黄苷类或利尿药；④低血压时输液并给予升压药；⑤抽搐给予地西泮或苯妥英钠；⑥支气管痉挛给予异丙肾上腺素。

【制剂与规格】 盐酸普萘洛尔注射液：5ml∶5mg。

【pH　值】 5.0～6.5。

【证　据】

1. 溶媒推荐　本品说明书（徐州莱恩药业有限公司）明确指出，静脉注射一次2.5～5mg，用5%葡萄糖注射液20ml进行稀释。因此，盐酸普萘洛尔注射液溶媒应选择5%葡萄糖注射液。

2. 对药物配制的要求　普萘洛尔属于美国ISMP 2012年所发布的高危药品列表中的药物。高危药品配制前，配制人员遵守无菌操作规范，按规定更换隔离服后再进入配制区。配制时，按照"三查八对"原则严格操作，杜绝交叉调配，对于易混淆药品与高危药品的配制，采用"双人配制法"，一人负责配制，一人负责记录与核对，避免配伍禁忌等不良事件的发生。配制完成后，采用印有"高危"标识的包装袋进行包装，易混淆药品标签上印有"易混淆"字样，高危药品与易混淆药品均需与常规药品分离，单独送至病区。所有工作完成后，清理工作台，用75%的乙醇对工作台及所有不锈钢设施进行消毒，并用氯溶液擦洗地面。

3.对输液器材质的要求　有文献报道，普萘洛尔放置于聚丙烯（PP）、低密度聚乙烯（LDPE）、高密度聚乙烯（HDPE）和聚氯乙烯（PVC）塑料装置24h后，使用高效液相色谱法测量其与相应材质的交互作用。结果显示仅聚丙烯（PP）对普萘洛尔有吸附作用，与其他各材质无明显吸附。因此，输注盐酸普萘洛尔溶液可以选择非聚丙烯注射装置。

4.输注中对避光输液器的要求　有实验证明，将普萘洛尔配伍后，放于室温、光照下24h后，药物性状外观、pH值无明显变化。因此，盐酸普萘洛尔注射液可以采用非避光注射装置注射。

5.对输液途径的要求　本品说明书显示盐酸普萘洛尔注射液一般为外周静脉注射。可根据用药时长，决定是否使用静脉留置针输注。

一般输液均可选择四肢浅静脉，穿刺宜选用粗、直、富有弹性、无静脉瓣、避开关节且不易滑动的静脉。成人多选用上肢静脉，以头静脉、正中静脉、贵要静脉为佳，肘关节上下20cm范围内的静脉血管易于固定且血流量大，药物进入血管后能很快被稀释，对血管刺激小。因此，盐酸普萘洛尔可选用粗、直、富有弹性、无静脉瓣、避开关节且不易滑动的外周静脉进行输注。

6.对输液速度的要求

（1）一次2.5～5mg加5%葡萄糖注射液20ml，以每2～3min注射1mg的速度缓慢注射。

（2）严重心律失常应急时可静脉注射1～3mg，以每分钟不超过1mg的速度静脉注射，必要时2min可重复一次，以后每隔4h注射1次。

（3）小儿按体重0.01～0.1mg/kg，缓慢注入，一次量不宜超过1mg。

7.配制后储存条件及稳定时间　药物在配制后，其物理稳定性、化学稳定性及生物稳定性均会

下降，而不同药物因其化学结构的不同，其稳定性受外界影响的程度也不同。目前尚未检索到盐酸普萘洛尔注射液开封后的稳定时间相关文献，建议现用现配。

【推荐意见】

1.选择5%葡萄糖注射液作为溶媒（ⅠA）。

2.配制时严格遵守无菌操作（ⅡB）。

3.药物配制参考高危药品配制方法（ⅡB）。

4.使用非避光材质输液装置（ⅡB）。

5.选用粗、直、富有弹性、无静脉瓣、避开关节且不易滑动的外周静脉进行输注（ⅡB）。

6.根据个体情况和治疗方案缓慢注入（ⅠA）。

7.根据药物的化学稳定性、生物稳定性等因素，建议现用现配（ⅢC）。

第五节　呼吸系统用药

一、平喘药

异丙肾上腺素
Isoprenaline

【性　状】　本品为无色的澄明液体。

【适应证】

1.治疗心源性或感染性休克。

2.治疗完全性房室传导阻滞、心搏骤停。

【禁忌证】　心绞痛、心肌梗死、甲状腺功能亢进及嗜铬细胞瘤患者禁用。

【用法用量】

1.救治心搏骤停，心腔内注射0.5～1mg。

2.三度房室传导阻滞，心率每分钟不及40次时，可以本品0.5～1mg加入5%葡萄糖注射液200～300ml内缓慢静脉滴注。

【注意事项】

1.心律失常并伴有心动过速；心血管疾病，包括心绞痛、冠状动脉供血不足；糖尿病；高血压；甲状腺功能亢进；洋地黄中毒所致的心动过速慎用。

2.伴有胸痛及心律失常应及早重视。

3.交叉过敏，对其他肾上腺素受体激动药过敏者，对本品也常过敏。

4.运动员慎用。

【制剂与规格】　盐酸异丙肾上腺素注射液：2ml∶1mg。

【pH　值】　2.5～4.5。

【证　据】

1. 溶媒推荐　盐酸异丙肾上腺素注射液说明书（上海禾丰制药有限公司）在用法用量中指出，本品0.5～1mg加入5%葡萄糖注射液200～300ml缓慢静脉滴注。2010年一项治疗心室颤动的文献在用药时提及，异丙肾上腺素1mg，加入0.9%氯化钠注射液50ml，用输液泵控制，每分钟进入体内1μg。另一项缓解喘憋的文献提到，5%～10%葡萄糖100ml中加入异丙肾上腺素0.05～0.1mg静脉滴注，5～15滴/分。因此，盐酸异丙肾上腺素可采用5%葡萄糖注射液、10%葡萄糖注射液、0.9%氯化钠注射液进行稀释，但要注意使用方法及方式。

2. 对药物配制的要求　盐酸异丙肾上腺素注射液说明书未对配制方法提出特别要求，可按常规药物进行配制。但国家卫生和计划生育委员会医院管理研究所护理中心编制的《〈静脉治疗护理技术操作规范〉及〈护理分级〉应用指南》认为，静脉药物的配制和使用应在洁净环境中完成。此外，有文献指出，要有较强的无菌观念，配制时应穿着已消毒的配制服，做好双手消毒，戴好口罩。

3. 对输液器材质的要求　通过对国内文献、说明书进行检索及查阅，暂时没有针对盐酸异丙肾上腺素输注时输液器材质的研究。因此，可以选择常规输液器。

4. 输注中对避光输液器的要求　盐酸异丙肾上腺素注射液说明书在贮藏中指出，避光，密闭，在凉处保存（指不超过20℃）。且有文献提到，分子结构中含有酚羟基的药物如异丙肾上腺素，在氧、金属离子、光线、温度等的影响下，易氧化变质。因此，输注过程宜选择避光输液器。

5. 对输液器过滤孔径的要求　通过对国内文献、说明书进行检索及查阅，暂时没有针对盐酸异丙肾上腺素输液器过滤孔径的要求。但2009年的一篇文献认为，静脉药液中存在的微粒是来自多方面的，仅从加强生产质量管理和加强临床操作规范管理的角度出发，要完全清除药液中的微粒是有相当难度的。输液终端滤过装置（如精密过滤输液器）作为最终的一个补救性措施和手段，可以对即将注入人体的药液进行净化处理，滤出大于5μm以上的微粒，极大地减少各个环节对药液的污染，从而减轻对人体的伤害。

6. 对输液途径的要求　盐酸异丙肾上腺素注射液说明书在用法用量中指出，救治心搏骤停，心腔内注射0.5～1mg；三度房室传导阻滞，心率每分钟不及40次时，可以本品0.5～1mg加入5%葡萄糖注射液200～300ml内缓慢静脉滴注。经文献查阅，从其他治疗方案等方面的文章内也提及盐酸异丙肾上腺素输液途径相关内容。一项在心肺复苏中应用的研究提到，异丙肾上腺素1mg静脉注射，继以异丙肾上腺素1mg加入0.9%氯化钠注射液250ml中，缓慢静脉滴注。另一项治疗心肺复苏的研究提到，异丙肾上腺素1～2mg，每5min静脉注射1次。而王建平的研究提到，异丙肾上腺素1mg，加入0.9%氯化钠注射液50ml，输液泵控制每分钟进入体内1μg。此外，一项输液泵管理与用药安全的文章提及，拟肾上腺素药适合使用输液泵输注，如盐酸异丙肾上腺素。

因此，在输注过程中可采用心腔内注射、静脉滴注、静脉注射、输液泵泵入的输注方法。可根据患者病情，遵医嘱使用相应输注方法。

7. 对输液速度的要求　盐酸异丙肾上腺素注射液说明书在用法用量中仅指出，缓慢静滴。通过查阅国内文献，暂时没有发现针对盐酸异丙肾上腺素输注速度的研究。但可从治疗方案等方面的文章内提取出盐酸异丙肾上腺素输注速度的应用情况。一项治疗尖端扭转型室性心动过速的研究提到，给予异丙肾上腺素2μg/min，心率35次/分，有时发作尖端扭转型室性心动过速，加大异丙肾上腺素泵入速度，使心率达55次/分，QT间期0.44s，此时异丙肾上腺素达8μg/min。另一项关于抗休克的应用中提到，常用剂量1～2mg加入5%葡萄糖注射液250～500ml内静脉滴注，初始量以0.5g/（kg·min）为宜。此外，一项关于治疗房室传导阻滞疗效的研究提到，异丙肾上腺素1～10mg加入5%葡萄糖注射液500ml中快速静脉滴注，有效后以2～10μg/min的滴速维持。因此，盐酸异丙肾上腺素相关滴注速度需要根据患者心率、耐受性、治疗方案等方面进行明确。

8. 配制后储存条件及稳定时间

（1）配制后储存条件：说明书及国内文献暂时没有针对盐酸异丙肾上腺素配制后储存条件的研究。参考盐酸异丙肾上腺素注射液说明书贮藏要求，配制后避光储存，冷处保存。

（2）配制后稳定时间：说明书及国内文献暂时没有盐酸异丙肾上腺素配制后稳定时间的相关研究。但有指导类书籍提及溶液放置3～5h后，细菌可呈对数生长，因此注射药液应现用现配。

【推荐意见】

1.首选5%葡萄糖注射液稀释药液（ⅡA）。

2.使用常规药物配制方法（ⅡA）。

3.使用输液终端滤过装置（ⅡC）。

4.使用避光材质输液器（ⅡA）。

5.使用心腔内注、静脉滴注（ⅡA）。

6.使用静脉注射、输液泵泵入进行输注（ⅢB）。

7.避光密闭保存（ⅡA）。

8.配制后尽快输注（ⅡA）。

二、茶碱药

氨 茶 碱
Aminophylline

【性　状】 本品为无色至微黄色的澄明液体。

【适应证】

1.用于支气管哮喘、慢性喘息性支气管炎、慢性阻塞性肺疾病等缓解喘息症状。

2.用于心功能不全和心源性哮喘。

【禁忌证】

1.禁用于对本品过敏者。

2.禁用于活动性消化性溃疡的患者。

3.禁用于未经控制的惊厥性疾病患者。

【用法用量】

1.成人常用量　静脉注射，每次0.125～0.25g，一日0.5～1.0g。每次0.125～0.25g，用5%葡萄糖注射液稀释至20～40ml，注射时间不得短于10min。静脉滴注，每次0.25～0.5g，一日0.5～1.0g，以5%～10%葡萄糖注射液稀释后缓慢滴注。注射给药，极量一次0.5g，一日1g。

2.小儿常用量　静脉注射，一次按体重2～4mg/kg，以5%～25%葡萄糖注射液稀释后缓慢注射。

【注意事项】

1.应定期监测血清茶碱浓度，以保证最大的疗效而不发生血药浓度过高的危险。

2.肾功能或肝功能不全的患者，年龄超过55岁，特别是男性和伴发慢性病肺部疾病的患者、任何原因引起的心功能不全患者、持续发热患者。使用某些药物的患者及茶碱清除率减低者，血清茶碱浓度的维持时间往往显著延长。应酌情调整用药剂量或延长用药间隔时间。

3.茶碱制剂可致心律失常和（或）使原有的心律失常加重；患者心率和（或）节律的任何改变均

应进行监测。

4.下列情况应慎用：①酒精中毒；②心律失常；③严重心脏病；④充血性心力衰竭；⑤高血压；⑥甲状腺功能亢进；⑦严重低氧血症；⑧非活动性消化性溃疡病史者等。

5.肌内注射可刺激局部引起疼痛；静脉注射时需稀释成<25mg/ml稀释液。静脉注射过快可引起一过性低血压或周围循环衰竭，注入速度一般以每分钟≤10mg为宜。

【制剂与规格】 氨茶碱注射液：2ml∶0.25g。

【pH　值】 不得超过9.6（2.5mg/ml水溶液）。

【证　据】

1.溶媒推荐　氨茶碱注射液说明书（河南润弘制药股份有限公司）在用法用量中指出，成人常用量用5%～10%葡萄糖注射液稀释。小儿常用量用5%～25%葡萄糖注射液稀释。国内也有用0.9%氯化钠注射液作为溶媒稀释氨茶碱的报道。因此，氨茶碱推荐以5%、10%、25%葡萄糖注射液为溶媒，也根据患者情况使用0.9%氯化钠注射液进行稀释。

2.对药物配制的要求　说明书中未对氨茶碱注射液的配制方法提出特别要求，可按常规药物进行配制。需在洁净环境中完成，要有较强的无菌观念，配制时应穿着已消毒的配制服，做好双手消毒，戴好口罩。

3.对输液器材质、过滤孔径、避光输注的要求　通过对国内文献、说明书进行检索及查阅，暂时没有针对氨茶碱输注时输液器材质、过滤孔径的研究。有文献称，氨茶碱贮藏要求为遮光保存，不放在日光直接照射就可以静脉使用无须避光。因此，可以选择常规输液器输注。

4.对输液途径的要求　氨茶碱注射液说明书在用法用量中指出，静脉注射、静脉滴注。2014年一项对治疗支气管炎的研究提及，使用微注泵持续泵注氨茶碱，速度控制在0.5～0.9mg/（h·kg），待喘息症状平复后停止。结果显示采用微量泵泵注小剂量氨茶碱治疗小儿喘息性气管炎可提高治疗效果，减少治疗时间，减轻患儿疼痛。所以，通过静脉使用时，可采用静脉注射、静脉滴注的方式。

5.对输液速度的要求　通过对国内文献进行检索及查阅，可从治疗方案等方面的文章提取出氨茶碱输注速度的应用情况。一项针对氨茶碱中毒反应的文献对其中毒静注速度进行研究发现，氨茶碱的最佳血药浓度是10～20μg/ml，最适静脉给药速度为55～110mmol/h。当血药浓度大于25μg/ml，静脉给药速度大于140mmol/h，即可出现中毒反应，且血药浓度越高，给药速度越快，越易中毒，中毒也越严重。一项针对治疗支气管哮喘的方案提到，氨茶碱注射液0.25g加入葡萄糖注射液250ml中缓慢静脉滴注，速度不宜超过0.25mg/（kg·min）。李春琦的方案为将250mg氨茶碱加到5%葡萄糖注射液中然后进行静脉滴注，1次/天，输液的速度是40滴/分，约2h内滴完。

但是相关速度、剂量需要根据个体年龄、性别、病理生理及影响茶碱血浆浓度的药物因素等方面来调节用量，但需要缓慢给药。

6.配制后储存条件及稳定时间

（1）配制后储存条件：说明书及国内文献暂时没有针对氨茶碱配制后储存条件的研究。参考氨茶碱注射液说明书贮藏要求，配制后遮光储存。

（2）配制后稳定时间：2013年一项对氨茶碱注射液稳定性影响的研究结果显示，在24h内外观均无色澄明，pH值和含量基本变化不大，5种配伍液在25℃下24h内是稳定的。

【推荐意见】

1.使用5%、10%、25%葡萄糖注射液稀释药液（ⅡA）。

2.使用0.9%氯化钠注射液稀释药液（ⅢB）。

3.使用常规药物配制方法（ⅢA）。

4.选择常规输液器输注（ⅢC）。

5.静脉可采用静脉注射、静脉滴注输注方法（ⅡA）。

6.使用微注泵泵入进行输注（ⅢC）。

7.相关速度、剂量需要根据个体年龄、性别、病理生理因素性等调节。建议缓慢给药（ⅢB）。

8.遮光保存（ⅡA）。

9.配制后24h内进行输注（ⅡB）。

多索茶碱
Doxophylline

【性　状】　本品为无色的澄明液体。

【适应证】　支气管哮喘、慢性喘息性支气管炎及其他支气管痉挛引起的呼吸困难。

【禁忌证】

1.凡对多索茶碱或黄嘌呤衍生物类药物过敏者禁用本品。

2.急性心肌梗死患者禁用本品。

【用法用量】　成人每次200mg，12h一次，用25%葡萄糖注射液稀释至40ml缓慢静脉注射，时间应在20min以上，5～10日为一个疗程或遵医嘱；也可将本品300mg加入5%葡萄糖注射液或生理盐水100ml中，缓慢静脉滴注，每日一次。

【注意事项】

1.患心脏病、高血压、慢性肺心病、甲状腺功能亢进、肝病、消化性溃疡、肾功能不全或合并感染的患者须慎用。

2.建议不要同时饮用含咖啡因的饮料及同食含咖啡因的食品。

3.茶碱类药物个体差异大，剂量亦要视个体病情变化选择最佳剂量和用药方法，并监测血药浓度。

4.在增大使用剂量时，应注意监测血药浓度（在10μg/ml范围内治疗有效，20μg/ml以上为中毒浓度）。

5.静脉滴注速度不宜过快，一般应在45min以上。

6.本品在低温放置时会有析出现象，使用前应认真检查，如发现药物浑浊，切勿使用。

7.在外界温度极低时，使用本品前应将其放置到室温使用。

【制剂与规格】　多索茶碱注射液：10ml∶0.1g。

【pH　值】　4.5～6.5。

【证　据】

1.溶媒推荐　参照药品说明书（浙江北生药业汉生制药有限公司）并检索文献，本品通常以5%葡萄糖注射液、25%葡萄糖注射液、0.9%氯化钠注射液为溶媒。

2.对药物配制的要求　药品说明书中明确指出，本品可以用25%葡萄糖注射液稀释至40ml缓慢静脉注射，也可静脉滴注。文献表明，临床上可与多索茶碱配伍的药物有0.9%氯化钠注射液、葡萄糖氯化钠注射液、5%葡萄糖注射液、复方氯化钠注射液、氟氯西林钠、果糖、木糖醇、加替沙星、甲泼尼龙琥珀酸钠，但需注意氟氯西林钠和加替沙星以5%葡萄糖注射液为溶媒时，配伍液应在4h内滴注完毕。其不宜配伍的药物有美洛西林钠、美罗培南、呋塞米、盐酸氨溴索、多烯磷脂酰胆碱、泮托拉唑钠、炎琥宁。另外，与尼可刹米和甲泼尼龙琥珀酸钠、倍他米松磷酸钠配伍时，溶媒尽量选择0.9%氯化钠注射液；与甲磺酸酚妥拉明和盐酸多巴胺、地塞米松、甲硝唑配伍时，溶媒尽量选择5%葡萄糖注射液。

3.对输液器材质的要求　有研究指出，本品采取微量注射泵实施持续静脉泵入，输液速度较为均匀，能够直接在患者体内形成稳定的药物浓度，极大地解决了患者静脉滴注时，需要反复手动调节输液滴速的问题。因此，应用多索茶碱治疗慢性阻塞性肺疾病安全有效，采取持续微量泵泵入，能够更好地维持好药物的浓度，从而降低患者不良反应的发生率。

4.输注中对避光输液器的要求　由多索茶碱注射液的稳定性试验可见，本品在照度为4500lx或温度为60℃条件下放置10天，其性状、pH值、含量有关物质等各项考察指标与0天时的数据比较，均无明显变化。因此，可使用非避光输液器。

5.对输液器过滤孔径的要求　相关文献表明，选用质量可靠的输液器，其带有的终端滤器可过滤液体中的异物、杂质，防止微粒污染。另有文献表明，目前临床使用的一次性普通输液器的药液过滤器采用纤维素滤膜，不能进行精确的孔径分级，遇酸遇碱后，纤维脱落产生大量不溶性微粒造成自污染，且可直接阻塞血管，形成血栓。而一次性精密过滤输液器选用的滤膜是核孔膜，其耐污染能力强、过滤精确力度高且孔径分级严格，保证了输液治疗过程中的安全性。

本药为酸性，因此推荐使用一次性精密过滤输液器。

6.对输液途径的要求　根据《化学药物刺激性、过敏性和溶血性研究技术指导原则》的要求进行血管刺激性试验，多索茶碱注射液在浓度6mg/ml时，对家兔静脉血管无明显刺激性，该浓度大于人使用浓度的2倍。另有文献指出，静脉注射或滴注持续刺激性药物、发疱剂药物、肠外营养液、pH低于5或高于9的液体或药物，以及渗透压大于600mOsm/L的液体等药物时，应避免使用外周静脉。而本品无刺激性，因此可以使用外周静脉血管。

7.对输液速度的要求　参照药品说明书并检索文献，静脉滴注速度不宜过快，一般应在45min以上。当静脉滴注速度过快或血药浓度超过20μg/ml时，就会发生心律失常及中枢外周神经系统损害等不良反应。

8.配制后储存条件及稳定时间　本品药品说明书中明确指出，本品在低温放置时会有析出现象，使用前应认真检查，如发现药物浑浊，切勿使用。在外界温度极低时，使用本品前应将其放置到室温使用。另有文献表明，本品在光照、高温、低温、冻融环境中放置，产品质量均较稳定。综上，本品宜在室温条件下使用。

【推荐意见】

1.5%葡萄糖注射液、25%葡萄糖注射液、0.9%氯化钠注射液均可作为溶媒（ⅡA）。

2.可缓慢静脉注射，也可静脉滴注（ⅡA）。

3.采取微量注射泵实施持续静脉泵入（ⅠB）。

4.使用非避光输液输注（ⅡA）。

5.推荐使用一次性精密过滤输液器（ⅡA）。

6.可采用外周血管输注（ⅠB）。

7.静脉滴注速度不宜过快，一般应在45min以上（ⅡA）。

8.低温放置时会有析出现象，使用前应仔细检查（ⅡA）。

三、其他

细 辛 脑
Asarone

【性　状】　本品为白色或类白色疏松块状物或粉末。

【适应证】　用于肺炎、支气管哮喘、慢性阻塞性肺疾病伴咳嗽、咳痰、喘息等。

【禁忌证】　对本品所含成分过敏者禁用，过敏体质者慎用，6岁以下儿童禁用。

【用法用量】

1.静脉滴注　成人：每次16～24mg；6岁以上儿童：一次0.5mg/kg，用5%或10%葡萄糖注射液稀释成0.01%～0.02%的溶液，一日2次。

2.静脉注射　每次16～24mg，稀释于20%葡萄糖注射液40ml中，缓慢静脉注射，2～3次/天。小儿剂量酌减。

【注意事项】

1.6岁以下儿童禁用。

2.肝、肾功能严重障碍时慎用。

3.缓慢静脉给药，密切监测早期过敏反应。

4.与利血平或氯丙嗪合用对中枢有协同作用。

5.本品能增强巴比妥类药物的催眠作用。

6.禁忌混合配伍，谨慎联合用药。

【制剂与规格】　注射用细辛脑：8mg。

【pH　值】　5.0～6.5。

【证　据】

1.溶媒推荐　注射用细辛脑按说明书［双鹤药业（海南）有限责任公司］要求可用5%或10%葡萄糖注射液稀释成0.01%～0.02%的溶液，2次/天；

也可一次 16 ～ 24mg，稀释于 20% 葡萄糖注射液 40ml 中，缓慢静脉注射，2 ～ 3 次 / 天。

2. 对药物配制的要求　说明书明确注射用细辛脑禁忌混合配伍，谨慎联合用药，不得与其他药物混配。

3. 对输液器材质的要求　细辛脑的辅料为甘露醇及吐温 -80。吐温 -80 可导致 PVC 材料中增塑剂 DEHP 的析出，所以建议使用非 PVC 材质输液器。

4. 输液过程中对避光输液器的要求　实验结果表明，室温自然光和避光条件下，8h 内两组各成品输液性状、pH 值、不溶性微粒数、α- 细辛脑含量、指纹图谱相似度均无显著性差异，故细辛脑注射液调配的成品输液无须避光贮存。

本药品输注过程中不要求使用避光输液器。

5. 对输液器过滤孔径的要求　文献显示，在注射液的制备过程中，常需加入一定量的乙醇和吐温 -80 等有机溶剂来增加 α- 细辛脑溶解度。但加入这些溶剂后，容易引起局部刺激性和全身毒副反应，所以建议使用精密过滤输液器对该药进行输注。

6. 输液途径的要求　参照说明书［双鹤药业（海南）有限责任公司］的用法用量，本品可以使用静脉滴注和静脉注射的用药方法。可以依据使用时长决定是否给予留置针。

7. 对输液速度的要求　静脉滴注给药的溶媒和稀释浓度要尽量遵循说明书的要求，选择 5% 或 10% 葡萄糖注射液，稀释为浓度 0.01% ～ 0.02% 的溶液缓慢滴注，特别是开始输注的 15min 内，滴速要小于 20 滴 / 分。一般成人的滴速应控制在 40 ～ 60 滴 / 分，具体滴速应由医护人员根据患者的年龄、病情和药物性质来决定；老年患者使用本品的滴速以 20 ～ 40 滴 / 分为宜，否则会因短时内输入大量液体加重心脏负担而引发 ADR（药物不良反应）/ADE（药物不良事件）。注射用细辛脑注意事项为缓慢静脉给药。

8. 配制后储存条件及稳定时间　本品需遮光、密封、在干燥处保存。唐祺等考察细辛脑注射液与 6 种大输液调配后的质量及稳定性，结果表明，细辛脑注射液经 5% 葡萄糖注射液调配为低、中浓度，以及用氯化钠注射液或葡萄糖氯化钠注射液调配为低浓度的成品输液在室温及自然光照条件下，4h 内稳定。

【推荐意见】

1. 本品首选 5% 或 10% 葡萄糖注射液稀释

（ⅢA）。

2. 禁忌混合配伍，谨慎联合用药（ⅢA）。

3. 本品可应用非 PVC 输液器输注（ⅡB）。

4. 输注过程中不要求使用避光输液器（ⅢB）。

5. 建议使用精密过滤输液器（ⅢA）。

6. 通过外周静脉输注（ⅢB）。

7. 开始输注的 15 min 内，滴速要小于 20 滴 / 分，一般成人的滴速应控制在 40 ～ 60 滴 / 分（ⅢA）。

8. 配制后在室温及自然光照条件下应于 4h 内输注（ⅡB）。

第六节　消化系统用药

一、解痉药

阿　托　品
Atropine

【性　状】　本品为无色澄明液体。

【适应证】

1. 各种内脏绞痛，如胃肠绞痛及膀胱刺激症状。对胆绞痛、肾绞痛的疗效较差。

2. 全身麻醉前给药、严重盗汗和流涎症。

3. 迷走神经过度兴奋所致的窦房阻滞、房室阻滞等缓慢型心律失常，也可用于继发于窦房结功能低下而出现的室性异位节律。

4. 抗休克。

5. 解救有机磷酸酯类中毒。

【禁忌证】

1. 心脏病，特别是心律失常、充血性心力衰竭、冠心病、心动过速等。

2. 禁用于青光眼患者。

3. 禁用于前列腺增生患者。

4. 禁用于溃疡性结肠炎患者。

【用法用量】

1. 皮下、肌内或静脉注射　成人常用量：每次 0.3 ～ 0.5mg，0.5 ～ 3mg/d；极量：每次 2mg。儿童皮下注射：每次 0.01 ～ 0.02mg/kg，2 ～ 3 次 / 天。静脉注射：用于治疗阿 - 斯综合征，每次 0.03 ～ 0.05mg/kg，必要时 15min 重复 1 次，直至面色潮红、循环好转、血压回升、延长间隔时间至血压稳定。

2. 抗心律失常　成人静脉注射 0.5 ～ 1mg，按需可 1 ～ 2h 一次，最大量为 2mg。

3. 解毒

（1）用于锑剂引起的阿 - 斯综合征，静脉注射

1～2mg，15～30min后再注射1mg，如患者无发作，按需每3～4小时皮下或肌内注射1mg。

（2）用于有机磷中毒时，肌内注射或静脉注射1～2mg（严重有机磷中毒时剂量为5～10倍），每10～20分钟重复，直到青紫消失，继续用药至病情稳定，然后用维持量，有时需2～3天。

4.抗休克改善循环　成人一般按体重0.02～0.05mg/kg，用50%葡萄糖注射液稀释后静脉注射或用葡萄糖注射液稀释后静脉滴注。

5.麻醉前用药　成人术前0.5～1h肌内注射0.5mg；小儿皮下注射用量：体重3kg以下者为0.1mg，7～9kg为0.2mg，12～16kg为0.3mg，20～27kg为0.4mg，32kg以上为0.5mg。

【注意事项】

1.对其他颠茄生物碱不耐受者，对本品也不耐受。

2.孕妇静脉注射阿托品可使胎儿心动过速。

3.本品可分泌入乳汁，并有抑制泌乳的作用。

4.婴幼儿对本品的毒性反应极为敏感，特别是痉挛性麻痹与脑损伤的小儿，反应更强，环境温度较高时，因闭汗有体温急骤升高的危险，应用时要严密观察。

5.老年人容易发生抗M胆碱样副作用，如排尿困难、便秘、口干（特别是男性），也易诱发未经诊断的青光眼，一经发现，应立即停药。本品对老年人尤易致汗液分泌减少，影响散热，故夏天慎用。

6.下列情况应慎用：①脑损害，尤其是儿童；②心脏病，特别是心律失常、充血性心力衰竭、冠心病、二尖瓣狭窄等；③反流性食管炎、食管与胃的运动减弱、下食管括约肌松弛，可使胃排空延迟，从而促成胃潴留，并增加胃食管的反流；④青光眼患者禁用，20岁以上患者存在潜隐性青光眼时，有诱发的危险；⑤溃疡性结肠炎，用量大时肠蠕动降低，可导致麻痹性肠梗阻，并可诱发加重中毒性巨结肠症；⑥前列腺增生引起的尿路感染（膀胱张力减低）及尿路阻塞性疾病，可导致完全性尿潴留。

7.在做酚红试验时，可减少酚红的排出量。

【制剂与规格】　硫酸阿托品注射液：2ml：1mg。

【pH　值】　3.5～5.5。

【证　据】

1.溶媒推荐

（1）救治有机磷农药中毒时，可选溶媒为5%葡萄糖或0.9%氯化钠注射液。

（2）治疗锑剂引起的阿-斯综合征，可选溶媒为10%葡萄糖注射液。

（3）静脉注射时，可选溶媒为0.9%氯化钠注射液。

（4）治疗脐静脉穿刺术导致的胎心率减慢，可选溶媒为50%葡萄糖注射液。

2.对药物配制的要求　《静脉治疗护理技术操作规范（WS/T433—2013）》中明确提到，静脉药物的配制和使用应在洁净的环境中完成。

相关说明书（江苏涟水制药有限公司）未对硫酸阿托品注射液配制作出说明。根据《中国药典》（2010年版）二部药物相互作用的相关内容，由于与尿碱化药包括含镁或钙的制酸药、碳酸酐酶抑制药、碳酸氢钠、枸橼酸盐等联合使用时，阿托品排泄延迟，作用时间和（或）毒性增加；与金刚烷胺、吩噻嗪类药、其他抗胆碱药、扑米酮、普鲁卡因胺、三环类抗抑郁药联合使用时，阿托品的毒副反应可加剧；与单胺氧化酶抑制剂（包括呋喃唑酮、丙卡巴肼等）联合使用时，可加强抗M胆碱作用的副作用；与甲氧氯普胺联合使用时，后者促进肠胃运动的作用可被拮抗。

因此可按常规药物配制要求进行配制，但要注意与其他药物合用时毒性增加、副作用和（或）排泄时间延长等问题。

3.对输液器材质的要求　临床现有一次性输液器材质主要有聚氯乙烯、聚烯烃热塑料性弹性体、聚丙烯、超低密度聚乙烯等。有研究显示，聚丙烯注射器与聚氯乙烯延长管等不同输液材料在微量泵给药方式下均对硫酸阿托品无吸附作用，为临床安全、有效、合理的微量泵使用硫酸阿托品提供了理论依据。现有临床使用的输液器滤膜材质多为尼龙膜、纤维素膜。混合醋酸纤维素膜较其他种类的膜对药物产生的吸附效应大，相对较小的是核孔膜、聚丙烯纤维素膜。滤膜对某些药物还有特异性吸附，如阿托品，尼龙膜对它的吸附最高达27.4%，核孔膜对它的吸附也达15.17%，所以在输注药品时需考虑适当增加剂量。

4.输注中对避光输液器的要求　华润双鹤药业股份有限公司等厂家的相关说明书未对硫酸阿托品输液过程避光需要作出说明。文献报道，硫酸阿托品避光保存无意义。根据现有临床经验，硫酸阿托品注射液输注过程中无须避光。

5.对输液器过滤孔径的要求　说明书中未对输

注硫酸阿托品注射液的输液器过滤孔径作特殊要求。有研究指出，目前国内普通输液器的药液过滤器孔径大多为15μm，能有效滤除15μm以上的微粒，精密过滤输液器的过滤终端为5μm孔径的过滤介质，可以滤除药液中的大部分不溶性微粒，可以有效减少静脉炎的发生率。阿托品类药物对血管有损伤作用。所以，建议硫酸阿托品输注应使用精密过滤输液器。

6.对输液器途径的要求　除严格执行无菌技术操作，基于阿托品类药物对血管有损伤作用，有学者建议尽量选择较大的外周静脉血管作为穿刺部位。

7.对输液速度的要求　通过对国内文献、说明书进行检索及查阅，暂时没有针对硫酸阿托品输注速度的统一标准。基于疾病治疗的差异性，不同疾病治疗时所使用的输注速度不尽相同。

有机磷农药中毒时，曹守华等建议应根据液体中阿托品的含量换算出每分钟的滴数，使得每小时所滴的阿托品量与医嘱所要求每小时静脉注射的量相等。例如，将40mg阿托品加入250ml液体中，按1ml液体20滴计算；若医嘱为阿托品每30min静脉注射5mg，则定为20滴/分；若医嘱为阿托品5mg静脉注射，则定为10滴/分。廖秀勇则采用稀释后浓度为0.5mg/ml的阿托品溶液，微量泵持续静脉泵入，泵速为2mg/h，患者达到阿托品化后，则将泵速改为1mg/h后持续输注。

在治疗先天性肥厚性幽门狭窄患儿时，使用药品为硫酸阿托品注射液0.5mg/ml开始剂量为0.06mg/(kg·d)，每3h 1次均分阿托品总量，每日增加0.01mg/kg至有效。有效后于进食前10min给药，每次注射时间为3～5min。

8.配制后储存条件及稳定时间

（1）配制后储存条件：说明书未对配制后储存作出特别说明，仅对其贮存作出避光、阴凉、密闭保存说明。

（2）配制后稳定时间：现有研究暂未对阿托品单独配制后稳定时间作出说明，徐帆等对维生素K_1注射液、硫酸镁注射液与阿托品注射液的配伍稳定性进行考察后，得出阿托品在避光条件下，24h内可配伍使用。

【推荐意见】

1.根据治疗疾病的不同，选择不同浓度的葡萄糖注射液或0.9%氯化钠注射液稀释药液（ⅡA）。

2.药物配制参考常规药物配制方法，但应注意药物配伍禁忌（ⅡA）。

3.使用聚丙烯（PP）注射器或聚氯乙烯（PVC）输液器（ⅡB）。

4.使用非避光材质输液器（ⅢC）。

5.使用精密过滤输液器（ⅡC）。

6.选择较大的外周静脉血管输注（ⅡB）。

7.使用静脉注射、静脉滴注、微量泵泵入（ⅡC）。

8.室温、避光、阴凉、密闭贮存（ⅡA）。

9.配制后于24h内输注使用（ⅡB）。

间 苯 三 酚
Phloroglucinol

【性　状】　本品为白色或类白色的疏松块状物或粉末。

【适应证】

1.消化系统和胆道功能障碍引起的急性痉挛性疼痛。

2.急性痉挛性尿道、膀胱、肾绞痛。

3.妇科痉挛性疼痛。

【禁忌证】　对本品过敏者禁用。

【用法用量】　本品临用前用适量注射用水完全溶解。

1.肌内或静脉注射　每次40～80mg，每日40～120mg。

2.静脉滴注　每日剂量可达200mg，稀释于5%或10%葡萄糖注射液中静脉滴注。

【注意事项】

1.极少有过敏反应，如皮疹、荨麻疹等。

2.该注射液不能与安乃近在同一注射针筒混合使用（可引起血栓性静脉炎）。

3.避免与吗啡及其衍生物类药合用，因其有致痉挛作用。

4.妊娠期及哺乳期妇女慎用。

5.该注射液不具备抗胆碱作用，仅作用于痉挛平滑肌，对于正常平滑肌影响极小。

【制剂与规格】　注射用间苯三酚：40mg。

【pH　值】　3.8～5.0。

【证　据】

1.溶媒推荐

（1）注射用间苯三酚说明书（湖北午时药业股份有限公司）在给药说明书中指出，本品临用前用适量注射用水完全溶解，静脉滴注稀释于5%或10%葡萄糖注射液中。

（2）另有国内文献报道，配伍稳定性试验表明，注射用间苯三酚与5种临床常用输液溶媒（5%葡萄糖注射液、10%葡萄糖注射液、0.9%氯化钠注射液、葡萄糖氯化钠注射液、复方氯化钠注射液）配伍后6h，溶液外观、pH值、含量均无明显变化，不溶性微粒数符合《中国药典》规定。

鉴于说明书的权威性，建议使用5%或10%葡萄糖注射液。

2.对药物配制的要求　本品与安乃近不能在同一针管内混合使用（可引起血栓性静脉炎），避免与吗啡及其衍生物合用（有致痉挛作用）。间苯三酚注射液长期低温（10℃以下）可析出结晶，使用前可微温（40～50℃）溶解，冷却至37℃后使用。

3.对输液器材质的要求　暂时没有资料显示间苯三酚对输液器材质有特殊需求，可以使用常规材质输液器进行输注。

4.对输液器过滤孔径的要求　因本品辅料为甘露醇，建议应用精密过滤输液器输入。

5.输液途径的要求　据国内文献报道，考察间苯三酚注射液与10种临床常用的注射剂配伍的稳定性，间苯三酚注射液与盐酸左氧氟沙星注射液、注射用头孢呋辛钠、注射用马来酸阿奇霉素、注射用头孢噻肟钠配伍后，外观、pH和含量无明显变化；与盐酸曲马多注射液、维生素C注射液、盐酸利多卡因注射液、注射用阿莫西林钠克拉维酸钾、注射用奥美拉唑、注射用头孢拉定配伍后，外观和pH值无明显变化，但间苯三酚含量均有不同程度的下降。所以，间苯三酚注射液与临床一些注射剂联合应用时会发生降解，应引起临床用药重视。建议与上述药物同时输注时选择单独静脉通路。根据使用时长，决定是否选择留置针。

6.对输液速度的要求　通过对国内文献、说明书进行检索查阅后发现，暂时没有针对注射用间苯三酚输注速度的研究。通过文献可以查用相应用药方案：于宫腔镜手术前10～15min将注射用间苯三酚（湖北午时药业股份有限公司）40mg稀释于0.9%氯化钠注射液100ml，快速静脉滴注约在5min完成。治疗晚期先兆流产时，给予5%葡萄糖注射液500ml，加入间苯三酚注射液200mg，缓解静脉滴注，间苯三酚200mg/d，24h最大量≤400mg，用药疗程为症状完全消失后再维持24～48h。所以，输液速度要依据治疗情况而定。

7.配制后储存条件及稳定时间

（1）配制后储存条件：说明书未强调注射用间苯三酚需要避光输液，《中国药典》对于避光、密封储存药物推荐现用现配。

（2）配制后稳定时间：间苯三酚类成分的稳定性不太好，供试品溶液需当天测定，不超过10h。2018年的一项研究发现间苯三酚与0.9%氯化钠注射液、5%葡萄糖注射液、10%葡萄糖注射液配伍后，间苯三酚在不同时间点效价发生变化。同时，一项观察其配伍液外观、颜色与pH值变化状况的研究发现，3种配伍液于6h内保持稳定。

【推荐意见】

1.溶媒使用5%或10%葡萄糖注射液（ⅡA）。

2.本品与安乃近不能混合使用（ⅡA）。

3.使用常规材质输液器进行输注（ⅢC）。

4.使用精密过滤输液器（ⅡA）。

5.因与多种药物配伍不稳定，建议选择单独静脉通路（ⅢB）。

6.现用现配，6h内输注（ⅢB）。

二、促动力药

甲氧氯普胺
Metoclopramide

【性　状】　本品为无色的澄明液体。

【适应证】

1.用于化疗、放疗、手术、颅脑损伤、脑外伤后遗症、海空作业及药物引起的呕吐。

2.用于急性胃肠炎、胆道胰腺、尿毒症等各种疾病恶心、呕吐症状的对症治疗。

3.诊断性十二指肠插管前用，有助于顺利插管；胃肠钡剂X线检查前使用，可减轻恶心、呕吐反应，促进钡剂通过。

【禁忌证】

1.下列情况禁用

（1）对普鲁卡因或普鲁卡因胺过敏者。

（2）癫痫发作的频率与严重性均可因用药而增加。

（3）胃肠道出血、机械性肠梗阻或穿孔，可因用药使胃肠道的动力增加，病情加重。

（4）嗜铬细胞瘤可因用药出现高血压危象。

（5）不能用于因行化疗和放疗而呕吐的乳癌患者。

（6）2岁以下儿童禁用。

2.下列情况慎用

（1）肝衰竭者因丧失了与蛋白结合的能力，所以要慎用。

（2）肾衰竭，即重症慢性肾衰竭使锥体外系反应危险性增加，用量应减少。

【用法用量】　肌内或静脉注射。成人，每次10～20mg，一日剂量不超过0.5mg/kg；小儿，6岁以下每次0.1mg/kg，6～14岁，每次2.5～5mg。肾功能不全者，剂量应减半。

【注意事项】

1.注射给药可引起直立性低血压。

2.对晕动病所致呕吐无效。

3.甲氧氯普胺需缓慢静脉注射，1～2min完成注射，快速给药可出现躁动不安，随即进入昏睡状态。

4.因本品可降低西咪替丁的口服生物利用度，若两药必须合用，间隔时间至少要1h。

5.本品遇光变成黄色或黄棕色后，毒性增高。

【制剂与规格】　盐酸甲氧氯普胺注射液：1ml:10mg。

【pH值】　2.5～4.5。

【证据】

1.溶媒推荐　国内有研究发现，盐酸甲氧氯普胺注射液在4种输液（0.9%氯化钠注射液、5%葡萄糖注射液、10%葡萄糖注射液、葡萄糖氯化钠注射液）中具有良好的稳定性，所配输液色泽、pH值、微粒计数和含量在8h内均无明显变化。但盐酸甲氧氯普胺注射液静脉输液时，临床上常用溶媒为0.9%氯化钠注射液。

2.对药物配制的要求　成都倍特药业有限公司等厂家本品说明书中未对盐酸甲氧氯普胺注射液的配制方法提出特别要求，可按常规药物进行配制，注意无菌操作。

3.对输液器材质的要求　本品说明书中未对盐酸甲氧氯普胺注射液使用的输液器材质提出特别要求。目前，我国临床上使用的输液器大多数是由PVC材料制成的，含有增塑剂DEHP，具有致癌性，PVC还可吸附药物，影响疗效。聚烯烃热塑弹性体（TPE）材料输液器在药物兼容性方面优于传统材料PVC制成的输液器，该材料不含饱和双键、不含极性基团和酯类增塑剂，不存在对药物的吸附和增塑剂迁移问题。虽然尚未查到PVC对盐酸甲氧氯普胺注射液的效果有影响，但是建议使用TPE等非PVC材质输注装置。

4.输注中对避光输液器的要求　本品说明书中指出，本品遇光变成黄色或黄棕色后，毒性增高。研究指出，盐酸甲氧氯普胺注射液对光线敏感，给药过程中需采用避光输注装置，以避免药物由于光线作用而变质。故建议避光输注该药品。

5.对输液途径的要求　本品说明书中指出本品用法为肌内或静脉注射。有文献报道，使用0.9%氯化钠注射液250ml＋甲氧氯普胺注射液20mg静脉滴注，患者发生锥体外系反应。因此不建议静脉滴注本药品。如需静脉输注时，根据临床实践，推荐使用较粗的外周静脉，选择血管时需遵循从远心端至近心端的原则，做到计划性、长期性。输注过程中应注意观察，进针部位有无皮下肿胀，预防静脉炎的发生。可依据医嘱评估患者血管条件及用药时长，给予留置针输液。

6.对输液速度的要求　说明书中指出静脉注射甲氧氯普胺须慢，1～2min注射完，快速给药可出现躁动不安。

7.配制后储存条件及稳定时间　说明书指出本品应密闭保存。相关文献指出，本品应室温（10～30℃）避光保存。综上，建议该药应于室温下避光密闭保存。

【推荐意见】

1.常用溶媒为0.9%氯化钠注射液（ⅢA）。

2.使用非PVC输注装置（ⅡB）。

3.使用避光输注装置（ⅢB）。

4.本品用法为肌内或静脉注射（ⅢA）。

5.静脉注射甲氧氯普胺须慢，1～2min注射完（ⅢA）。

6.本品应遮光，密闭保存（ⅢA）。

7.配制后8h内使用（ⅢB）。

三、肝胆疾病辅助用药

丁二磺酸腺苷蛋氨酸
Ademetionine 1,4-Butanedisulfonate

【性状】　本品为白色冻干块状物。

【适应证】

1.肝硬化前和肝硬化所致肝内胆汁淤积。

2.妊娠期肝内胆汁淤积。

【禁忌证】　对本品过敏者。

【用法用量】

1.初始治疗　使用注射用丁二磺酸腺苷蛋氨酸，500～1000mg/d，肌内或静脉注射，共2周。静脉注射必须非常缓慢。避免同一部位多次肌内注射。

2.维持治疗　使用丁二磺酸腺苷蛋氨酸肠溶片，1000～2000mg/d，口服。

【注意事项】

1.注射用冻干粉针须在临用前用所附溶剂溶解。

2.静脉注射必须非常缓慢。

3.远离热源。

4.若粉针安瓿因为储存不当而有微小裂口或暴露于热源，结晶由白色变为其他颜色时，应将本品连同整个包装去药房退换。

5.对驾驶或操作机械的能力无影响。

6.配伍禁忌：本品不应与碱性溶液或含钙的溶液混合。

7.在治疗的前几周或治疗初期病情可能无改善，所以在这期间对患者一定要加强观察和监控，防止自伤和自杀行为。

【制剂与规格】 注射用丁二磺酸腺苷蛋氨酸：0.5g（以腺苷蛋氨酸计）。

【pH 值】 2.4（稳定液）。

【证据】

1.溶媒推荐 本品说明书示（Hospira S.P.A），注射用冻干粉针须在临用前用所附溶剂溶解。本品不应与碱性溶液或含钙溶液混合。因此在使用药品时应用所附溶剂溶解。

2.对药物配制的要求 查阅本品说明书及资料后均未发现对该药物配制的要求，因此该药可常规配制，注意无菌操作。

3.对输液器材质的要求 本品说明书指出该药品用法为肌内或静脉注射，且静脉注射必须非常缓慢。查阅大量文献资料后，发现也有临床在使用该药时采用静脉滴注的方式，但没有特别对静滴注射用丁二磺酸腺苷蛋氨酸时的输液器材质提出明确说明。

4.输注中对避光输液器的要求 无相关资料及说明书指出该药需使用避光输液器。

5.对输液器过滤孔径的要求 本品说明书在不良反应中提到，注射用丁二磺酸腺苷蛋氨酸使用时可能会发生浅表静脉炎。2016年的一篇文献中提到，精密输液器对大于膜标称孔径不溶性微粒的滤除率高达95%，在输注脂类药液、中药制剂时，输液反应和静脉炎的发生率明显低于普通输液器，而且能有效防止空气栓塞，提高工作效率；其中滤膜孔径为5μm的精密输液器性价比高，可考虑全面使用。因此在静脉使用注射用丁二磺酸腺苷蛋氨酸时应使用精密过滤输液器。

6.对输液途径的要求 说明书及相关文献均指出该药品用法为肌内或静脉注射，且静脉注射必须非常缓慢。查阅大量文献期刊资料后，发现临床在使用该药时采用静脉滴注的方式。另外有报道称，丁二磺酸腺苷蛋氨酸是一种刺激性较强的药物，可引起化学炎症反应，进而导致局部浅表性静脉炎。针对用药后出现的静脉炎，有文献认为可以使用静脉留置针、更换注射部位、采用输液加温器及输液后给予等渗溶液冲管等方法保护血管。因此注射用丁二磺酸腺苷蛋氨酸的给药途径为肌内或静脉注射，且静脉注射必须非常缓慢。

7.对输液速度的要求 本品说明书指出本品用法为肌内或静脉注射，且静脉注射必须非常缓慢。在临床中也有采用静脉滴注方式的情况。汤迎爽等报道不可超剂量快速滴注。例如，某患者因超剂量（1500mg，药品说明书要求每日500～1000mg）使用，且滴注速度过快（3～4ml/min），导致患者连续3天出现恶心、呕吐等不适，后减少给药剂量至1000mg，并减慢滴注速度至2ml/min，连用3天未再出现恶心、呕吐等不适。建议静脉滴注时使用输液泵控制滴速。

8.配制后储存条件及稳定时间 本品说明书中指出本品用附带的注射用溶剂溶解后只能保存6h。

9.与其他药品的配伍禁忌 本品说明书中提示的配伍禁忌为：不应与碱性溶液或含钙溶液混合。国内文献报道，用丁二磺酸腺苷蛋氨酸与奥美拉唑、复方氨基酸、复方甘草酸苷、阿洛西林、前列地尔、头孢哌酮舒巴坦、头孢匹胺、哌拉西林舒巴坦、万古霉素、法莫替丁、美洛西林钠、异甘草酸镁、头孢地嗪、夫西地酸钠及呋塞米、多烯磷脂胆碱注射液、注射用核糖核酸Ⅱ、注射用甲泼尼龙琥珀酸钠、注射用还原型谷胱甘肽也存在配伍禁忌。因此在使用注射用丁二磺酸腺苷蛋氨酸时，一定要遵照说明书中的用法用量合理用药，并同时注意在联合用药时查阅资料确认是否存在配伍禁忌。

【推荐意见】

1.注射用冻干粉针须在临用前用所附溶剂溶解（ⅡA）。

2.使用非避光输液器（ⅢC）。

3.使用精密过滤输液器（ⅡB）。

4.肌内或静脉注射且静脉注射必须非常缓慢（ⅡA）。

5.静脉滴注时使用输液泵（ⅢB）。

6.用附带的注射用溶剂溶解后只能保存6h（ⅡA）。

7.注射用丁二磺酸腺苷蛋氨酸与多种药物存在配伍禁忌（ⅡB）。

多烯磷脂酰胆碱
Polyene Phosphatidylcholine

【性　状】　本品为黄色澄明液体。

【适应证】　各种类型的肝病，如肝炎、慢性肝炎、肝坏死、肝硬化、肝性脑病（包括前驱肝性脑病）、脂肪肝（也见于糖尿病患者）、胆汁阻塞、中毒、预防胆结石复发、手术前后的治疗、妊娠中毒、呕吐、银屑病、神经性皮炎、放射综合征。

【禁忌证】　含有苯甲醇，新生儿和早产儿禁用。

【用法用量】　缓慢静脉注射或静脉滴注。

1.静脉注射

（1）成人和青少年一般每日缓慢静脉注射1～2安瓿，严重病例每日注射2～4安瓿。一次可同时注射2安瓿的量。

（2）只可使用澄清的溶液。

（3）不可与其他任何注射液混合注射。

2.静脉输注

（1）严重病例每天输注2～4安瓿，如需要，每天剂量可增加至6～8安瓿。

（2）严禁用电解质溶液（0.9%氯化钠注射液、林格液等）稀释。

（3）若要配制静脉输液，只可用不含电解质的葡萄糖注射液稀释（如5%、10%葡萄糖注射液，5%木糖醇注射液）。

（4）若用其他输液配制，混合液pH值不得低于7.5，配制好的溶液在输注过程中保持澄清。只可使用澄清的溶液。

（5）进行静脉注射或静脉滴注治疗时，建议尽早口服多烯磷脂酰胆碱胶囊进行治疗。

【注意事项】

1.只可使用澄清的溶液。

2.缓慢静脉注射。

3.在静脉注射使用时，可能出现疼痛、静脉炎等血管刺激症状，建议采用静脉滴注给药方式。

4.制剂中含有苯甲醇，新生儿和早产儿禁用，极少数患者可能对其产生过敏反应。

【制剂与规格】　多烯磷脂酰胆碱注射液：5ml∶232.5mg。

【pH值】　8.45。

【证据】

1.溶媒推荐　多烯磷脂酰胆碱注射液说明书（成都天台山制药股份有限公司）在用法用量中指出，配制静脉输液只可用不含电解质的葡萄糖溶液稀释（如5%、10%葡萄糖注射液，5%木糖醇注射液），严禁用电解质溶液（0.9%氯化钠注射液、林格液等）。有研究证实，与0.9%氯化钠注射液配伍后出现浑浊且含量发生显著变化。因此，多烯磷脂酰胆碱只可用不含电解质的葡萄糖溶液进行稀释。

2.对药物配制的要求　多烯磷脂酰胆碱注射液说明书用法用量中指出，若用其他输液配制，混合液pH值不得低于7.5。通过对国内文献、说明书进行检索及查阅，暂时没有多烯磷脂酰胆碱配制方法的研究，可按常规药物方法进行配制，但应在洁净环境中完成，配制时应穿着已消毒的配制服，做好双手消毒，戴好口罩。

3.对输液器材质的要求　有报道指出，多烯磷脂酰胆碱辅料中包含的苯甲醇、乙醇等会导致PVC材料中增塑剂DEHP的析出。所以，输注时应选择非PVC材质的输液器。

4.输注中对输液器避光、过滤孔径的要求　通过对国内文献、说明书进行检索及查阅，暂时没有针对多烯磷脂酰胆碱输注时输液器避光、过滤孔径的研究。

5.对输液途径的要求　多烯磷脂酰胆碱注射液说明书在用法用量中指出，静脉注射、静脉滴注。因此，输液途径为静脉注射、静脉滴注。可根据医嘱评估用药时长，必要时给予留置针。

6.对输液速度的要求　本品说明书在用法用量中指出，缓慢静脉注射或静脉输注。从其他治疗方案等方面的文献内提取出多烯磷脂酰胆碱输注速度的应用情况，但是很少有提及输注速度应用情况的文献。一项研究提到，使用该药的前10min控制滴速为20滴/分，待患者无不适，再调整为30～40滴/分。另一项治疗肝炎的方案提到，采用静脉滴注方式，将多烯磷脂酰胆碱465mg加入5%葡萄糖注射液250ml中，滴速40滴/分，1次/天。因此，多烯磷脂酰胆碱的输注速度需要根据剂量、治疗方案、患者耐受性等方面进行明确。

7.配制后储存条件及稳定时间

（1）配制后储存条件：说明书及国内文献暂时没有提及多烯磷脂酰胆碱配制后的储存条件，但说明书要求多烯磷脂酰胆碱注射液避光，于2～8℃贮存。

（2）配制后稳定时间：2013年一项针对多烯磷脂酰胆碱输液稳定性的研究显示，与5%葡萄糖注射液、10%葡萄糖注射液、果糖注射液配伍，在8h内，含量、外观及pH值均无明显变化。因此，在8h内溶液基本稳定性。

【推荐意见】

1.使用不含电解质的葡萄糖溶液稀释（如5%、10%葡萄糖注射液，5%木糖醇注射液）（ⅡA）。

2.使用常规药物配制方法（ⅡA）。

3.使用输液终端滤过装置（ⅡC）。

4.使用静脉注射、静脉滴注（ⅡA）。

5.避光、于2～8℃贮存（ⅡA）。

6.配制后8h内进行输注（ⅡB）。

门冬氨酸鸟氨酸
Ornithine Aspartate

【性　状】 本品为淡黄色澄明液体。

【适应证】 因急、慢性肝病（如各型肝炎、肝硬化、脂肪肝、肝炎后综合征）引发的血氨升高；肝性脑病，如伴发或继发于肝脏解毒功能受损（如肝硬化）的潜在性或发作期肝性脑病，尤其适用于治疗肝性脑病早期或肝性脑病期的意识模糊状态。

【禁忌证】 严重肾功能不全的患者（诊断标准是血清中肌酐水平超过3mg/100ml）禁用本品。

【用法用量】

1.静脉滴注：急性肝炎，5～10g/d；慢性肝炎或肝硬化，10～20g/d（病情严重者可酌量增加，但根据目前的临床经验，但每日不超过40g）；肝性脑病早期可视病情轻重，最多使用不超过40g，7～10天为一个疗程。

2.对于其他情况，除非医嘱特殊说明，每天用量为至少4安瓿。

3.在使用前应该用注射用溶液稀释，然后经静脉输入。本品可以和常用的各种注射用溶液混合而不发生任何问题。由于静脉耐受方面的原因，每500ml溶液中不要溶解超过6安瓿本品。

4.输入速度最大不要超过5g/h。如果患者的肝功能已经完全受损，输液速度必须根据患者的个体情况来调整，以免引起恶心和呕吐。

【注意事项】 当使用大剂量本品时，应该监测患者血清和尿中的药物水平。如果患者的肝功能已经完全受损，输液速度必须根据患者的个体情况来调整，以免引起恶心和呕吐。

【制剂与规格】 门冬氨酸鸟氨酸注射液：10ml∶5g［每安瓿（10ml）滴注液中含有门冬氨酸鸟氨酸5g］。

【pH　值】 6.0～7.0。

【证　据】

1.溶媒推荐　本品说明书（雅博司，德国麦氏大药厂）指出，本品可以和常用的各种注射用溶液混合，目前为止未有相容性问题发生，但应在静脉输液前才进行预混。何文的研究表明，使用时先将本品用适量注射用水充分溶解，再加入到0.9%氯化钠注射液或5%、10%葡萄糖注射液中使用。

2.对药物配制的要求　依据本品说明书（B.Braun Melsungen AG），由于静脉耐受方面的原因，每500ml溶液中不要溶解超过6安瓿（30g）本品，高浓度的门冬氨酸鸟氨酸可抑制心肌且对静脉刺激较大，有引起血栓性静脉炎的危险。李堃等研究发现，门冬氨酸鸟氨酸（雅博司，德国麦氏大药厂）10～20g加入5%葡萄糖注射液250ml中静脉滴注，治疗肝性脑病疗效确切，安全性好。为此，本品配制方法可按常规药物操作，但要注意药物浓度及无菌操作。

3.对输液器材质的要求　没有资料显示门冬氨酸鸟氨酸注射液对输液器材质有特殊要求。但有文献显示，用非PVC材料输液袋和输液器进行输液，可以提高治疗的安全性和可靠性。

4.输注中对避光输液器的要求　依据本品说明书，并未明确说明本品需要避光保存及输注。

5.对输液器过滤孔径的要求　相关文献认为，与目前普通输液器（过滤介质孔径15μm）相比，精密输液器由于其终端滤器采用3μm或5μm孔径的过滤介质，能有效地滤除药液中的不溶性微粒，从而减少微粒对血管的刺激。高浓度本品对静脉刺激性较大，建议使用精密过滤输液器。

6.对输液途径的要求　依据药品说明书，本品应静脉滴注。黄献球的试验研究表明，门冬氨酸鸟氨酸注射液持续微量泵注入治疗肝性脑病疗效好，值得临床推广。

血管的选择：根据个体情况选择合适的血管。

7.对输液速度的要求　查阅文献，配制浓度不应大于6%，滴速不超过5g/h。严重肝功能不全患者使用本品时的滴速须根据患者症状来调整。建议在输注过程中应注意控制速度在30～60滴/分。换药时务必"冲管"。

8.配制后储存条件及稳定时间　本品说明书中提示，本品应在25℃以下保存。文献显示，供试品溶液在室温条件下10h内保持稳定。另一项研究表明，该药溶液于室温放置时，在30h内稳定。但临床实际上为安全起见，建议现用现配。

【推荐意见】

1. 使用注射用水溶解后，用0.9%氯化钠注射液或5%、10%葡萄糖注射液稀释（ⅢB）。

2. 药物配制依据药品说明书，应尤为注意药物浓度（ⅢA）。

3. 使用非PVC材质输液袋及输液器（ⅡC）。

4. 使用非避光输液器（ⅢC）。

5. 使用精密过滤输液器（ⅡA）。

6. 输注过程中可选周围静脉留置针、中心静脉导管等（ⅡC）。

7. 静脉滴注、静脉泵注进行输液（ⅢA）。

8. 配制前本品于25℃以下保存（ⅢA）。

9. 配制后尽早输注（ⅢC）。

乙酰半胱氨酸
Acetylcysteine

【性　状】 本品为无色澄明液体。

【适应证】 在综合治疗基础上用于肝衰竭早期治疗，以降低胆红素、提高凝血酶原活动度。

【禁忌证】

1. 对本药过敏者或处方中其他任何成分过敏或曾出现过敏样反应的患者禁用。

2. 支气管哮喘或有支气管痉挛史、胃溃疡、胃炎患者慎用。

【用法用量】 静脉滴注，本品8g（40ml）用10%葡萄糖注射液250ml稀释滴注，1次/天，疗程45天。

【注意事项】

1. 本品未经稀释不得进行注射。

2. 本品不得与氧化性药物包括金属离子、抗生素等配伍。

3. 参照《马丁代尔药物大典》及临床应用相关文献，本品可根据体重适当调整剂量，一般以50～150mg/kg给药。

4. 支气管哮喘患者或有支气管痉挛史的患者在用本品期间应严密监控，如发生支气管痉挛，须立即停药。

5. 本品开瓶后会从无色变成微紫色，属正常现象，不影响药品使用，本品应临用现配。

【制剂与规格】 乙酰半胱氨酸注射液：20ml：4g。

【pH　值】 6.0～8.0。

【证　据】

1. 溶媒推荐　乙酰半胱氨酸注射液说明书（瑞阳制药股份有限公司）在给药说明书中提出，使用10%葡萄糖注射液250ml进行稀释。此外一项国内研究显示，0.9%氯化钠注射液作为乙酰半胱氨酸注射液溶媒可能会发生同离子效应，使不溶性微粒增多。综上，乙酰半胱氨酸注射液需用10%葡萄糖注射液进行稀释。

2. 对药物配制的要求　本品说明书中并未对乙酰半胱氨酸注射液的配制方法提出特别要求，可按照常规药物进行配制。

3. 对输液器材质的要求　乙酰半胱氨酸注射液说明书在给药说明书中指出，本品与铁、铜等金属及橡胶、氧气、氧化物等接触，可发生不可逆结合而失效，应避免接触。故在输注过程需注意避免接触金属、橡胶等。

4. 输注中对避光输液器的要求　本品说明书中并未对乙酰半胱氨酸注射液是否需要避光输液器做出说明，目前国内也无相关研究。

5. 对输液器过滤孔径的要求　本品说明书中并未对乙酰半胱氨酸注射液的输液器过滤孔径提出特别要求，目前国内也无相关研究。

6. 对输液途径的要求　乙酰半胱氨酸注射液说明书在用法用量中指出，本品为静脉滴注。另外有研究表明，局部雾化给药、高浓度、快速静脉给药会导致局部黏膜、血管及全身各脏器损害，易增加药物不良反应发生的风险。所以，在输注过程中首选静脉滴注。

7. 对输液速度的要求　文献报道：4g乙酰半胱氨酸注射液滴注速度应控制在2.0h左右，8g应控制在4.0h左右。并且注射用乙酰半胱氨酸说明书在不良反应中指出，本品滴注过快可出现恶心、呕吐、皮疹等不良反应，减慢滴注速度可减少不良反应。故应观察患者能否耐受，从而调整滴注速度。

8. 配制后储存条件及稳定时间　本品说明书中并未对乙酰半胱氨酸注射液的配制后储存条件及稳定时间做出特别说明。在一项测定乙酰半胱氨酸溶液中乙二胺四乙酸二钠（EDTA-2Na）含量的实验中，供试品溶液（乙酰半胱氨酸溶液样品2.0ml＋6%磷酸溶液）20h内稳定。

9. 配伍禁忌　注射用乙酰半胱氨酸说明书明确指出本品不得与氧化性药物包括金属离子、抗生素等配伍。

【推荐意见】

1. 使用10%葡萄糖注射液进行稀释（ⅡA）。

2. 避免接触铁、铜等金属及橡胶、氧化物（ⅡA）。

3.本品的滴速为40～60滴/分；老年患者给药滴速一般以缓慢滴注（ⅢB）。

4.使用非避光输液器（ⅢC）。

5.在输注过程中首选静脉滴注（ⅡA）。

6.本品不得与氧化性药物包括金属离子、抗生素等配伍（ⅡA）。

7.配制后20h稳定（ⅡB）。

四、抑酸药

艾司奥美拉唑钠
Esomeprazole

【性　状】　本品为白色或类白色的块状物或粉末。

【适应证】

1.当口服疗法不适用时，作为胃食管反流病的替代疗法。

2.用于不适用口服疗法的急性胃或十二指肠溃疡出血的低危患者（胃镜下Forrest分级Ⅱc～Ⅲ级）。

3.用于降低成人胃和十二指肠溃疡出血内镜治疗后的再出血风险。

【禁忌证】

1.对本品的任何其他成分过敏者禁用。

2.本品禁止与奈非那韦联合使用。

3.不推荐与阿扎那韦、沙奎那韦联合使用。

【用法用量】

1.对于不能口服用药的胃食管反流病患者，推荐每日1次静脉注射或静脉滴注本品20～40mg。反流性食管炎患者应使用40mg，每日1次；对于反流疾病的症状治疗，应使用20g，每日1次。本品通常应短期用药（不超过7天），一旦可能，就应转为口服治疗。

2.对于不能口服用药的Forrest分级Ⅱc～Ⅲ级的急性胃或十二指肠溃疡出血患者，推荐静脉滴注本品40mg，12h 1次，用药5天。

【注意事项】

1.当患者被怀疑患有胃溃疡或已患有胃溃疡时，如果出现异常症状（如明显的非有意识的体重减轻、反复呕吐、吞咽困难、呕血或黑粪），应先排除恶性肿瘤的可能性。因为使用本品治疗可减轻症状，延误诊断。

2.使用质子泵抑制剂可能会使胃肠道感染（如沙门菌和弯曲菌）的危险略有增加。

3.本品与所有抑酸药物一样，胃酸减少或胃酸

缺乏可能降低维生素B_{12}（氰钴胺）的吸收。

4.在接受至少3个月及绝大多数在接受一年质子泵抑制剂（PPI）（如艾司奥美拉唑）治疗的患者中，可能会出现低镁血症的严重临床表现，如疲乏、手足抽搐、谵妄、惊厥、头晕及室性心律失常，早期隐蔽易被忽略。可考虑在开始PPI治疗前检测血镁浓度及定期监测血镁浓度。

5.质子泵抑制剂，尤其是使用高剂量及长期用药时（＞1年），可能会增加髋部、腕部和脊柱骨折的风险。观察性研究提示，质子泵抑制剂可使骨折总体风险增加10%～40%。其中一部分也可能是由其他风险因素所致。对有骨质疏松风险的患者，应根据当前临床指南接受治疗，并服用适量的维生素D和钙剂。

6.配制溶液的降解对pH值的依赖性很强，所以药品必须按照使用指导应用。本品只能溶于0.9%氯化钠溶液中供静脉使用，配制的溶液不应与其他药物混合或在同一输液装置中合用。

【制剂与规格】　注射用艾司奥美拉唑钠：40mg。

【pH　值】　10.0～11.0。

【证　据】

1.溶媒推荐　对溶媒有严格的要求，艾司奥美拉唑钠不可通过酸性溶液进行溶解。注射用艾司奥美拉唑钠说明书（山东裕欣药业）中明确指出，本药品仅可溶于0.9%氯化钠注射液，溶解后12h内用完。

2.对药物配制的要求　艾司奥美拉唑钠说明书中提到，已知对埃索美拉唑、其他苯丙咪唑类化合物或本品的任何其他成分过敏者禁用。配伍禁忌：禁止与奈非那韦联合使用，不推荐与阿扎那韦、沙奎那韦联合使用。

艾司奥美拉唑钠在碱性条件下较为稳定，但随着pH值的降低易发生分解，当其pH值小于8时易变色分解或产生不溶性沉淀。因此，如果静脉滴注的时间过长或在配制滴注液过程中放置药物时间过长，均有可能发生艾司奥美拉唑钠降解现象，从而使治疗效果不理想。

3.对输液器材质的要求　没有证据表明本品与PVC材质发生化学反应，所以输注时可应用PVC材质输液器。

4.输注中对避光输液器的要求　艾司奥美拉唑钠的化学性质不稳定，在光照、遇热、遇酸和氧化剂的条件下均容易降解而变质。药物储存应密闭，在凉暗处避光，并在不超过20℃的地方保存。建议

临床静脉使用时，可不使用避光输液器和避光输液袋，但应避免在光线较强的环境中（如阳光直射）输注，并同时采取适当避光措施，如关闭室内日光灯、拉上窗帘等。

5. 对输液器过滤孔径的要求 有研究表明，使用注射用艾司奥美拉唑钠及0.9%氯化钠注射液配制不同浓度（0.4mg/ml，1.6mg/ml）的成品溶液。然后将配置好的溶液放置于室温、遮光、光照（4500Lx）、40℃恒温的不同环境下，考察注射用艾司奥美拉唑钠在0h、1h、2h、4h、8h、12h、24h、48h不同时间点的性状、pH值、不溶性微粒数和艾司奥美拉唑的含量。结果显示高浓度溶液40℃恒温条件下，成品液在48h微粒数超出中国药典2015规定（每1ml中粒径≥10μm的微粒不得超过25个，粒径≥25μm的微粒不得超过3个），其他条件在48h内微粒数均未超过药典规定。由此可见静脉使用注射用艾司奥美拉唑钠时无需使用精密过滤输液器（过滤介质孔径15μm）。

6. 对输注途径的要求 中华人民共和国卫生行业标准《静脉治疗护理技术操作规范（2013版）》对于静脉输液通路及装置选择指导意见指出，根据药物的pH值不同，应选择不同的静脉输液通路，对于pH值＞8.0、可造成静脉内膜粗糙、有血栓形成可能性的药物，宜选择深静脉通路。注射用艾司奥美拉唑钠pH值为10.0～11.0，小静脉输注或反复注射于同一血管会造成静脉硬化。建议先注入0.9%氯化钠注射液检查输液管通畅性及注射针头确实在静脉内之后，再经此通畅的输液管给药。建议选择深静脉通路，不可肌内注射和鞘内注射。

7. 对输注速度的要求

（1）静脉注射

①40mg剂量：5ml的配制溶液（8mg/ml），静脉注射时间应在3min以上。

②20mg剂量：2.5ml即一半的配制溶液（8mg/ml），静脉注射时间应至少在3min以上，剩余的溶液应做丢弃处理。

③80mg剂量：经内镜治疗胃及十二指肠溃疡急性出血后，应给予患者80mg艾司奥美拉唑静脉注射，将两份配制溶液稀释在100ml的0.9%氯化钠注射液中，静脉注射给药30min，然后按8mg/h持续静脉给药71.5h。

（2）静脉滴注

①40mg剂量：将配制溶液稀释至100ml的0.9%氯化钠注射液中，静脉滴注时间应在10～30min。

②20mg剂量：将配制溶液稀释至100ml的0.9%氯化钠注射液中，静脉滴注50ml即一半，滴注时间应在10～30min，剩余的溶液应做丢弃处理。

（3）消化性溃疡出血：内镜下止血后，应用高剂量艾司奥美拉唑时，肝功能受损者80mg静脉注射剂量不需要调整，伴有轻度至中度肝损伤患者（Child-Pugh分级A级和B级），最大持续滴注速度不超过6mg/h；伴有重度肝损伤患者（Child-Pugh分级C级）最大持续滴注速度不超过4mg/h。因此在给药时，需要根据使用方法及患者情况调整输液速度。

8. 配制后储存条件及稳定时间 艾司奥美拉唑钠是一种异构体质子泵抑制剂，受pH值影响较大，在酸性环境中非常不稳定，可影响药效的正常发挥，然而在碱性条件下则可以保证其稳定性，提升治疗效果。研究显示，艾司奥美拉唑钠的pH值在9.0～9.5范围时最稳定，其药效最好。药品配制好后要保存在30℃以下，于12h内完成输注。从微生物学的角度考虑最好尽快使用。

【推荐意见】

1. 仅可使用0.9%氯化钠注射液作为溶媒（ⅢA）。

2. 药物配制参考常规PPI配制方法（ⅢA）。

3. 可使用PV等普通材质输液袋、输液器及注射器（ⅢA）。

4. 不需要使用避光输液器，但要避免阳光直射（ⅢA）。

5. 对输液器过滤孔径无明确要求（ⅢA）。

6. 选择深静脉通路进行输注（ⅢA）。

7. 对输液速度的要求应依据患者情况而定（ⅡA）。

8. 低温避光保存（ⅡA）。

9. 配制后于12h内进行输注（ⅢB）。

泮托拉唑钠
Pantoprazole

【性　状】 本品为白色或类白色疏松块状物或粉末。

【适应证】 本品用于十二指肠溃疡、胃溃疡、急性胃黏膜病变，复合性胃溃疡等急性上消化道出血。

【禁忌证】

1. 对本品过敏者禁用。

2. 妊娠期与哺乳期妇女禁用。

【用法用量】

1.静脉滴注，每次40～80mg，1～2次/天，临用前将0.9%氯化钠注射液10ml注入冻干粉小瓶内，将溶解后的药液加入0.9%氯化钠注射液100～250ml中稀释后供静脉滴注，要求15～60min滴完。

2.本品溶解和稀释后必须在4h内用完，禁止用其他溶剂或其他药物溶解和稀释。

【注意事项】

1.本品抑制胃酸分泌的作用强，时间长，故应用本品时不宜同时再服用其他抗酸剂或抑酸剂。为防止抑酸过度，在一般消化性溃疡等病时，不建议大剂量长期应用（胃泌素瘤例外）。

2.肾功能受损者无须调整剂量，肝功能受损者需要酌情减量。

3.治疗溃疡时应排除胃癌后才能使用本品，以免延误诊断和治疗。

4.孕妇及哺乳期妇女禁用。

5.儿童用药：尚无儿童静脉应用本品的经验。

6.老年用药：老年人用药剂量无须调整。

【制剂与规格】 注射用泮托拉唑钠：40mg。

【pH 值】 9.5～11.0。

【证 据】

1.溶媒推荐 本品在酸性条件下不稳定，因此在与呈酸性的葡萄糖注射液、葡萄糖氯化钠注射液配伍时，其含量下降，颜色变黄，澄清度也发生变化。在氯化钠注射液中配伍稳定性较好。文献显示，本品最适宜溶媒是0.9%氯化钠注射液。

2.对药物配制的要求 由于pH值对注射用泮托拉唑钠溶液稳定性影响很大，在临床应用时应避免与其他药物尤其是酸性药物配伍，必须联合用药时需冲洗管路。溶解该药时也不可与其他注射液共用注射器，并应严格按照使用说明操作，以避免出现药液变质、降效。有文献指出，本品和0.9%氯化钠注射液配伍后，最好能在配伍后2h内用完，建议临用现配。

3.对输液器材质的要求 在注射用泮托拉唑钠的研究中发现，聚烯烃热塑弹性体（TPE）材质静脉输液器产品在接触药液的初期存在吸附情况，药液回收低至近85%，在整个循环时间内与初始药液浓度比在86.08%～94.52%；PVC材质静脉输液器产品在整个药液输注过程中均存在吸附情况，与初始药液浓度比在82.58%～90.71%；而热塑性聚氨酯（TPU）材质静脉输液器对于该药液有良好的药

物相容性。因此，对于泮托拉唑钠，TPU材质静脉输液器的性能优于苯乙烯类热塑性弹性体（TPE-S）和PVC，且吸附作用小于TPE-S和PVC。

4.输注中对避光输液器的要求 为了验证避光与不避光对注射用泮托拉唑钠的配伍稳定性有无显著影响，相关学者做了以下试验：将两瓶注射用泮托拉唑钠粉针剂均与100ml 0.9%氯化钠注射液配伍，但是其中一瓶药液始终避光操作，测定样品溶液4h内不同时刻的pH值和含量变化。经过t检验，发现两者pH值和含量的总量均值均无显著性变化（$P > 0.05$），说明避光与不避光对其pH及含量变化无显著影响。因此，本品可使用非避光输液器。

5.对输液器过滤孔径的要求 2014年，由国家卫生和计划生育委员会首次以行业标准的形式发布的《静脉治疗护理技术操作规范（WS/T433—2013）》中明确规定，普通输液器不宜输注强酸强碱药物，禁止输注紫杉醇、脂肪乳类和含有乙醇的有机溶剂药液。泮托拉唑pH值较高，精密过滤输液器的终端滤器采用1.2μm、3μm、5μm的孔径过滤介质，可以滤除药液中90%以上的不溶性微粒，减少微粒对血管内皮细胞的刺激。因此，建议使用精密过滤输液器。

6.对输液途径的要求 文献指出，静脉注射或持续滴注刺激性药物、发疱剂药物、肠外营养液、pH低于5或高于9的液体或药物，以及渗透压大于600mOsm/L的液体等药物时，应避免使用外周静脉，建议使用中心静脉。本品pH值大于9，因此应首选用中心静脉输注，静脉注射或静脉滴注均可。

7.对输液速度的要求 静脉滴注速度为880ml/h，15～60min滴完；静脉注射时间应超过2min。

8.配制后储存条件及稳定时间 参照药品说明书并检索文献，溶液应当现配现用，低温、避光保存，不宜放置时间过长，本品必须在药液配制后的4h内使用并滴注完毕。

【推荐意见】

1.最适宜的溶媒是0.9%氯化钠注射液（ⅠA）。

2.避免与其他药物尤其是酸性药物配伍（ⅡB）。

3.使用TPU材质静脉输液器（ⅠB）。

4.使用非避光输液器输注（ⅡB）。

5.使用精密过滤输液器（ⅡB）。

6.首选中心静脉输注（ⅠB）。

7.静脉滴注速度为880ml/h，15～60min滴完（ⅠA）。

8.低温避光保存，于4h内使用并滴注完毕（ⅡB）。

艾普拉唑钠
Ilaprazole Sodium

【性　状】　本品为白色或类白色疏松块状物或粉末。

【适应证】　消化性溃疡出血。

【禁忌证】

1.对艾普拉唑钠及其他苯丙咪唑类化合物过敏者禁用。

2.对本品中任何其他成分过敏者禁用。

【用法用量】　静脉滴注：起始剂量20mg，后续每次10mg，每天一次，连续3天。疗程结束后，可根据情况改为口服治疗。

使用时注意以下几点。

（1）对于喷血、渗血、血管裸露等高危人群，应首先进行内镜止血。

（2）本品用于静脉滴注：将本品10mg完全溶解于100ml 0.9%氯化钠注射液中，用带过滤装置的输液器静脉滴注，30min滴完。起始剂量20mg时，应用200ml 0.9%氯化钠注射液溶解。配制好的溶液须在3h内使用完毕。

（3）本品仅可溶于0.9%氯化钠注射液中供静脉使用，配制的溶液不应与其他药物混合或在同一输液装置中合用。

【注意事项】

1.本品仅供静脉滴注，禁止肌内注射。

2.本品抑制胃酸分泌作用强、时间长、故应用本品时不宜同时再使用其他抗酸剂或抑酸剂。

3.因本品能显著升高胃内pH，可能影响某些药物的吸收。

4.因缺乏肝肾功能不全患者的临床研究数据，肝、肾功能不全者慎用。

5.使用前应先排除胃与食管的恶性病变，以免因症状缓解而延误诊断。本品治疗时应密切观察病情，治疗无效时应改用其他疗法。

6.正在使用氯吡格雷类药品的患者应注意与质子泵抑制剂药物的相互作用，在治疗前与医师就用药安全性问题进行交流，以确保用药安全。

7.本品目前尚无超过3天的用药经验。

【制剂与规格】　注射用艾普拉唑钠：10mg。

【pH　值】　9.0～12.0。

【证　据】

1.溶媒推荐　参照药品说明书（丽珠集团丽珠制药厂）并检索文献可知，本品仅可溶于0.9%氯化钠注射液中供静脉使用。10mg溶于100ml 0.9%氯化钠注射液；20mg溶于200ml 0.9%氯化钠注射液。

2.对药物配制的要求　配制溶液时一定要操作规范，尽量使用一次性器械，消毒时注意脱碘，哪怕极少量的碘入瓶也会引起变色反应。禁止与其他药物同瓶配伍，集中调配应保证配制和输液时间间隔在4h以内。另外，因其抑制胃酸分泌作用强、时间长，故不宜同时再使用其他抗酸剂或抑酸剂，如碳酸氢钠、泮托拉唑等。

3.对输液器材质的要求　虽然目前尚未有文献证明PVC材质对本品具有吸附作用，但是PVC材料中添加了使其稳定和软化的无法降解的有毒物质DEHP，对环境和人类健康造成了不良影响，且PVC本身作为输液器就存在一定的局限性。目前欧盟、美国、我国台湾等地区已禁止使用DEHP增塑的PVC输液器。TPE输液器可满足临床静脉输液的要求，具有良好的安全性及有效性，建议逐步减少并取代PVC输液器的使用，而选用其他安全的非PVC输液器，如TPE输液器。为此，本药品可以使用PVC材质输液器，但用非PVC材质输液器更为安全。

4.输注中对避光输液器的要求　艾普拉唑钠属于质子泵抑制剂，目前文献尚未查及光照对其药物浓度影响的对比实验。但根据文献查阅得知，注射用艾普拉唑钠要避光、密闭保存。在输液过程中建议使用一次性使用避光输注装置，避免阳光直射。

5.对输液器过滤孔径的要求　药品说明书及相关文献指出，随时间推移，溶液pH值下降容易析出沉淀，微粒增加引起静脉炎和其他不良反应的概率增大。同时，这些沉淀物有可能引起小血管栓塞而产生严重后果，所以本品须用带过滤装置的输液器静脉滴注。因此，适宜选用精密过滤输液器。

6.对输液途径的要求　文献指出，静脉注射或滴注持续刺激性药物、发疱剂药物、肠外营养液、pH低于5或高于9的液体或药物，以及渗透压大于600mOsm/L的液体等药物时，避免使用外周静脉，建议使用中心静脉。本品pH值大于9，因此应优先选用中心静脉输注。

7.对输液速度的要求　参照药品说明书并检索文献，本品只用于静脉滴注，30min滴完。

8.配制后储存条件及稳定时间　参照药品说明书并检索文献，注射用艾普拉唑钠要避光、密闭、30℃以下保存，配制后溶液保存时间为3h。

【推荐意见】

1. 仅可用0.9%氯化钠注射液作为溶媒（ⅠA）。

2. 避免与其他药物尤其是酸性药物配伍（ⅡB）。

3. 使用普通材质静脉输液器（ⅠB）。

4. 使用避光输液器输注（ⅡB）。

5. 使用精密过滤输液器（ⅡB）。

6. 优先采用中心静脉输注（ⅠB）。

7. 只用于静脉滴注，30min滴完（ⅡA）。

8. 避光、密闭、30℃以下保存，配制后溶液保存时间为3h（ⅡB）。

五、其他消化系统用药

奥 曲 肽
Octreotide

【性　状】 本品为无色的澄明液体。

【适应证】

1. 肢端肥大症。

2. 缓解与功能性胃肠胰内分泌瘤有关的症状和体征。

（1）有充分证据显示，本品对以下肿瘤有效：①具有类癌综合征表现的类癌肿瘤；②VIP瘤（血管活性肠肽瘤）；③胰高血糖素瘤。

（2）本品对以下肿瘤的有效率约为50%：①胃泌素瘤（Zollinger-Ellison综合征）；②胰岛素瘤；③生长激素释放因子瘤。

3. 预防胰腺手术后并发症。

4. 与内镜硬化剂等特殊手段联合用于肝硬化所致的食管-胃静脉曲张出血的紧急治疗。

【禁忌证】 对奥曲肽或其任一赋形剂过敏者禁用。

【用法用量】

1. 肢端肥大症　皮下注射：开始每8h皮下注射一次，每次0.05～0.1mg，然后每月依循环生长激素（GH）、胰岛素样生长因子-1（IGF-1）水平、临床反应及耐受性做相应调整（目标：GH小于2.5ng/ml；IGF-1正常范围）。多数患者每日最适剂量为0.2～0.3mg。对长期接受同一剂量治疗的患者，每6个月测定一次GH浓度。

2. 胃肠胰内分泌肿瘤　皮下注射：最初每日1～2次，每次0.05mg，根据临床反应、肿瘤分泌的激素浓度（在类癌的情况下，根据5-羟吲哚乙酸的尿液排泄量）及耐受性，渐增至每次0.2mg，每日3次。用药后临床症状和实验室检查未改善时，奥曲肽用药不能超过1周。

3. 预防胰腺手术后并发症　皮下注射每日3次，每次0.1mg，连续7天，第一次用药至少在术前1h进行。

4. 食管-胃静脉曲张出血　连续静脉滴注0.025mg/h，最多治疗5天。奥曲肽可用0.9%氯化钠注射液稀释。在有食管-胃静脉曲张出血的肝硬化患者中，奥曲肽连续静脉滴注，0.05mg/h持续5天，都可以良好地耐受。

【注意事项】

1. 本品常见不良反应为腹泻、腹痛、恶心、胃肠胀气、头痛、胆石症、高血糖和便秘。

2. 在女性肢端肥大症患者中，生长激素水平降低及IGF-1浓度正常化所带来的治疗有可能恢复生育能力。在用奥曲肽进行治疗的过程中，如果需要，应当建议育龄女性患者使用充分的避孕措施。

3. 对于长期接受奥曲肽治疗的患者，应注意监测甲状腺功能。

4. 心血管相关事件，已报道有心动过缓的少见病例，可能与β受体阻滞剂、钙通道阻滞剂的药物剂量，或水、电解质平衡因素相关。

5. 胆囊相关事件，应用奥曲肽治疗的患者有15%～30%发生胆石症，而人群发生率为5%～20%，故在奥曲肽治疗前和治疗期间每隔6～12个月应做一次胆囊超声检查。

6. 食管-胃静脉曲张继发出血可增加胰岛素依赖型糖尿病患者的风险性并可引起糖尿病患者胰岛素需要量的改变，所以应密切观察血糖水平。

【制剂与规格】 醋酸奥曲肽注射液：1ml∶0.1mg。

【pH　值】 3.7～4.7。

【证　据】

1. 溶媒推荐　本品说明书（印度太阳药业有限公司）中指出，在无菌生理盐水或5%葡萄糖注射液中，奥曲肽可保持理化性质稳定达24h，但由于奥曲肽会影响葡萄糖体内平衡，故建议使用0.9%氯化钠注射液作为溶媒。

2. 对药物配制的要求　说明书中未对奥曲肽注射液的配制方法提出特别要求，可按常规药物进行配制，注意无菌操作。

3. 对输液器材质的要求　说明书中未对奥曲肽注射液使用的输液器材质提出特别要求。目前，我国临床上使用的输液器大多数是由PVC材料制成的，含有增塑剂DEHP，具有致癌性，PVC还可吸附药物，影响疗效。TPE材料输液器在药物兼容性方面优于传统材料PVC制成的输液器，该材料不含饱和双键，不含极性基团和酯类增塑剂，不存在对药物的吸附和增塑剂迁移问题。虽然尚未查到PVC对奥曲肽注射液的效果有影响，但是建议逐步减少并取代PVC输液器的使用。

4.输注中对避光输液器的要求　说明书中未对奥曲肽注射液使用避光输液器提出特别要求。但有研究指出，奥曲肽要避免在强光线下长时间暴晒，不宜长时间在较高温度下滴注，因为长时间光线直射和高温可造成奥曲肽注射液变色，25℃以下其理化性质较稳定。综上所述，建议应用奥曲肽时应避免阳光直射药物或室内温度过高。

5.对输液途径的要求　本品说明书中指出本品用法为皮下注射和静脉滴注。但未对静脉输注途径提出具体要求。根据临床实践，推荐使用较粗的外周静脉，选择血管需遵循从远心端至近心端的原则，做到计划性、长期性。输液过程中应注意观察液体滴注是否顺畅，进针部位有无皮下肿胀，预防静脉炎的发生。

6.对输液速度的要求　本品说明书中并未对输液速度提出要求。有研究指出，使用本品时需严格控制滴速，一般选择滴速为0.025mg/h。因此，静脉输注该药时，应限制滴速。

7.配制后储存条件及稳定时间　本品说明书中指出，尽管在25℃以下稀释药液可维持理化活性达24h，但考虑到微生物的污染，配制好的药液应当立即使用。如果不立即使用，应保存于2～8℃的条件下。使用前药液需在室温下复温后方可输注。重新配制药液，用溶媒稀释，冰箱内保存直至用药结束时间不应超过24h。

【推荐意见】

1.常用溶媒为0.9%氯化钠注射液（ⅢB）。

2.使用普通常规材质输液器（ⅡB）。

3.奥曲肽无须使用避光输液器，但输注过程中应避免阳光直射（ⅢB）。

4.推荐使用较粗的外周静脉（ⅢC）。

5.需严格控制滴速，一般选择滴速为0.025 mg/h（ⅢB）。

6.配制好的药液保存于2～8℃的条件下（ⅢA）。

7.配制后应于24h内使用（ⅢA）。

乌司他丁
Ulinastatin

【性　状】　本品为白色至微黄色冻干块状物或

粉末。复溶后应为无色至黄色的澄清液体，可带轻微乳光。

【适应证】

1.急性胰腺炎。

2.慢性复发性胰腺炎的急性恶化期。

3.急性循环衰竭的抢救辅助用药。

【禁忌证】　对本品过敏者禁用。

【用法用量】

1.急性胰腺炎、慢性复发性胰腺炎　初期每次100 000U溶于500ml 5%葡萄糖注射液或0.9%氯化钠注射液中静脉滴注，静脉滴注每次1～2h，1～3次/天，以后随症状消退而减量。

2.急性循环衰竭　每次100 000U溶于500ml 5%葡萄糖注射液或0.9%氯化钠注射液中静脉滴注，每次1～2h，1～3次/天，或每次100 000U溶于5～10ml 0.9%氯化钠注射液中，每日缓慢静脉注射1～3次。并可根据年龄、症状适当增减。

【注意事项】

1.有药物过敏史、对食品过敏者或过敏体质患者慎用。对于有药物过敏史或过敏的患者，当临床判断患者用药获益大于风险时，首次用药时建议缓慢滴注，并加强观察。

2.本品用于急性循环衰竭时，应注意不能代替一般的休克疗法（输液、输血、吸氧、外科处理、抗生素等），休克症状改善后即终止给药。

3.使用时需注意，本品溶解后应迅速使用。

【制剂与规格】　注射用乌司他丁：5万U；10万U。

【pH 值】　6.0～7.5。

【证　据】

1.溶媒推荐　注射用乌司他丁说明书（广东天普生化医药股份有限公司）指出，本品溶媒可采用5%葡萄糖注射液或0.9%氯化钠注射液。

2.对药物配制的要求　未找到对于注射用乌司他丁配制的特殊要求，但临床静脉输液的配制应在洁净环境中进行，着装整齐，戴口罩，穿工作鞋，以保持配药环境的空气有较高的洁净度。

3.对输液器材质、过滤孔径、避光输注的要求　注射用乌司他丁说明书中未对注射用乌司他丁输液器材质、过滤孔径、避光输注提出特别要求，亦未找到相关文献。

4.对输液途径的要求　注射用乌司他丁说明书指出，可用于静脉滴注、静脉注射。国内研究表明，亦可采用输液泵持续给药。乌司他丁的半衰期约为40 min，而药品说明书中推荐的给药方法为静脉滴注1～2h。研究表明，与静脉给药相比，Seldinger法实施区域动脉灌注乌司他丁对重症急性胰腺炎临床疗效较好，不仅能有效缩短症状时间，同时还能加速实验室指标恢复。

5.对输液速度的要求　注射用乌司他丁说明书指出，静脉滴注时，可采用10万U溶于500ml 5%葡萄糖注射液或0.9%氯化钠注射液中，每次应静脉滴注1～2h。

6.配制后储存条件及稳定时间　注射用乌司他丁溶解后应迅速使用，其与0.9%氯化钠注射液、5%葡萄糖注射液配伍后，在25℃和37℃条件下，24h内保持稳定。同样研究表明，注射用乌司他丁与0.9%氯化钠注射液、5%葡萄糖注射液配伍后12h内，外观和pH均无明显变化，不溶性微粒数均符合2015年版《中国药典》四部规定的限度，且12h内乌司他丁的含量基本无改变。

7.配伍禁忌　研究表明，注射用乌司他丁与复方氨基酸存在配伍禁忌，应尽量避免两种药物同时输注，确有必要联合应用时，应使用0.9%氯化钠注射液或其他药物冲管后再行输注。注射用乌司他丁说明书指出，注射用乌司他丁应避免与加贝酯或相关制剂混合使用。

【推荐意见】

1.溶媒采用5%葡萄糖注射液或0.9%氯化钠注射液（ⅡA）。

2.对输液器过滤孔径避免明确要求，使用常规输液装置（ⅢC）。

3.推荐使用方法为静脉滴注、静脉注射、输液泵持续给药（ⅡA）。

4.静脉滴注，每次应滴注1～2h（ⅡA）。

5.配制后25℃条件下应于12h内应用（ⅢB）。

6.与复方氨基酸存在配伍禁忌（ⅡB）。

第七节　泌尿系统用药

利尿药与脱水药

呋　塞　米
Furosemide

【性　状】　本品为无色或几乎无色的澄明液体。

【适应证】

1.水肿性疾病：包括充血性心力衰竭、肝硬化、肾脏疾病（肾炎、肾病及各种原因所致的急、慢性肾衰竭），尤其是应用其他利尿药效果不佳时，应用本类药物可能有效。

2.高血压：在高血压的阶梯疗法中，本品不作为治疗原发性高血压的首选药物，但当噻嗪类药物疗效不佳，尤其是当伴有肾功能不全或出现高血压危象时，本类药物尤为适用。

3.预防急性肾衰竭：用于各种原因导致的肾脏血流灌注不足，如失水、休克、中毒、麻醉意外及循环功能不全等。

4.高钾血症及高钙血症。

5.稀释性低钠血症：尤其是当血钠浓度低于120mmol/L时。

6.抗利尿激素分泌失调综合征（SIADH）。

7.急性药物毒物中毒：如巴比妥类药物中毒等。

【禁忌证】

1.对本品过敏者。

2.无尿者。

【用法用量】

1.成人

（1）治疗水肿性疾病：①紧急情况或不能口服者，可静脉注射，开始20～40mg，必要时每2h追加剂量，直至出现满意疗效。维持用药阶段可分次给药。②治疗急性左心衰竭时，起始40mg静脉注射，必要时每小时追加80mg，直至出现满意疗效。③治疗急性肾衰竭时，可用200～400mg加于0.9%氯化钠注射液100ml内静脉滴注，滴注速度每分钟不超过4mg。有效者可按原剂量重复应用或酌情调整剂量，每日总剂量不超过1g。利尿效果差时不宜再增加剂量，以免出现肾毒性，对急性肾衰竭患者的功能恢复不利。④治疗慢性肾功能不全时，一般每日剂量40～120mg。

（2）治疗高血压危象时，起始40～80mg静脉注射，伴急性左心衰竭或急性肾衰竭时，可酌情增加剂量。

（3）治疗高钙血症时，可静脉注射，每次20～80mg。

2.小儿　治疗水肿性疾病，起始按1mg/kg静脉注射，必要时每隔2h追加1mg/kg。最大剂量可达每日6mg/kg。新生儿应延长用药间隔。

【注意事项】

1.交叉过敏。对磺胺药和噻嗪类利尿药物过敏者，对本品可能亦过敏。

2.下列情况慎用：①无尿或严重肾功能损害者，后者因需加大剂量，故用药间隔时间应延长，以免出现耳毒性等副作用；②糖尿病；③高尿酸血症或有痛风病史者；④严重肝功能损害者，因水、电解质紊乱可诱发肝性脑病；⑤急性心肌梗死，过度利尿可促发休克；⑥胰腺炎或有此病史者；⑦有低钾血症倾向者，尤其是应用洋地黄类药物或有室性心律失常者；⑧红斑狼疮，本品可加重病情或诱发活动；⑨前列腺增生。

3.随访检查：①血电解质，尤其是合用洋地黄药物或皮质激素类药物、肝肾功能损害者；②血压，尤其是用于降压时，大剂量应用或用于老年人时；③肾功能；④肝功能；⑤血糖；⑥血尿酸；⑦酸碱平衡情况；⑧听力。

4.药物剂量应从最小有效剂量开始，然后根据利尿反应调整剂量，以减少水、电解质紊乱等副作用的发生。

5.肠道外用药宜静脉给药、不建议肌内注射。常规剂量静脉注射时间应超过1～2min，大剂量静脉注射时每分钟不超过4mg。使用静脉用药剂量的1/2时即可达到同样疗效。

6.本品为加碱制成的钠盐注射液，碱性较高，故静脉注射时宜用0.9%氯化钠注射液稀释，而不宜用葡萄糖注射液稀释。

7.存在低钾血症或低钾血症倾向时，应注意补充钾盐。

8.少尿或无尿患者应用最大剂量后24h仍无效时应停药。

9.运动员慎用。

10.本品遇冷可能有结晶析出，可置于室温中使其溶解，溶解后可再次使用。

【制剂与规格】 呋塞米注射液：2ml∶20mg。

【pH 值】 8.5～9.5。

【证 据】

1.溶媒推荐 本品说明书（金陵药业股份有限公司浙江天峰制药厂）和相关文献指出，呋塞米注射液为钠盐注射液，碱性较高，若与葡萄糖注射液混合配制极易产生中和反应并出现液体浑浊现象，所以应使用0.9%氯化钠注射液稀释，不宜用葡萄糖注射液稀释。

2.对药物配制的要求 本品说明书中未对呋塞米注射液的配制方法提出特别要求，可按常规药物进行配制，注意无菌操作。

3.对输液器材质的要求 本品说明书中未对呋塞米注射液使用的输液器材质提出特别要求。有实验表明：TPE材质输液器和PVC材质输液器对呋塞米注射液的吸附作用都不显著。因此，该药品在输注过程中可以使用常规材质输液器。

4.输注中对避光输液器的要求 有研究发现，呋塞米制剂对光不稳定，会降解产生杂质糠醛，该杂质为含基因毒警示结构的杂质，所以应采取避光输液器。有研究对呋塞米注射液与一次性使用避光过滤输液器进行相容性试验，结果表明呋塞米注射液与一次性使用避光过滤输液器相容性良好。故临床上进行呋塞米输注时可采用避光过滤输液器。

5.对输液途径的要求 本品说明书中指出肠道外用药宜静脉给药，不主张肌内注射。如需静脉输液，根据临床实践，推荐使用较粗的外周静脉，选择血管需遵循从远心端至近心端的原则，做到计划性、长期性。输液过程中应注意观察液体滴注是否顺畅，进针部位有无皮下肿胀，预防静脉炎的发生，有无过敏反应，准备好抢救用物。

6.对输液速度的要求 说明书中指出常规剂量静脉注射时间应超过1～2min，大剂量静脉注射时，每分钟不超过4mg，并未对静脉输液速度提出要求。如需静脉输液，根据临床实践，推荐在输液时应减慢初始滴速，观察患者无不适反应后再根据患者年龄及病情调节输液速度，通常情况下，成人40～60滴/分，儿童20～40滴/分，或按照公式调节滴速，每分钟滴数＝［液体总量（ml）×滴系数］/输液时间（min）。另有文献显示，呋塞米注射液静脉输液时每分钟不超过4mg。故静脉输液时应限制输液速度。

7.配制后储存条件及稳定时间

（1）配制后储存条件：说明书中指出本品应遮光，密封保存。

（2）配制后稳定时间：说明书中并未提及开启稳定时间，根据临床经验推荐现用现配。

【推荐意见】

1.应使用0.9%氯化钠注射液稀释（ⅢA）。

2.使用常规普通材质输液器（ⅡB）。

3.一次性使用避光过滤输液器（ⅡB）。

4.肠道外用药宜静脉给药、不主张肌内注射（ⅢA）。

5.输液速度每分钟不超过4mg（ⅢB）。

6.本品应遮光，密封保存（ⅢA）。

7.现用现配（ⅢC）。

托拉塞米
Torasemide

【性　状】　本品为白色或类白色的疏松块状物或粉末。

【适应证】　各种原因或继发性肾脏疾病及各种原因所致急慢性肾衰竭、充血性心力衰竭及肝硬化等所致的水肿。

【禁忌证】

1.肾衰竭无尿患者。

2.肝性脑病前期或肝性脑病患者。

3.对本品或磺酰脲类药物过敏患者，低血压、低血容量、低钾或低钠血症患者，严重排尿困难（如前列腺增生）患者禁用本品。

【用法用量】

1.充血性心力衰竭所致的水肿、肝硬化腹水　一般初始剂量为5mg或10mg，每日一次缓慢静脉注射，也可以用5%葡萄糖注射液或0.9%氯化钠注射液稀释后进行静脉输注；如疗效不满意，可增加剂量至20mg，每日一次，每日最大剂量40mg，疗程不超过1周。

2.肾脏疾病所致的水肿　初始剂量20mg，每日一次，以后根据需要可逐渐增加剂量至最大剂量每日100mg，疗程不超过1周。

【注意事项】

1.使用本品者应定期检查电解质（特别是血钾）、血糖、尿酸、肌酐、血脂等。

2.本品开始治疗前必须纠正排尿障碍，特别是对老年患者或治疗刚开始时，要仔细观察电解质和血容量的不足，以及血液浓缩的有关症状。

3.肝硬化腹水患者应用本品进行利尿时，应住院进行治疗，这些患者如利尿过快，可造成严重的电解质紊乱和肝性脑病。

4.本品与醛固酮拮抗剂或与保钾药物一起使用可防止低钾血症和代谢性碱中毒。

5.前列腺增生的患者排尿困难，使用本品尿量增多，可导致尿潴留和膀胱扩张。

6.在刚开始用本品治疗或由其他药物转为使用本品治疗或开始一种新的辅助药物治疗时，个别患者警觉状态受到影响（如在驾驶车辆或操作机器时）。

7.本品必须缓慢静脉注射，本品不应与其他药物混合后静脉注射，但可根据需要用0.9%氯化钠注射液或5%葡萄糖注射液稀释。

8.如需长期用药，建议尽早从静脉给药转为口服用药，静脉给药疗程限于1周。

9.不推荐妊娠期和哺乳期的妇女使用本品。

10.个别患者可出现皮肤过敏，偶见瘙痒、皮疹、光敏反应，罕见口干、肢体感觉异常、视觉障碍。

【制剂与规格】　注射用托拉塞米：10mg；20mg。

【pH　值】　8.5～9.5。

【证　据】

1.溶媒推荐　注射用托拉塞米说明书（南京海辰药业股份有限公司）推荐，用0.9%氯化钠注射液或5%葡萄糖注射液稀释后进行静脉输注。其他溶媒选择无相关研究，因此建议选择0.9%氯化钠注射液或5%葡萄糖注射液进行稀释。

2.对药物配制的要求　本品说明书及各种文献中均未提及注射用托拉塞米的配制要求。因此，可按常规药配制方法进行配制。

3.对输液材质的要求　广东省药学会发布的《静脉用药输注装置安全规范专家共识》中明确指出，应采用非PVC输液器静脉输注托拉塞米。因此，建议使用非PVC材质的输液袋及输液器。

4.输注中对避光输液器的要求　本品说明书中未提及用避光输液器，也无相关研究文献。因此，可以采用非避光输液器对注射用托拉塞米进行输注。

5.对输液器过滤孔径的要求　本品说明书及各种文献中均未提及对输液器过滤孔径的特殊要求。因此，可按照常用药使用标准孔径输液器。

6.对输液途径的要求　注射用托拉塞米的治疗周期不能超过1周，根据《静脉治疗护理技术操作规范（WS/T433—2013）》，建议选择外周静脉留置针作为静脉注射和静脉输注途径。

7.对输液速度的要求　注射用托拉塞米说明书中未对药物的滴注速度进行明确规定，但在注意事项中明确指出，本品必须缓慢静脉注射。

8.配制后储存条件及稳定时间　未查找到注射用托拉塞米配制后存储条件及稳定时间的相关要求及研究文献，建议配制后立即使用。

9.配伍禁忌　托拉塞米与多巴酚丁胺配伍产生白色沉淀；托拉塞米与甲磺酸帕珠沙星注射液配伍产生白色浑浊；托拉塞米与盐酸溴己新注射液配伍产生乳白色浑浊；托拉塞米与盐酸多巴胺注射液配伍变成深灰色。因托拉塞米与多种药物配伍出现化学反应，建议单独使用，联合使用时应与其他药物之间进行冲管。

【推荐意见】

1.使用0.9%氯化钠注射液或5%葡萄糖注射液稀释药液（ⅢA）。

2.药物配制参考常规药物配制方法（ⅡC）。

3.使用非PVC材质输液袋及输液器（ⅢA）。

4.使用一次性精密过滤输液器（ⅡC）。

5.使用非避光材质输液器（ⅠC）。

6.通过外周静脉缓慢注射（ⅡA）。

7.配制后24h内进行输注（ⅠC）。

8.不应与其他药物混合后静脉注射（ⅢA）。

甘油果糖氯化钠
Glycerol Fructose and Sodium Chloride

【性　状】　本品为无色的澄明液体。

【适应证】　用于脑血管病、脑外伤、脑肿瘤、颅内炎症及其他原因引起的急慢性颅内压增高，脑水肿等症。

【禁忌证】

1.禁用于遗传性果糖不耐受症的患者。

2.禁用于对本品任一成分过敏者。

3.高钠血症、无尿和严重脱水者禁用。

【用法用量】　静脉滴注。成人每次250～500ml，一日1～2次，每500ml需滴注2～3h，250ml需滴注1～1.5h。根据年龄、症状可适当增减。

【注意事项】

1.严重循环系统功能障碍、尿崩症、糖尿病和溶血性贫血患者慎用。

2.严重活动性颅内出血患者无手术条件时慎用。

3.本品含0.9%氯化钠，用药时须注意患者食盐摄入量。

4.怀疑有急性硬膜下、硬膜外血肿时，应先处理出血源并确认不再有出血后方可应用本品。

5.长期使用时要注意防止水、电解质紊乱。

6.本品仅通过静脉给药，使用时注意勿漏出血管。

7.渗透压摩尔浓度比应为6.5～7.5。

【制剂与规格】　甘油果糖氯化钠注射液：250ml。

【pH　值】　3.0～6.0。

【证　据】

1.溶媒推荐　甘油果糖氯化钠注射液作为脱水药，本身即为大输液。甘油果糖氯化钠注射液说明书（蚌埠丰原涂山制药有限公司）用法用量中指出，成人一般一次250～500ml。因此，不涉及溶媒要求。

2.对药物配制、输液器材质、避光输注的要求　甘油果糖氯化钠注射液作为脱水药，本身即为大输液，无配制过程。同时通过对国内文献、说明书进行检索及查阅，暂时没有针对甘油果糖氯化钠输注时输液器材质、避光输注的要求，所以可以选择常规输液器。

3.对输液器过滤孔径的要求　2009年一篇文献提及静脉药液中存在的微粒来源是多方面的，仅从加强生产质量管理和加强临床操作规范管理的角度出发，要完全清除药液中的微粒是有相当难度的。输液终端滤过装置（如精密输液器）作为最终的一个补救性措施和手段，可以对即将注入人体的药液进行净化处理，滤出大于5μm以上的微粒，极大地减少各个环节对药液的污染，从而减轻对人体的伤害。王卫青等的研究显示，双头精细过滤输液器通过其合理设计能够减轻甘油果糖对血管的刺激，减少患者的输液反应。因此，甘油果糖氯化钠注射液作为脱水药在输注过程中最好使用输液终端滤过装置，尽可能使用双头精密过滤输液器。

4.对输液途径的要求　甘油果糖氯化钠注射液说明书用法用量中指出，静脉滴注。但甘油果糖注射液在进入血管后可致血管通透性增加，组织炎性渗出，受损静脉皮肤周围极易形成水肿；加之甘油果糖注射液应用时要求缓慢滴注，致使药物长时间持续刺激血管内膜，破坏内皮细胞，可引起注射部位疼痛、静脉炎等用药部位损害，最终引发静脉穿刺困难。

临床研究显示：中等长度导管组的外渗、堵管、静脉炎等并发症明显低于静脉留置针组。阎丽媚等对甘油果糖的输注方式进行效果分析显示，中等长度导管减少并发症的发生。也可将甘油果糖放在第一袋和最后一袋输注，注射完毕予0.9%氯化钠注射液100ml注射冲管，使输注静脉充分得到冲洗，预防滞留药物对局部血管持续刺激而导致静脉炎发生。

因此，在输注过程中首选外周静脉中等长度导管滴注，输液过程防止静脉炎发生。

5.对输液速度的要求　甘油果糖氯化钠注射液说明书在说明书中指出，成人一般一次250～500ml，一日1～2次，每500ml需滴注2～3h，250ml需滴注1～1.5h。可根据年龄、症状适当增减。一项针对治疗脑出血的方案提到,重度者每12h静脉滴注甘油果糖250ml,中、轻度者静滴250ml,每日1次。此外,一项关于滴速对脑梗死患者血液流变学影响的研究提到,慢滴组(20%甘油果糖250ml,静脉滴注120min滴完),快滴组(20%甘油果糖250ml,静脉滴注60min滴完)。结果显示,慢滴组降低血粘度的作用更持久稳定,改善血液流变学状态的作用明显优于快滴组。因此,甘油果糖氯化钠注射液采用静脉滴注。但是相关速度需要根据患者治疗方案、患者耐受性等方面进行明确。

6.配制后储存条件及稳定时间 说明书指出储存条件:按说明室温密闭保存配制后未做特殊要求。

【推荐意见】

1.使用双头精密过滤输液器或终端滤过装置(ⅡC)。

2.使用静脉滴注(ⅡA)。

3.使用中等长度导管滴注(ⅡC)。

4.室温保存(ⅡA)。

甘 露 醇
Mannitol

【性 状】 本品为无色的澄明液体。

【适应证】

1.组织脱水药。用于治疗各种原因引起的脑水肿,降低颅内压,防止脑疝。

2.降低眼内压。可有效降低眼内压,应用于其他降眼内压药无效时或眼内手术前准备。

3.渗透性利尿药:用于鉴别肾前性因素或急性肾衰竭引起的少尿,亦可应用于预防各种原因引起的急性肾小管坏死。

4.作为辅助性利尿措施治疗肾病综合征、肝硬化腹水,尤其是当伴有低蛋白血症时。

5.对某些药物超量或毒物中毒(如巴比妥类药物、锂、水杨酸盐和溴化物等),本药可促进上述物质的排泄,并防止肾毒性。

6.作为冲洗剂,应用于经尿道内做前列腺切除术。

7.手术前肠道准备。

【禁忌证】

1.已确诊为急性肾小管坏死的无尿患者,包括对试用甘露醇无反应者,因甘露醇积聚引起血容量增多,加重心脏负担。

2.严重失水者。

3.颅内活动性出血者,因扩容加重出血,但颅内手术时除外。

4.急性肺水肿或严重肺淤血。

【用法用量】

1.成人常用量

(1)利尿:常用量为按体重1～2g/kg,一般用20%溶液250ml静脉滴注,并调整剂量使尿量维持在30～50ml/h。

(2)治疗脑水肿、颅内高压和青光眼:按体重0.25～2.0g/kg,配制为15%～25%浓度于30～60min静脉滴注。当患者衰弱时,剂量应减少至0.5g/kg,严密随访肾功能。

(3)鉴别肾前性少尿和肾性少尿:按体重0.2g/kg,以20%浓度于3～5min静脉滴注,如用药2～3h以后每小时尿量仍低于30～50ml,最多再试用一次,如仍无反应,应停药。已有心功能减退或心力衰竭者慎用或不宜使用。

(4)预防急性肾小管坏死:先给予12.5～25g,10min内静脉滴注,若无特殊情况,再给50g,1h内静脉滴注,若尿量能维持在50ml/h以上,则可继续应用5%溶液静脉滴注,若无效则立即停药。

(5)治疗药物、毒物中毒:50g以20%溶液静脉滴注,调整剂量使尿量维持在100～500ml/h。

2.小儿常用量

(1)利尿:按体重0.25～2g/kg或按体表面积60g/m²,以15%～20%溶液于2～6h静脉滴注。

(2)治疗脑水肿、颅内高压和青光眼:按体重1～2g/kg或按体表面积30～60g/m²,以15%～20%浓度溶液于30～60min静脉滴注。患者衰弱时剂量减至0.5g/kg。

(3)鉴别肾前性少尿和肾性少尿:按体重0.2g/kg或按体表面积6g/m²,以15%～25%浓度静脉滴注3～5min,如用药后2～3h尿量无明显增多,可再用1次,如仍无反应则不再使用。

(4)治疗药物、毒物:按体重2g/kg或按体表面积60g/m²,以5%～10%溶液静脉滴注。

【注意事项】

1.除作肠道准备用以外,均应静脉内给药。

2.甘露醇遇冷易结晶,故应用前应仔细检查,如有结晶,可置于热水中或用力振荡待结晶完全溶解后再使用。当甘露醇浓度高于15%时,应使用有过滤器的输液器。

3.根据病情选择合适的浓度,避免不必要地使用高浓度和大剂量。

4.使用低浓度和含氯化钠溶液的甘露醇能降低过度脱水和电解质紊乱的发生概率。

5.用于治疗水杨酸盐或巴比妥类药物中毒时，应合用碳酸氢钠以碱化尿液。

6.以下情况慎用

（1）明显心肺功能损害者。

（2）高钾血症或低钠血症。

（3）低血容量。

（4）严重肾衰竭。

（5）对甘露醇不能耐受者。

7.给大剂量甘露醇不出现利尿反应，可使血浆渗透浓度显著升高，故应警惕血浆高渗发生。

【制剂与规格】　20%甘露醇注射液：250ml：50g。

【pH 值】　4.5 ～ 6.5。

【证　据】

1.对药物配制的要求　室温低于15℃时，极易产生甘露醇微粒，甚至析出结晶，有引起血栓或静脉炎的危险，当温度继续降低时结晶体加大，呈大的柱状、絮状结晶。使用前将甘露醇加热至37℃左右，可降低静脉炎的发生率，延长留置针的留置时间。20%甘露醇在20℃时，直径≥25μm的微粒每毫升为6个，直径≥10μm的微粒每毫升为58个，随着液体温度升高，微粒数目明显减少。当液体温度达到35℃时，微粒数降到最低水平。

建议在使用甘露醇时适当加温输注，当温度在35℃时，微粒数可以降到最低水平。

2.对输液器材质的要求　当前，聚氯乙烯（PVC）材质的输液器是我国临床上应用最为广泛的输液器材，一项关于PVC一次性输液器对临床常用8种药物的吸附性研究发现，PVC输液器对甘露醇无明显吸附。PVC输液器对甘露醇相容性较好。建议输注甘露醇可以使用PVC等普通材质输液器。

3.对输液器过滤孔径的要求　精密过滤输液器的末端有过滤装置（滤过膜），能有效滤除药液中的不溶性微粒，减少微粒对血管的刺激，使药物均匀输入，避免药物及其微粒对静脉的刺激。在快速滴注20%甘露醇时使用精密过滤输液器可以阻止输液微粒的输入，减少静脉损伤，减轻患者的痛苦。20%甘露醇为多糖醇的高渗饱和溶液，当进行滴注时，会有大量的微粒在短时间内进入静脉，从而有可能引起血栓，造成局部静脉堵塞和供血不足，组织缺氧而产生水肿和炎症；也可由于微粒的碰撞作用，使血小板减少而易出血，局部供氧不足，产生

静脉炎。精密过滤输液器在构造上采用3μm孔径的滤膜为过滤介质，纳污能力强，过滤精度高，微粒滤过率达99%，药物吸附率低，可充分滤除微粒，减轻微粒对血管的刺激，从而减少静脉炎的发生。

建议使用3μm孔径滤膜的精密过滤输液器。

4.对输液途径的要求　甘露醇输注方式包括连续输注或脉冲式给药，脉冲式给药较连续输注效果更好，常规推荐剂量为0.25 ～ 1g/kg体重，经外周或中心静脉导管在10 ～ 20min静脉输入。脉冲式给药一般推荐0.25g/kg小剂量给药，100ml的甘露醇制剂能覆盖体重80kg以下的患者。脉冲式给予甘露醇尤其是时间较长者，使用小剂量的甘露醇是非常重要的。甘露醇加温输液加0.9%氯化钠注射液脉冲式冲管降低了静脉炎发生率，从而延长了静脉留置针的留置时间，减少了反复多次静脉穿刺造成的血管损伤，减轻了患者的痛苦。但因甘露醇刺激性较强，建议通过四肢较粗静脉置管，以减少静脉炎的发生。

5.对输液速度的要求　甘露醇治疗颅内压增高的输注方式建议脉冲式给药，初始剂量为0.25 ～ 1g/kg体重，经外周或中心静脉导管在10 ～ 20min静脉输入，其后推荐每4 ～ 6小时给予低剂量0.25 ～ 0.5g/kg维持。甘露醇静脉滴注速度不能一概快速均匀输入，应根据颅内压监护情况的不同进行调节。

（1）原始颅内高压明显，尤其是40mmHg以上的患者和监测到用药后颅内压先升后降的患者，一律采用先慢后快的输入法，即确定甘露醇使用剂量后，开始以0.54 ～ 0.81g/min的速度输入，10min后快速输入（成人1.67g/min）。

（2）原始颅内压轻、中度增高（20～40mmHg），病情稳定者可用快速均匀输注法。

（3）对老年和小儿患者，宜以中等速度输入（0.27 ～ 0.81g/min），并根据监护情况及时调整滴速。

（4）对于监护到使用甘露醇后颅内压持续升高或无变化的患者，提示血脑屏障严重破坏，建议医师停用甘露醇。

建议根据颅内压监护情况的不同调节输液速度。

6.配制后储存条件及稳定时间

（1）防止甘露醇注射液再结晶的方法按照原理可以分为两类：一是将结晶溶解后的甘露醇注射液置于能够保证温度的区域，原理是将没有结晶甘露醇注射液放入持续高于结晶点温度以上的环境，使

甘露醇注射液不再发生再次结晶的现象。第二种是用冷水冷却法防止甘露醇结晶，即将结晶完全溶解的甘露醇溶液充分振荡后，放入15℃左右的水中慢慢冷却，约10min后取出待用。

（2）参考科室以往的日使用量，以大致当日用量为基数，加入暖液袋中，温度调至40℃加热溶解，过程中工作人员不定时关注袋内温度，不得超过40℃，后续随用随补，使暖液袋中的药品形成循环。

（3）建议在温度（40.0±2.0）℃，相对湿度（75±5）%的条件下放置6个月。注射液在40℃左右环境中存放的时间是48h左右。

（4）20%甘露醇注射液储存条件：遮光、密闭保存。

【推荐意见】

1. 20%甘露醇注射液需加温配制，温度达到35℃时，微粒数降到最低（ⅡB）。

2. 使用PVC等材质输液器（ⅢB）。

3. 使用精密过滤输液器（ⅢB）。

4. 使用连续输注或脉冲式给药（ⅢA）。

5. 经外周或中心静脉导管输注（ⅢA）。

6. 根据颅内压监测情况调节输液速度（ⅢB）。

7. 注射液在40℃左右环境中，从配制到用完控制在48h左右（ⅢB）。

第八节　血液系统用药

一、止血药

维生素 K$_1$
Vitamin K$_1$

【性　状】 本品呈淡黄色液体。

【适应证】 本品适用于维生素K缺乏引起的出血，如梗阻性黄疸、胆瘘、慢性腹泻所致出血，香豆素类、水杨酸钠等所致的低凝血酶原血症，新生儿出血，以及长期应用广谱抗生素所致的体内维生素K缺乏。

【禁忌证】 严重肝脏疾病或肝功能不良为该药禁忌证。

【用法用量】

1. 低凝血酶原血症：肌内或深部皮下注射，每次10mg，每日1～2次，24h内总量不超过40mg。

2. 预防新生儿出血：可于分娩前12～24h给母亲肌内注射或缓慢静脉注射2～5mg。

3. 本品用于重症患者静脉注射时，给药速度不应超过1mg/min。

【注意事项】

1. 有肝功能损害的患者，本品的疗效不明显，盲目加量可加重肝损害。

2. 本品对肝素引起的出血倾向无效，外伤出血无须使用本品。

【制剂与规格】 维生素K$_1$注射液：1ml∶10mg。

【pH　值】 5.0～6.5。

【证　据】

1. 溶媒推荐　国内研究显示，维生素K$_1$稀释液主要有5%葡萄糖注射液、10%葡萄糖注射液、0.9%氯化钠注射液。

2. 对药物配制的要求　国内研究显示，维生素K$_1$注射液与某些药物存在配伍禁忌及相互作用，如与苯妥英钠混合2h后可出现颗粒沉淀，与维生素C、维生素B$_{12}$、右旋糖酐混合出现浑浊，与双香豆素类合用作用抵消。

3. 对输液器材质的要求　维生素K$_1$注射液辅料中含有吐温-80、丙二醇，聚氯乙烯（PVC）常用的增塑剂DEHP与脂溶性溶液接触后容易浸出。因此，维生素K$_1$注射液应采用非PVC输液器进行输注。

4. 输注中对避光输液器的要求　研究显示，维生素K$_1$注射液呈淡黄色液体，易被酶和氧化剂破坏，对光敏感，遇光后颜色变深，提示维生素K$_1$已被氧化变质，不可使用，否则易产生不良反应。建议采用避光输液器。

5. 对输液器过滤孔径的要求　通过对国内文献、说明书进行检索和查阅后，暂时没有针对生素K$_1$注射液输液器过滤孔径的研究，推测对输液器过滤孔径无特殊要求。

6. 对输液途径的要求　国内研究显示，在243例维生素K$_1$注射液不良反应分析报道中，给药途径包括：穴位注射、肌内注射，静脉注射及稀释后静脉滴注。说明书（成都倍特药业有限公司）中，表明维生素K$_1$注射液可肌内、皮下注射或静脉注射，未对静脉条件做特殊要求，因此可以选择外周静脉进行注射。

7. 对输液速度的要求　国内研究显示，静脉给药应缓慢输注，开始10min只输入1mg，无明显反应后给药速率不超过1mg/min，如本品输注过快，超过5mg/min可引起面色潮红、出汗、支气管痉挛、心动过速、低血压等症状。

8.配制后储存条件及稳定时间　维生素K₁注射液说明书（安徽长江药业有限公司）指出，遮光、密闭，防冻保存（如有油滴析出或分层，则不宜使用，但可在避光条件下加热至70～80℃，振荡使其自然冷却，如可见异物正常，仍可继续使用）。维生素K₁应避光保存，用前要查看药液颜色，如颜色变深，即表示维生素K₁已氧化变质，不可使用。维生素K₁与稀释剂混合稀释后立即开始使用，未使用的部分应丢弃。建议配制后立即使用。

【推荐意见】

1.使用5%葡萄糖注射液、10%葡萄糖注射液、0.9%氯化钠注射液稀释药液（ⅡA）。

2.药物配制注意配伍禁忌（ⅡA）。

3.采用非PVC输液器进行输注（ⅢB）。

4.采用避光输液器（ⅢB）。

5.采用肌内注射、皮下注射或静脉注射（ⅡA）。

6.给药速率不超过1mg/min（ⅡA）。

7.配制后立即使用（ⅢB）。

硫酸鱼精蛋白
Protamine Sulfate

【性　状】　本品为无色澄明液体。

【适应证】　抗肝素药。用于因注射肝素过量所引起的出血。

【禁忌证】　对本品过敏者禁用。

【用法用量】

1.抗肝素过量　静脉注射，用量与最后一次肝素的用量及间隔时间有关。每1mg鱼精蛋白可拮抗100U肝素。由于肝素在体内降解迅速，在注射肝素后30min，每100U肝素只需用鱼精蛋白0.5mg；每次用量不超过50mg，需要时可重复给予。

2.抗自发性出血　静脉滴注，5～8mg/（kg·d），分2次，间隔6h，每次以300～500ml 0.9%氯化钠注射液稀释后使用，3日后改为半量。

【注意事项】

1.本品口服无效。禁与碱性物质接触。

2.静脉注射速度过快可致热感、皮肤发红、低血压、心动过缓等。

3.注射器具不能带有碱性。

4.本品过敏反应少，但对鱼类过敏者应用时应注意。

【制剂与规格】　硫酸鱼精蛋白注射液：5ml:50mg。

【pH　值】　2.5～3.5。

【证　据】

1.溶媒推荐　硫酸鱼精蛋白注射液说明书（北京悦康凯悦制药有限公司）在给药说明中指出，儿童用本品静脉滴注每次以300～500ml 0.9%氯化钠注射液稀释后使用。有研究指出，硫酸鱼精蛋白可不经溶媒稀释直接应用，也可用0.9%氯化钠注射液或5%葡萄糖注射液稀释后应用。通过检索其他文献得出，临床推荐用0.9%氯化钠注射液稀释后使用。综上所述，临床应用推荐使用0.9%氯化钠注射液作为硫酸鱼精蛋白注射液的溶媒。

2.对药物配制的要求　本品说明书中未对硫酸鱼精蛋白注射液的配制方法提出特别要求，可按常规药物进行配制。

3.对输液器材质、过滤孔径、避光输注的要求　说明书及检索文献未对硫酸鱼精蛋白注射液所使用的输液材质、过滤孔径、避光输注提出特别要求，可使用常规输液装置。

4.对输液途径的要求　根据说明书，硫酸鱼精蛋白注射液采用静脉给药的输液途径。一项不同途径输注鱼精蛋白对血流动力学影响的研究显示，在影响血流动力方面，主动脉根部注射明显小于静脉注射；在控制注射鱼精蛋白不良反应方面，效果也明显优于颈内静脉方式。Ye等的研究显示，鱼精蛋白经颈内静脉注射后血压迅速降低，监测中心静脉压上升，心脏饱满。此外，有文献推荐使用微量泵经中心静脉或主动脉根部输注，以减少不良反应。综上所述，建议根据患者实际情况采取对患者最有利的输注方式。

5.对输液速度的要求　根据本品说明书要求，一般以0.5ml/min的速度静脉注射，在10min内注入量以不超过50mg为度。鱼精蛋白快速给药更易发生低血压、过敏反应和严重非血管收缩等毒性反应，其给药速度对循环系统稳定性影响较大。已有证据显示无论采用何种注射途径，缓慢注射都是预防发生毒性反应的关键环节。关于鱼精蛋白注射液导致严重毒性反应机制分析的文章中提示，目前临床上鱼精蛋白给药多以手动静脉注射为主，注射的速度无法精确控制，而鱼精蛋白的毒性反应与其推药速度相关，推荐使用微量泵经中心静脉或主动脉根部输注，以减少不良反应。因此要从小剂量匀速缓慢给药。

6.配制后储存条件及稳定时间　通过文献检索发现暂时没有对配制后储存条件及稳定时间提出要

求，根据临床实践，建议现用现配。

【推荐意见】

1.0.9%氯化钠注射液稀释药液（ⅢA）。

2.按常规药物进行配制（ⅢC）。

3.常规输液装置（ⅢC）。

4.小剂量开始使用（ⅢA）。

5.经中心静脉或主动脉根部输注（ⅢB）。

6.推荐使用输液泵，精准控制给药速度（ⅢB）。

7.室温避光保存；建议现用现配（ⅢA）。

二、抗贫血药

蔗 糖 铁
Iron Sucrose

【性　状】 本品为棕褐色胶体溶液。

【适应证】

1.口服铁剂不能耐受的患者。

2.口服铁剂吸收不好的患者。

【禁忌证】

1.非缺铁性贫血。

2.铁过量或铁剂利用障碍。

3.已知对单糖或二糖铁复合物过敏。

【用法用量】 在患者第一次治疗前，应按照推荐的方法先给予一个小剂量进行测试，成人用1～2.5ml（20～50mg铁），体重＞14kg的儿童用1ml（20mg铁），体重＜14kg的儿童用日剂量的一半（1.5mg/kg）。应备有心肺复苏设备。如果在给药15min后未出现任何不良反应，继续给予余下的药液。

常规剂量如下所示。

1.成年人和老年人　根据血红蛋白水平每周用药2～3次，每次5～10ml（100～200mg铁），给药频率应不超过每周3次。

2.儿童　根据血红蛋白水平每周用药2～3次，每次每千克体重0.15ml本品（＝3mg铁/千克体重），给药频率应不超过每周3次。

3.成年人和老年人最大耐受剂量　注射时，用至少10min注射给予本品10ml（200mg铁）；输液时，如临床需要，给药单剂量可增加到每千克体重0.35ml（＝每千克体重7mg铁），最多不可超过25ml本品（500mg铁），应稀释到500ml 0.9%氯化钠注射液中，至少滴注3.5h，每周1次。

【注意事项】

1.本品只能用于已通过适当的检查、适应证得到完全确认的患者。

2.非肠道使用的铁剂会引起具有潜在致命性的过敏反应或过敏样反应；轻度过敏反应应服用抗组胺类药物；重度过敏反应应立即给予肾上腺素。

3.有支气管哮喘、铁结合率低或叶酸缺乏症的患者应特别注意过敏反应或过敏样反应的发生。

4.有严重肝功能不良、急性感染、有过敏史或慢性感染的患者在使用本品时应慎重。

5.如果本品注射速度过快，会引发低血压。

6.谨防静脉外渗漏。如果遇到静脉外渗漏，应按下列步骤进行处理：若针头未拨出，用少量0.9%氯化钠注射液清洗，为了加快铁的清除，指导患者用黏多糖软膏或油膏涂在针眼处。轻轻涂抹黏多糖软膏或油膏，禁止按摩以避免铁的进一步扩散。

【制剂与规格】 蔗糖铁注射液：5ml：100mg。

【pH 值】 10.5～11.1。（20℃时）

【证 据】

1.溶媒推荐　蔗糖铁注射液说明书（成都天台山制药股份有限公司）在用法用量中指出，本品只能与0.9%氯化钠注射液混合使用，不能与其他的药物混合使用。BP2010（《英国药典》2010版）、USB 33（《美国药典》第33版）均指出，蔗糖铁注射液、无菌胶体溶液中含有的氢氧化三铁复合物，其中加入氢氧化钠以调节pH值，只能静脉使用，20℃时pH值为10.5～11.1。因此，蔗糖铁注射液是碱性较强的液体，而葡萄糖注射液pH值在3.2～6.5，属于酸性物质，所以二者混合会发生酸碱理化反应，影响蔗糖铁注射液的稳定性，使蔗糖铁失效或发生不良反应。因此，蔗糖铁注射液只能与0.9%氯化钠注射液混合使用，不能与其他药品混合。

综上所述，蔗糖铁注射液只能选择0.9%氯化钠注射液作为溶媒。

2.对药物配制的要求　蔗糖铁注射液说明书在用法用量中指出。

（1）使用前肉眼检查一下安瓿是否有沉淀和破损，只有没有沉淀的药液才可使用。

（2）本品的容器被打开后应立即使用。

（3）1ml本品最多只能稀释到20ml 0.9%氯化钠注射液中，为保证药液的稳定性，不允许将药液配制成更稀的溶液。国内也有多篇文献提及，蔗糖铁为多核氢氧化铁-蔗糖复合物，其稳定性受多种因素影响，与溶剂、浓度均有关，浓度过低会导致本品分解，因此浓度不宜过低。

因此，蔗糖铁注射液应严格按照说明书的要求进行配制，才能保证用药的安全性。

3.对输液器材质、过滤孔径的要求　通过对国内文献、说明书进行检索及查阅后，暂时没有针对蔗糖铁注射液输液器相关方面的明确规定，不做特殊要求。但是由于该药品分子较大，静脉炎发生率高，建议使用一次性精密过滤输液器。

4.对输液途径的要求　蔗糖铁注射液说明书在用法用量中指出，①本品应以滴注或缓慢注射的方式静脉给药，首选给药方式是静脉滴注；②可直接注射到透析器的静脉端；③该药不适合肌内注射。《输液治疗护理实践指南与实施细则》中指出，持续刺激性药物、发疱剂药物、肠外营养液、pH值低于5或高于9的液体或药物，以及渗透压大于600mOsm/L的液体等药物不使用外周静脉输注。国内一篇文献指出，蔗糖铁注射液相对分子量较大，上肢外周静脉血管较细，在输液过程中血流量较小，对血管刺激较大，极易导致静脉炎发生。缺铁性贫血患者的静脉弹性较差，穿刺过程中，护理人员穿刺技术不佳时极易导致穿刺不成功，反复穿刺加重静脉损伤，引发静脉炎。建议为患者选择贵要静脉、较粗直的静脉进行穿刺。

因此，静脉输注蔗糖铁注射液时，宜选择粗、直、弹性好的中、大静脉血管。

5.对输液速度的要求　蔗糖铁注射液说明书在用法用量中指出：

（1）静脉滴注时：100mg铁滴注至少15min；200mg铁滴注至少30min；300mg铁滴注至少1.5h；400mg铁滴注至少2.5h；500mg铁滴注至少3.5h。

（2）静脉注射和透析器内注射时：应缓慢注射，推荐速度为1ml/min（5ml本品至少注射5min），每次的最大注射剂量是10ml本品（200mg铁），静脉注射后，应伸展患者的手臂。

蔗糖铁注射液的主要成分为蔗糖铁，铁的浓度较高，对血管壁的刺激作用较强，当液体短时间内快速进入血管，超过血管缓冲的应激能力，或在血管受损处堆积时，可使血管内膜受刺激，液体外渗时易导致静脉炎的发生。对皮肤也有损害，严重时可导致皮肤坏死，且当蔗糖铁注射液滴注过快时，易引发低血压。因此，蔗糖铁注射液应严格按照说明书所要求的滴速缓慢静脉滴注。

6.配制后储存条件及稳定时间　蔗糖铁注射液说明书在用法用量中指出，本品如果在日光中4～25℃的温度下贮存，用0.9%氯化钠注射液稀释后的本品应在12h内使用。

【推荐意见】
1.使用0.9%氯化钠注射液作为溶媒（ⅡA）。
2.药物配制方法参考药物说明书（ⅡA）。
3.使用一次性精密输液器（ⅢC）。
4.选择粗、直、弹性好的中、大静脉血管（ⅢB）。
5.滴注速度严格参照药品说明书（ⅢA）。
6.常温下12h内输注完毕（ⅢA）。

三、抗凝药、抗血小板药

肝素钠
Heparin Sodium

【性状】　本品为无色至淡黄色的澄明液体。

【适应证】
1.用于防治血栓形成或栓塞性疾病（如心肌梗死、血栓性静脉炎、肺栓塞等）。
2.各种原因引起的弥散性血管内凝血（disseminated or diffuse intravascular coagulation，DIC）。
3.用于血液透析、体外循环、导管术、微血管手术等操作中，以及某些血液标本或器械的抗凝处理。

【禁忌证】　对肝素过敏、有自发出血倾向者、血液凝固迟缓者（如血友病、紫癜、血小板减少）、溃疡病、创伤、产后出血者及严重肝功能不全者禁用。

【用法用量】
1.深部皮下注射　首次5000～10 000U，以后8000～10 000U/8h或15 000～200 00U/12h；每24h总量为30 000～40 000U，一般均能达到满意的效果。
2.静脉注射　首次5000～10 000U，之后，或按每千克体重100U/4h，用0.9%氯化钠注射液稀释后应用。
3.静脉滴注　每日20 000～40 000U，加至0.9%氯化钠注射液1000ml中持续滴注，滴注前可先静脉注射5000U作为初始剂量。
4.预防性治疗　高危血栓形成患者，大多是于腹部手术之后使用本品，以防止深部静脉血栓。在外科手术前2h先给5000U肝素皮下注射，但麻醉方式应避免硬膜外麻醉，然后每隔8～12h 5000U，共使用约7日。

【注意事项】
1.用药期间应定时测定凝血时间。

2.每次注射前应测定凝血时间。如注射后引起严重出血，可静脉注射硫酸鱼精蛋白进行急救（1mg硫酸鱼精蛋白可中和150U肝素）。

3.偶可引起过敏反应及血小板减少，常发生在用药初5～9天，故开始治疗1个月内应定期监测血小板计数。肝功能不良者长期使用可引起抗凝血酶Ⅲ耗竭而有血栓形成倾向。

【制剂与规格】 肝素钠注射液：2ml：5000 U；2ml：12 500 U。

【pH 值】 7.0～8.5。

【证 据】

1.对输液材质的要求 国外研究将肝素钠100U/ml经乳酸林格注射液稀释后分别置于4℃和约20℃的注射器中保存14天，使用二极管阵列检测的高效液相色谱方法评估药物浓度，结果表明肝素钠注射液可以在聚丙烯注射器中储存长达3周而无须冷藏。然而，稀释过的肝素钠注射液不应储存在玻璃容器中。根据目前资料，该药对输液器材质无特殊要求。一项国内研究发现低硼硅安瓿瓶包装的肝素钠注射液中易产生玻屑，且部分玻屑直径大于2mm，存在一定的安全隐患。其可能原因为低硼硅玻璃稳定性差，长期放置及运输可出现脱片、脱屑。因此，应避免使用低硼硅安瓿瓶包装。

2.输注中对避光的要求 无避光要求。

3.对输液途径的要求 肝素钠注射液静脉输注浓度渗透压均小于900mOsm/L时，可正常使用各种输液途径，肝素钠注射液（上海上药第一生化药业有限公司）说明书指出，其输液途径有皮下注射、静脉注射、静脉滴注。肝素钠注射液除上述途径外，还可用于封管，国内的一项Meta分析表明肝素钠较0.9%氯化钠注射液能有效降低堵管率且不增加出血风险，但是在平均留置时间、平均封管时间、静脉炎方面没有差异。

4.对输液速度的要求 肝素钠注射液（AY Pharma）说明书提示，静脉滴注时，开始以30滴/分的速度滴注，全血活化部分凝血活酶时间达到给药前2～3倍后降为20滴/分。

5.溶媒推荐 有研究表明，5%葡萄糖注射液和0.9%氯化钠注射液稀释的肝素钠，在24h内任意调整溶液pH值，肝素钠活性均未发生实质性变化，肝素-5%葡萄糖注射液混合物的pH值随时间保持恒定。这两种载体溶液的pH值为2～9，是肝素钠的合适载体。

6.对药物配制的要求 肝素钠注射液说明书（General Injectables and Vaccines，Inc.）提示，进行肝素钠注射液连续静脉给药时，应反复倒置容器以确保充分混合并防止肝素钠在溶液中积聚。

7.配伍禁忌 盐酸法舒地尔注射液是一种蛋白激酶抑制剂，用于血管痉挛。说明书上未显示该药与肝素钠注射液存在配伍禁忌。但有研究显示二者混合可生成明显的白色浑浊物，存在配伍禁忌，临床上不能连续输注。当两者先后输注时，应在两者之间输入0.9%氯化钠注射液，以冲尽管内残留药物，预防不良反应；当使用留置针最后输注盐酸法舒地尔注射液组液体时，要用足量0.9%氯化钠注射液冲洗留置针，之后再用稀释肝素钠封管，以免发生药物相互作用。

8.配制后储存条件及稳定时间 有研究表明，肝素钠稀释于0.9%氯化钠注射液，室温置于聚丙烯材质注射器可保存3周。但在临床实际应用时，长期留存需要考虑药物污染等因素。

【推荐意见】

1.5%葡萄糖注射液和0.9%氯化钠注射液均可以作为溶媒（ⅡB）。

2.连续静脉给药时，应反复倒置容器以确保充分混合（ⅡA）。

3.输液器材质无特殊要求（ⅢC）。

4.无避光要求（ⅢC）。

5.输液途径无特殊要求（ⅡA）。

6.静脉滴注时，开始以30滴/分的速度滴注，后根据化验指标调整（ⅡA）。

7.与盐酸法舒地尔注射液先后输注时，应在两者之间输入0.9%氯化钠注射液，以冲尽管内残留药物（ⅡB）。

8.配制后的溶液稳定性好（ⅡB）。

替 罗 非 班
Tirofiban

【性 状】 本品为无色或几乎无色的澄明液体。

【适应证】

1.本品与肝素联用，适用于不稳定型心绞痛或非Q波心肌梗死患者，预防心脏缺血事件。

2.适用于冠脉缺血综合征患者行冠脉血管成形术或冠脉内斑块切除术，以预防与经治冠脉突然闭塞有关的心脏缺血并发症。

【禁忌证】

1.对本品过敏者禁用。

2.有活动性出血、血小板减少症及出血史者禁用。

3.有颅内出血、颅内肿瘤、动静脉畸形或动脉瘤及有急性心包炎史的患者禁用。

4.1个月内有卒中史或有任何出血性卒中发作者，以及行主要器官手术者或有严重外伤需手术治疗者禁用。

5.恶性高血压患者或重度肝衰竭患者禁用。

【用法用量】　本品仅供静脉使用。本品可与肝素联用，从同一液路输入。建议用有刻度的输液器输入本品，必须注意避免长时间负荷输入。还应注意根据患者体重计算静脉注射剂量和滴注速率。临床研究中的患者除有禁忌证外，均服用了阿司匹林。

1.冠脉血管成形术或冠脉内斑块切除术　宜与肝素联用，本品起始剂量为10μg/kg，于3min内静脉注射后，以0.15μg/（kg·min）的速度维持静脉滴注36h，此后停用肝素。如果患者激活凝血时间小于180s，应撤除动脉鞘管。

2.不稳定型心绞痛或非Q波型心肌梗死　与肝素联用，开始30min，以0.4μg/（kg·min）静脉滴注，以后按0.1μg/（kg·min）的速度维持静脉滴注。在疗效研究中，本品与肝素联用持续滴注至少48h（平均71.3h，不超过108h）。在血管造影术期间可持续滴注，并在冠脉血管成形术或冠脉内斑块切除术后持续滴注12～24h。当患者激活凝血时间小于180s或停用肝素后2～6h，应撤除动脉鞘管。

3.严重肾功能不全（肌酐清除率小于30ml/min）本品的剂量应减少50%。

【注意事项】

1.本品应慎用于下列患者：①近期（1年内）出血，包括胃肠道出血或有临床意义的泌尿生殖道出血；②已知的凝血障碍、血小板异常或血小板减少病史；③1年内的脑血管病史；④1个月内的大外科手术或严重躯体创伤史；⑤近期硬膜外麻醉的手术；⑥严重的未控制的高血压［收缩压大于180mmHg和（或）舒张压大于110mmHg］；⑦急性心包炎；⑧出血性视网膜病；⑨慢性血液透析患者。

2.用药前后及用药时应进行的检查和监测：①用药前测定激活的部分凝血活酶时间（APTT），用以监测肝素抗凝效果；②用药前、用药期间应每日监测血小板计数、血红蛋白及血细胞比容。

3.与阿加曲班、阿司匹林、维生素A、软骨素、低分子量肝素、曲前列尼尔（treprostinil）等抗凝药和溶栓药合用，有增加出血的危险性。

4.与其他影响出血的药物（如华法林）联用时应谨慎。用药期间应监测是否有潜在出血，一旦发生应停药。

【制剂与规格】　盐酸替罗非班注射液：50ml：12.5mg。

【pH　值】　5.5～6.5。

【证　据】

1.溶媒推荐　盐酸替罗非班注射液说明书（广东天普生化医药股份有限公司）指出，溶媒可采用5%葡萄糖注射液、0.9%氯化钠注射液或5%（0.45%）葡萄糖氯化钠注射液。

2.对药物配制的要求

（1）盐酸替罗非班注射液说明书在用法用量中明确指出：小瓶装盐酸替罗非班注射液使用前必须稀释。由盐酸替罗非班注射液配制输注溶液的说明：从一袋250ml的0.9氯化钠注射液或5%的葡萄糖注射液中抽出50ml，然后注入50ml的本品（从一个50ml小瓶中抽取），得到的浓度为50μg/ml。在使用前要充分混匀。

（2）根据体重调整适当剂量给药。

（3）本品可以与下列注射药物配伍使用，如硫酸阿托品、多巴酚丁胺、多巴胺、盐酸肾上腺素、呋塞米、利多卡因、盐酸咪达唑仑、硫酸吗啡、硝酸甘油、氯化钾、盐酸普萘洛尔及法莫替丁。但是本品不能与地西泮配伍使用。

（4）配制过程应在洁净环境中进行，着装整齐，戴口罩，穿工作鞋，以保持配药环境的空气有较高的洁净度。

3.对输液器材质、避光、过滤孔径的要求　盐酸替罗非班注射液说明书要求本品避光保存，但未对避光输液器做出要求，亦未对盐酸替罗非班注射液输液器过滤孔径做出要求，但是说明书和相关文献指出需要采用带刻度的输液器输注替罗非班。因此，静脉输注盐酸替罗非班注射液时，建议首选带有刻度的输液器或输液泵输入本品。

4.对输液途径的要求　盐酸替罗非班注射液说明书指出本品仅可用于静脉滴注、静脉注射，国内研究表明，亦可采用输液泵持续给药。因此，盐酸替罗非班注射液在输注过程中可选择外周静脉。

5.对输液速度的要求　本品说明书指出，必须注意避免长时间负荷输入本品。还应注意根据患者体重计算静脉注射剂量和滴注速率（表6-2）。

表6-2　不同体重对应的盐酸替罗非班注射液静脉注射剂量和滴注速率

患者体重（kg）	大多数患者		严重肾功能不全患者	
	3min内注射量（ml）	维持滴注速率（ml/h）	3min内注射量（ml）	维持滴注速率（ml/h）
30～37	7	6	4	3
38～45	8	8	4	4
46～54	10	9	5	5
55～62	12	11	6	6
63～70	13	12	7	6
71～79	15	14	8	7
80～87	17	15	9	8
88～95	18	17	9	9
96～104	20	10	10	9
105～112	22	20	11	10
113～120	23	21	12	11
121～128	25	23	13	12
129～137	26	24	13	12
138～145	28	26	14	13
146～153	30	27	15	14

6.配制后储存条件及稳定时间　盐酸替罗非班注射液说明书指出，不推荐替罗非班单独给药。相关研究显示，盐酸替罗非班注射液与肝素钠注射液配伍后48h内含量、有关物质、不溶性微粒值均未发生明显变化；与0.9%氯化钠注射液配伍后进行稳定性考察，结果发现二者在配伍后于室温放置8h内性质基本稳定。此外，说明书中指出药品贮藏要求避光保存于15～30℃，不要冷冻。所以推测，本品配制后可在15～30℃避光保存8h内使用。

【推荐意见】

1.5%葡萄糖注射液、0.9%氯化钠注射液或5%葡萄糖氯化钠（0.45%）注射液（ⅡA）。

2.小瓶装盐酸替罗非班注射液使用前必须稀释（ⅡA）。

3.推荐使用方法为静脉滴注、静脉注射、输液泵持续给药（ⅠA）。

4.建议采用带刻度的输液器进行静脉输注（ⅡA）。

5.建议根据患者体重计算静脉注射剂量和滴注速率（ⅢA）。

6.在15～30℃避光保存并于8h内使用（ⅢB）。

四、血浆代用品

低分子右旋糖酐（右旋糖酐40葡萄糖注射液）Dextran 40

【性　状】　本品为无色、稍带黏性的澄明液体。

【适应证】

1.休克　用于失血、创伤、烧伤等原因引起的休克和中毒性休克。

2.预防手术后静脉血栓形成　用于肢体再植和血管外科手术等，预防术后血栓形成。

3.血管栓塞性疾病　用于心绞痛、脑血栓形成、脑供血不足、血栓闭塞性脉管炎等。

4.代替血液　体外循环时，代替部分血液，预充人工心肺机。

【禁忌证】

1.充血性心力衰竭及其他血容量过多的患者禁用。

2.严重血小板减少、凝血障碍等出血患者禁用。

3.心、肝、肾功能不良患者慎用；少尿或无尿者禁用。

4.活动性肺结核患者慎用。

5.有过敏史者慎用。

6.少尿或无尿者禁用。

【用法用量】　静脉滴注：每次250～500ml，成人和儿童按体重每日不超过20ml/kg，可连续用药4～5天或遵医嘱。抗休克时滴注速度为20～40ml/min，在15～30min滴完。冠心病和脑血栓患者应缓慢滴注。疗程视病情而定。

【注意事项】

1.第一次输用本品时，开始几毫升应缓慢静脉滴注，并在注射开始后严密观察5～10min，出现任何不正常征象（寒战、皮疹等），都应立即停药。

2.本品禁用于少尿患者。一旦使用中出现少尿或无尿，应停用。

3.避免用量过大，尤其是老年人、动脉粥样硬化或补液不足者。

4.重度休克时，如大量输注右旋糖酐，应同时给予一定数量的全血。

5.每日用量不宜超过1500ml，否则易引起出血倾向和低蛋白血症。

6.本品不应与维生素C、维生素B_{12}、维生素K、双嘧达莫在同一溶液中混合给药。

7.输血患者的血型检查和交叉配血试验应在使用右旋糖酐前进行，以确保输血安全。

【制剂与规格】　右旋糖酐-40注射液：500ml。

【pH 值】　4.6～5.4。

【证　据】

1.溶媒、药物配制的要求　因其为成品包装，无溶媒及配制要求。说明书（辽宁九洲龙跃药业有限公司）指出，本品不应与维生素C、维生素B_{12}、维生素K、双嘧达莫在同一溶液中混合给药。为此，给药时需要注意配伍禁忌。

2.对输液器材质、避光输注的要求　并未查阅到不应使用某些材质输液器的证据，暂无针对低分子右旋糖酐对避光输注器具的研究。

3.对输液器过滤孔径的要求　右旋糖酐在药品生产过程中，会由于生产原料及生产工艺操作污染而产生微粒。由于其原料药质量不同，可残存不溶性的蛋白质、淀粉及脂肪微粒。同时，右旋糖酐作为异性蛋白质多次刺激机体可引起超敏反应，导致药疹、血管红肿、血管炎、哮喘、呼吸困难等疾病。因此，建议使用精密过滤输液器对该药品进行输注。

4.对输液途径的要求　渗透压大于600mOsm/L为高度危险性，低分子右旋糖酐药物渗透压高达2000mOsm/L。美国INS输液治疗实践标准规定，使用抗生素、液体补充和外周静脉耐受性好的镇痛药溶液时可考虑使用中等长度导管；同时提出，对于输注连续发疱剂、肠外营养和渗透压大于900mOsm/L药物时，不可使用中等长度导管。因此，建议使用中心静脉导管输注。

5.对输液速度的要求

（1）静脉滴注：用量视病情而定，成人常用量每次250～500ml，24h内不超过1000～1500ml。婴儿用量为5ml/kg，儿童用量为10ml/kg。

（2）休克病例：用量可较大，速度可快，滴注速度为20～40ml/min，第1日最大剂量可用至20ml/kg，在使用前必须纠正脱水。

（3）预防术后血栓形成：术中或术后给予500ml，通常术后第1～2日500ml/d，于2～4h滴完；对于高危患者，疗程可用至10天。

（4）血管栓塞性疾病：应缓慢静脉滴注，一般每次250～500ml，每日或隔日1次，7～10次为1个疗程。

因此，输液速度要依患者病情及治疗方案而定。

6.配制后储存条件及稳定时间　复方右旋糖酐注射剂在室温（25±2）℃，相对湿度60%±10%的条件下，避光保存1年非常稳定。故复方右旋糖酐注射剂应在室温条件下避光保存。

【推荐意见】

1.不应与维生素C、维生素B_{12}、维生素K、双嘧达莫混合给药（ⅡA）。

2.输液速度要依患者病情及治疗方案而定（ⅡB）。

3.使用精密过滤输液器对该药品进行输注（ⅡA）。

4.使用中心静脉导管输注（ⅡA）。

5.室温条件下避光保存（ⅡB）。

第九节　内分泌系统用药

一、肾上腺皮质激素

氢化可的松
Hydrocortisone

【性　状】　本品为无色的澄明液体。

【适应证】

1.肾上腺皮质功能减退症及垂体功能减退症。

2.也用于过敏性和炎症性疾病，抢救危重中毒性感染。

【禁忌证】

1.对本品及其他甾体激素过敏者禁用。

2.下列疾病患者一般不宜使用：严重的精神病（过去或现在）和癫痫、活动性消化性溃疡，新近胃肠吻合手术、骨折、创伤修复期、角膜溃疡；肾上腺皮质功能亢进症、高血压、糖尿病、孕妇；抗菌药物不能控制的真菌感染、水痘、麻疹；较严重的骨质疏松症等。

【用法用量】

1.肌内注射　20～40mg/d。

2.静脉滴注　每次100mg，1次/天。临用前加25倍的0.9%氯化钠注射液或5%葡萄糖注射液500ml稀释后静脉滴注，同时加用维生素C 0.5～1g。

3.关节腔内注射　每次25～50mg。

4.鞘内注射　每次25mg。

【注意事项】

1.本品不宜长期和大量使用，否则可引起肥胖、水肿、血糖升高、骨质疏松、伤口愈合不良等反应。

2.肾上腺皮质功能亢进、高血压、动脉粥样硬化、心力衰竭、糖尿病、精神病、癫痫、术后患者，胃、十二指肠溃疡和有角膜溃疡、肠道疾病或慢性营养不良的患者不宜使用。

3.感染性疾病患者不宜用本品或与抗菌药物合用。孕妇禁用，病毒性感染患者慎用。

【制剂与规格】　氢化可的松注射液：2ml：10mg；5ml：25mg；20ml：100mg。

【pH值】　7.0～8.0。

【证据】

1.溶媒推荐　根据药品说明书（遂成药业股份有限公司），与0.9%氯化钠注射液或5%葡萄糖注射液500ml混合均匀静脉滴注。

2.对药物配制的要求　用药助手APP中内容显示：氢化可的松与氨苄西林、胺碘酮、苯妥英钠、多拉司琼、地西泮、多巴酚丁胺、丹曲林、二氮嗪、更昔洛韦、环丙沙星、甲氧苄啶、加诺沙星、拉贝洛尔、兰索拉唑、罗库溴铵、米诺环素、纳布啡、奈替米星、喷他脒、沙格司亭、维生素B6、维生素B1、伊达比星、鱼精蛋白Y形管不相容。临床应用时需要注意配伍禁忌。

3.对输液器材质的要求　国内2015年的一项研究将20种注射液按说明书配成临床输液浓度，分别经PVC和TPE输液器滴注，采用HPLC或UV（紫外-可见分光光度法）测定流出液中的药物浓度，并与0h时比较，同时比较流经输液器前后的药物浓度变化。结果显示，PVC输液器对氢化可的松注射液有吸附作用，但整个输液过程中最大吸附率未超过10%。高处寒等的研究表明，静脉输注文中药物时建议尽量避免使用PVC输液器。上述研究表明，PVC输液器对氢化可的松注射液存在吸附作用，所以在输注中需要使用非PVC材质的输液袋和输液器。

4.输注中对避光输液器的要求　根据2015版《中国药典》避光标准的实施效果分析及对策可知，需要避光输注的药物不包括氢化可的松，同时查阅大量文献，没有直接证据表明，氢化可的松需要使用避光输液器进行输注。因此，可以采用非避光输液器对氢化可的松进行输注。

5.对输液器过滤孔径的要求　暂时没有证据表明氢化可的松要使用精密过滤输液器输注。

6.对输液途径的要求　依据药品说明书，本品可肌内注射、静脉滴注、关节腔内注射、鞘内注射。静脉给药时：①成人四肢血管明显，穿刺部位以四肢浅静脉为宜，以上肢为首选；②小儿四肢易动，而头皮静脉明显、固定，患儿穿刺部位以头皮静脉为首选；③禁止在偏瘫侧肢体输液；④禁止在大隐静脉曲张及其术后肢体部位输液；⑤禁止在乳腺癌根治侧的上肢输液；⑥禁止在骨折和组织严重挫伤部位以下的肢体输液。

7.对输液速度的要求　暂无专项对氢化可的松输液速度的研究，但有使用氢化可的松治疗垂体瘤切除术后患者垂体功能低下的临床报道，称使用氢化可的松溶液静脉输入时药物浓度较浓，一般速度以10～15滴/分为宜，并严密观察患者反应。若氢化可的松溶液输入速度为40～50滴/分时，患者易出现胸闷、心悸等症状。

8.配制后储存条件及稳定时间　依据药品说明书，配制前遮光，密闭保存。有文献表明，临床可将甲硝唑注射液与氢化可的松注射液配伍应用，在25℃下8h内稳定。

【推荐意见】

1.0.9%氯化钠注射液或5%葡萄糖注射液500ml混合均匀后静脉滴注（ⅢA）。

2.药物配制方法依据药品说明书（ⅢA）。

3.使用非PVC材质输液袋及输液器（ⅡB）。

4. 使用非避光输液器（ⅢB）。

5. 输注过程中可选四肢浅静脉（ⅡA）。

6. 肌内注射、静脉滴注、关节腔内注射、鞘内注射（ⅢA）。

7. 配制前遮光保存（ⅢA）。

8. 与甲硝唑配制后在25℃下8h内稳定（ⅢB）。

地塞米松磷酸钠
Dexamethasone Sodium Phosphate

【性　状】　本品为无色的澄明液体。

【适应证】　本品主要用于过敏性与自身免疫性炎症性疾病。多用于结缔组织病、活动性风湿病、类风湿关节炎、红斑狼疮、严重支气管哮喘、严重皮炎、溃疡性结肠炎、急性白血病等。也用于某些严重感染及中毒、恶性淋巴瘤的综合治疗。

【禁忌证】

1. 禁用于对肾上腺皮质激素类药物有过敏史的患者。

2. 禁用于对亚硫酸盐过敏的患者。

3. 高血压、血栓症、心肌梗死、胃与十二指肠溃疡、内脏手术、精神病、电解质代谢异常、青光眼患者慎用。

【用法用量】　一般剂量静脉注射每次2～20mg（0.4～4支）；静脉滴注时，应以5%葡萄糖注射液稀释，2～6h重复给药至病情稳定，但大剂量连续给药一般不超过72h。还可用于缓解恶性肿瘤所致的脑水肿，首剂静脉注射10mg（2支），随后每6h肌内注射4mg（0.8支），一般12～24h患者可有所好转，2～4天后逐渐减量，5～7天停药。对不宜手术的脑肿瘤，首剂可静脉注射50mg（10支），以后每2小时重复给予8mg（1.6支），数天后再减至每天2mg（0.4支），分2～3次静脉给予。用于鞘内注射，每次5mg（1支），间隔1～3周注射一次；关节腔内注射一般每次0.8～4mg（0.16～0.8支），按关节腔大小而定。

【注意事项】

1. 糖皮质激素可以诱发或加重感染，细菌性、真菌性、病毒性或寄生虫等感染患者应慎用，如需使用，必须给予适当的抗感染治疗。

2. 溃疡性结肠炎、憩室炎、肠吻合术后、肝硬化、肾功能不全、癫痫、偏头痛、重症肌无力、糖尿病、骨质疏松症、甲状腺功能低下的患者慎用。

3. 运动员慎用。

4. 长期应用本品，停药前应逐渐减量。

5. 在使用本品时，感染水痘或麻疹可能加重病情，严重者会导致生命危险。在使用本品过程中，应予以观察和注意。

6. 长期、大量使用本品的患者，或长期用药后停药6个月以内的患者，由于免疫力低下，不宜接种减毒活疫苗。

7. 潜伏性结核或陈旧性结核的患者在长期使用糖皮质激素治疗期间，应密切观察病情，必要时接受预防治疗。

8. 乙肝病毒携带者使用肾上腺皮质激素时，可能会使乙肝病毒增殖，引发肝炎。在本制剂给药期间或给药结束后，应当继续进行肝功能检查及肝炎病毒标志物的监测。

【制剂与规格】　地塞米松磷酸钠注射液：1ml：5mg。

【pH　值】　7.0～8.5。

【证　据】

1. 溶媒推荐　根据药品说明书（广州白云山天心制药股份有限公司）及查阅相关文献，静脉滴注时，应首选5%葡萄糖注射液稀释。若无明显水钠潴留，使用0.9%氯化钠注射液作溶剂也可判定为合理。

2. 对药物配制的要求　本品说明书中未对地塞米松磷酸钠注射液的配制方法提出特别要求，可按常规药物进行配制。

3. 对输液器材质的要求　根据药品说明书（天津金耀药业有限公司），地塞米松磷酸钠注射液的辅料含丙二醇，丙二醇作为增溶剂可以加速增塑剂DEHP的溶出，从而诱发毒性反应。根据《静脉用药输注装置安全规范专家共识》，为防止DEHP析出，在输注中需要使用非PVC材质的输液袋及输液器。

4. 输注中对避光输液器的要求　通过查阅国内文献及阅读说明书，（河南润弘制药股份有限公司）只是对药品贮藏提出遮光要求，地塞米松可能对长期暴露在光线下敏感。因此在短时间内，可采用非避光输液器输注地塞米松磷酸钠注射液。

5. 对输液器过滤孔径的要求　通过查阅国内文献及阅读说明书，输注地塞米松磷酸钠注射液采用普通一次性输液器即可。

6. 对输液途径的要求　根据地塞米松磷酸钠注射液说明书，可采用静脉滴注、静脉注射、肌内注射、鞘内注射、关节腔内注射。文献指出，静脉注射或滴注持续刺激性药物、发疱剂药物、肠外营养液、pH低于5或高于9的液体或药物，以及渗透压大于600mOsm/L的液体等药物时，避免使用外周静脉，建议使用中心静脉。本品pH值介于5～9，因此，选用外周静脉留置针输注即可。

7.对输液速度的要求　本品说明书暂时没有针对地塞米松磷酸钠注射液输注速度的研究。通过对国内文献进行检索和查阅，有临床采用0.9%氯化钠注射液250ml＋地塞米松磷酸钠5mg以滴速50滴/分的方案抢救出现双硫仑样反应的患者。

8.配制后储存条件及稳定时间

（1）配制后储存条件：本品说明书没有强调地塞米松磷酸钠注射液配制后的储存条件，但部分经验总结类文献指出本品配制后室温保存即可。

（2）配制后稳定时间：国内一项研究指出，地塞米松磷酸钠注射液临床配制输液后，存在不稳定性，临床使用在配制后也应设置使用时限，3h内用完为宜。

【推荐意见】

1.使用5%葡萄糖注射液和0.9%氯化钠注射液稀释药液（ⅡB）。

2.使用非PVC材质的输液袋及输液器（ⅡA）。

3.使用非避光材质输液器（ⅡB）。

4.采用普通一次性输液器（ⅡC）。

5.采用外周静脉留置针输注（ⅡB）。

6.静脉滴注、静脉注射、肌内注射、鞘内注射、关节腔内注射均可（ⅡA）。

7.于室温下保存（ⅡB）。

8.建议药物配制后于3h之内使用（ⅡB）。

泼尼松龙
Hydroprednisone

【性　状】　本品为无色的澄明液体。

【适应证】　本品为肾上腺皮质激素类药，具有影响糖代谢、抗炎、抗过敏、抗毒等作用，用于肾上腺皮质功能减退症、活动性风湿病、类风湿关节炎、全身性红斑狼疮等胶原性疾病、严重的支气管哮喘、皮炎、过敏性疾病、急性白血病及感染性休克等。

【禁忌证】

1.对本品及其他甾体激素过敏者禁用。

2.孕妇及哺乳期妇女禁用。

【用法用量】

1.静脉滴注　每次10～20mg，加入5%葡萄糖注射液500ml中滴注。

2.静脉注射　用于危重患者，每次10～20mg，必要时可重复。

【注意事项】

1.下列疾病患者一般不宜使用　肾上腺皮质功能亢进症、高血压、糖尿病、严重的精神病（过去或现在）和癫痫、活动性消化性溃疡，新近胃肠吻合手术、骨折、创伤修复期、角膜溃疡、孕妇；抗菌药不能控制的感染，如水痘、麻疹、真菌感染；较重的骨质疏松等。

2.诱发感染　在激素作用下，原来已被控制的感染可活动起来，最常见者为结核感染复发。在某些感染时应用激素可减轻组织的破坏、减少渗出、减轻感染中毒症状，但必须同时用有效的抗生素治疗、密切观察病情变化，在短期用药后，即应迅速减量、停药。

3.下列情况应慎用　心脏病及急性心力衰竭、糖尿病、憩室炎、情绪不稳定和有精神病倾向、全身性真菌感染、青光眼、肝功能损害、眼单纯性疱疹、高脂蛋白血症、高血压、甲状腺功能减退（此时糖皮质激素作用增强）、重症肌无力、骨质疏松、胃溃疡、胃炎或食管炎、肾功能损害或结石、结核病等。

4.随访检查　长期应用糖皮质激素者，应定期检查以下项目。①血糖、糖尿或糖耐量试验。②小儿使用本品时应定期检测生长和发育情况。③眼科检查，注意白内障、青光眼或眼部感染的发生。④血清电解质和大便隐血。⑤高血压和骨质疏松的检查。

5.其他　运动员慎用。

【制剂与规格】　泼尼松龙注射液：2ml：10mg。

【pH值】　5.5～7.0。

【证据】

1.溶媒推荐　根据药品说明书（西安利君制药有限责任公司），泼尼松龙注射液用5%葡萄糖注射液进行稀释。

2.对药物配制的要求　该药不溶于水，其注射液为稀醇溶液，由于含有50%乙醇，常规使用是将10～20mg泼尼松龙注射液加入5%葡萄糖溶液500ml中静脉滴注。

3.对输液器材质的要求　经查阅文献，输注用浓缩液中包含的聚氧乙烯化蓖麻油能导致PVC中的邻苯二甲酸酯剥离。根据药品说明书，泼尼松龙注射液的辅料含丙二醇，丙二醇作为增溶剂可以加速增塑剂（DEHP）溶出，从而诱发毒性反应。根据

《静脉用药输注装置安全规范专家共识》，为防止增塑剂（DEHP）析出，在输注中需要使用非PVC材质的输液袋及输液器。

4.输注中对避光输液器的要求　国内一项研究在室温及不避光环境下考察泼尼松龙注射液的配伍稳定性，结果表明，泼尼松龙注射液性状、pH值及含量无明显变化，不溶性微粒随着浓度的增大和放置时间延长略有增加，但均未超出合格范围。因此，在短时间内可以采用非避光输液器输注泼尼松龙注射液。

5.对输液器过滤孔径的要求　对国内文献、说明书进行检索和查阅，暂时没有针对输注泼尼松龙注射液输液器过滤孔径的要求。因此，采用普通一次性输液器即可。

6.对输液途径的要求　根据药品说明书，采用静脉滴注和静脉注射。针对不同疾病，采用相对应输液途径，以保证治疗效果。国内文献中均采用外周静脉滴注，若输注时间较长，建议外周静脉留置针。

7.对输液速度的要求　本品说明书暂时没有针对泼尼松龙注射液输注速度的研究。对国内文献进行检索和查阅发现，有研究采用静脉滴注泼尼松龙注射液（滴速：60滴/分）的治疗方案抢救双硫仑样反应患者。

8.配制后储存条件及稳定时间

（1）配制后储存条件：通过检索国内文献发现，本品配制后室温保存即可。

（2）配制后稳定时间：国内一项研究表明，本品配制后室温下8h内稳定。

【推荐意见】

1.使用5%葡萄糖注射液稀释药液（ⅡA）。

2.使用非PVC材质的输液袋及输液器（ⅡA）。

3.使用非避光材质输液器（ⅡB）。

4.采用普通一次性输液器（ⅡC）。

5.采用外周静脉留置针输注（ⅡB）。

6.输液途径为静脉滴注、静脉注射（ⅡA）。

7.室温保存（ⅡC）。

甲泼尼龙琥珀酸钠
Methylprednisolone Sodium Succinate

【性　状】

1.本品40mg规格为双室瓶，下室为白色至类白色冻干块状物或粉末，上室为无色澄明液体。

2.本品125mg规格为双室瓶，下室为白色至类

白色冻干块状物或粉末，上室为无色澄明液体。

3.本品500mg规格为白色冻干块状物或粉末。

【适应证】　除非用于某些内分泌疾病的替代治疗，糖皮质激素仅仅是一种对症治疗的药物。适用于：

1.风湿性疾病　作为短期使用的辅助药物（帮助患者度过急性期或危重期），用于创伤后骨关节炎、骨关节炎引发的滑膜炎、类风湿关节炎、急性或亚急性滑囊炎、上踝炎、急性非特异性腱鞘炎、急性痛风性关节炎、银屑病关节炎、强直性脊柱炎。

2.胶原性疾病（免疫复合物疾病）　用于下列疾病危重期或维持治疗：系统性红斑狼疮（和狼疮性肾炎）、急性风湿性心肌炎、全身性皮肌炎（多发性肌炎）、结节性多动脉炎、古德帕斯丘综合征（GoodPasture's syndrome）。

3.皮肤疾病　用于天疱疮、严重的多形红斑（史-约综合征）、剥脱性皮炎、大疱疱疹性皮炎、严重的脂溢性皮炎、严重的银屑病、蕈样真菌病、荨麻疹。

4.过敏状态　用于控制如下以常规疗法难以处理的严重的或造成功能损伤的过敏性疾病：支气管哮喘、接触性皮炎、异位性皮炎、血清病、季节性或全年性过敏性鼻炎、药物过敏反应、荨麻疹样输血反应、急性非感染性喉头水肿（肾上腺素为首选药物）。

5.眼部疾病　严重的眼部急慢性过敏和炎症，如眼部带状疱疹、虹膜炎、虹膜睫状体炎、脉络膜视网膜炎、扩散性后房色素层炎和脉络膜炎、视神经炎、交感性眼炎。

6.胃肠道疾病　帮助患者度过以下疾病的危重期：溃疡性结肠炎（全身治疗）、局限性回肠炎（全身治疗）。

7.呼吸道疾病　肺部肉瘤病、铍中毒、与适当的抗结核化疗法合用于暴发性或扩散性肺结核、其他方法不能控制的莱夫勒综合征（Loeffler's syndrome）、吸入性肺炎。

8.水肿状态　用于无尿毒症的自发性或狼疮性肾病综合征的利尿及缓解蛋白尿免疫抑制治疗。

9.器官移植　治疗血液疾病及肿瘤。

10.血液疾病　获得性（自身免疫性）溶血性贫血、成人自发性血小板减少性紫癜（仅允许静脉注射，禁忌肌内注射）、成人继发性血小板减少、幼红细胞减少（红细胞性贫血）、先天性（红细胞

再生不良性贫血。

11.肿瘤 用于下列疾病的姑息治疗：成人白血病和淋巴瘤、儿童急性白血病。

12.治疗休克

（1）继发于肾上腺皮质功能不全的休克，或因可能存在的肾上腺皮质功能不全而使休克对常规治疗无反应（常用药是氢化可的松；若不希望有盐皮质激素活性，可使用甲泼尼龙）。

（2）对常规治疗无反应的失血性、创伤性及手术性休克。尽管没有完善的（双盲对照）临床研究，但动物实验的资料显示本品可能对常规疗法（如补液）无效的休克有效。

【禁忌证】

1.在下列情况下禁止使用甲泼尼龙琥珀酸钠。全身性真菌感染的患者；已知对甲泼尼龙或者配方中的任何成分过敏的患者；甲泼尼龙琥珀酸钠40mg制剂禁用于已知或疑似对牛乳过敏的患者；鞘内注射途径给药的使用；硬脑膜外途径给药的使用，以及禁止对正在接受皮质类固醇类免疫抑制剂量治疗的患者使用活疫苗或减毒活疫苗。

2.相对禁忌证。对属于下列特殊危险人群的患者应采取严密的医疗监护并应尽可能缩短疗程：儿童；糖尿病患者；高血压患者；有精神病史者；有明显症状的某些感染性疾病，如结核病；或有明显症状的某些病毒性疾病，如波及眼部的疱疹及带状疱疹。

3.为避免相容性和稳定性问题，应尽可能将本品与其他药物分开给药。

4.本品禁用于已明确对牛乳过敏的患者。

【用法用量】 作为对生命构成威胁情况下的辅助药物时，本品推荐剂量为30mg/kg，应至少静脉注射30min。根据临床需要，此剂量可在医院内于48h内每隔4～6h重复一次。

冲击疗法，用于疾病严重恶化和（或）对常规治疗（如非甾体抗炎药、金盐及青霉胺）无反应的疾病。

【注意事项】 特殊风险人群：对属于下列特殊风险人群的患者应采取严密的医疗监护并应尽可能缩短疗程。

1.儿童 长期、每天分次给予糖皮质激素会抑制儿童的生长，这种治疗方法只可用于非常危重的情况。

2.糖尿病患者 引发潜在的糖尿病或增加糖尿病患者对胰岛素和口服降血糖药的需求。

3.高血压患者 使动脉性高血压病情恶化。

4.有精神病史者 已有的情绪不稳和精神病倾向可能会因服用皮质类固醇而加重。

【制剂与规格】 注射用甲泼尼龙琥珀酸钠：40mg（以甲泼尼龙计）、125mg（以甲泼尼龙计）、500mg（以甲泼尼龙计）。

【证据】

1.溶媒推荐 根据药品说明书（辉瑞制药有限公司），溶媒推荐为5%葡萄糖注射液、0.8%氯化钠注射液或5%葡萄糖与0.45%氯化钠的混合液。国内一项研究考察了注射用甲泼尼龙琥珀酸钠在5%葡萄糖氯化钠注射液和0.9%氯化钠注射液中配伍后的稳定性，推荐0.9%氯化钠注射液也可作为溶媒。

2.对药物配制的要求

（1）关于使用双室瓶的指导

①按下塑料推动器，使稀释液流入下层瓶室。

②轻轻摇动药瓶。

③除去塞子中心的塑料衬。

④用适当的消毒剂消毒顶部橡皮头。

⑤将针头垂直插入橡皮头中心直至可以见到针尖，倒转药瓶并抽取药液。

（2）关于使用小瓶的指导：在无菌的环境下将灭菌注射用水加入含无菌粉末的小瓶。

（3）制备输注溶液：首先按指示制备溶液。起始治疗方法可能是用至少5（剂量小于或等于250mg）～30min（剂量大于250mg）静脉注射甲泼尼龙；下一剂量可能减少并用同样方法给药。

如果需要，该药物可稀释后给药，方法为将已溶解的药品与5%葡萄糖注射液、0.9%氯化钠注射液或5%葡萄糖与0.45%氯化钠的混合液混合。双室瓶包装配制后的溶液在12h内物理和化学性质保持稳定，小瓶包装配制后的溶液应立即使用。

3.对输液器材质的要求 根据药品说明书，注射用甲泼尼龙琥珀酸钠的稀释液含苯甲醇，苯甲醇作为增溶剂可以加速增塑剂（DEHP）溶出，从而诱发毒性反应。依据《静脉用药输注装置安全规范专家共识》，为防止增塑剂（DEHP）析出，在输注中需要使用非PVC材质的输液袋及输液器。

4.输注中对避光输液器的要求 国内一项研究考察了本品在5%葡萄糖氯化钠注射液和0.9%氯化钠注射液中配伍后于室温、日光灯照射下8h内的稳定性。在8h内保持在90%以上，且配伍8h内无新物质产生。因此，短时间内可采用非避光输液器输注注射用甲泼尼龙琥珀酸钠。

5.对输液器过滤孔径的要求 通过查阅国内文献及阅读说明书，输注注射用甲泼尼龙琥珀酸钠采用普通一次性输液器即可。

6.对输液途径的要求 根据药品说明书，本品可采用静脉滴注、肌内注射和静脉注射的方式，但禁止用于儿童肌内注射。针对不同疾病，采用相对应的输液途径，以保证治疗效果。查阅国内文献，均采用外周静脉滴注，若输注时间较长，建议留置外周静脉留置针。

7.对输液速度的要求 通过对国内文献、说明书进行检索和查阅，暂时没有针对泼尼松龙注射液输注速度的研究。但《糖皮质激素急诊应用的专家共识》建议如下。

（1）预防肿瘤化疗引起的恶心及呕吐的建议方案。①关于化疗引起的轻度至中度呕吐：在化疗前1h、化疗开始时及化疗结束后，以至少5min静脉注射本品250mg。在给予首剂本品时，可同时给予氯化酚噻嗪以增强效果。②关于化疗引起的重度呕吐：化疗前1h，以至少5min静脉注射本品250mg，同时给予适量的甲氧氯普胺或丁酰苯类药物，随后在化疗开始时及结束时分别静脉注射本品250mg。

（2）急性脊髓损伤的治疗应在损伤后8h内开始。①对于在损伤3h内接受治疗的患者：初始剂量为30mg/kg甲泼尼龙，在持续的医疗监护下，以15min静脉注射。大剂量注射后应暂停45min，随后以5.4mg/（kg·h）的速度持续静脉滴注23h。应选择与大剂量注射不同的注射部位安置输液泵。②对于在损伤3～8h接受治疗的患者：初始剂量为30mg/kg甲泼尼龙，在持续的医疗监护下，以15min静脉注射。大剂量注射后应暂停45min，随后以5.4mg/（kg·h）的速度持续静脉滴注47h。

（3）其他适应证：初始剂量可为10～500mg，依临床疾病而变化。大剂量甲泼尼龙可用于短期内控制某些急性重症疾病，如支气管哮喘、血清病、荨麻疹样输血反应及多发性硬化症急性恶化期。小于等于250mg的初始剂量应至少用5min静脉注射；大于250mg的初始剂量应至少用30min静脉注射。根据患者的反应及临床需要，间隔一段时间后可静脉注射或肌内注射下一剂量。

8.配制后储存条件及稳定时间

（1）配制后储存条件：根据药品说明书，用所附稀释液溶解所得的溶液可在室温（15～25℃）下贮藏。

（2）配制后稳定时间：根据药品说明书，用所附稀释液溶解所得的溶液可在室温（15～25℃）下贮藏48h。

国内一项研究考察了在5%葡萄糖氯化钠注射液和0.9%氯化钠注射液中配伍后于室温、日光灯照射下8h内的稳定性。在8h内保持在90%以上，且配伍8h内无新物质产生。但建议药物在配制后4h之内使用。

【推荐意见】

1.使用5%葡萄糖水溶液、0.9%氯化钠注射液或5%葡萄糖与0.45%氯化钠的混合液稀释药液（ⅡA）。

2.使用非PVC材质的输液袋及输液器（ⅡA）。

3.使用非避光材质输液器（ⅡB）。

4.采用普通一次性输液器（ⅡC）。

5.静脉滴注和静脉注射（ⅡA）。

6.采用外周静脉滴注（ⅡB）。

7.室温（15～25℃）下贮藏（ⅡA）。

8.建议药物在配制后4h之内使用（ⅡB）。

二、胰岛素及其他影响血糖的药物

硫辛酸
Thioctic Acid

【性 状】 本品为黄绿色澄清液体，具有抗氧化性、促氧化性。

【适应证】

1.治疗糖尿病性神经病、糖尿病周围神经病变。

2.肝保护剂。

【禁忌证】 对本品过敏者。

【用法用量】

1.静脉滴注 每日1次，每次300～600mg，2～4周1个疗程，每日600mg达到日最大使用剂量。

2.肌内注射 每个注射部位的α-硫辛酸注射液用量不超过50mg（相当于本品2ml），如果大剂量给药，每个注射部位最大注射用量为2ml。

【注意事项】

1.临床应用中硫辛酸能与其他抗氧化剂配合使用。

2.高剂量的硫辛酸在机体内能产生毒性。

3.为患者使用该药前应仔细询问其是否有食物或药物过敏史。

4.建议临床使用该药物时，对于患有皮肤系统、血管系统、神经系统及呼吸系统疾病者应该特别注意，权衡利弊后再使用，以减少不良反应的发生。

5.尽量采用低浓度、较缓慢的滴注速度，减少不良反应的发生。

【制剂与规格】 硫辛酸注射液：6ml：0.15g。

【PH 值】 8.20～8.41。

【证据】

1.溶媒推荐　溶媒为0.9%氯化钠注射液。其浓度一般为300～600mg溶于0.9%氯化钠注射液100～250ml。

2.对药物配制的要求

（1）使用前需现用现配。

（2）硫辛酸注射液说明书（亚宝药业太原制药有限公司）中指出，由于活性成分对光敏感，因此在使用前才将安瓿从盒内取出。

（3）注射用硫辛酸与左氧氟沙星氯化钠注射液、盐酸溴己新葡萄糖注射液、果糖二磷酸钠、泮托拉唑钠、10%葡萄糖酸钙、丹参川芎嗪注射液存在配伍禁忌。

硫辛酸注射液应现用现配且对光敏感。

3.对输液器材质的要求　通过对国内文献、说明书进行检索和查阅，暂时没有针对硫辛酸注射液输液器材质的研究，推测该药对输液器材质无特殊要求。

4.输注中对避光输液器的要求　在强光照射下含量明显下降并伴有颜色改变，说明硫辛酸对强光照射比较敏感，最好避光放置。因此，硫辛酸注射液应采用避光输液器进行输注。

5.对输液器过滤孔径的要求　临床观察发现静脉滴注α-硫辛酸注射液的过程中患者会出现局部皮肤红肿、疼痛、沿静脉走向呈现条索状红线（静脉炎）等不良反应，采用精密过滤避光输液器能有效滤除药液中的不溶性微粒，减少微粒对血管的刺激，有效预防输液反应。建议采用精密过滤输液器输注。

6.对输液途径的要求　本品可用于静脉注射、肌内注射、静脉滴注。用于静脉注射时，应该缓慢注射（最大注射速度不超过50mg/min，相当于本品2ml）。用于肌内注射时，每个注射部位α-硫辛酸注射液的用量不超过50mg（相当于本品2ml），如果大剂量给药，每个注射部位最大注射用量2ml，分多个不同部位给药。除此之外，本品也可加入0.9%氯化钠注射液中静脉滴注，如

250～500mgα-硫辛酸（相当于10～20ml本注射液）加入100～250ml 0.9%氯化钠注射液中，静脉滴注时间约30min。

7.对输液速度的要求　硫辛酸注射液静脉滴注应缓慢，其最大速度为50mg/min。250～500mg硫辛酸加入100～250ml 0.9%氯化钠注射液中，静脉滴注时间约30min。

8.配制后储存条件及稳定时间　本品应避光保存，使用前需现用现配，配好的输液用铝箔纸包裹避光，6h内可保持稳定。

【推荐意见】

1.采用0.9%氯化钠注射液稀释药液（ⅢB）。

2.硫辛酸注射液现用现配且对光敏感（ⅢA）。

3.与多种药物存在的配伍禁忌（ⅡB）

4.采用避光输液器进行输注（ⅡA）。

5.采用精密过滤避光输液器输注（ⅢB）。

6.采用静脉注射、肌内注射、静脉滴注途径进行输注（ⅢB）。

7.静脉滴注最大速度不超过50mg/min（ⅢB）。

8.配制后于6h内避光输注（ⅢB）。

胰 岛 素
Insulin

【性 状】 本品为无色澄明液体。

【适应证】

1.1型糖尿病。

2.2型糖尿病伴有严重感染、外伤、大手术等严重应激情况，以及合并心脑血管并发症、肾脏或视网膜病变等。

3.糖尿病酮症酸中毒，高血糖非酮症高渗性昏迷。

4.长病程2型糖尿病血浆胰岛素水平确实较低，经合理饮食、体力活动和口服降血糖药治疗控制不满意者，2型糖尿病具有口服降血糖药禁忌时，如妊娠期、哺乳期等。

5.成年或老年糖尿病患者发病急、体重显著减轻伴明显消瘦。

6.妊娠糖尿病。

7.继发于严重胰腺疾病的糖尿病。

8.对严重营养不良、消瘦、顽固性妊娠呕吐、肝硬化初期患者，可同时静脉滴注葡萄糖和小剂量胰岛素，以促进组织利用葡萄糖。

【禁忌证】

1.对本品中活性成分或其他成分过敏者。

2.低血糖发作时。

【用法用量】

1.皮下注射 ①一般3次/天，餐前15～30min注射，必要时睡前加注一次小剂量。②1型糖尿病患者每日胰岛素需用总量多为0.5～1U/kg。根据血糖监测结果调整。③2型糖尿病患者每日需用总量变化较大，在无急性并发症的情况下，敏感者每日仅需5～10U，一般约20U。④在有急性并发症（感染、创伤、手术等）的情况下，对1型及2型糖尿病患者，应每4～6小时注射一次，剂量根据病情变化及血糖监测结果调整。

2.静脉注射 主要用于糖尿病酮症酸中毒、高血糖高渗性昏迷的治疗。可静脉持续滴入，成人4～6U/h，小儿0.1U/（kg·h），根据血糖变化调整剂量；也可首次静脉注射10U加肌内注射4～6U，根据血糖变化调整。病情较重者，可先静脉注射10U，继之以静脉滴注。当血糖下降至13.9mmol/L（250mg/ml）以下时，胰岛素剂量及注射频率随之减少。

【注意事项】

1.对低血糖反应、严重者低血糖昏迷、有严重肝肾病变等患者，应密切观察血糖。

2.患者伴有下列情况时，胰岛素需要量减少：肝功能不正常，甲状腺功能减退，恶心呕吐，肾功能不正常，肾小球滤过率为10～50ml/min，胰岛素的剂量减少到75%～95%；肾小球滤过率减少到10ml/min以下，胰岛素剂量减少到50%。

3.患者伴有下列情况时，胰岛素需要量增加：高热、甲状腺功能亢进、肢端肥大症、糖尿病酮症酸中毒、严重感染或外伤、重大手术等。

4.用药期间应定期检查血糖、尿常规、肝肾功能、视力、眼底视网膜血管、血压及心电图等，以了解病情及糖尿病并发症情况。

5.运动员慎用。

【制剂与规格】 胰岛素注射液：10ml∶400U。

【PH 值】 5.0～8.0。

【证 据】

1.溶媒推荐 胰岛素等电点为5.43～5.45，有研究表明，pH值是影响胰岛素溶液稳定性的重要因素。胰岛素降解反应速率在酸性（pH值＜7）溶液中随pH值降低而增大，而在碱性（pH值＞7）溶液中则随pH值的降低而减小，即溶液pH值越接近其等电点，稳定性越好。因此，0.9%氯化钠注射液（pH值为4.5～7.0）、5%或10%葡萄糖注射液（pH值为3.2～5.5）、葡萄糖氯化钠注射液（pH值为3.55～5.5）、右旋糖酐（pH值为3.5～6.5）、能量合剂（pH值为5.5）、全胃肠外营养药（pH值为5.0～6.0）等均可作为载体溶剂，但偏酸性和偏碱性溶液均不宜作为载体溶剂，如5%碳酸氢钠注射液（pH值为7.5～8.5）、20%甘露醇（pH值为4.5～6.5）为超饱和溶液，加入任何药物均易结晶，不宜作为溶剂；亚硫酸盐可导致胰岛素的二硫键断裂，目前临床使用的复方氨基酸（pH值为5.5～7.0）有部分品类加入焦亚硫酸钠或亚硫酸氢钠作为抗氧化剂，含量一般为0.015%～0.050%，不可作为溶剂使用。但有研究表明，胰岛素在10%葡萄糖溶液中降解最快，装有0.9%氯化钠注射液的输液瓶对胰岛素的吸附率大于葡萄糖输液瓶，10%葡萄糖输液瓶大于5%葡萄糖输液瓶。因此，胰岛素注射液溶媒宜首选5%葡萄糖注射液。

2.对药物配制的要求 本品说明书（北京赛升药业股份有限公司）中虽未对胰岛素的配制方法提出特别要求，但常用的胰岛素注射液为10ml 400U，每次需要的剂量为2～40U，所以在胰岛素使用过程中，势必需要反复抽吸同一药瓶内的胰岛素，如果操作不当，会使药液受到细菌及微粒的污染，导致配制的整袋药液受到污染，从而导致注射者受到影响。因此，配制胰岛素时应选择相对封闭的洁净安全的环境。抽吸时将垂直进针改为斜角进针。针头与橡皮塞表面的夹角保持50°～75°，进针时针头截面朝上，抽吸时用1ml注射器自身针头，避免因针头过大，反复抽吸而污染或将橡皮塞碎屑带入瓶内使整瓶液体受污染。

在配制胰岛素时还应该注意配伍禁忌。一般来说，胰岛素只应当加入已知具有相容性的混合液中，有些不很明确的自然来源的物质有可能含有蛋白质分解酶的杂质，因此不应当与胰岛素相混合，这包括一些白蛋白制剂、全血和血浆。胰岛素容易与2价金属离子形成复合物，如钙离子、镁离子和锌离子，因此，这些物质在输液瓶中不应当与胰岛素相混合。另外，有些肝素制剂含有亚硫酸盐，后者是一种还原剂，能够降解胰岛素，因此不应当被混合在一起。

3.对输液器材质的要求 有研究报道PVC输液装置对胰岛素具有吸附和洗脱双重作用，从而影响胰岛素实际输入量，且输入浓度不稳定，易导致患者血糖不稳定，甚至发生低血糖反应。将40U的胰岛素分别加入聚氯乙烯（PVC）、聚丙烯（PP）及玻璃瓶3种材质的含0.9%氯化钠注射液的容器内，放置一定时间，用HPLC法测定3种材质输液器内药物浓度的变化。实验结果表明，PVC材质的输液器对胰岛素有较强的吸附性，导致药物浓度下降，而用PP材质或玻璃瓶输液容器可避免或减少对药物的吸附影响。因此，鉴于PVC输液器对本品存在吸附作用，静脉输注时建议尽量避免使用PVC输液器。

4.输注中对避光输液器的要求　虽然说明书或相关文献中未对其输液器的避光性提出特别要求，但输液瓶储存在日晒下或温度超过25℃时，胰岛素极可能发生降解。为确保胰岛素的化学稳定性，并且避免灌注液被细菌污染，推荐输液在配制好后24h以内使用。因此，胰岛素在24h内可以采用非避光输液器输注。

5.对输液器过滤孔径的要求　作为一种生物制品，胰岛素易受到外界温度和溶液pH值的影响。当药品储存不当，储存环境的光照和温度达不到要求时，其有效成分发生变化，会造成输液过程中微粒含量超标。此外，在配制过程中，如果反复多次穿刺橡胶塞，抽吸同一药瓶内的胰岛素，也会增加微粒污染。因此，胰岛素在输注过程中建议使用精密过滤输液器。

6.对输液途径的要求　药品说明书及文献均未写明输注时静脉的选择，胰岛素对血管和组织的刺激性较小，在临床实际应用中，外周静脉或中心静脉都可以作为胰岛素输注的途径。

7.对输液速度的要求　对于糖尿病合并急性并发症，如酮症酸中毒、非酮症高渗性昏迷等重危抢救患者，及时补液及准确应用胰岛素是治疗的关键，单位时间内胰岛素输入量过大容易发生低血糖，反之，不能迅速使酮体转阴并降低血糖。《中国2型糖尿病防治指南（2020年版）》推荐采用连续胰岛素静脉输注 $[0.1U/(kg \cdot h)]$。输液泵能精确控制输液速度，保持胰岛素浓度稳定。由于个体对胰岛素敏感性差异很大，输注时应严格监测血糖的水平，随时调整胰岛素滴注量，直至血糖控制满意。此外，有研究显示，输液瓶在静止状态时，胰岛素注射液的相对密度小于溶媒，使胰岛素在溶媒中出现上浮现象。输注速度越慢，胰岛素上浮越明显。因此，建议在胰岛素滴注过程中密切关注输液速度，增加摇瓶步骤，使胰岛素均匀地分散于溶媒中，浓度变化相对平稳。

8.配制后储存条件及稳定时间　胰岛素是小分子蛋白质，储存温度过低（＜2℃），胰岛素药液容易失去生物活性，其降血糖作用将受到影响。储存温度过高（＞8℃）则将缩短胰岛素的有效期限。因此，储存温度需要保持在2～8℃，超出此温度范围会导致胰岛素效能的改变。启封后的胰岛素保质期为24h，超过24h要及时废弃。

【推荐意见】

1.配制时严格遵守无菌操作；抽吸时斜角进针，尽量选择1ml针头，避免反复穿刺橡胶塞，增加微粒污染（ⅡB）。

2.首选5%葡萄糖注射液作为溶媒（ⅡB）。

3.使用非PVC材质输液器（ⅠB）。

4.使用非避光材质输液器（ⅡB）。

5.使用精密过滤输液器（ⅡB）。

6.可经外周静脉或中心静脉输注（ⅢB）。

7.配制好的溶液在24h以内使用（ⅡB）。

8.未启封的胰岛素在2～8℃条件下保存；启封后的胰岛素保质期为24 h（ⅡB）。

9.配制含有胰岛素的混合液时，应特别注意配伍禁忌（ⅡB）。

第十节　抗感染药物

一、大环内酯类

红霉素
Erythromycin

【性状】　本品为白色或类白色的结晶或粉末；无臭，味苦。

【适应证】　本品作为青霉素过敏患者治疗下列感染的替代用药。

1.溶血性链球菌、肺炎链球菌等所致的急性扁桃体炎、急性咽炎、鼻窦炎、溶血性链球菌所致的猩红热、蜂窝织炎、白喉及白喉带菌者、气性坏疽、炭疽、破伤风、放线菌病、梅毒、单核细胞增多性李斯特菌病等。

2.军团菌病。

3.肺炎支原体肺炎。

4.肺炎衣原体肺炎。

5.其他衣原体属、支原体属所致泌尿生殖系感染。

6.沙眼衣原体结膜炎。

【禁忌证】　对红霉素类药物过敏者禁用。

【用法用量】　静脉滴注：成人每次0.5～1.0g，

2～3次/天。治疗军团菌病剂量需增加至3～4g/d，分4次滴注。小儿每日按体重20～30mg/kg，分2～3次滴注。

何大虎等通过研究发现，每日给药总量应控制在1～2g；儿童每日总量应控制在0.3～0.5g。注意静脉输液时千万不要空腹。

【注意事项】

1. 溶血性链球菌感染用本品治疗时，至少需持续10日，以防止急性风湿热的发生。

2. 用药期间定期随访肝功能，肝病患者和严重肾功能损害者红霉素的剂量应适当减少。

3. 对诊断的干扰：血清碱性磷酸酶、胆红素、丙氨酸氨基转移酶和天冬氨酸氨基转移酶的测定值均可能增高。

4. 因不同患者的敏感性存在一定差异，故应做药敏测定。

5. 本品有相当量进入母乳中，哺乳期妇女应用时应停止哺乳。

【制剂与规格】　注射用乳糖酸红霉素：0.25g（25万U）；0.3g（30万U）。

【pH　值】　6.0～7.5。

【证　据】

1. 溶媒推荐　依据药品说明书（湖南科伦制药有限公司）指出，乳糖酸红霉素滴注液的配制应先加灭菌注射用水，然后加入0.9%氯化钠注射液或其他电解质溶液、含葡萄糖的溶液稀释（因葡萄糖溶液偏酸性，必须每100ml溶液中加入4%碳酸氢钠1ml）。文献显示，乳糖酸红霉素与0.9%氯化钠注射液直接配伍，会因为盐析作用产生沉淀物，所以操作时，先用无菌注射用水将乳糖酸红霉素溶解后，再用0.9%氯化钠注射液等稀释。

2. 对药物配制的要求　依据药品说明书，乳糖酸红霉素滴注液的配制应先加灭菌注射用水10ml至0.5g乳糖酸红霉素粉针瓶中或加20ml至1g乳糖酸红霉素粉针瓶中，用力振摇至溶解。然后加入生理盐水或其他电解质溶液中稀释，缓慢静脉滴注，注意红霉素浓度在1%～5%。溶解后也可加入含葡萄糖的溶液稀释，但因葡萄糖溶液偏酸性，必须每100ml溶液中加入4%碳酸氢钠1ml。文献显示，静脉滴注乳糖酸红霉素的浓度应控制在0.1%～0.5%。目前临床多采用0.1%的稀释浓度，如果使用剂量为0.25g，则应用250ml的溶液配制。王倩等的研究表明，乳糖酸红霉素不能与甲硝唑和阿西洛韦配伍应用，可产生沉淀及结晶。孙增先等的研究发现，

乳糖酸红霉素在与果糖氯化钠注射液配伍时，发生乳化现象，产生难以溶解的胶状体，振荡后静置24h仍不能溶解，不宜与果糖氯化钠注射液配伍。配制时要注意配伍禁忌。

3. 对输液器材质的要求　高处寒等的研究发现，输入抗感染类药物时不建议使用PVC材质的输液器。赵长英等研究显示，精密过滤聚烯烃热塑性弹性体（TPE）输液器联合静脉留置针能有效过滤输液微粒，预防红霉素所致的静脉炎。因此，推荐使用非PVC材质输液器输注该药品。

4. 输注中对避光输液器的要求　无资料显示本品需要避光输入。

5. 对输液器过滤孔径的要求　研究中发现，选用1.2μm和3μm孔径的精密过滤输液器既能有效减少静脉输注抗生素引起的静脉炎，也能减少输液时引发的疼痛，但选用输液器的孔径越小，价格越高，增加了患者的经济负担。因此，在患者条件允许的情况下，建议使用精密过滤输液器输注该药品。

6. 对输液途径的要求　依据药品说明书，本品应静脉滴注、静脉泵注。姜萍发现，平卧位比坐位可明显减少红霉素胃肠道反应，值得在临床推广，以提高红霉素的利用率。

7. 对输液速度的要求　文献表明，静脉滴注乳糖酸红霉素有血管刺激作用，易引起静脉炎，滴注速度应缓慢，控制在30～40滴/分，如果输液250ml，则在2h左右用完。儿童用药量减少，滴注速度也应适当放慢，控制在20～30滴/分。王淑霞等的研究表明，本品有效浓度为0.5～12mg/L。静脉滴注速度：①成人1.0～2g，2次/天，滴速为200～300mg/h（剂量为1.0g时，时间≥5h滴完，血药浓度在0.5～8.0mg/L；剂量为1.2g时，时间≥4h滴完，血药浓度在0.5～11.1 mg/L）。②成人0.6～0.9g，3次/天，滴速为300～400mg/h（剂量为0.6g时，时间≥1.5 h滴完，血药浓度在0.6～8.4mg/L；剂量为0.9g时，时间≥2.5h滴完，血药浓度在1.2～10.5mg/L）。

静脉泵注时，建议每次剂量用输液泵控制于60min以上输入，1～2h完成为宜。

8. 配制后储存条件及稳定时间　依据药品说明书，配制前应密闭，在干燥处保存。王斌等的研究发现，本品与盐酸氨溴索配伍后室温下6h内稳定。

【推荐意见】

1. 使用灭菌注射用水溶解后，用0.9%氯化钠

注射液等稀释（ⅢA）。

2.药物配制依据药品说明书，且要注意配伍禁忌（ⅢA）。

3.使用非PVC材质输液袋及输液器（ⅡB）。

4.使用非避光输液器（ⅢC）。

5.使用精密过滤输液器（ⅡA）。

6.可通过外周静脉进行静脉滴注或静脉泵注（ⅢA）。

7.配制前避光保存（ⅢA）。

8.配制后立即使用（ⅢB）。

阿 奇 霉 素
Azithromycin

【性　状】　本品为白色结晶粉末。

【适应证】　本品适用于敏感病原菌所致的下列感染。

1.社区获得性肺炎　由肺炎衣原体、流感嗜血杆菌、嗜肺军团菌、卡他莫拉菌、肺炎支原体、金黄色葡萄球菌或肺炎链球菌等病原菌所致，且起始治疗需静脉给药的患者。

2.盆腔炎性疾病　由沙眼衣原体、淋病奈瑟球菌或人型支原体所致，且起初治疗需静脉给药的患者。若怀疑可能合并厌氧菌感染，需加用一种抗厌氧菌的药物与本品联合治疗。

【禁忌证】　已知对阿奇霉素、红霉素或其他大环内酯类药物过敏的患者禁用。

【用法用量】

1.静脉滴注　用适量灭菌注射用水充分溶解，配制成浓度为0.1g/ml的溶液，再加入至250ml或500ml的0.9%氯化钠注射液或5%葡萄糖注射液中，最终浓度为1.0～2.0mg/ml。浓度为1.0mg/ml，滴注时间为3h；浓度为2.0mg/ml，滴注时间为1h。

2.治疗社区获得性肺炎　成人每次0.5g，1次/日，至少连续用药2天；继之换用阿奇霉素口服制剂0.5g/d，7～10天为1个疗程。

3.治疗盆腔炎　成人每次0.5g，1次/日；用药1天或2天后，改用阿奇霉素口服制剂0.25g/d，7日为1个疗程。

【注意事项】

1.静脉应用　应按说明书溶解和稀释，静脉滴注时间不得少于60min。有报道称静脉应用阿奇霉素时注射部位局部可出现不良反应。给予阿奇霉素500mg，配制成浓度2mg/ml、250ml的溶液在1h内滴完，或配成1mg/ml、500ml的溶液在3h内滴完。

所有接受阿奇霉素药液浓度大于2.0mg/ml的志愿者均出现注射局部反应，所以静脉滴注时的药液浓度不能太高。

2.不良反应　可出现皮疹、腹痛、恶心、呕吐、腹泻等。

3.肝功能影响　由于阿奇霉素主要经肝脏排泄，故肝功能损害的患者应慎用阿奇霉素。

4.肾功能影响　目前尚无肾功能损害患者应用阿奇霉素的资料，这类患者应慎用。

5.心律失常　据报道，应用大环内酯类药物时可出现室性心律失常，包括室性心动过速、QT间期延长及尖端扭转型室性心动过速等。

【制剂与规格】　注射用阿奇霉素：0.25g（25万U）。

【pH　值】　9.0～11.0（4mg/ml水溶液）。

【证　据】

1.溶媒推荐　注射用阿奇霉素说明书（辉瑞制药有限公司）指出，向500mg注射用阿奇霉素瓶中加入4.8ml灭菌注射用水，振荡直至药物完全溶解。因阿奇霉素为真空包装，建议使用标准的5ml注射器（非自动的）以确保准确抽取4.8ml灭菌注射用水。使每毫升溶液中含100mg阿奇霉素。一项国内研究显示，阿奇霉素预溶使用4.8ml灭菌水，常用稀释溶媒为0.9%氯化钠注射液、5%葡萄糖注射液、乳酸林格液。

2.对药物配制的要求　本品说明书中未对注射用阿奇霉素的配制方法提出特别要求，可按常规药物进行配制，注意无菌操作。

3.对输液器材质的要求　本品说明书中未对注射用阿奇霉素使用的输液器材质提出特别要求，可使用常规输液器。目前，我国临床上使用的输液器大多数是由PVC材料制成的，含有增塑剂DEHP，具有致癌性，PVC还可吸附药物，影响疗效。TPE材料输液器在药物兼容性方面优于传统材料PVC制成的输液器，该材料不含饱和双键，不含极性基团和酯类增塑剂，不存在对药物的吸附和增塑剂迁移问题。虽然尚未查到PVC对阿奇霉素的效果有影响，但是建议逐步减少并取代PVC输液器的使用，而选用其他安全的非PVC输液器，如TPE输液器。

4.对输液途径的要求　本品说明书中指出阿奇霉素不能静脉注射或肌内注射，在静脉滴注时，其他静脉内输注物、添加剂、药物不能加入本品中，也不能同时在同一条静脉通路中滴注。

5.对输液速度的要求　本品说明书中指出，阿奇霉素500mg配制成浓度2mg/ml、250ml的溶液在

1h内滴完，或配制成浓度1mg/ml，500ml的溶液在3h内滴完。

临床研究中推荐剂量为每日500mg，药液浓度为1mg/ml时滴注时间应为3h，浓度为2mg/ml时滴注时间应为1h。有研究报道，阿奇霉素的胃肠道反应与输液速度关，滴速为60～80滴/分，胃肠道反应发生率高达30.59%。但是已有研究证实，如果减慢输液速度容易产生疲劳不适，静脉滴注时间越长，患者的治疗依从性越差。所以有研究建议临床成人输注阿奇霉素以40～60滴/分为宜。另一研究报道，应减慢初始滴速，即常规静脉穿刺后，将阿奇霉素输液调至20滴/分输入15min，无不适再调至30滴/分输入15min，若无不适再按60～80滴/分输完。所以输注阿奇霉素时应减慢初始滴速，输注时间不少于1h。

6.配制后储存条件及稳定时间 本品说明书中指出，配制后的溶液在30℃（或86°F）以下可保存24h。

【推荐意见】

1.使用4.8ml灭菌注射用水预溶（ⅡA）。

2.推荐稀释溶媒为0.9%氯化钠注射液、5%葡萄糖注射液、乳酸林格液（ⅡB）。

3.使用常规普通材质输液器（ⅡB）。

4.静脉滴注，不能静脉注射或肌内注射（ⅢA）。

5.减慢滴速，输注时间不少于1h（ⅢB）。

6.温度保存在30℃（或86°F）以下（ⅡA）。

7.配制后24h内进行输注（ⅡA）。

二、抗病毒药

阿昔洛韦
Aciclovir

【性　状】 本品为白色疏松块状物或粉末。

【适应证】

1.单纯性疱疹病毒感染 用于免疫缺陷者初发和复发性黏膜皮肤感染的治疗，以及反复发作病例的预防；也可用于治疗单纯疱疹性脑炎。

2.带状疱疹 用于免疫缺陷者带状疱疹患者或免疫功能正常者弥散型带状疱疹的治疗。

3.免疫缺陷者水痘 用于免疫缺陷者合并水痘的治疗。

【禁忌证】 对本品过敏者禁用。

【用法用量】 仅供静脉滴注，每次静脉滴注时间在1h以上。

1.成人常用量 ①重症生殖器疱疹初治，按体重一次5mg/kg，3次/天，隔8h滴注1次，共5天；②免疫缺陷者皮肤黏膜单纯疱疹或严重带状疱疹，按体重一次5～10mg/kg，3次/天，隔8h滴注1次，共7～10天。③单纯疱疹性脑炎，按体重一次10mg/kg，或按体表面积为1.5g/m²。每8小时不超过20mg/kg。成人一日最高剂量按体重为30mg/kg，或按体表面积为1.5g/m²，每8小时不可超过20mg/kg。

2.小儿常用量 ①重症生殖器疱疹初治，婴儿与12岁以下小儿，按体表面积一次250mg/m²，3次/天，隔8h滴注1次，共5天；②免疫缺陷者皮肤黏膜单纯疱疹或严重带状疱疹，婴儿与12岁以下小儿，按体表面积一次250mg/m²，3次/天，隔8h滴注1次，共7天，12岁以上按成人量；③单纯疱疹性脑炎，按体重一次10mg/kg，3次/天，隔8h滴注1次，共10天；④免疫缺陷者合并水痘，按体重一次10mg/kg或按体表面积一次500mg/m²，3次/天，隔8h滴注1次，共10天。小儿最高剂量为每8小时按体表面积500mg/m²。

【注意事项】

1.肾损害者接受阿昔洛韦治疗时，可造成死亡。用药时和用药期间应检查肾功能。免疫功能不全的患者接受阿昔洛韦治疗时，可发生血栓形成、血小板减少性紫癜、溶血、尿毒症综合征，并可导致死亡。

2.急性或慢性肾功能不全者不宜用本品静脉滴注，因为滴速过快时可引起肾衰竭。

3.静脉滴注后2h，尿药浓度最高，此时应给予患者充足的水，防止药物沉积于肾小管内。

4.一次血液透析可使血药浓度降低60%，故每次血液透析6h应重复补给一次剂量。

5.肥胖患者的剂量应按标准体重计算，需要剂量调整时，可根据肌酐清除率调整。

【制剂与规格】 注射用阿昔洛韦：0.25g。

【pH 值】 10.5～11.5（12.5mg/ml水溶液）。

【证 据】

1.溶媒推荐 注射用阿昔洛韦（国药集团容生制药有限公司）说明书中指出，本品用注射用水稀释后溶于0.9%氯化钠注射液或5%葡萄糖注射液，不可用含苯甲醇的稀释液稀释。有报道称，5%葡萄糖与阿昔洛韦混合后即出现絮状浑浊，原因可能是阿昔洛韦呈碱性，5%葡萄糖液pH值为5.5，偏酸性，导致pH值发生改变，继而产生化学反应。2018年的一项研究发现，阿昔洛韦加入到葡萄糖溶液中颜色会变黄，且随葡萄糖浓度升高，黄色加深。因此，鉴于阿昔洛韦注射液与葡萄糖注射液的配伍使用是有争议的，推荐首选0.9%氯化钠溶液作为溶媒。

2.对药物配制的要求　注射用阿昔洛韦说明书中指出，取本品0.5g加入10ml注射用水中，使浓度为50g/L，充分摇匀成溶液后，再用0.9%氯化钠注射液或5%葡萄糖注射液稀释至少100ml，使最后药物浓度不超过7g/L，否则易引起静脉炎。本品呈碱性，与其他药物混合容易引起pH值改变，且与多种药物存在配伍禁忌，如盐酸溴己新注射液、盐酸左氧氟沙星注射液、多巴胺等，应尽量避免配伍使用。2004年的一篇文献对注射用阿昔洛韦溶液配制方法进行考察，指出阿昔洛韦极微溶于水，注射用阿昔洛韦溶解时，每支0.25g所用溶媒不得少于5ml，而且一定要充分振摇使溶解，必要时可加温溶解。

3.对输液器材质的要求　通过对国内文献、说明书进行检索及查阅，暂时没有针对阿昔洛韦溶液输液器材质方面的相关规定，不做特殊要求，可常规使用一次性普通输液器。

4.输注中对避光输液器的要求　2012年的一项研究通过在不同的贮存条件下测得的阿昔洛韦含量结果表明，阿昔洛韦适宜在低温且避光条件下保存。如果贮存温度过高或者不进行避光保存，阿昔洛韦性质不稳定，容易发生降解或者是其他反应，导致结果发生变化。2015年的另一项研究结果表明，注射用单磷酸阿糖腺苷与阿昔洛韦注射液于常用溶媒中，在避光和≤25℃的条件下，4h内其溶液质量是稳定的。因此，建议使用避光输液器对阿昔洛韦注射液进行输注。

5.对输液器过滤孔径的要求　2011年的一项研究将观察组（使用精密过滤输液器）与对照组（使用普通输液器）进行对比，发现观察组的静脉炎发生率为37%，对照组为80.8%，观察组明显低于对照组，且使用精密过滤输液器可延长套管针留置时间，由此得出结论，在临床上使用精密过滤输液器静脉滴注阿昔洛韦预防和减少静脉炎发生的效果显著。因此，建议使用精密过滤输液器对阿昔洛韦注射液进行输注。

6.对输液途径的要求　注射用阿昔洛韦说明书中指出，本品仅供静脉滴注。《输液治疗护理实践指南与实施细则》中指出，持续刺激性药物、发疱剂药物、肠外营养液、pH值低于5或高于9的液

体或药物，以及渗透压大于600mOsm/L的液体等药物不使用外周静脉输注。阿昔洛韦溶液的pH值为11.0，国内一项研究将观察组（使用中心静脉导管）与对照组（使用头皮静脉针）进行对比，发现深静脉置管术，由于将导管送至深静脉，其血管内径血流量大，减少了阿昔洛韦在血管局部的停留时间，从而减少了对血管壁的刺激，且减少了穿刺次数，降低了静脉炎的发生率。因此，静脉输注阿昔洛韦注射液时，首选外周静脉穿刺中心静脉置管、中心静脉导管。

7.对输液速度的要求　注射用阿昔洛韦说明书中指出，本品每次滴注时间在1h以上，静脉滴注时宜缓慢，否则可发生肾小管内药物结晶沉淀，引起肾功能损害的病例可达10%，并勿使之漏至血管外，以免引起疼痛及静脉炎。

8.配制后储存条件及稳定时间　注射用阿昔洛韦说明书中指出，本品配制后的溶液应在12h内使用，在冰箱内放置会产生沉淀。

【推荐意见】
1.使用0.9%氯化钠注射液作为溶媒（ⅡA）。
2.药物配制方法参考药品说明书；与多种药物存在配伍禁忌（ⅢA）。
3.使用非PVC材质输液袋及输液器（ⅢC）。
4.使用避光材质输液器（ⅡB）。
5.使用精密过滤输液器（ⅡB）。
6.使用PICC或CVC等中心静脉输注（ⅠA）。
7.滴注速度宜慢，每次应在1h以上（ⅠA）
8.配制后于12h内进行输注（ⅠA）。

更昔洛韦
Ganciclovit

【性　状】　本品为冻干粉剂。

【适应证】　注射用更昔洛韦，用于预防和治疗危及生命或视觉的受巨细胞病毒感染的免疫缺陷患者，以及预防与巨细胞病毒感染有关的器官移植患者。

【禁忌证】　对本品或阿昔洛韦过敏的患者禁用。

【用法用量】　本品的复溶和稀释溶液必须以静脉输注方式给药。

1.治疗巨细胞病毒视网膜炎的标准剂量　①诱导治疗：肾功能正常患者剂量为5mg/kg，静脉输注1h以上，每12小时重复一次，持续14～21天。②维持治疗：剂量为5mg/kg，静脉输注1h以上，1

次/天，每周7次，或6mg/kg每日1次，每周5次。

2.器官移植患者预防标准剂量　①诱导治疗：肾功能正常患者，5mg/kg，静脉输注1h以上，1次/12小时，疗程7～14天。②维持治疗：5mg/kg，静脉输注1h以上，1次/天，每周7次；或6mg/kg，1次/天，每周5次。

3.特殊用药指导　肾功能不全患者：用药剂量根据表6-3进行调整。

表6-3　肾脏损害患者给药

CrCl（ml/min）	诱导治疗量	维持治疗剂量
≥70	5.0mg/（kg·12h）	5.0mg/（kg·d）
50～69	2.5mg/（kg·12h）	2.5mg/（kg·d）
25～49	2.5mg/（kg·d）	1.5mg/（kg·d）
10～24	1.25mg/（kg·d）	0.625mg/（kg·d）
<10	1.25mg/kg，3次/周	0.625mg/kg，3次/周
	血液透析后给药	血液透析后给药

根据以下公式可以以血清肌酐计算肌酐清除率。

男性=｛[140-年龄（岁）]×体重（kg）｝/[72×0.011×血清肌酐（μmol/L）]

女性=0.85×男性（同年龄同体重）数值。

4.本品溶液制备方法　①在本品干粉的无菌小瓶中注入5ml灭菌注射用水，不要用含有对羟苯甲酸酯类（如对羟基苯甲酸酯）的制菌用水，因为这些物质与本品干粉不相容而可导致出现沉淀；②摇晃以溶解药物；③应检视配制液是否有微粒。

5.注射输液的准备和用法　根据患者的体重计算出剂量，并从本品瓶中抽取一定体积的配制液（浓度50mg/ml），加入0.9%氯化钠注射液、5%葡萄糖注射液、林格液或乳酸林格液，注射输液浓度建议不超过10mg/ml。

【注意事项】

1.本品只可缓慢静脉滴注，并宜选择较粗静脉滴入。采用注射剂时患者应摄入充足水分。

2.本品可引起中性粒细胞减少、贫血和血小板减少。因此中性粒细胞绝对计数少于$500×10^9$/μl或血小板计数少于$25×10^3$/μl的患者，不可应用本品。

3.肾功能不全患者应根据肌酐清除率调整剂量（参阅【用法用量】）。

4.对驾驶和操作机器的影响　患者接受本品后可出现癫痫发作、嗜睡、头晕、共济失调、精神错乱和（或）昏迷。假如出现这些症状，会影响患者驾驶和操作机器的能力。

5.配制溶液及操作说明　由于本品有致癌及诱变活性，在其操作过程中应小心，避免吸入或与皮肤和黏膜直接接触。本品溶液为碱性（pH≈11），一旦接触皮肤或黏膜，应用肥皂及水彻底冲洗；如接触眼睛，则应用清水反复彻底淋洗。

6.稳定性　如超过包装上标明的使用期限，即不可再使用。

【制剂与规格】　注射用更昔洛韦：0.25g。

【pH 值】　11.0。

【证 据】

1.溶媒推荐　注射用更昔洛韦说明书（扬子江药业集团有限公司）在给药说明中指出，在本品干粉的无菌小瓶中注入5ml灭菌注射用水，根据患者的体重计算出剂量，并从本品瓶中抽取一定体积的配制液（浓度50mg/ml），加入0.9%氯化钠注射液、5%葡萄糖注射液、林格液或乳酸林格液。因此，更昔洛韦要用灭菌注射用水进行溶解。

2.对药物配制的要求　更昔洛韦是人体潜在的致畸剂和致癌物，处理时应当谨慎，避免吸入或直接接触药品内的粉末，或皮肤、黏膜直接与复溶溶液接触。国内的一项医务人员职业危害暴露现状及监管对策研究建议，对于细胞毒性药物，在配制操作中要穿防护服、戴口罩、手套、护目镜。说明书中指出，建议复溶期间及复溶后擦拭药瓶或瓶盖外表面和桌子时，戴一次性手套。

3.对输液器材质的要求　本品说明书及检索文献未对注射用更昔洛韦所使用的输液材质提出特别要求；国内一项研究显示，更昔洛韦在聚丙烯输液器中具有稳定性。

4.输注中对避光输液器的要求　本品说明书及《中国药典》未提及需要使用避光输液器，因此可采用非避光输液器。

5.对输液器过滤孔径的要求　2014年国家卫生和计划生育委员会发布的《静脉治疗护理技术操作规范（WS/T433—2013）》未对应用注射用更昔洛韦过滤孔径做出要求。但考虑到更昔洛韦pH值较高，对血管刺激性大，在输注过程中需使用精密过滤输液器。

6.对输液途径的要求　本品说明书中强调，注射用更昔洛韦溶液pH值高（≈11），肌内注射或皮下注射可导致严重刺激组织，因此只能通过静脉输注给药。在检索的文献中，注射用更昔洛韦均采用静脉输注的输液途径。此外，有文献指出长期静脉输注更昔洛韦，静脉内膜会发生一定程度的损伤，增加血管局部疼痛及药物外渗的发生率。药液有局部刺激性，谨防外渗，建议先注入0.9%氯化钠注射液检查输液管通畅性及注射针头确实在静脉之后，再经此通路的输液管给药。因此，尽量选择较大的静脉血管，避免选择前1～2天曾静脉输注的血管及同一血管反复穿刺。建议以中心静脉导管输注较好。

7.对输液速度的要求 根据说明书要求，静脉输注时间必须超过1h，因为过高的血浆浓度可导致不良反应增加。治疗巨细胞病毒视网膜炎的标准剂量、器官移植患者预防标准剂量，见【用法用量】。因此，应从相关疾病、患者自身情况等方面进行明确。

8.配制后储存条件及稳定时间 根据说明书要求，配制的本品溶液在室温25℃下可保持稳定性达12h，不能冷冻贮存；输注溶液在2～8℃可稳定保持24h内使用，输注溶液应冷藏，但不可冷冻储存。与检索的文献研究结果一致。因此，本药品配制后建议在12h内输注完成。

【推荐意见】

1.使用灭菌用水溶解药液后加入0.9%氯化钠注射液、5%葡萄糖注射液、林格液或乳酸林格液（ⅢA）。

2.加强个人防护，避免皮肤、黏膜直接与复溶液接触（ⅢC）。

3.使用聚丙烯非避光材质输液器（ⅢB）。

4.推荐使用精密过滤输液器（ⅡA）。

5.小剂量开始使用（ⅢB）。

6.推荐中心静脉导管输注（ⅢB）。

7.室温避光保存（ⅢA）。

8.配制后24h内滴毕（ⅢA）。

膦甲酸钠氯化钠
Foscarnet Sodium and Sodium Chloride

【性　状】 本品为无色的澄明液体。

【适应证】

1.艾滋病患者巨细胞病毒性视网膜炎。

2.免疫功能损害患者耐阿昔洛韦单纯疱疹毒性皮肤黏膜感染。

【禁忌证】 对膦甲酸钠过敏者禁用。

【用法用量】

1.艾滋病患者巨细胞病毒性视网膜炎（肾功能

正常）

（1）诱导治疗：初始量为60mg/kg，8h一次，静脉滴注时间不得少于1h，根据疗效连用2～3周。

（2）维持治疗：维持剂量为90～120mg/（kg·d）（按肾功能调整剂量），静脉滴注时间不得少于2h。维持治疗期间，若病情加重，可重复诱导治疗及维持治疗过程。

2.免疫功能损害患者耐阿昔洛韦单纯疱疹病毒性皮肤黏膜感染 推荐剂量为40mg/kg，每8小时或12h一次，静脉滴注时间不得小于1h，连用2～3周或直至治愈。

【注意事项】

1.本品必须由专科医生严格按药品说明书使用。

2.使用本品期间必须密切监测肾功能，根据肾功能情况调整剂量，做到给药个体化。

3.本品不能采用快速或弹丸式静脉注射方式给药。静脉滴注速度不得大于1mg/（kg·min）。

4.为降低本品的肾毒性，使用以前及使用期间患者应水化，静脉输液（5%葡萄糖注射液或0.9%氯化钠注射液）量为2.5L/d，并可适当使用噻嗪类利尿药。

5.静脉滴注本品应选择较粗血管，以减少静脉炎的发生。

6.避免与皮肤、眼接触，若不慎接触，应马上用清水洗净。

【制剂与规格】 膦甲酸钠氯化钠注射液：250ml：3.0g。

【pH　值】 6.8～8.0。

【证　据】

1.溶媒推荐 膦甲酸钠氯化钠注射液说明书（正大天晴药业集团股份有限公司）在给药说明中指出，膦甲酸钠氯化钠注射液主要成分为膦甲酸钠，辅料为氯化钠、焦亚硫酸钠、依地酸钙钠。膦甲酸钠氯化钠注射液可直接使用，无须用其他溶媒稀释。如特殊情况需要稀释后使用，在药品说明书中注明：本品仅能用5%葡萄糖注射液或0.9%氯化钠注射液稀释。

2.对药物配制的要求 膦甲酸钠氯化钠注射液无须配制，开启后直接使用。有文献考察了膦甲酸钠注射液与5%葡萄糖注射液、10%葡萄糖注射液、葡萄糖氯化钠注射液、氯化钠注射液的配伍稳定性，结果得出配伍液的含量、外观、pH值及紫外光谱均无明显差异。因此膦甲酸钠注射液与4种大输液在常温下配伍后可于8h内使用。此外，本品说明书注意事项中指出，避免与皮肤、眼接触，若不慎接触，应立即用清水冲洗。因此如需要对药液进行稀释，应做好安全防护措施。

3.对输液器材质的要求　查阅药品说明书及大量文献期刊资料后，没有研究特别对滴注膦甲酸钠氯化钠注射液时使用输液器材质提出明确要求，所以可以使用常规普通材质输液器。一篇综述中提出输液器材质对输注药物吸附作用的情况，PVC材质对一些醇溶性、脂溶性药物有较强的吸附性，使处方用药不准，影响治疗效果。TPE输液器具有饱和双键，不含极性基团和酯类增塑剂，有对人体安全无毒、对药物无吸附、可保证药物疗效等优势。

4.输注中对避光输液器的要求　虽然药品说明书中提到药品贮藏方法为遮光密闭保存，但所查阅资料及说明书并未提及滴注膦甲酸钠氯化钠注射液时需要使用避光输液器，另有文章中说明了避光输液和遮光贮藏的区别，遮光贮藏是指药品用不透光的容器包装，防止药品因光照发生理化性质的改变，从而影响药品的质量。避光输液指临床使用过程中常遇到一些对光极其敏感的药物，为防止药物因光照失效或产生有毒物质，需要避光输液。多数药物在极短的时间内都会发生光化降解反应，其贮藏时也要避光。对光敏感的药物需避免阳光直射，尽量减少药物光化降解反应的发生，但不是所有需要遮光贮藏的药物在静脉输注时都需要避光输液。因此，在使用膦甲酸钠氯化钠注射液时可采用非避光输液器。

5.对输液器过滤孔径的要求　本品说明书在不良反应中提到膦甲酸钠氯化钠注射液使用时会有局部刺激注射部位静脉炎，临床使用中也有患者反馈输液部位疼痛。2016年的一篇文献中提出，精密输液器对大于膜标称孔径不溶性微粒的滤除率高达95%，在输注脂类药液、中药制剂时，输液反应和静脉炎的发生率明显低于普通输液器，而且能有效防止空气栓塞，提高工作效率。其中，滤膜孔径为5μm的精密输液器性价比高，可考虑全面使用。

6.对输液途径的要求　膦甲酸钠氯化钠注射液说明书给药说明中指出，膦甲酸钠氯化钠注射液不能采用快速或弹丸式静脉注射方式给药，给药途径为静脉滴注。因易发生静脉炎、宜选用粗、直、弹性好外周静脉。

7.对输液速度的要求　该药品在说明书中针对不同病情提出不同输液速度要求。

（1）艾滋病患者巨细胞病毒性视网膜炎（肾功能正常）。①诱导治疗：初始量为60mg/kg，每8小时一次，静脉滴注时间不得少于1h；②维持治疗：维持剂量为90～120mg/（kg·d）（按肾功能调整剂量），静脉滴注时间不得少于2h。

（2）免疫功能损害患者耐阿昔洛韦单纯疱疹病毒性皮肤黏膜感染：推荐剂量为40mg/kg，每8小时或12h一次，静脉滴注时间不得小于1h。

（3）药品说明书注意事项中说明静脉滴注速度不得大于1mg/（kg·min）。

因此，静脉滴注膦甲酸钠氯化钠注射液时应根据不同病情调整输液时长。

8.配制后储存条件及稳定时间

（1）配制后储存条件：参考膦甲酸钠氯化钠注射液说明书（杭州民生药业集团公司）贮藏中提及的遮光、室温、密闭保存。

（2）配制后稳定时间：文献提及膦甲酸钠注射液与4种大输液在常温下8h内可配伍使用。

另外，在膦甲酸钠联合用药的过程中，要注意监测联合用药的配伍稳定性和相关禁忌，以免造成严重后果。有研究发现，膦甲酸钠与乳酸环丙沙星在临床配伍中存在配伍禁忌，表现为膦甲酸钠氯化钠注射液与乳酸环丙沙星注射液混合时出现白色沉淀颗粒，且摇动液体后仍存在，提示两者不宜混合或先后注射，可在注射前后加注生理盐水进行过渡。无论药物浓度高低，膦甲酸钠注射液与葡萄糖酸钙混合后均出现不溶性白色浑浊，表明两者不可连续或同时给药。

【推荐意见】

1.一般情况下无须稀释药液，可直接使用；特殊要求时仅能使用5%葡萄糖或0.9%氯化钠注射液进行稀释（ⅡA）。

2.使用常规材质输液器（ⅡB）。

3.短时间滴注可以使用非避光输液器（ⅢB）。

4.使用精密过滤输液器（ⅡB）。

5.使用静脉滴注选用粗、直、弹性好外周静脉（ⅡA）。

6.应根据不同病情调整输液时长，速度不得大于1mg/（kg·min）（ⅡA）。

7.遮光，密闭保存（ⅡA）。

8.膦甲酸氯化钠注射液与环丙沙星及葡萄糖酸钙存在配伍禁忌（ⅡB）。

三、抗真菌药

两性霉素B
Amphotericin B

【性　状】　本品为黄色至橙黄色疏松块状物或粉末。

【适应证】　本品用于敏感真菌所致的深部真菌感染且病情呈进行性发展者，如败血症、心内膜炎、脑膜炎（隐球菌及其他真菌）、腹腔感染（包括与透析相关者）、肺部感染、尿路感染和眼内炎等。

【禁忌证】　对本品过敏及严重肝病的患者禁用。

【用法用量】

1.静脉用药　开始静脉滴注时先试以1～5mg或按体重一次0.02～0.1mg/kg给药，之后根据患者耐受情况每日或隔日增加5mg，当增至一次0.6～0.7mg/kg时即可暂停增加剂量，此为一般治疗量。成人最高一日剂量不超过1mg/kg，每日或隔1～2日给药1次，累积总量1.5～3.0g，疗程1～3个月。

2.鞘内给药　首次0.05～0.1mg，以后渐增至每次0.5mg，最大量一次不超过1mg，每周给药2～3次，总量15mg左右。鞘内给药时宜与小剂量地塞米松或琥珀酸氢化可的松同时给予，并需用脑脊液反复稀释药液，边稀释边缓慢注入以减少不良反应。

3.静脉滴注或鞘内给药　均先以灭菌注射用水10ml配制本品50mg，或5ml配制25mg，然后用5%葡萄糖注射液稀释（不可用氯化钠注射液，因可产生沉淀），滴注液的药物浓度不超过10mg/100ml，避光缓慢静脉滴注，每次滴注时间需6h以上，稀释用葡萄糖注射液的pH值应在4.2以上。

【注意事项】

1.本品毒性大，不良反应多见，但它又是治疗危重深部真菌感染的唯一有效药物，选用本品时必须权衡利弊后做出决定。

2.下列情况应慎用

（1）肾功能损害：本品主要在体内灭活，故肾功能重度减退时半衰期仅轻度延长，因此肾功能轻、中度损害的患者如病情需要仍可选用本品，重度肾功能损害者则需延长给药间期或减量应用，应用其最小有效量；当治疗累积剂量大于4g时可引起不可逆性肾功能损害。

（2）肝功能损害：本品可致肝毒性，肝病患者避免应用本品。

3.治疗期间定期严密随访血、尿常规，肝、肾功能，血钾、心电图等，如血尿素氮或血肌酐明显升高，则需减量或暂停治疗，直至肾功能恢复。

4.为减少本品的不良反应，给药前可给解热镇痛药和抗组胺药，如吲哚美辛和异丙嗪等，同时给予琥珀酸氢化可的松25～50mg或地塞米松2～5mg静脉滴注。

5.本品治疗若中断7日以上，需重新自小剂量（0.25mg/kg）开始逐渐增加至所需量。

6.本品宜缓慢避光滴注，每剂滴注时间至少6h。

7.药液静脉滴注时应避免外漏，因本品可致局部刺激。

【制剂与规格】　注射用两性霉素B：5mg（5000U）；2.25mg（2.5万U）；50mg（5万U）。

【pH　值】　7.2～8.0。

【证　据】

1.溶媒推荐　参照药品说明书（华北制药股份有限责任公司）并检索文献，两性霉素B必须用灭菌注射用水作溶媒，再加入等渗葡萄糖中静脉滴注，药液应新鲜配制。本品不可用氯化钠注射液，因可产生沉淀。

2.对药物配制的要求　两性霉素B要求用灭菌注射用水稀释溶解充分并振荡摇匀后加至5%葡萄糖500ml内静脉滴注，要注意现用现配，配制好后用黑布包裹，用避光精密输液器输注。在用药过程中要特别注意该药不能与其他药物混合输注。

3.对输液器材质的要求　一项分析两性霉素B在5%葡萄糖注射液中稳定性的研究显示，用PVC袋装含两性霉素B 0.1mg/ml和0.25mg/ml的5%葡萄糖注射液样品在4℃避光存放10天、21天和35天后，各份样品中两性霉素B的平均浓度分别不低于初始浓度的96.4%和96.6%。侧面反映PVC材质对药物无明显吸附。因此，可使用PVC材质输液器。

4.输注中对避光输液器的要求　药品说明书及文献中明确指出，两性霉素B属多烯类抗真菌药物，具有易氧化的结构。对其在5%葡萄糖注射液中稳定性的实验考察表明，光照下25℃ 24h及34℃ 12h两性霉素B的含量下降均已大于10%，避光条件下24h两性霉素B含量下降低于10%。表明两性霉素B的5%葡萄糖注射液在光照下不稳定。

因此，两性霉素B需要避光滴注，输液及输液器外均需要加避光袋，及一次性使用避光输注装置。

5.对输液器过滤孔径的要求　本品说明书及相关文献明确指出，本品应用避光精密过滤输液器。精密过滤输液器能去除药液中的微粒，减少微粒污染，从而降低静脉炎的发生。

6.对输液途径的要求　经外周静脉输注两性霉素B经济、安全、方便，患者易于接受。最好应用静脉留置针，合理选择血管，严格无菌操作，输液过程中加强巡视，一旦发现静脉炎的早期症状，应及时处理。

ICU患者大多采用中心静脉置管方式输液，避免静脉炎的发生。不能采用中心静脉置管方式输液时，注意穿刺时选择外周较直、较粗的静脉，以减少局部刺激，保证静脉输注的顺利和通畅，并避免在同一静脉或同一部位反复进针穿刺。

7.对输液速度的要求　成人剂量一般为1～5mg或按体重0.02～0.1mg/kg给药，然后根据患者耐受情况每日或隔日增加5mg，成人每日最高剂量不超过1mg/kg，输注时间6h以上。Eriksson等研究表明，24h连续输注每日总剂量的两性霉素B具有较小的肾毒性。

8.配制后储存条件及稳定时间　药品说明书中明确指出，配制后的液体应于遮光密闭处保存，于2～8℃冷藏保存。另有文献显示，两性霉素B易氧化，应现用现配，室温下不宜超过24h。

【推荐意见】

1.必须用灭菌注射用水作溶酶，再加入等渗葡萄糖中静脉滴注（ⅡA）。

2.现用现配，不与其他药物混合输注（ⅡB）。

3.可使用PVC等普通材质输液器（ⅡB）。

4.使用一次性避光精密输液器（ⅠB）。

5.普通患者选用外周静脉输注，ICU大都选中心静脉输注（ⅡB）。

6.应用静脉留置针（ⅡB）。

7.成人每日最高剂量不超过1mg/kg，输注时间6h以上（ⅡA）。

8.遮光密闭处并于2～8℃冷藏保存（ⅡA）。

米卡芬净钠
Micafungin

【性　状】　本品为白色块状物。

【适应证】　曲霉菌属与念珠菌引起的下列感染：真菌血症、呼吸道真菌病、胃肠道真菌病。

【禁忌证】　对本品过敏者禁用。

【用法用量】

1.曲霉病　成人一般每日单次剂量为50～150mg米卡芬净钠，每日一次静脉输注。对于严重或者难治性曲霉病患者，根据患者情况剂量可增加至300mg/d。

2.念珠菌病　成人一般每日单次剂量为50mg米卡芬净钠，每日一次静脉输注。对于严重或者难治性念珠菌病患者，根据患者情况剂量可增加至300mg/d。

【注意事项】

1.下列患者应慎用米卡芬净钠：有药物过敏史的患者；肝功能不全患者，应通过定期检查肝功能，对患者进行监测，出现异常时应采取适当的处理措施（如停止给药等）。如果确定病原体不是曲霉菌或念珠菌，或使用本品后无效，必须采取适当措施如换用其他药物。

2.个别患者可对本品发生严重过敏反应，应立即停药，并予恰当治疗。

3.配制时注意：①溶解本品时切勿用力摇晃输液袋，因本品容易起泡且泡沫不易消失。②给药时注意，因本品在光线下可慢慢分解，应避免阳光直射。如果从配制到输液结束需时超过6h，应将输液袋避光。

【制剂与规格】　注射用米卡芬净钠：50mg。

【pH　值】　5.5～7.0。

【证　据】

1.溶媒推荐　注射用米卡芬净钠说明书［安斯泰来制药（中国）有限公司］指出，本品溶于0.9%氯化钠注射液、5%葡萄糖注射液或者补充液中使用。

2.对药物配制的要求　注射用米卡芬净钠说明书指出，溶解本品时切勿用力摇晃输液袋，因本品容易起泡且泡沫不易消失；本品与其他药物一起溶解时可能产生沉淀，而且本品在碱性溶液中不稳定，效价会降低。

3.对输液器材质的要求　通过对国内文献、说明书进行检索和查阅，暂时没有针对米卡芬净钠输液器材质的研究。

4.输注中对避光输液器的要求　有关测定注射用米卡芬净钠中残留溶剂的文献中显示，由于米卡芬净钠在强光条件下易降解，有关实验全程避光操作；注射用米卡芬净钠说明书指出，因本品在光线下可慢慢分解，应避免阳光直射。如果从配制到输液结束需时超过6h，应将输液袋避光（不必将输液管遮光）。

5.对输液器过滤孔径的要求 通过对国内文献、说明书进行检索和查阅，暂时没有针对米卡芬净钠输液器过滤孔径的研究。但由于本品易导致静脉炎，建议使用精密过滤输液器。

6.对输液途径的要求 米卡芬净钠因对血管刺激性较大，小静脉输注容易诱发静脉炎。有研究报道称，当输液途径改为经外周中心静脉留置导管（PICC）输注入药物后，未再出现血管刺激症状。

7.对输液速度的要求 注射用米卡芬净钠说明书指出，静脉输注本品时，应将其溶于0.9%氯化钠注射液、5%葡萄糖注射液或者补充液，剂量为75mg或以下时输注时间不少于30min，剂量为75mg以上时输注时间不少于1h。

8.配制后储存条件及稳定时间 参考注射用米卡芬净钠说明书中的储存条件，室温（10～30℃）下于密闭遮光容器内避光保存；如果从配制到输液结束需时超过6h，应将输液袋避光。

【推荐意见】

1.使用0.9%氯化钠注射液或5%葡萄糖注射液作为溶媒（ⅡA）。

2.药物配制时切勿用力摇晃输液袋（ⅡA）。

3.配制到输液结束需时超过6h，应将输液袋避光（不必将输液管遮光）（ⅡA）。

4.使用精密过滤输液器（ⅢC）

5.采用外周中心静脉导管（PICC）输注（ⅡB）。

6.根据输注剂量调整输液速度（ⅡA）。

7.配制后于6h内输注（ⅡA）。

伊曲康唑
Itraconazole

【性　状】 本品为无色至微黄色的澄明液体。

【适应证】 曲霉病、念珠菌病、隐球菌病（包括隐球菌性脑膜炎、花斑癣、组织胞浆菌病、孢子丝菌病、巴西球孢子菌病）、由皮肤癣菌或酵母菌引起的甲真菌病。

【禁忌证】

1.禁用于已知对伊曲康唑及本品任一辅料过敏的患者。

2.禁用于不能注射氯化钠注射液的患者。

3.严重肾功能损伤的患者（肌酐清除率＜30ml/min）禁用本品。

4.禁与下列药物合用：可引起QT间期延长的经CYP3A4代谢药物，如特非那定、阿司咪唑、咪唑斯汀、苄普地尔、奎尼丁、匹莫齐特等。

5.禁用于孕妇。

【用法用量】 刚开始2天给予伊曲康唑注射液每日2次，以后改为每日1次。第1、2天治疗方法：每日2次，每次1h静脉滴注200mg伊曲康唑。从第3天起：每日1次，每次1h静脉滴注200mg伊曲康唑。静脉用药超过14天的安全性尚不清楚。

【注意事项】

1.肝脏毒性：在用伊曲康唑治疗的患者中，观察到罕见的严重肝毒性病例，建议对所有接受伊曲康唑的患者进行肝功能监测。

2.神经病变：如果发生可能归因于本品导致的神经系统症状，应终止治疗。

3.免疫功能低下的患者：在某些免疫功能低下的患者，伊曲康唑生物利用度可能会降低，应根据患者的临床反应调整剂量。

4.听力损失：接受伊曲康唑治疗的患者出现短暂或永久性听力损失。

5.孕妇禁用，儿童患者不建议使用。

6.肾功能不全的患者：本品的排泄减慢，建议监测本品的血药浓度以确定的剂量。

7.本品不能用于心室功能不全的患者。

【制剂与规格】 伊曲康唑注射液：25ml：0.25g。

【pH 值】 4.8。

【证　据】

1.溶媒推荐 伊曲康唑注射液说明书（比利时杨森制药公司）指出，伊曲康唑注射液溶媒为特制的0.9%氯化钠注射液，不能用5%葡萄糖注射液或乳酸林格注射液稀释。伊曲康唑注射液与0.9%氯化钠注射液以外的其他稀释剂的相容性尚不清楚。因此伊曲康唑注射液要用自带的专用0.9%氯化钠注射液进行稀释。

2.对药物配制的要求 本品说明书中未对伊曲康唑注射液的配制方法提出特别要求。通过对国内文献、说明书进行检索及查阅，暂时没有针对本品配制方法的研究，可按常规药物进行配制。

3.对输液器材质的要求 PVC输液器在生产过程中为增加其柔软性和回弹性，需要加入35%～40%的增塑剂DEHP，而增塑剂DEHP对人体多个系统具有毒性作用。含有吐温、聚氧乙基蓖麻油、环糊精衍生物、丙二醇、乙醇或苯甲醇作为增溶剂的药物可以加速DEHP溶出，从而诱发毒性反应。《一次性使用输注器具产品注册技术审查指导原则》中明确注明，聚氯乙烯（PVC）常用的增塑剂DEHP与脂溶性溶液接触后容易浸出；以DEHP增塑的聚氯乙烯（PVC）作为原料的产品不宜贮存和输注脂肪乳等脂溶性液体和药物。本品为脂溶性药物且所含辅料为羟丙基-β-环糊精、丙二醇，可以加速DEHP溶出。因此，伊曲康唑注射液输注中需要使用非PVC材质的输液器。

4.输注中对避光输液器的要求　伊曲康唑注射液说明书中指出，给药期间可以接受普通室内光照射。徐超、张广明将所制得的伊曲康唑注射液置于4500lx光照、60℃高温和4℃低温条件下，放置10天，考察指标均无明显变化，含量均在98.5%以上。所以，伊曲康唑注射液输注可以使用非避光输液器。

5.对输液器过滤孔径的要求　伊曲康唑注射液说明书中提出，只能使用专用输注管器来注射伊曲康唑注射液。请勿在伊曲康唑注射液同其他药物或液体同时使用。所以，伊曲康唑注射液只能使用自带专用输液器、过滤输液装置。

6.对输液途径的要求　伊曲康唑注射液是脂溶性药物，因其分子颗粒大、黏稠性高、输液速度慢，故容易黏附在导管腔内导致堵管。伊曲康唑注射液易与其他药液发生反应，往往选择外周静脉留置针。胡红燕等报道12例经PICC输注伊曲康唑注射液发生4例堵管的案例，认为伊曲康唑注射液在未配备专用冲洗液前不适合经PICC输注，建议经外周浅静脉输注该药物。因此，伊曲康唑注射液在输注过程中应首选外周静脉留置针。

7.对输液速度的要求　伊曲康唑注射液说明书中的用法为静脉滴注。第1、2天治疗方法：每日2次，每次1h静脉滴注200mg伊曲康唑。从第3天起：每日1次，每次1h静脉滴注200mg伊曲康唑。

8.配制后储存条件及稳定时间　本品说明书中指出，从微生物学的角度考虑，混合后的溶液应当立即使用。如果不能立即使用，必须注意使用前的贮藏时间和条件，一般在2～8℃保存下不超过24h。张明宇、尹鸿萍取标准曲线下的伊曲康唑溶液（10μg/ml）于262nm处测定其吸收值，连续5次，测定溶液分别于室温下0h、4h、8h、12h、24h测定，基本无变化。因此，伊曲康唑注射液配制后于2～8℃条件下要求24h内输注完毕。

【推荐意见】

1.使用自带专用0.9%氯化钠注射液进行稀释（ⅡA）。

2.在药物配制参考常规药配制方法（ⅢC）。

3.使用非PVC材质输液器（ⅡB）。

4.自带专用过滤输液装置（ⅡA）。

5.使用时首选择外周静脉留置针（ⅢC）。

6.使用静脉滴注进行输注（ⅡA）。

7.配制后在2～8℃条件下应于24h内进行输注（ⅡB）。

伏 立 康 唑
Voriconazole

【性　状】　本品为白色或类白色疏松块状物或粉末。

【适应证】

1.侵袭性曲霉病。

2.非中性粒细胞减少患者的念珠菌血症。

3.对氟康唑耐药的念珠菌引起的严重侵袭性感染（包括克柔念珠菌）。

4.由足放线病菌属和镰刀菌属引起的严重感染。

5.预防接受异基因造血干细胞移植（HSCT）的高危患者中的侵袭性真菌感染。

【禁忌证】　对伏立康唑或其赋形剂过敏的患者禁用。

【用法用量】　静脉输注。

1.第一次负荷剂量（适用于第一个24h）　体重大于等于40kg患者，每次400mg，每12小时给药一次；体重小于40kg患者，每次200mg，每12小时给药一次。

2.维持剂量（开始给药24h之后）　体重大于等于40kg患者，每次200mg，每日2次；体重小于40kg患者，每次100mg，每日2次。

【注意事项】

1.过敏反应　已知对其他唑类药物过敏者慎用本品。

2.疗程　静脉用药的疗程不宜超过6个月。

3.输注相关反应　包括潮红、发热、出汗、心动过速、胸闷、呼吸困难、头晕等。

4.视觉障碍　如果治疗持续超过28天，伏立康唑对视觉功能可能产生影响。

5.功能不全患者　监测肾功能。

6.监测胰腺功能　具有急性胰腺炎高危因素的患者，应密切监测胰腺功能。

7.皮肤不良反应　在治疗中若有发生剥脱性皮

肤反应者，则需严密观察。

【制剂与规格】 注射用伏立康唑：100mg。

【pH 值】 5.0 ～ 8.0（10mg/ml）。

【证 据】

1.溶媒推荐 本品说明书中（丽珠集团丽珠制药厂）明确伏立康唑粉针剂使用时先用9.5ml注射用水或者9.5ml氯化钠注射液（9mg/ml）溶解成10ml的澄清溶液，溶解后的浓度为10mg/ml。稀释后摇动药瓶直至药物粉末溶解。因此，伏立康唑要用自带专用注射用水进行溶解。

2.对药物配制的要求 本品说明书中未对注射用伏立康唑的配制方法提出特别要求，通过对国内文献、说明书进行检索及查阅，暂时没有针对伏立康唑配制方法的研究，可按常规药物进行配制。但本品说明书中明确了禁忌配伍用药：禁忌与特非那定、阿司咪唑、西沙必利、匹莫齐特或奎尼丁与伏立康唑同时注射；禁止将伏立康唑与西罗莫司、利福平、卡马西平、长效巴比妥酸盐并用；禁忌将标准剂量的伏立康唑与依非韦伦400mg/24h的剂量并用；禁忌注射伏立康唑与大剂量利托那韦（每12小时400mg）、利福布汀、麦角生物碱（麦角胺和二氢麦角胺）、圣约翰草同时给药。

3.对输液器材质的要求 PVC输液器在生产过程中为增加其柔软性和回弹性，需要加入35% ～ 40%的增塑剂DEHP，而增塑剂DEHP对人体多个系统具有毒性作用。以吐温、聚氧乙基蓖麻油、环糊精衍生物、丙二醇、乙醇或苯甲醇作为增溶剂的药物可以加速DEHP溶出，从而诱发毒性反应。一方面，注射用伏立康唑所含辅料为羟丙基-β-环糊精、葡萄糖，可以加速DEHP溶出，从而诱发毒性反应。另一方面，本品专用溶媒成分为丙二醇和乙醇的灭菌混合溶液，亦可引发DEHP析出。因此，伏立康唑输注中需要使用非PVC材质的输液器。

4.输注中对避光输液器的要求 本品说明书中指出应密闭贮藏，未要求避光输注。通过对国内文献、说明书进行检索及查阅，暂时没有针对伏立康唑是否需要避光输液的研究。所以伏立康唑输注不需要使用避光输液器。

5.对输液器过滤孔径的要求 注射用伏立康唑为粉剂，粉剂加入液体后，产生的不溶性微粒相对较多，粉剂在加药过程中，需要先注入液体摇匀溶解，再抽吸注入液体瓶中备用，并且每组药液成人常用量需要10 ～ 16支，反复抽吸增加污染机会，

在溶药中，为加速溶解会敲击药瓶，也会产生玻璃微粒。普通输液器采用的输液过滤介质的孔径一般在15μm，而精密终端滤器采用的2 ～ 5μm孔径的过滤介质可以滤除药液中绝大部分不溶性微粒。因此，注射用伏立康唑输注中建议采用精密过滤输液器。

6.对输液途径的要求 本品说明书中指出，注射用伏立康唑必须静脉输注，但对输液途径未做要求，通过对国内文献、说明书进行检索及查阅，暂时没有发现相关研究。据文献报道，通过静脉留置针穿刺，伏立康唑给药间隔为每12小时给药一次。静脉留置针穿刺适合应用于多次输液治疗，可以减少患者穿刺疼痛，从而降低对血管造成的损伤。同时，相比钢针穿刺，静脉留置针可以最大限度地缓解患者疼痛，以有效降低患者对穿刺产生的恐惧，进而提高患者治疗依从性，避免其他不良事件发生。毛惠娜等通过对1860例住院患者中的1312例进行输液，对比使用头皮钢针和套管针，结果发现使用头皮钢针输液导致的药液渗出率为5.0%，大于外周留置针的药液渗出率（2.2%），差异有统计学意义（$P < 0.05$）。因此，注射用伏立康唑在输注过程中建议首选外周静脉留置针。

7.对输液速度的要求 本品说明书中明确伏立康唑不可用于静脉注射，必须以不高于5mg/ml的浓度静脉滴注，滴注时间为1 ～ 2h。因此，注射用伏立康唑只能通过静脉滴注进行输注，输注时间为1 ～ 2h。

8.配制后储存条件及稳定时间 配制后储存条件：说明书中注射用伏立康唑为无防腐剂的单剂无菌冻干粉剂。因此，从微生物学的角度考虑，稀释后必须立即使用。保存在2 ～ 8℃下，对于经过验证的无菌条件下溶解的本品，保存时间不超过24h。因此，配制后应置于2 ～ 8℃下冷藏，不超过24h。

【推荐意见】

1.使用自带专用注射用水进行稀释（ⅡA）。

2.药物配制参考常规药物配制方法（ⅢC）。

3.使用非PVC材质的输液器（ⅢB）。

4.使用非避光材质输液器（ⅢC）。

5.使用精密过滤输液器（ⅡB）。

6.首选外周静脉留置针（ⅠB）。

7.使用静脉滴注进行输注（ⅡA）。

8.于2 ～ 8℃下保存（ⅡA）。

9.配制后要求24h内进行输注（ⅡA）。

四、喹诺酮类

环丙沙星
Ciprofloxacin

【性　状】　本品为白色至微黄色疏松块状物或粉末。

【适应证】

1.泌尿生殖系统感染，包括单纯性、复杂性尿路感染、细菌性前列腺炎、淋病奈瑟球菌尿道炎或宫颈炎（包括产酶株所致者）。

2.呼吸道感染，包括敏感革兰氏阴性杆菌所致支气管感染急性发作及肺部感染。

3.胃肠道感染，由志贺菌属、沙门菌属、产肠毒素大肠埃希菌、亲水气单胞菌、副溶血弧菌等所致。

4.伤寒。

5.骨和关节感染。

6.皮肤软组织感染。

7.败血症等全身感染。

【禁忌证】　对本品及任何一种氟喹诺酮类药物过敏的患者禁用。

【用法用量】　成人常用量：一次0.1～0.2g，每12小时静脉滴注1次，每0.2g滴注时间至少在30min以上，严重感染或铜绿假单胞菌感染可加大剂量至一次0.4g，一天2～3次。

疗程视感染程度而定。通常治疗持续7～14天，一般在感染症状消失后还应继续使用至少2天。尿路感染：急性单纯性下尿路感染5～7天，复杂性尿路感染7～14天；肺炎和皮肤软组织感染：7～14天；肠道感染：5～7天；骨和关节感染：4～6周或更长；伤寒：10～14天。

【注意事项】

1.由于目前大肠埃希菌对诺氟沙星耐药者多见，应在给药前留取尿培养标本，参考细菌药敏结果调整用药。

2.本品大剂量应用或尿pH值在7以上时可发生结晶尿。为避免结晶尿的发生，宜多饮水，保持24h排尿量在1200ml以上。

3.肾功能减退者，需根据肾功能调整给药剂量。

4.应用氟喹诺酮类药物可发生中、重度光敏反应。应用本品时应避免过度暴露于阳光下，如发生光敏反应，需停药。

5.肝功能减退时，如属重度（肝硬化腹水），

可减少药物清除，血药浓度增高，肝、肾功能均减退者尤为明显，均需权衡利弊后应用，并调整剂量。

6.原有中枢神经系统疾病患者，包括脑动脉硬化或癫痫及癫痫病史者，均应避免应用，有指征时需仔细权衡利弊后应用。

【制剂与规格】　注射用盐酸环丙沙星：0.2g。

【pH　值】　4.5～5.5。

【证　据】

1.溶媒推荐　注射用环丙沙星说明书（海南合瑞制药股份有限公司）提出，本品供静脉滴注给药。临用前，将其溶解于200ml0.9%氯化钠注射液或5%葡萄糖注射液中。国内相关研究用5%的葡萄糖注射液作为溶媒。鉴于说明书的权威性，可以使用0.9%氯化钠注射液、5%葡萄糖注射液作为溶媒。

2.对药物配制的要求　本品说明书及相关文献均未提及注射用环丙沙星配制相关内容。可按常规药物配制要求进行配制。

3.对输液器材质的要求　实验结果表明，环丙沙星在一次性PVC输液器与TPE输液器在使用过程中药液含量无显著差异。两种输液器均可常规使用。

4.输注中对避光输液器的要求　国内一项关于注射用环丙沙星稳定性的研究显示，环丙沙星是一种临床仍在使用的光毒性很低的喹诺酮药物，体外光稳定性不高。注射用环丙沙星说明书中要求遮光保存。国内相关文献注射用环丙沙星实验研究中选择避光的环境。因此，建议采用避光输液器对注射用环丙沙星进行输注。

5.对输液器过滤孔径的要求　暂无文献对注射用环丙沙星输液器过滤孔径提出要求。2014年国家卫生和计划生育委员会首次以执行标准的形式发布的《静脉治疗护理技术操作规范（WS/T433—2013）》规定，输注脂肪乳剂、化疗药物及中药制剂时宜使用精密过滤输液器。因此，建议可选择精密过滤输液器或普通输液器进行注射用环丙沙星输注。

6.对输液途径的要求　注射用环丙沙星说明书中指出，本品只能采用滴注的方式给药。但药物刺激性较大，易引起血管壁化学炎症反应而发生静脉炎。国内一项研究显示，在未采取干预的情况下，静脉炎发生率高达82%。因此建议选择相对粗、直的静脉进行输注，避免同一血管反复输注；建议先注入0.9%氯化钠注射液检查输液管通畅性及确定

注射针头在静脉之后，再经此通畅的输液管给药。

7.对输液速度的要求　注射用环丙沙星说明书中指出每0.2g滴注时间至少在30min以上。国内相关注射用环丙沙星输液速度研究均提出，输液速度控制在20～30滴/分时不良反应发生率明显降低。可作为参考速度，但仍需根据病情及个体差异适当调整。

8.配制后储存条件及稳定时间

（1）配制后储存条件：静脉药物配制使用的药品全部为静脉用注射剂，其质量标准高，贮藏条件要求严格。注射用环丙沙星说明书中要求遮光，密封（10～30℃）保存。有研究显示，在365nm紫外光源照射下环丙沙星有一定降解，24h降解超过10%。另有研究显示，注射用环丙沙星配制液，在pH值为4.0～4.5时稳定性最强。因此本品常规储存条件如下：储存温度为2～8℃；环境湿度为45%～75%，保持液体pH值4.0～4.5，且避光。

（2）配制后稳定时间：放置时间对输液药物含量的影响，研究显示按药品说明书的单次常规用量和规定的溶媒及规格配伍，常温下各自放置0h、1h、2h、3h、4h，按《中国药典》（2010年版）相同药品的含量检测方法，检测各药物的含量及吸收峰面积或吸光度，结论是随着存放时间的延长，药物的峰面积均有衰减。表明伴随着存放时间的延长，药物有效成分含量均有不同程度的降低，药液发生了化学变化，产生的有关物质的含量均有不同程度的增加，使药液纯度下降，增加了药液发生不良反应的概率和药物的毒副作用。根据《中国药典》（2010年版）要求，配制后的本品药液要在24h内输注。

【推荐意见】

1.使用5%葡萄糖、0.9%氯化钠注射液稀释溶解药液（ⅢB）。

2.药物配制参考常规药物配制方法（ⅡA）。

3.输液过程中选用常规材质输液器（ⅠB）。

4.输液过程中需要避光环境（ⅠB）。

5.使用精密过滤输液器或常规输液器（ⅡC）。

6.给药方式为静脉滴注（ⅠC）。

7.于2～8℃下室温遮光储存。配制后应于24h内输注（ⅡB）。

莫西沙星氯化钠
Moxifoxacin and Sodium Chloride

【性　状】　本品为黄色的澄明液体。

【适应证】

1.急性细菌性鼻窦炎。

2.慢性支气管炎急性发作。

3.社区获得性肺炎。

4.非复杂性皮肤和皮肤组织感染。

5.复杂性皮肤和皮肤组织感染。

6.复杂性腹腔内感染。

7.鼠疫，包括成人因鼠疫耶尔森杆菌（*Yersinia pestis*）引起的肺鼠疫和败血性鼠疫，也可预防鼠疫。

【禁忌证】

1.已知对莫西沙星、其他喹诺酮类药物或任何辅料过敏者禁用。

2.妊娠期和哺乳期妇女禁用。

3.肝功能损伤（Child Pugh分级C级）的患者和氨基转移酶升高大于5倍正常值上限的患者应禁止使用盐酸莫西沙星。

4.18岁以下患者禁用。

5.有喹诺酮类药物治疗相关肌腱疾病或病症病史的患者禁用。

6.临床前研究及人体研究的研究数据显示，暴露于莫西沙星后曾经观察到心脏电生理改变，表现为QT间期延长。基于安全性考虑，下列患者禁用莫西沙星：①先天性或证明有获得性QT间期延长患者；②电解质紊乱，尤其是未纠正的低钾血症患者；③有临床意义的心动过缓患者；④有临床意义的心力衰竭并伴有左室射血分数降低患者；⑤既往发生过有症状的心律失常患者。

7.盐酸莫西沙星不应与其他能延长QT间期的药物同时使用。

【用法用量】

1.成人剂量、疗程和给药方法　盐酸莫西沙星氯化钠注射液的剂量为0.4g（静脉滴注），每24小时一次。治疗的持续时间取决于感染的类型，如表6-4中所述。根据中国健康受试者心脏所能耐受的输液速率，以及国内Ⅰ、Ⅱ、Ⅲ期临床研究的结果，推荐本品的输液时间应为90min。

2.老年患者　不必调整用药剂量。

【注意事项】

1.致残和潜在的不可逆转的严重不良反应，包括肌腱炎和肌腱断裂、周围神经病变和中枢神经系统的影响。

2.本品可致QT间期延长，引发尖端扭转型室性心动过速。

表6-4　感染类型、剂量和治疗持续时间

感染的类型	每24h剂量（g）	持续时间（天）
急性细菌性鼻窦炎	0.4	10
慢性支气管炎急性发作	0.4	5
社区获得性肺炎	0.4	7～14
非复杂性皮肤和皮肤组织感染	0.4	7
复杂性皮肤和皮肤组织感染	0.4	7～21
复杂性腹腔内感染	0.4	5～14
鼠疫[a]	0.4	10～14

a 在疑似或确认暴露在鼠疫耶尔森杆菌后，应立即开始用药

3.肝功能损害或不全，有代谢障碍的患者使用本品时血药浓度升高，出现QT间期延长的风险增加。

4.光敏感性/光毒性反应：过度暴露于阳光或紫外线下的患者使用本品会出现中度至重度的光敏感性/光毒性反应的风险。一旦出现，立即停药。

5.患者如出现腹泻，应注意假膜性肠炎的可能，给予相应治疗。

6.盐酸莫西沙星氯化钠注射液为静脉注射剂，只能用于静脉滴注，不能用于动脉内、肌内、鞘内注射，不能腹膜内或皮下给药。

7.精神病学反应。

8.对驾驶或操作机械能力有影响。

【制剂与规格】　盐酸莫西沙星氯化钠注射液：0.4g∶250ml。

【pH值】　4.3。

【证据】

1.溶媒推荐　盐酸莫西沙星氯化钠注射液说明书（拜耳先灵医药股份有限公司）中指出，盐酸莫西沙星氯化钠注射液主要成分为盐酸莫西沙星，辅料为氯化钠、盐酸、氢氧化钠和注射用水。因此盐酸莫西沙星氯化钠注射液可直接使用，无须用其他溶媒稀释。

2.对药物配制的要求　本品无须配制，给药前应检查本品是否有不溶颗粒或变色。应使用澄明、无不溶颗粒的本品。

3.对输液器材质的要求　2018年国内一项关于热塑性聚氨酯静脉输液器与药物相容性的研究对7种药物在模拟临床使用的条件下，检测上述不同药液流经不同材质一次性使用静脉输液器带针产品前后相关性能指标的变化情况，用以考察热塑性聚氨酯（TPU）及其他两种输液器材料热塑性弹性体

（TPE-S）、PVC与上述各种不同类型药物的相容性。实验结果表明，TPU材质输液器与盐酸莫西沙星注射液相容性良好，表现出类似或优于TPE-S和PVC的性能。基于研究表明，上述三种材质的输液器不会给药品带来风险，但在选择上TPU材质输液器与盐酸莫西沙星注射液相容性良好，表现出类似或优于TPE-S和PVC的性能。因此，静脉滴注盐酸莫西沙星注射液时需要使用非PVC材质输液器。

4.输注中对避光输液器的要求　药品说明书中提到，盐酸莫西沙星对光很稳定且潜在光毒性很低，并未要求避光使用。因此，在静脉滴注盐酸莫西沙星注射液时无须避光。

5.对输液器过滤孔径的要求　有研究表明，采用5.0μm和3.0μm孔径的精密输液器输注喹诺酮类抗生素，疼痛及静脉炎的发生率明显低于用普通输液器输注。另外，2011年的一篇文献中提到采用5μm孔径的精密输液器和采用15μm孔径的普通输液器，观察并比较两组输液时静脉炎的发生率。结果显示，采用5μm孔径精密输液器的患者输液时静脉炎的发生率为5%，采用15μm孔径普通输液器的患者输液时静脉炎的发生率为32.5%，2组患者输液时发生静脉炎的差异有统计学意义（$P < 0.01$）。因此，使用精密输液器可以有效减少患者在静脉滴注盐酸莫西沙星注射液时静脉炎的发生，减轻患者的痛苦。综上所述，滴注该药液时应采用精密过滤输液器。

6.对输液途径的要求　盐酸莫西沙星氯化钠注射液说明书中指出，盐酸莫西沙星氯化钠注射液为静脉注射剂，只能用于静脉滴注，不能用于动脉内、肌内、鞘内注射，不能腹膜内或皮下给药。因此，使用本品时应采用静脉滴注方式给药。

7.对输液速度的要求　根据中国健康受试者心

脏所能耐受的输液速率，以及国内Ⅰ、Ⅱ、Ⅲ期临床研究结果，推荐本品的输液时间应为90min（国外推荐0.4g莫西沙星静脉给药的输液时间应大于60min）。但一篇中文期刊中提出盐酸莫西沙星药品说明书推荐的输液速度为90min，临床试验证明，将输液速度延长120～150min，即33～42滴/分可降低药物的不良反应发生率。基于说明书给药时间建议，正常情况下输液时间应在90min；如患者对药品耐受性差，不良反应明显时可酌情调整输液时长。

8.配制后储存条件及稳定时间　盐酸莫西沙星氯化钠注射液为直接使用的成品药，说明书中指出，密闭，在15℃以上保存，在原包装中贮存，不要冷藏或冷冻。15℃以下可发生沉淀，室温下（15～25℃）可再溶解。有报道称本品在室温条件下可保持稳定24h以上。因此，不建议将盐酸莫西沙星氯化钠注射液贮藏在冰箱中。

9.配伍及稳定性　有文献提出，本品与2种药物（奥硝唑、氯化钾）配伍有争议；与以下21种药物不宜配伍：8种抗微生物药物（氟氯西林钠、头孢哌酮钠舒巴坦钠、头孢哌酮钠他唑巴坦钠、头孢唑林钠、利福霉素、米卡芬净、夫西地酸钠、替考拉宁）、10种中药注射液（香丹注射液、注射用丹参、注射用丹参多酚酸盐、丹参酮ⅡA磺酸钠注射液、丹红注射液、参芎注射液、脉络宁注射液、灯盏细辛注射液、痰热清注射液、热毒宁注射液）、1种作用于泌尿系统药物（呋塞米）、1种作用于呼吸系统的药物（氨茶碱）、1种其他药物（氨基酸）。

本品说明书指出，本品与其他注射液的相容性数据较少，本品中不得加入溶媒或其他药物，也不得使用同一根静脉输液管同时输注本品、溶媒或其他药物。如使用同一根静脉输液管或Y型管来连续滴注其他药物，或采用背负式输液，在滴注本品之前和之后，应使用和本品及其他滴注药物相容的注射液冲洗该管路。

因此，临床上确实需将莫西沙星与其他药物配伍使用时，应分别静脉输注，在更换药物时先加入0.9%氯化钠注射液冲洗输液管，防止莫西沙星与配伍药物直接接触，产生配伍变化。

【推荐意见】

1.本品与其他注射液相容性数据少，本品不得加入溶媒或其他药物（ⅡA）。

2.使用非PVC材质输液器（ⅡB）。

3.使用非避光输液器（ⅢA）。

4.使用精密过滤输液器（ⅠB）。

5.缓慢静脉滴注或使用输液泵（ⅡB）。

6.配制后于室温可留存24h（ⅢA）。

7.推荐本品的输液时间应为90min（ⅠA）。

8.与多种药物存在配伍禁忌（ⅡB）。

左氧氟沙星氯化钠
Levofloxacin and Sodium Chloride

【性　状】　本品为淡黄色澄明液体。

【适应证】　用于治疗或预防已证明或高度怀疑由敏感细菌引起的感染。

1.慢性支气管炎急性细菌感染。

2.社区获得性肺炎和医院获得性肺炎。

3.急性鼻窦炎。

4.急性单纯性下尿路感染、复杂性尿路感染、急性肾盂肾炎。

5.复杂性和非复杂性皮肤及皮肤结构感染等。

【禁忌证】

1.对本品或喹诺酮类中任何药物过敏者禁用。

2.妊娠期及哺乳期妇女、18岁以下患者禁用。

【用法用量】　本品仅供缓慢静脉滴注，250mg或500mg滴注时间不少于60min；750mg滴注时间不少于90min。

1.肾功能正常患者，常用剂量是250mg或500mg，缓慢滴注，每24小时静脉滴注一次。肌酐清除率≥50ml/min时不需要调整用量，＜50ml/min时需要调整用量。

2.肾功能不全患者应慎用左氧氟沙星，当肌酐清除率＜50ml/min时，需要调整给药剂量，以避免左氧氟沙星的蓄积。

3.儿童用药：在儿科患者（≥6个月）中，仅适用于炭疽吸入（暴露后）的保护，使用剂量见表6-5。

【注意事项】

1.致残和潜在的不可逆转的严重不良反应，包括肌腱炎和肌腱断裂、周围神经病变、中枢神经系统的影响。

2.其他重要不良反应：重症肌无力加重、QT间期延长、过敏反应、艰难梭菌相关性腹泻、对血糖的干扰、光敏感性/光毒性、肝毒性、耐药菌的产生、主动脉瘤和主动脉夹层的风险，以及儿科患者中的肌肉骨骼疾病。

3.左氧氟沙星注射液不能与任何含有多价阳离子（如镁离子）的溶液通过同一条静脉通路同时

表6-5　儿科患者吸入性炭疽（暴露后）使用本品的剂量

	剂量	每次给药频率	疗程（天）
儿科患者＞50kg（≥6个月）	500mg	24h	60
儿科患者＜50kg（≥6个月）	8mg/kg（每次剂量不超过250mg）	12h	60

给药。

【制剂与规格】　左氧氟沙星氯化钠注射液：100ml∶左氧氟沙星0.5g与氯化钠0.9g；50ml∶左氧氟沙星0.25g与氯化钠0.45g。

【pH 值】　3.5～5.5。

【证据】

1.溶媒推荐　左氧氟沙星氯化钠注射液〔第一三共制药（北京）有限公司〕说明书中规定。

（1）左氧氟沙星氯化钠注射液本身为大输液，可以直接静脉滴注给药。

（2）左氧氟沙星注射液（小针）在静脉滴注前必须要用适当的溶液进一步稀释，可配伍的静脉溶液见表6-6。

（3）注射用左氧氟沙星在静脉滴注前必须首先用注射用水溶解，然后再用适当的溶液进一步稀释，可配伍的静脉溶液见表6-6。

2006年国内的一项研究指出，在临床实践中，曾发现20多例左氧氟沙星和氯化钠注射液配伍时发生浑浊的事件，而与葡萄糖注射液配伍则未发生浑浊现象。在排除药品质量问题的前提下，初步研究了不同pH值对左氧氟沙星稳定性的影响。结果证明，左氧氟沙星在pH值6.5以下的溶液环境中稳定，在6.5～7.5出现浑浊，在7.5以上容易析出结晶。配制含左氧氟沙星的输液宜选用偏酸性的葡萄糖注射液（pH值为3.2～5.5），不宜选择偏中性的氯化钠注射液（pH值为4.5～7.0），避免和碱性药物配伍。若因个体因素必须和氯化钠注射液配伍（如糖尿病患者），可加入弱酸性维生素C注射液适

当调整输液的pH值。

因此，应选用说明书规定的溶液作为溶媒，且要注意其pH值。

2.对药物配制的要求　左氧氟沙星氯化钠注射液说明书中规定如下。

（1）浓度的要求：使用前溶液的最终稀释浓度应为5mg/ml。

（2）由于仅可以得到有限的关于左氧氟沙星注射液和其他静脉用药相容性的资料，不得向一次性柔性容器中的预混左氧氟沙星注射液、一次性小瓶中的左氧氟沙星注射液中加入添加剂或其他药物，或者从同一条静脉通路输注。

虽然国内近几年也有研究中证明，左氧氟沙星注射液与多种常用药物可以进行配伍使用。但鉴于药品说明书的法律地位，为了保证临床用药安全性，应严格按照药品说明书进行配制使用。

3.对输液器材质的要求　国内2012年的一项研究将8种药物按照说明书的要求配成临床使用的浓度，将输液流速调至临床要求的滴数模拟输液操作，收集流出液，置于PVC输液器中使用，测定各时间段流出液主成分含量，结果表明，左氧氟沙星注射液的浓度没有发生显著变化，且没有DEHP的溶出。因此，左氧氟沙星注射液可以使用一次性PVC输液器进行输注。

4.输注中对避光输液器的要求　左氧氟沙星氯化钠注射液说明书中指出，在使用喹诺酮类药物后暴露于阳光（日光）或紫外线照射下，会发生中度

表6-6　可用下列溶液配制适当pH值的左氧氟沙星溶液

用于静脉滴注的液体	左氧氟沙星溶液的最终pH值
0.9%氯化钠注射液	4.71
5%葡萄糖注射液	4.58
5%葡萄糖或0.9%氯化钠注射液	4.62
5%葡萄糖乳酸林格液	4.92
5%葡萄糖、0.45%氯化钠和0.15%氯化钾注射液	4.61
乳酸钠注射液	5.54

至严重的光敏感性反应或光毒性反应，后者可能表现为过度的晒伤反应（如烧灼感、红斑、水疱、大疱、渗出、水肿）。因此，应避免过度暴露于光源下。发生光敏感性反应或光毒性反应时应停药。

左氧氟沙星注射液为第三代喹诺酮类抗生素，来淑玲等对喹诺酮类药物的避光输液做了对比观察，认为静脉输注喹诺酮类药物时应该避光。陈金月等采用薄层色谱法，对紫外光、太阳光、自然光3种光线条件下放置的左氧氟沙星注射液进行检测，结果发现3种光线条件下均可产生降解产物，且含量均有所下降，降解产物的具体结构尚不明确。因此，采用避光输液可能会起到一定的作用，减少降解产物的产生。在实际工作中，很多患者因为出现不良反应，医师会停止继续用药，从而造成药液的浪费和患者的经济损失。

因此，为了减少不良反应的发生，减轻患者痛苦，推荐使用避光输液器。

5.对输液器过滤孔径的要求　2010年国内一项研究中，将输注左氧氟沙星注射液的患者分为两组，观察组（使用精密过滤输液器）静脉炎发生率为8.3%，而对照组（使用普通过滤输液器）静脉炎发生率为39.4%，结果显示观察组静脉炎发生率明显低于对照组，经比较差异具有统计学意义（$P < 0.05$）。从而提示使用精密过滤输液器可有效预防左氧氟沙星所致的静脉炎，且疗效显著。2016年，广东省药学会发布的《静脉用药输注装置安全规范专家共识》也将左氧氟沙星注射液列为需要使用一次性精密输液器的药物。因此，建议输注左氧氟沙星注射液时使用一次性精密过滤输液器。

6.对输液途径的要求　左氧氟沙星氯化钠注射液说明书中规定，本品仅可经静脉滴注给药，不可用于肌内、鞘内、腹膜内或皮下给药。为了减少静脉炎的发生，有文献研究建议选择较粗的、弹性好的外周静脉血管缓慢滴注。

7.对输液速度的要求　左氧氟沙星氯化钠注射液说明书中规定，当药物剂量为250mg或500mg时，滴注时间不少于60min；当药物剂量为750mg时，滴注时间不少于90min，每24小时静滴一次。如果静脉迅速给药或推注，可能导致低血压，应当避免。所以该注射液要求滴注速度不得大于33滴/分，但却未说明最佳的滴注时间及速度。有文献研究，将静脉滴注左氧氟沙星注射液的输液速度设为20滴/分、26滴/分、33滴/分3种。结果显示，将输液速度控制在26滴/分左右，能明显减少皮肤血

管不良反应的发生，而且患者对滴注时间也能普遍接受。可以作为参考，在按照说明书的前提下，根据患者的年龄、血管条件、身体状况、耐受性等方面综合考虑输液速度的调节。

8.配制后储存条件及稳定时间　左氧氟沙星氯化钠注射液说明书中规定，用可配伍的静脉注射液将左氧氟沙星注射液稀释至浓度为5mg/ml，在25℃或低于25℃条件下可以保存72h，在5℃冰箱中置于静脉滴注用的塑料容器中可保存14天，冷冻于玻璃瓶或静脉滴注用的塑料容器中，储存于-20℃，在6个月内可以保持稳定。溶解时应置于室温25℃或置于8℃冰箱中，不要用微波炉或水浴加速其溶解，溶解一次后不要再反复冻融。虽然说明书中表示本品在25℃或低于25℃条件下可以保存72h，但是抗菌药物配液放置温度过高及时间过长都可能影响药物的治疗效果。国内一项研究显示，盐酸左氧氟沙星注射液在25℃及37℃温度下，pH值变化不大，相对稳定，药物浓度在4h开始变化，而37℃温度下药物浓度降低更快，24h后已经分别降低到92.08%、90.48%。因而，抗菌药物适宜现用现配，不宜放置超过24h，不宜在超过常温的条件下保存，合理存放、及时使用才能保证抗菌药物的疗效。因此，建议本品现用现配，24h内使用完毕。

【推荐意见】
1.推荐葡萄糖注射液为本品最佳溶媒（ⅡA）。
2.药物配制方法参照说明书（ⅡA）。
3.使用PVC材质输液器（ⅡB）。
4.使用避光材质输液器（ⅡA）。
5.使用精密过滤输液器（ⅠB）。
6.仅可静脉滴注，选择粗、直、弹性好的外周静脉（ⅢA）。
7.滴注速度宜慢（ⅠA）。
8.现用现配（ⅡB）。

五、林可霉素类

克林霉素磷酸酯
Clindamycin Phosphate

【性　状】　本品为白色或类白色的松散块状物或粉末。

【适应证】
1.用于革兰氏阳性菌引起的下列各种感染性疾病
（1）扁桃体炎、化脓性中耳炎、鼻窦炎等。

（2）慢性支气管炎、慢性支气管炎急性发作、肺炎、脓肿和支气管扩张合并感染等。

（3）皮肤和软组织感染：疖、脓肿、蜂窝织炎、创伤、烧伤和手术后感染。

（4）泌尿系统感染：急性尿道炎、急性肾盂肾炎、前列腺炎等。

（5）其他：骨炎、败血症、腹炎和口腔感染等。

2.用于厌氧菌引起的各种感染性疾病

（1）脓胸、肺脓肿、厌氧菌性肺炎。

（2）皮肤和软组织感染、败血症。

（3）腹内感染：腹膜炎、腹腔内脓肿。

（4）女性盆腔及生殖器感染：子宫内膜炎、非淋球菌性输卵管炎及卵巢脓肿、盆腔蜂窝织炎及妇科手术后感染等。

【禁忌证】　本品与林可霉素、克林霉素有交叉耐药性，对克林霉素或林可霉素有过敏史者禁用。

【用法用量】

1.静脉滴注　每0.3g需用50～100ml 0.9%氯化钠注射液或5%葡萄糖注射液稀释成浓度小于6mg/ml的药液。缓慢滴注，通常每分钟不超过20mg。

2.成人　可经深部肌内注射或静脉滴注给药。

（1）轻中度感染：成人0.6～1.2g/d，分2～4次给药（每6～12小时1次）。

（2）重度感染：成人1.2～2.7g/d。分2～4次给药（每6～12小时1次）。

3.儿童　静脉滴注给药。

（1）轻中度感染：一日按体重15～25mg/kg，分2～4次给药（每6～12小时1次）。

（2）重度感染：一日按体重25～40mg/kg，分2～4次给药（每6～12小时1次）。

【注意事项】

1.本品禁止与氨苄西林、苯妥英钠、巴比妥类、氨茶碱、葡萄糖酸钙及硫酸镁配伍。

2.肝、肾功能损害者慎用。

3.本品可分泌至母乳中，对婴儿的危害不能排除。

4.新生儿不宜应用本品。

5.如出现假膜性肠炎，可选用万古霉素0.125～0.5g口服，一日4次进行治疗。

6.若同时使用其他药品，请告知医生。

【制剂与规格】　注射用克林霉素磷酸酯：0.5g；0.6g。

【pH 值】　6.0。

【证据】

1.溶媒推荐　依照药品说明书（国药集团国瑞药业有限公司），可用0.9%氯化钠注射液或5%葡萄糖注射液稀释。

2.对药物配制的要求　查阅文献，静脉滴注0.6g应加入不少于100ml的0.9%氯化钠注射液或5%葡萄糖注射液中，稀释成浓度低于6mg/ml的溶液。滴速宜缓慢，至少输注30～50min。革兰氏阳性需氧菌感染，600～1200mg/d，分为2～4次肌内注射或静脉滴注；厌氧菌感染，一般1200～2700mg/d，分为2～4次静脉滴注。1h内输注量不超过1.2g。

3.对输液器材质的要求　余强等研究发现，PVC软袋对抗生素类药物的吸附性大于PP塑料瓶和非PVC复合膜软袋。故输液时应使用非PVC材质的输液器和输液袋。孙丽丽等的研究发现PVC输液袋会对克林霉素有吸附作用，临床应避免这些药物在PVC输液袋中使用。因此，本药品建议使用非PVC输液器输注。

4.输注中对避光输液器的要求　冯速捷等研究表明，本品对光比较稳定。因此，输液时无须用避光输液器。

5.对输液器过滤孔径的要求　文献显示，精密输液器的过滤介质能有效截留橡胶、塑料、尘埃、毛絮、玻璃碎屑、胶体、炭黑、脂肪栓、结晶体等体液中的常见不溶性微粒，其过滤效率是普通输液器的15倍以上，减少末梢血管栓塞、组织肉芽肿、静脉炎，甚至是医源性肿瘤。故输液时应使用非避光的精密输液器。5.0μm和3.0μm孔径的精密输液器均能有效降低静脉输注抗生素所致静脉炎的发生率，减少患者疼痛，保障了治疗的顺利进行，但3.0μm孔径的精密输液器效果比5.0μm孔径的精密输液器更显著，可为临床安全使用此类药物提供参考。克林霉素静脉滴注易引发静脉炎，因此建议使用精密过滤输液器。

6.对输液途径的要求　依照药品说明书，本品应肌内注射或外周静脉滴注给药。

长期进行静脉输液的患者应该对静脉进行保护性的护理，在输液时应该遵循正确、有效的方法来选择静脉，除了重大病情的治疗需要外，通常采取的选择静脉原则如下：要选择健侧肢体血流丰富、弹性好、粗直的血管，首选手背和前臂静脉，还应避开关节与静脉瓣、静脉硬化处、静脉曲张处、患侧肢体、手术侧肢体等。其次，对于血管极不明显的患者，切忌用手拍打其血管，那样容易使凝血功能不好患者的针眼再次出血，可以让患者的手下垂几分钟或热敷，也可以借助血压计，按照常规测血压的方法绑上袖带，充气后很快可以发现暴露的血管。

7. 对输液速度的要求　查阅文献，药物浓度≤6mg/ml时，每100ml药液至少输注30min或20min，1h内的输注剂量不得超过0.4g，每日总量0.6～1.2g。

8. 配制后储存条件及稳定时间　依照说明书，本品应遮光、密闭，在阴凉处（不超过20℃）保存。通过试验表明，本品配制后室温条件下放置8h比较稳定。

【推荐意见】

1. 使用0.9%氯化钠注射液或5%葡萄糖注射液稀释（ⅢA）。

2. 药物配制可参考文献（ⅢB）。

3. 使用非PVC材质输液袋及输液器（ⅡB）。

4. 使用非避光输液器（ⅢC）。

5. 使用精密过滤输液器（ⅡB）。

6. 输注过程中建议首选周围静脉留置针（ⅡA）。

7. 静脉滴注、肌内注射（ⅢA）。

8. 配制前遮光、密闭，在阴凉处（不超过20℃）保存（ⅢA）。

9. 配制后8h内输液使用（ⅢB）。

六、青霉素类

青霉素钠
Benzylpenicillin Sodium

【性　状】　本品为结晶性粉末。

【适应证】　本品用于敏感细菌所致各种感染，如脓肿、菌血症、肺炎和心内膜炎等。其中青霉素为以下感染的首选药物。

1. 溶血性链球菌感染，如咽炎、扁桃体炎、猩红热、丹毒、蜂窝织炎和产褥热等。

2. 肺炎链球菌感染，如肺炎、中耳炎、脑膜炎和菌血症等。

3. 不产青霉素酶葡萄球菌感染。

4. 炭疽。

5. 破伤风、气性坏疽等梭状芽孢杆菌感染。

6. 梅毒（包括先天性梅毒）。

7. 钩端螺旋体病。

8. 回归热。

9. 白喉。

10. 青霉素与氨基糖苷类药物联用于治疗草绿色链球菌心内膜炎。

【禁忌证】　有青霉素类药物过敏史者或青霉素皮肤试验阳性患者禁用。

【用法用量】　青霉素由肌内注射或静脉滴注给药。

1. 成人　肌内注射，80万～200万U/d，分3～4次给药；静脉滴注，200万～2000万U/d，分2～4次给药。

2. 小儿　肌内注射，按体重2.5万U/kg，每12小时给药1次；静脉滴注，每日按体重5万～20万U/kg，分2～4次给药。

3. 新生儿（足月产）　每次按体重5万U/kg，肌内注射或静脉滴注给药；出生第1周每12小时1次，1周以上者每8小时1次，严重感染每6小时1次。

4. 早产儿　每次按体重3万U/kg，出生第1周每12小时1次，2～4周者每8小时1次；以后每6小时1次。

5. 肾功能减退者　轻、中度肾功能损害者使用常规剂量不需减量，严重肾功能损害者应延长给药间隔或调整剂量。当内生肌酐清除率为10～50ml/min时，给药间期自8h延长至8～12h或给药间期不变、剂量减少25%；内生肌酐清除率小于10ml/min时，给药间期延长至12～18h或每次剂量减至正常剂量的25%～50%而给药间期不变。

6. 肌内注射时　每50万U青霉素钠溶解于1ml灭菌注射用水，超过50万U则需加灭菌注射用水2ml，不应以氯化钠注射液为溶剂；静脉滴注时给药速度不能超过每分钟50万U，以免发生中枢神经系统毒性反应。

【注意事项】

1. 应用本品前需详细询问药物过敏史并进行青霉素皮肤试验，皮试液为每1ml含500U青霉素，皮内注射0.05～0.1ml，20min后观察皮试结果，呈阳性反应者禁用。随时做好过敏反应的急救准备。

2. 对一种青霉素过敏者可能对其他青霉素类药物、青霉胺过敏，有哮喘、湿疹、花粉症、荨麻疹等过敏性疾病的患者应慎用本品。

3. 青霉素水溶液在室温不稳定，20U/ml青霉素溶液30℃放置24h效价下降56%，青霉烯酸含量增加200倍，因此应用本品须新鲜配制。

4. 大剂量使用本品时应定期检测电解质。

【制剂与规格】　注射用青霉素钠：0.12g（20万

U）；0.24g（40万U）；0.48g（80万U）。

【pH 值】 6.0 ～ 7.0。

【证 据】

1.溶媒推荐　文献显示，青霉素水溶液pH在6 ～ 6.5时较稳定，pH高于或低于5都促使青霉素加速水解。青霉素类抗生素在0.9%氯化钠注射液中较稳定，有效期大于8h，应为首选溶剂。本品在葡萄糖中易被催化分解。葡萄糖的浓度越高，药品越容易失效。如果患者因病情或其他原因限制钠盐摄入，必须输入葡萄糖时，此类药物则应选用浓度较低的葡萄糖稀释，并在4h内用完。所以，本品的最佳溶媒是0.9%氯化钠注射液。

2.对药物配制的要求　在实际配制、使用过程中，环境温度应为常温，在无菌条件下完成。为了避免青霉素水溶液分解、变质、甚至失效，一定要临时使用临时配制。青霉素皮试液不宜用注射用水配制，因其出现假阳性率明显高于0.9%氯化钠注射液为溶媒的皮试液。

3.对输液器材质的要求　研究表明，对于在输注过程中对青霉素钠可能发生的吸附效应，通过高效液相色谱分析证明青霉素钠在流经PVC输液器时未发生吸附，有效成分未受影响。但是不同厂家生产的一次性使用输液器存在一定差别，临床使用时应充分考虑可能存在的风险。因此，临床治疗中建议使用一次性普通材质输液器输注青霉素钠。

4.输注中对避光输液器的要求　青霉素钠水溶液不稳定。实验表明：青霉素钠与钠钾镁钙葡萄糖注射液配伍后，在0℃避光、光照条件下，8h时药物含量为初始含量的95.98%和97.04%，在35℃条件下，药物的含量为初始含量的88.96%和88.79%。避光与非避光条件下，下降趋势同步。所以，推测青霉素可以采用非避光输液器输注。

5.对输液器过滤孔径的要求　根据中华护理学会《输液治疗护理实践指南与实施细则》的要求，输注中药注射剂、脂肪乳、粉剂抗生素等高微粒静脉注射用药时使用孔径≤5μm的过滤器可以预防静脉炎的发生。本品属于粉剂抗生素。因此，建议使用精密过滤输液器。

6.对输液途径的要求　文献指出，静脉注射或滴注持续刺激性药物、发疱剂药物、肠外营养液、pH低于5或高于9的液体或药物，以及渗透压大于600mOsm/L的液体等药物时，避免使用外周静脉，建议使用中心静脉。而本品pH值为6.0 ～ 7.0，因此可选用外周静脉输注。

7.对输液速度的要求　药品说明书（华北制药股份有限公司）及相关文献显示，如果本品滴速太快，会促使血药浓度逐渐增加，超过每分钟50万U，非常容易导致中枢神经系统出现非常严重的毒性反应。如果滴速太慢，会导致其出现水解及发生聚合等情况，甚至还会出现过敏反应。所以，需要在30 ～ 60min滴完。一般情况下，滴速需要低于每分钟50万U。

8.配制后储存条件及稳定时间　药品说明书中明确指出，青霉素水溶液在室温不稳定，20U/ml青霉素溶液30℃放置24h效价下降56%，青霉烯酸含量增加200倍，本品须新鲜配制。另有文献显示，1.52g/ml的青霉素钠溶液不能放置＞300s，时间过长就会影响使用效果；在（25±1）℃放置条件下，注射用青霉素钠溶液保存时间最好＜150min；在（37±1）℃放置条件下，注射用青霉素钠溶液在常温下保存时间最好＜75min；注射用青霉素钠溶液一直处于冷冻条件，不影响使用效果。总之，注射用青霉素钠在配制和使用过程中需要注意放置环境，温度不宜太高，最好冷冻保存或者在短期内尽快使用，从而保证治疗效果，杜绝不良反应。

【推荐意见】

1.最佳溶媒选择0.9%氯化钠注射液（ⅡA）。

2.青霉素皮试液不宜用注射用水配制（ⅡB）。

3.使用一次性常规普通材质输液器即可（ⅠB）。

4.使用非避光输液器输注（ⅡB）。

5.使用精密过滤输液器（ⅡB）。

6.可经外周血管输注（ⅠB）。

7.一般情况下，输液速率需要低于50万U/min，30 ～ 60min输完（ⅠA）。

8.即配即用（ⅡA）。

氨苄西林钠
Ampicillin Sodium

【性 状】 本品为白色或类白色的粉末或结晶性粉末。

【适应证】 适用于敏感菌所致的呼吸道感染、胃肠道感染、尿路感染、软组织感染、心内膜炎、脑膜炎、败血症等。

【禁忌证】 有青霉素类药物过敏史或青霉素皮肤试验阳性患者禁用。

【用法用量】

1.成人　静脉滴注，剂量为4 ～ 8g/d，分2 ～ 4

次给药。重症感染患者一日剂量可以增加至12g，一日最高剂量为14g。

2.儿童 静脉滴注，每日按体重100～200mg/kg，分2～4次给药。一日最高剂量为按体重300mg/kg。

3.足月新生儿 按体重一次12.5～25mg/kg，出生第1、2日每12小时1次，第3日～2周每8h 1次，以后每6小时1次。

4.早产儿 出生第1周、1～4周和4周以上按体重每次12.5～50mg/kg，给药频率分别为每12小时、8小时和6小时1次，静脉滴注给药。

【注意事项】

1.应用本品前需详细询问药物过敏史并进行青霉素皮肤试验。

2.本品不良反应与青霉素相似，以过敏反应较为常见。皮疹是最常见的反应，多发生于用药后5天，呈荨麻疹或斑丘疹；亦可发生间质性肾炎；过敏性休克偶见，一旦发生，必须就地抢救，予以保持气道畅通、吸氧及给用肾上腺素、糖皮质激素等治疗措施。

3.传染性单核细胞增多症、巨细胞病毒感染、淋巴细胞白血病、淋巴瘤患者应用本品时易发生皮疹，宜避免使用。

4.本品须现用现配。

【制剂与规格】 注射用氨苄西林钠：0.5g；1.0g。

【pH 值】 8.0～10.0。

【证 据】

1.溶媒推荐 本品说明书（齐鲁制药有限公司）中指出，氨苄西林钠静脉滴注液的浓度不宜超过30mg/ml，所以应按照用药剂量与溶媒用量计算合理的氨苄西林钠浓度。国内有研究发现，氨苄西林钠在葡萄糖注射液中会被葡萄糖催化水解，还能产生聚合物，因此不宜选用葡萄糖注射液作为溶媒。通过实验发现氨苄西林钠与5种输液溶媒（5%葡萄糖注射液、葡萄糖氯化钠注射液、碳酸氢钠注射液、0.9%氯化钠注射液、复方氯化钠注射液）配伍后，2h以内在0.9%氯化钠注射液中最稳定。综上所述，推荐用0.9%氯化钠注射液作为本品溶媒。

2.对药物配制的要求 尚未查询到说明书或临床研究中有对注射用氨苄西林钠的配制方法提出特别要求，可按常规药物进行配制，注意无菌操作。

3.对输液器材质的要求 本品说明书中未对注射用氨苄西林钠使用的输液器材质提出特别要求。亦然尚未查到PVC对注射用氨苄西林钠的效果有影响。建议使用常规材质输液器。

4.对输液途径的要求 说明书中未对注射用氨苄西林钠的输液途径提出特别要求。根据临床实践，推荐使用较粗的外周静脉，选择血管需遵循从远心端至近心端的原则，做到计划性、长期性。输液过程中应注意观察液体滴注是否顺畅，进针部位有无皮下肿胀，有无过敏反应，并准备好抢救用物。

5.对输液速度的要求 说明书中未对注射用氨苄西林钠的输液速度提出特别要求。根据临床实践，推荐在输液时应减慢初始滴速，观察患者无过敏反应后再根据患者年龄及病情调节输液速度，通常情况下，成人40～60滴/分，儿童20～40滴/分，或按照公式调节滴速，每分钟滴数＝［液体总量（ml）×滴系数］/输液时间（min）。

6.配制后储存条件及稳定时间 说明书中指出，氨苄西林钠溶液浓度越高，稳定性越差。在5℃时，1%氨苄西林钠溶液能保持其生物效价7天，但5%的溶液则为24h。浓度为30mg/ml的氨苄西林钠静脉滴注液在室温放置2～8h仍能至少保持其90%的效价，放置于冰箱内则可保持其90%的效价至72h。稳定性可因葡萄糖、果糖和乳酸的存在而降低，亦随温度升高而降低。有研究表明，氨苄西林钠的浓度可影响药物的降解反应，浓度增加，反应速度加快，氨苄西林钠1g、2g和5g在室温下5%葡萄糖注射液中的降解速度依次加快。另有研究表明，氨苄西林钠与氯化钠注射液配好后应尽快在2h内使用；如选用葡萄糖氯化钠注射液配伍应在1h内使用；如需暂时放置，尽量放在冰箱内低温保存，以免降低疗效。综上所述，建议注射用氨苄西林钠需低温保存，现用现配。

【推荐意见】

1.宜选用0.9%氯化钠注射液等中性注射液作为溶媒（ⅡB）。

2.使用常规材质输液器（ⅡC）。

3.推荐使用较粗的外周静脉（ⅢC）。

4.根据患者年龄及病情调节输液速度（ⅢA）。

5.浓度为30mg/ml的氨苄西林钠静脉滴注液在室温放置2～8h，放置冰箱内则可保持其90%的效价至72h。建议现用现配（ⅢA）。

七、其他 β - 内酰胺类

亚胺培南西司他丁
Imipenem Cilastatin

【性 状】 本品为白色至类白色粉末。

【适应证】

1.本品为非常广谱的抗生素，适用于由敏感细菌所引起的下列感染：腹腔内感染、下呼吸道感染、妇科感染、败血症、泌尿生殖道感染、骨关节感染、皮肤软组织感染、心内膜炎。

2.本品适用于治疗由敏感的需氧菌或厌氧菌株所引起的混合感染。

3.本品对许多耐头孢菌素类的细菌，包括需氧和厌氧的革兰氏阳性细菌及革兰氏阴性细菌所引起的感染仍具有强效的抗菌活性。

4.本品适用于已经污染或具有潜在污染性外科手术的患者或术后感染一旦发生将会特别严重的情况，本品适用于预防术后感染。

【禁忌证】

1.对本品过敏或已经存在严重休克或心脏传导阻滞的患者禁用。

2.对其他β-内酰胺类抗生素过敏者，应慎用本品。

3.尚未明确本品是否可经乳汁分泌，哺乳期妇女慎用。如确需使用，应选择停药或暂停哺乳。

【用法用量】 本品一般静脉滴注给药，亦可深部肌内注射，严禁静脉注射给药。

1.对于成人的轻中度感染，可给予肌内注射500～750mg，每12小时1次，对无合并症的淋病可单次肌内注射500mg。

2.一般成人滴注1～2g/d，分3～4次滴注，重症可增量至4g/d，分3～4次滴注。

3.≥3个月，体重＜40kg的儿童可滴注15mg/（kg·d），分次用。每日最大剂量不可＞2g。

4.预防手术感染，可于诱导麻醉时滴注1g，3h后再给予1g；必要时，在8h和16h再加用500mg。

【注意事项】

1.本品与其他β-内酰胺类抗生素有部分交叉过敏反应，因此，有β-内酰胺类抗生素过敏史者应慎用本品。

2.静脉滴注液的配制方法如下：每0.25g加入50ml稀释液中，本品与乳酸盐不相容，故不能使用含有乳酸盐的溶液稀释本品，但可在不同的静脉途径分别给药。

3.本品经稀释后，室温（25℃）下可稳定4h，冷藏（4℃）时可稳定24h，如以等渗氯化钠作为稀释液，其稳定时间分别加倍。

4.本品作肌内注射时，每0.25g应加入1ml稀释液，混悬液配制后应于1h内使用。

5.本品不可与其他抗生素配伍使用。

6.如发生病灶性震颤、肌阵挛或癫痫，应做神经病学检查评价，如原来未进行抗惊厥治疗，应给予治疗。如中枢神经系统症状持续存在，应减少本品的剂量或停药。

7.老年人肾功能呈生理性减退，本品主要经肾排泄，因此应用本品时宜减量。

【制剂与规格】 注射用亚胺培南西司他丁钠：0.5g；1.0g。

【pH 值】 6.5～8.5。

【证 据】

1.溶媒推荐 本品与3种临床常用输液溶液的稳定性考察结果表明，本品与0.9%氯化钠注射液、5%葡萄糖注射液、5%葡萄糖氯化钠注射液配伍后4h内具有良好的配伍相容性，Na$^+$可增加β-内酰胺环的稳定性，故本品在0.9%氯化钠注射液中可稳定8h以上。本品与含葡萄糖的输液配伍6h后颜色发生变化且含量下降较快，故对于该类复方制剂，建议临床应用时首选专用溶媒或慎选较稳定的输液配伍，并尽可能在较短时期内用完。

2.对药物配制的要求 药品说明书中（Ranbaxy Laboratories Limited）明确指出，静脉滴注用的本品化学特性与乳酸盐不相容，因此使用的稀释液不能含有乳酸盐，但可经正在进行乳酸盐滴注的静脉输液系统给药。静脉输注用的本品以碳酸氢钠为缓冲剂，使其溶液的pH值在6.5～8.5。本品静脉滴注不能与其他抗生素混合或直接加入其他抗生素中使用。文献表明，本品与帕珠沙星、头孢哌酮舒巴坦钠、甘露醇、奥美拉唑、泮托拉唑、复方氨基酸注射液存在配伍禁忌。

3.对输液器材质的要求 虽然目前尚未有文献证明PVC材质对本品具有吸附作用，但是PVC材料中添加了使其稳定和软化的无法降解的有毒物质DEHP，对环境和人类健康造成了不良影响，而PVC本身作为输液器就存在一定的局限性。目前欧盟、美国等已禁止使用DEHP增塑的PVC输液器。TPE输液器可满足临床静脉输液要求，具有良好的安全性及有效性，建议逐步减少并取代PVC输液器的使用，而选用其他安全的非PVC输液器，如TPE输液器。综上，本药品可以使用PVC材质输液器，但用非PVC材质输液器更为安全。

4.输注中对避光输液器的要求 由本品的强光照射实验结果可见，在强光照射（4500±500）lx的条件下本品放置10天，各项指标均无明显变化，说明光照对本品影响较小。因此，本品采用非避光输液器输注。

5.对输液器过滤孔径的要求　根据中华护理学会《输液治疗护理实践指南与实施细则》的要求，输注中药注射剂、脂肪乳、粉剂抗生素等高微粒静脉注射用药时使用孔径≤5μm的过滤器可以预防静脉炎的发生。本品属于粉剂抗生素。因此，建议使用精密过滤输液器。

6.对输液途径的要求　文献指出，静脉注射或滴注持续刺激性药物、发疱剂药物、肠外营养液、pH低于5或高于9的液体或药物，以及渗透压大于600mOsm/L的液体等药物时，避免使用外周静脉，建议使用中心静脉。而本品pH值为6.5～8.5，因此可选用外周静脉输注。

7.对输液速度的要求　参照药品说明书并检索文献，每克本品一般溶于100～200ml溶液中，当每次本品静脉滴注的剂量低于或等于500mg时，静脉滴注时间应不少于20～30min，如剂量大于500mg时，静脉滴注时间应不少于40～60min，滴速太快可引起抽搐等不良反应。本品属于时间依赖性抗菌药物，该类药物的抗菌作用和临床疗效与药物在体内与致病菌的接触时间密切相关，两次给药间隔内血药浓度大于最低抑菌浓度（$T\% > MIC$）的时间占比越多，临床疗效和抗菌活性越好。《抗菌药物超说明书用法专家共识》推荐将亚胺培南-西司他丁静脉滴注时间延长至2～3h，可以提高临床疗效。

8.配制后储存条件及稳定时间　药品说明书中明确指出，本品经稀释后，室温（25℃）下可稳定4h，冷藏（4℃）时可稳定24h，如以等渗氯化钠作为稀释液时，其稳定时间分别加倍。

【推荐意见】

1.首选专用溶媒或0.9%氯化钠注射液（ⅡB）。

2.与乳酸盐不相容且与多种药物存在配伍禁忌（ⅡA）。

3.静脉滴注不能与其他抗生素混合或直接加入其他抗生素中使用（ⅠA）。

4.使用常规材质输液器（ⅡB）。

5.使用非避光输液器（ⅡB）。

6.使用静脉精密过滤输液器（ⅡB）。

7.可经外周静脉输注（ⅠB）。

8.剂量低于或等于500mg时，静脉滴注时间不少于20～30min；剂量大于500mg时，静脉滴注时间应不少于40～60min（ⅡA）。

9.配制后室温（25℃）下可稳定4h，冷藏（4℃）时可稳定24h（ⅡA）。

厄他培南
Ertapenem

【性　状】　本品为白色至类白色的冻干块状物。

【适应证】　敏感细菌感染引起的复杂性腹腔感染、复杂性皮肤及皮下组织感染、社区获得性肺炎、复杂性尿路感染、急性盆腔感染（包括产后子宫内膜炎、流产感染、妇产科术后感染、菌血症）。

【禁忌证】

1.禁止将厄他培南用于对本药品中任何成分或对同类的其他药物过敏者，或已经证明对β-内酰胺类药物过敏的患者。

2.由于使用盐酸利多卡因作为稀释液，对酰胺类局部麻醉药过敏的患者、伴有严重休克或心脏传导阻滞的患者禁止肌内注射本品。

【用法用量】

1.本品在≥13岁患者中剂量为1次/天，每次1g。

2.本品在3个月至12岁患者中的剂量为15mg/kg，2次/天。

3.本品可通过静脉输注给药，最长使用14天；或通过肌内注射给药，最长使用7天。当采用静脉输注给药时，输注时间应大于30min。

【注意事项】

1.开始本品治疗以前，必须向患者仔细询问有关对青霉素、头孢菌素、其他β-内酰胺类抗生素及其他过敏原过敏的情况。如发生对本品的过敏反应，须立即停药。

2.本品肌内注射剂由利多卡因溶液稀释，不得改用于静脉给药，亦不得用于利多卡因过敏者或合并严重休克、房室传导阻滞等其他利多卡因禁忌证患者。

3.严格遵循推荐的剂量方法，特别是已知可能具有诱发惊厥活动因素的患者。

4.延长本品的使用时间可能会导致非敏感细菌的过量生长，有必要反复评估患者的状况。

5.本品经乳汁分泌，哺乳期妇女应用本品时应停止哺乳。

【制剂与规格】　注射用厄他培南：1g。

【pH　值】　7.5。

【证　据】

1.溶媒推荐　注射用厄他培南说明书（杭州默

沙东制药有限公司）中指出，静脉输注采用注射用水、0.9%氯化钠注射液或注射用抑菌水作为溶媒。

2. 对药物配制的要求　注射用厄他培南说明书（FAREVA Mirabel）中指出，静脉输注液配制时不得将本品与其他药物混合或与其他药物一同输注，不得使用含有葡萄糖（α-D-葡萄糖）的稀释液。①采用下列任何一种溶剂10ml溶解小药瓶中的1g本品：注射用水、0.9%氯化钠注射液或注射用抑菌水；②充分振摇至溶解，并马上将小瓶中的溶液移至50ml 0.9%氯化钠注射液中；③输注应在药物溶解后6h完成。

3. 对输液器材质的要求　厄他培南与美罗培南结构特征相似，但是厄他培南与氯化钠注射液配伍时，PVC软袋的吸附性大于PP塑料瓶和非PVC复合膜软袋，差异显著，PVC软袋中溶液在5℃和室温时放置8h后均变微黄色，其颜色有变化。因此，建议采用非PVC输液器输注。

4. 对输液器过滤孔径的要求　通过对国内文献、说明书进行检索和查阅，暂时没有针对厄他培南输液器过滤孔径的研究，可能对输液器过滤孔径无特殊要求。

5. 对输液途径的要求　注射用厄他培南说明书（杭州默沙东制药有限公司）中指出，可以通过静脉输注给药，最长可使用14天；或通过肌内注射给药，最长可使用7天；当采用静脉输注给药时，输注时间应超过30min。

6. 对输液速度的要求　厄他培南的成人剂量为每日1次，每次1g，静脉或肌内注射给药，静脉滴注时间应大于30min，注射用厄他培南说明书（杭州默沙东制药有限公司）中要求，输注时间应在药品溶解后6h内完成。

7. 配制后储存条件及稳定时间　注射用厄他培南说明书（杭州默沙东制药有限公司）中指出，溶液配制前不超过25℃；配制后及输注液，用0.9%氯化钠注射液直接稀释的溶液可以在室温（25℃）下保存并在6h内使用，也可在冰箱（5℃）中贮存24h，并在移出冰箱后4h内使用。本品的溶液不得冷冻。

【推荐意见】

1. 静脉输注液采用注射用水、0.9%氯化钠注射液或注射用抑菌水作为溶媒；肌内注射采用盐酸利多卡因注射液作为溶媒（ⅡA）。

2. 静脉输注液配制时不得将本品与其他药物混合或与其他药物一同输注（ⅡA）。

3. 采用非PVC输液器输注（ⅡA）。

4. 对输液器过滤孔径的要求未查阅到相关证据。

5. 采用静脉输注、肌内注射给药（ⅡA）。

6. 静脉滴注时间应大于30min，但在6h内完成（ⅡA）。

7. 配制后在6h内输注（ⅡA）。

八、多肽类

替考拉宁
Teicoplanin

【性　状】　本品为类白色冻干块状和粉末。

【适应证】

1. 用于治疗各种严重的革兰氏阳性菌感染，本品可用于不能用青霉素类及头孢菌素类抗生素治疗或用上述抗生素治疗失败的严重葡萄球菌感染，或对其他抗生素耐药的葡萄球菌感染。

2. 本品对下列感染有效：皮肤和软组织感染、泌尿系感染、呼吸道感染、骨和关节感染、败血症、心内膜炎、脑膜炎、腹膜炎。在骨科手术具有革兰氏阳性菌感染的高危因素时，本品也可作预防用。

【禁忌证】　对替考拉宁有过敏史者不可使用本品。

【用法用量】

1. 静脉注射或滴注，也可以肌内注射　一般给药1次/天，但第一天可以给药2次。对敏感菌所致感染的大多数患者，给药后48～72h会出现疗效反应。

2. 2月龄以上儿童　①严重感染和中性粒细胞减少的患儿，推荐剂量为10mg/kg，前3剂负荷剂量每12小时静脉注射一次，随后剂量为10mg/kg，静脉或肌内注射，1次/天；②中度感染，推荐剂量为10mg/kg，前3剂负荷剂量每12小时静脉注射一次，随后维持剂量为6mg/kg，静脉或肌内注射，1次/天。

3. 小于2个月的婴儿　婴儿第一天的推荐负荷剂量为16mg/kg，只用一剂，随后8mg/kg，1次/天。静脉滴注时间不少于30min。

【注意事项】

1. 本品与万古霉素可能有交叉过敏反应，故对万古霉素过敏者慎用。但用万古霉素曾发生红人综合征者非本品禁忌证。

2. 曾有报道称替考拉宁引起血小板减少，特别是对于用药剂量高于常规用药量者，建议治疗期间进行血液检查两次,并进行肝功能和肾功能的检测。

3.曾有替考拉宁关于听力、血液学、肝和肾毒性方面的报道,应当对听力、血液学、肝和肾功能进行检测,特别是肾功能不全,接受长期治疗的,以及用本品期间同时和相继使用可能有听神经毒性和(或)肾毒性的其他药物,如氨基糖苷类、多黏菌素、两性霉素B、环孢素、顺铂、呋塞米和依他尼酸。

【制剂与规格】 注射用替考拉宁:0.2g。

【pH 值】 7.5,浓度为100mg/1.5ml。

【证 据】

1.溶媒推荐 根据药品说明书(Sanofi-Aventis S.p.A.),本品每盒含有一小瓶替考拉宁和一安瓿适量注射用水。药品说明书中提到,也可用以下溶剂稀释本品:0.9%氯化钠注射液、复方乳酸钠溶液、5%葡萄糖注射液、0.18%氯化钠和4%葡萄糖注射液、含1.36%或3.86%葡萄糖的腹膜透析液。

替考拉宁和氨基糖苷类两种溶液直接混合是不相容的,因此注射前不能混合。

2.对药物配制的要求 依据药品说明书,用注射器从安瓿中抽取全部注射用水,轻轻向上推盖,就可取下彩色塑料瓶盖,慢慢将全部注射用水沿瓶壁注入小瓶中,约有0.2ml水将会留在注射器中。用双手轻轻滚动小瓶直至药粉完全溶解,注意避免产生泡沫。要保证所有药粉,特别是瓶塞附近的药粉都完全溶解。慢慢从小瓶中抽出替考拉宁溶液,为了吸取更多的溶液,要将注射针头插在瓶塞中央。药品说明书中提到,如果出现可见泡沫,可将溶液静置15min,待其消泡,非常重要的是要正确的配制溶液,并用注射器小心抽出,配制不小心将会导致给药剂量低于50%。文献显示,加药前敲松药粉可有效提高药物的溶解速度,缩短药物溶解时间,对于难溶解的抗生素药物,需适当增加稀释液的量。

3.对输液器材质的要求 没有资料显示替考拉宁对输液器材质有特殊要求,使用常规普通材质输液器即可。但有文献显示,由于PVC输液器对药物有吸附作用,应尽量避免使用PVC输液器。TPE(热塑性弹性体)输液器具有高弹性、高强度的特性,并且环保无毒安全,触感柔软,对药物无吸附,可最大限度地保证药物疗效。而且TPE输液器可满足临床静脉输液要求,具有良好的安全性及有效性,建议逐步减少并取代PVC输液器的使用,而选用其

他安全的非PVC输液器,如TPE输液器、PE输液器等,国家也应鼓励输液器生产企业加大生产TPE输液器、PE输液器的力度,逐步取代PVC输液器的使用。

4.输注中对避光输液器的要求 药品说明书和文献中对输液时是否应用避光输液器均无要求。

5.对输液器过滤孔径的要求 文献中记载输液器的选择应用精密过滤器更安全快捷。长期使用替考拉宁患者可能出现血栓性静脉炎,鲜于云艳等的研究表明,采用15.0μm孔径的普通输液器输液静脉炎的发生率高于使用3.0μm和1.2μm孔径的精密输液器输液。因此使用精密过滤输液器为临床安全使用本品提供了参考。

6.对输液途径的要求 依据药品说明书,本品既可以静脉注射或滴注,也可以肌内注射。静脉注射时,对于有血栓史或血管疾病的静脉,如上腔静脉压迫综合征的双上肢、瘫痪或长时间受压侧肢体、伴有糖尿病并发症的双下肢、有手术史的静脉、动脉化的血管、乳腺癌根治术后患侧上肢、高度水肿的四肢等部位,不宜穿刺。一项研究发现,静脉输液工具谨慎选择头皮钢针,合理选择留置针,静脉输液超过7天的患者推荐选择中心静脉导管。静脉输液部位宜选上肢静脉,上肢静脉输液优于下肢静脉。小儿谨慎选择头皮静脉穿刺。

7.对输液速度的要求 依据药品说明书(希杰有限公司),可以快速静脉注射不少于1min,或缓慢静脉滴注,滴注时间不少于30min。

8.配制后储存条件及稳定时间 依据药品说明书,配制好的溶液于4℃条件下保存,贮存时间如果超过24h,建议不要再使用。

【推荐意见】

1.使用无菌注射用水稀释药液(ⅡA)。

2.药物配制方法参考药品说明书(ⅡA)。

3.使用常规普通材质输液袋及输液器(ⅡB)。

4.使用非避光材质输液器(ⅡB)。

5.使用精密过滤输液器(ⅡB)。

6.静脉输注,建议选择周围静脉留置针、中心静脉导管、PICC(ⅡA)。

7.使用静脉注射、静脉滴注进行输注(ⅢA)。

8.静脉注射不少于1min,静脉滴注不少于30min(ⅡA)。

9.配制好的溶液于4℃条件下保存,贮存时间不超过24h(ⅡA)。

万古霉素
Vancomycin

【性　状】　本品为白色或类白色冻干块状物。

【适应证】

1.本品适用于耐甲氧西林金黄色葡萄球菌及其他细菌所致的感染；败血症、感染性心内膜炎、骨髓炎、关节炎、灼伤、手术创伤等浅表性继发感染；肺炎、肺脓肿、脓胸、腹膜炎、脑膜炎。

2.本品适用于中性粒细胞减少或缺乏症合并革兰氏阳性菌感染患者。

3.青霉素过敏或经其他抗生素治疗无效的严重革兰氏阳性菌感染患者。

【禁忌证】

1.对本品有既往过敏性休克史的患者禁用。

2.下列患者原则上不予给药，若有特殊需要需慎重。

（1）对本品、替考拉宁及糖肽类抗生素、氨基糖苷类抗生素有既往过敏史患者。

（2）因糖肽类抗生素、替考拉宁或氨基糖苷类抗生素所致耳聋及其他耳聋患者（可使耳聋加重）。

（3）肾功能损害患者。

（4）肝功能损害患者。

（5）老年患者。

（6）低出生体重儿、新生儿。

【用法用量】

1.成人常用量　通常每6小时静脉滴注0.5g或7.5mg/kg，或每12小时静脉滴注1g或15mg/kg；老年人每12小时静脉滴注500mg或每24小时静脉滴注1g。

2.儿童、婴儿　每日40mg/kg，分2～4次静脉滴注；新生儿每次给药量10～15mg/kg。出生1周内的新生儿每12小时给药一次，出生1周至1个月的新生儿每8小时给药一次。

【注意事项】

1.快速推注或短时内静脉滴注本药可能伴发严重低血压包括休克，罕有心脏停搏现象。应以稀释溶液静脉滴注，滴注时间至少在60min以上。

2.本品不宜肌内注射，静脉滴注时尽量避免药液外漏，以免引起疼痛或组织坏死，且应经常更换注射部位，滴速不宜过快，可使血栓性静脉炎发生的频率及严重程度减至最少。

3.万古霉素静脉给药后广泛分布于多数体液中，孕妇不宜使用、哺乳期妇女必须采用本品治疗时应停止哺乳。

4.万古霉素与氨基糖苷类联合应用时需进行肾功能测定及血药浓度监测。

5.在治疗过程中应监测血药浓度，尤其是需延长疗程者或有肾功能、听力减退者和耳聋病史者。血药浓度峰值不应超过20～40μg/ml，谷浓度不应超过10μg/ml。血药浓度高于60μg/ml为中毒浓度。

6.如果患者将进行万古霉素长期疗法或是合用药物会产生嗜中性粒细胞减少症，应定期监测粒细胞数。

7.静脉滴注有关的不良反应（包括低血压、脸红、红斑、荨麻疹及瘙痒）发作频率随着合并用麻醉药而增加，于使用麻醉药前60min滴注本品，可使滴注给药而引起的副作用减至最少。

【规　格】　注射用盐酸万古霉素：0.5g（50万U）；1g（100万U）。

【pH　值】　2.5～4.5。

【证　据】

1.溶媒推荐　注射用盐酸万古霉素（VIANEX S.A.）说明书在用法用量中指出，配制时在含有本品0.5g的小瓶中加入10ml注射用水溶解，再以至少100ml的0.9%氯化钠注射液或5%葡萄糖注射液稀释。《万古霉素临床应用中国专家共识（2011版）》中，表示乳酸林格液也可作为其载体溶液，配制方法与说明书中的规定相同。2019年的一项研究证明注射用盐酸万古霉素可以与3种常用电解质注射液（混合糖电解质注射液、转化糖电解质注射液、钠钾镁钙葡萄糖注射液）配伍使用。鉴于药品说明书的法律地位，推荐首选说明书所规定的0.9%氯化钠注射液或5%葡萄糖注射液溶液作为溶媒。

2.对药物配制的要求

（1）浓度：因可引起血栓性静脉炎，所以应十分注意药液的浓度和静脉滴注的速度，药物浓度最高为5mg/ml。

（2）配伍禁忌：注射用盐酸万古霉素说明书中明确提出的不可配伍的药品有氨茶碱、氟尿嘧啶、全身麻醉药（硫喷妥钠等）、有肾毒性和耳毒性的药物（氨基糖苷类抗生素，如阿米卡星、妥布霉素等；含铂抗肿瘤药物，如顺铂等）、有肾毒性药物（两性霉素B、环孢素）。另有文献报道，除说明书提及的禁忌药品以外，在临床使用中注射用盐酸万古霉素与多种药物存在配伍禁忌，如头孢哌酮钠舒巴坦钠、美罗培南、呋塞米。因此，在此药物配制时，按照常规药物配制过程中应注意药物浓度及配伍禁忌。

3.对输液器材质、避光、过滤孔径的要求 通过对国内文献、说明书进行检索和查阅，暂时没有针对注射用盐酸万古霉素输液器材质、避光性及过滤孔径相关方面的研究和规定，说明书中该药品的贮藏是不需要遮光的，不做特殊要求，可常规使用一次性普通材质输液器。但因静脉炎发生率较高，所以建议使用精密过滤输液器。

4.对输液途径的要求 注射用盐酸万古霉素说明书中指出，本品可用于静脉滴注，不可用于肌内注射（因伴有疼痛）。也有文献报道称，万古霉素在治疗颅内感染时，可采用鞘内注射方法，效果更佳。在用于静脉滴注时，万古霉素pH值仅为3.0，远低于《中华人民共和国药典》中的推荐范围，《输液治疗护理实践指南与实施细则》中指出，持续刺激性药物、发疱剂药物、肠外营养液、pH值低于5或高于9的液体或药物，以及渗透压大于600mOsm/L的液体等药物不使用外周静脉输注。因此，静脉输注万古霉素注射液时，首选中心静脉导管。

5.对输液速度的要求 注射用盐酸万古霉素说明书中指出，快速推注或短时间内静脉滴注本品可使组胺释放，出现红人综合征（面部、颈、躯干出现红斑性充血，瘙痒等）、低血压等副作用，所以每次静脉滴注应在60min以上，可根据年龄、体重、症状适量增减。《万古霉素临床应用中国专家共识（2011版）》中规定，本药品的输注速率应为5g/L，静脉滴注，至少滴注1h，或最大输注速率应<10mg/min。

6.配制后储存条件及稳定时间 注射用盐酸万古霉素说明书中指出，配制后的溶液应尽早使用，若必须保存，则可保存于室温、冰箱内，在24h内使用。

【推荐意见】

1.推荐以5%葡萄糖注射液和0.9%氯化钠注射液作为溶媒（ⅡA）。

2.药物配制参照说明书，注意配药浓度和配伍禁忌（ⅢA）。

3.使用一次性普通材质、非避光输液器、精密过滤输液器（ⅢB）。

4.静脉滴注，建议选择中心静脉导管（ⅡA）。

5.滴注时间至少1h（ⅠA）。

6.现用现配（ⅠA）。

九、头孢菌素类

头孢曲松钠
Ceftriaxone Sodium

【性　状】 本品为白色或者类白色结晶性粉末。

【适应证】

1.本品适用于敏感致病菌所致的下呼吸道感染、尿路感染、胆道感染、腹腔感染、盆腔感染、皮肤软组织感染、骨和关节感染、败血症、脑膜炎等，以及手术期感染预防。

2.本品单剂可治疗单纯性淋病。

【禁忌证】

1.对头孢菌素类抗生素过敏者禁用。

2.本品禁止与含钙的药品同时静脉给药。

3.新生儿高胆红素血症禁用。

【用法用量】 肌内注射或静脉滴注给药。

1.肌内注射溶液的配制：将3.6ml灭菌注射用水、0.9%氯化钠注射液、5%葡萄糖注射液或1%盐酸利多卡因加入1g瓶装中，制成每1ml含250mg头孢曲松的溶液。

2.静脉给药溶液的配制：将9.6ml前述稀释液（除利多卡因外）加入1g瓶装中，制成每1ml含100mg头孢曲松的溶液，再用5%葡萄糖注射液或0.9%氯化钠注射液100～250ml稀释后静脉滴注。

3.成人常用量肌内或静脉滴注，1～2g/24h或每0.5～1g/12h。最高剂量4g/d。疗程7～14天。

4.小儿常用量静脉滴注，按体重每日20～80mg/kg。12岁以上小儿用成人剂量。

5.治疗淋病的推荐剂量为单剂肌内注射0.25g。

【注意事项】

1.对青霉素过敏患者应用本品时应根据患者情况充分权衡利弊后决定。有青霉素过敏性休克或即刻反应者，不宜再选用头孢菌素类。

2.有胃肠道疾病史者，特别是溃疡性结肠炎、局限性肠炎或抗生素相关性结肠炎（头孢菌素类很少产生假膜性结肠炎）者，应慎用。

3.由于头孢菌素类毒性低，有慢性肝病患者应用本品时无须调整剂量。有严重肝肾损害或肝硬化者应调整剂量。

4.交叉过敏反应：对一种头孢菌素或头霉素过敏者对其他头孢菌素或头霉素也可能过敏。对青霉素类、青霉素衍生物或青霉胺过敏者也可能对头孢菌素或头霉素过敏。

5.本品不能加入哈特曼氏及林格液等含有钙的

溶液中使用。

6.儿童用药：新生儿（出生体重小于2kg者）的用药安全尚未确定。有黄疸的新生儿或有黄疸严重倾向的新生儿应慎用或避免使用本品。

【制剂与规格】 注射用头孢曲松钠：1.5g；2.0g；2.5g；3.0g；4.0g。

【pH 值】 6.6～6.7。

【证 据】

1.溶媒推荐 参照药品说明书瑞阳制药有限公司并检索文献，5%葡萄糖注射液、0.9%氯化钠注射液、葡萄糖氯化钠注射液均可作为本品的溶媒。不适宜用复方氯化钠、乳酸钠林格、10%葡萄糖注射液作为溶媒。本品在含钙的溶液中可发生浑浊；在10%葡萄糖注射液中稳定性差，6h后含量可下降至10%左右。另有文献显示，头孢类药物与偏酸性的葡萄糖溶液配伍导致自身分解，不但增加致敏机会，还会降低头孢类药物的抗菌效果。因此，临床上应尽量选用pH近中性的0.9%氯化钠注射液进行配制和输注。

2.对药物配制的要求 头孢曲松钠说明书（深圳华润九新药业有限公司）中指出，本品的配伍禁忌药物甚多，所以注射用头孢曲松钠应单独给药，需联合用药时，也应分开使用。有文献显示，头孢曲松钠与维生素C、葡萄糖酸钙、乳酸左氧氟沙星氯化钠配伍，结果均显示有白色浑浊或白色絮状沉淀产生。含量测定、有关物质和聚合物考察结果显示，6h内配伍液基本稳定，随着放置时间延长，含量出现降低，有关物质和聚合物增加。因此，临床使用头孢曲松钠时应尽量单独给药。

3.对输液器材质的要求 一次性使用静脉过滤输液器（TPE输液器）对头孢曲松钠在接触初期（约30 min内）有一定程度的吸附，后期逐渐恢复，滴注至2h时已恢复至初始浓度，并达到平衡，显示相容性良好。TPE输液器具有不添加增塑剂DEHP、对人体安全无毒、对药物无吸附、保证药物疗效等优势。因此，临床上推荐使用TPE输液器。

4.输注中对避光输液器的要求 相关文献指出，头孢曲松钠葡萄糖注射液在自然光下放置1h颜色已发生改变，为淡黄色，在阳光下极不稳定，参考国内外有关头孢曲松钠稳定性的研究资料，建议临床使用此输液时应随配随输，在输液过程中最好用避光输液器或使用黑纸套等遮光，避免光照。

5.对输液器过滤孔径的要求 研究显示，不同孔径的精密输液器和普通输液器静脉输注头孢类抗生素时滴速均达标。但采用15.0μm孔径的普通输液器时，输液静脉炎的发生率明显高于使用精密输液器时的发生率，而使用3.0μm和1.2μm孔径的精密输液器输液未发生静脉炎，说明3.0μm和1.2μm孔径的精密输液器均能有效减少静脉输注头孢类抗生素引起的静脉炎的发生率。因此，推荐使用精密过滤输液器。

6.对输液途径的要求 有文献指出，静脉注射或滴注持续刺激性药物、发疱剂药物、肠外营养液、pH值低于5或高于9的液体或药物，以及渗透压大于600mOsm/L的液体等药物时，避免使用外周静脉，建议使用中心静脉。本品pH值为6.0～7.0，因此可选用外周静脉输注。

7.对输液速度的要求 头孢菌素的半衰期多在1～2h，属于半衰期相对较短的药物，为了达到在体内的有效浓度，这类药物要求在1h内滴完（250ml），快速杀菌，避免药效降低，速度过慢不能达到药物在血内的浓度。但同时说明书提出静脉滴注时间至少30min，因此建议在30～60min间输注完毕。

8.配制后储存条件及稳定时间 本品的保存温度为25℃以下。新配制的溶液能在室温下保持其物理及化学稳定性达6 h或在2～8 ℃环境下保持24h，但按一般原则，配制后的溶液应立刻使用。β-内酰胺类抗生素长时间放置导致药物发生水解，不仅药效降低，还会使其致敏物质增多，引起各种输液反应。

【推荐意见】

1.5%葡萄糖注射液、0.9%氯化钠注射液、葡萄糖氯化钠溶液均可作溶媒（ⅡA）。

2.禁止与含钙溶液配伍（ⅡA）。

3.应尽量单独给药（ⅡB）。

4.推荐使用TPE输液器（ⅡB）。

5.输液过程中使用避光输液器（ⅡB）。

6.使用精密过滤输液器（ⅡB）。

7.选用外周静脉输注（ⅠB）。

8.250ml溶液最好在30～60min输完（ⅡB）。

9.新配制溶液室温下保持其物理及化学稳定性达6 h（ⅡB）。

头孢噻肟钠
Cefotaxime Sodium

【性 状】 本品为白色、类白色或微黄白色结晶性粉末。

【适应证】 适用于敏感细菌所致的肺炎及其他下呼吸道感染、尿路感染、脑膜炎、败血症、腹腔感染、盆腔感染、皮肤软组织感染、生殖道感染、骨和关节感染等。头孢噻肟可以作为小儿脑膜炎的选用药物。

【禁忌证】 对头孢菌素过敏者及有青霉素过敏性休克或即刻反应史者禁用本品。

【用法用量】 静脉滴注、静脉注射、肌内注射。

成人每日2~6g，分2~3次静脉注射或静脉滴注；严重感染者每6~8小时用2~3g，每日最高剂量不超过12g。

治疗无并发症的肺炎链球菌肺炎或急性尿路感染，每12小时用1g。新生儿日龄小于等于7日者每12小时用50mg/kg，出生大于7日者，每8小时用50mg/kg。

治疗脑膜炎患者，剂量可增至每6小时用75mg/kg，均以静脉给药。严重肾功能减退患者应用本品时须适当减量。

【注意事项】

1.交叉过敏反应：对一种头孢菌素或头霉素过敏者对其他头孢菌素类或头霉素也可能过敏。对青霉素或青霉胺过敏者也可能对本品过敏。

2.肾功能减退者应在减少剂量情况下慎用；有胃肠道疾病或肾功能减退者慎用。

3.本品与氨基糖苷类抗生素不可同瓶滴注。

【制剂与规格】 注射用头孢噻肟钠：0.5g；1.0g；2.0g。

【pH 值】 4.5~6.5。

【证 据】

1.溶媒推荐 查阅文献，在临床用药时，头孢噻肟钠可与5%葡萄糖注射液、平衡液、0.9%氯化钠注射液3种输液配伍使用。

2.对药物配制的要求 依据本品说明书（上海上药新亚药业有限公司），静脉注射时，加至少10~20ml灭菌注射用水于0.5g、1.0g或2.0g不同量的头孢噻肟内，于5~10min缓慢注入；静脉滴注时，用适当溶剂稀释至100~500ml。

3.对输液器材质的要求 于庆坤等研究发现，临床上应避免头孢噻肟钠在高温下于PVC输液袋装5%葡萄糖注射液中使用。另一项研究表明，PVC输液袋和玻璃输液瓶对部分药物均具有明显的吸附性（研究的药物中包括头孢噻肟钠），而非PVC输液袋对药物吸附性较小。所以，建议在输注过程中使用非PVC材质输液器。

4.输注中对避光输液器的要求 查阅文献，本品不在避光输液药品目录里，故输液时可不用避光输液器。

5.对输液器过滤孔径的要求 研究表明，精密过滤输液器使用静脉留置针可降低患者静脉炎发生率，延长静脉留置针的使用时间。精密过滤输液器孔径为3.0μm，能对微小物质进行精确分离，不产生药液吸附，具有良好的化学和生物稳定性，膜上无异物脱落，可阻碍≥3.0μm的不溶性微粒进入人体，减少对血管内膜的损伤，从而降低静脉炎的发生。采用3.0μm和1.2μm孔径的精密输液器均可减少静脉炎的发生。研究显示，带有滤膜（孔径0.2~10um）的留置针能有效截留不同浓度头孢噻肟钠溶液中的不溶性微粒。同理推测精密过滤输液器虽非必需，但是建议使用。

6.对输液途径的要求 根据药品说明书，本品可静脉注射、静脉滴注或肌内注射。有关穿刺部位的选择，查阅文献发现，新生儿输液治疗时首选腋静脉留置输液，其次选择外周浅静脉，尽可能避免头皮静脉（尤其是早产儿）。聂丽霞等的研究表明：①慎重选择隐静脉作为下肢静脉曲张患者静脉输液的血管；②不宜在发生深静脉血栓的肢体静脉输液；③不能选择因静脉回流不畅而怒张的血管进行输液；④通常情况下不宜选择乳腺癌手术侧肢体静脉输液；⑤严禁选择缺血肢体进行静脉输液；⑥注意保护肾衰竭患者的头静脉；⑦严禁使用静脉动脉化的血管进行输液。

7.对输液速度的要求 查阅文献，药物用0.9%氯化钠注射液100ml稀释后，在0.5h内静脉滴注。

8.配制后储存条件及稳定时间 配制前应密闭，在凉暗处保存。陈青等的研究发现，8℃和25℃时，在不同光照条件下（光照2500lx、避光）两种头孢类药物与0.9%氯化钠注射液和5%葡萄糖注射液配伍在3h以内可以任意选择静脉滴注时间，但最好即配即用；而在37℃时，2种常用头孢类药物应在2h内完成静脉滴注；37℃光照条件下头孢噻肟钠与0.9%氯化钠注射液配伍于1h之内完成静脉滴注。董静等的研究表明溶液不稳定，不宜长时间放置，应临用新配。

【推荐意见】

1.使用5%葡萄糖注射液、平衡液、0.9%氯化钠注射液（ⅢB）。

2.药物配制方法依据药品说明书（ⅢA）。

3.使用非PVC材质输液袋及输液器（ⅡB）。

4.使用非避光输液器（ⅢC）。

5.使用精密过滤输液器（ⅡB）。

6.使用输注过程中可选周围静脉留置针、中心静脉导管、PICC（ⅡB）。

7.静脉滴注、静脉注射、肌内注射（ⅢA）。

8.配制前应密闭，在凉暗处保存（ⅢA）。

9.配制后立即输注（ⅢB）。

十、酰胺醇类

氯　霉　素
Chloramphenicol

【性　状】　本品为无色或微带黄色的澄明液体。

【适应证】

1.耐氨苄西林的B型流感嗜血杆菌脑膜炎或对青霉素过敏患者的肺炎链球菌、脑膜炎奈瑟球菌脑膜炎、敏感的革兰氏阴性杆菌脑膜炎，本品可作为选用药物之一。

2.脑脓肿，尤其是耳源性脑脓肿，常为需氧菌和厌氧菌混合感染。

3.严重厌氧菌感染，如脆弱拟杆菌所致感染，尤其适用于病变累及中枢神经系统者，可与氨基糖苷类抗生素联合应用治疗腹腔感染和盆腔感染，以控制同时存在的需氧和厌氧菌感染。

4.治疗无其他低毒性抗菌药可替代的敏感细菌所致的各种严重感染时，如由流感嗜血杆菌、沙门菌属及其他革兰氏阴性杆菌所致败血症及肺部感染等，常与氨基糖苷类抗生素联合。

5.可用于立克次体感染，如Q热、落基山斑点热、地方性斑疹伤寒等的治疗。

【禁忌证】

1.当伴发水痘或带状疱疹时禁用本品。

2.禁忌用于衰弱患者。

3.对本品过敏者禁用。

【用法用量】　静脉滴注。成人2～3g/d，分2次给予；小儿按体重一日25～50mg/kg，分3～4次给予；新生儿一日不超过25mg/kg，分4次给予。

【注意事项】

1.由于可能发生不可逆性骨髓抑制，本品应避免重复疗程使用。

2.在治疗过程中应定期检查周围血象，长期治疗者须查网织红细胞计数，必要时做骨髓检查，以便及时发现与剂量有关的可逆性骨髓抑制，但全血象检查不能预测通常在治疗完成后发生的再生障碍性贫血。

3.肝、肾功能损害患者宜避免使用本品，如必须使用时，须减量应用，有条件时进行血药浓度监测，使其峰浓度在25mg/L以下，谷浓度在5mg/L以下。如血药浓度超过此范围，可增加引起骨髓抑制的危险。

4.本品不宜用于哺乳期妇女，必须应用时停止授乳。

5.药物不良反应在老年人中多见，故老年患者应慎用。

【制剂与规格】　氯霉素注射液：2ml∶0.25g。

【pH　值】　5.5～8.0。

【证　据】

1.溶媒推荐　用20ml注射器抽取0.9%氯化钠注射液15ml加入氯霉素注射液0.5g。刚开始无任何变化，当放置20min后，注射器内出现乳白色絮状物并浑浊，继续安静放置24h后仍然无变化，证实0.9%氯化钠注射液与氯霉素注射液存在配伍禁忌。本品遇强碱性及强酸性溶液，易被破坏失效。因此，本品禁止与氯化钠注射液配伍使用，如若确实需要，应选用5%葡萄糖注射液。

2.对药物配制的要求　配制前，选用适当的溶媒和用量。氯霉素在弱酸或中性溶液中稳定，在碱性溶液中易失效，而且用量每0.25g不少于100ml输液。配制时，宜用干燥注射器抽取，边稀释边均匀振摇，防止局部浓度过高析出结晶。如果出现结晶或浑浊沉淀现象，因氯霉素对热稳定，可以在60～80℃水浴中短时间加热溶解，但注意要将瓶口封闭，避免污染。输液储藏过程中应避免温度过低。有条件时，配制前适当提高输液温度。

3.对输液器材质的要求　含有吐温、聚氧乙基蓖麻油、环糊精衍生物、丙二醇、乙醇或苯甲醇作为增溶剂的药物可以加速DEHP的溶出，从而诱发毒性反应，而本品辅料含丙二醇，会加速DEHP的析出。因此，本品须使用非PVC输液器。

4.输注中对避光输液器的要求　药品说明书（多多药业有限公司等厂家）未有明确规定，检索文献发现氯霉素对热稳定，因此可使用非避光输液器。

5.对输液器过滤孔径的要求　氯霉素注射液由非水溶媒组成，与输液配伍时，由于溶媒改变易析出沉淀，微粒增加引起静脉炎和其他不良反应的概率增大。同时，这些沉淀物有可能引起小血管栓塞而产生严重后果，所以本品须用带过滤装置的输液器静脉滴注。因此，适宜选用精密过滤输液器。

6.对输液途径的要求　有文献指出，静脉注射或滴注持续刺激性药物、发疱剂药物、肠外营养液、pH值低于5或高于9的液体或药物，以及渗透压大于600mOsm/L的液体等药物时，避免使用外周静脉，建议使用中心静脉。目前未有相关文献显示其对血管有刺激，因此可选用外周静脉血管进行输注。

7.对输液速度的要求　药品说明书中未明确说明滴速要求。经查阅文献得知，本品可按一般输液速度进行输液调节，即成年人40～60滴/分，老年人及心脏病患者20～30滴/分，婴儿8～10滴/分，幼儿10～15滴/分。

8.配制后储存条件及稳定时间　有文献表明，本品在输液储藏过程中应避免温度过低，要密封保存。有条件时，配制前应适当提高输液温度。

【推荐意见】

1.禁止与氯化钠注射液配伍使用，若确实需要，应选用5%葡萄糖注射液（ⅠA）。

2.在弱酸或中性溶液中稳定，在碱性溶液中易失效（ⅡB）。

3.使用非PVC输液器（ⅠB）。

4.使用非避光输液器输注（ⅡB）。

5.使用精密过滤输液器（ⅡB）。

6.采用外周静脉输注（ⅠB）。

7.未有明确滴速要求，可按一般输液速度进行调节（ⅠB）。

8.避免温度过低，要密封保存（ⅡB）。

十一、硝基咪唑类

替 硝 唑
Tinidazole

【性　状】　本品为无色或几乎无色澄明液体。

【适应证】

1.本品用于预防术后由厌氧菌引起的感染，尤适合于胃肠道和女性生殖系统厌氧菌感染。

2.本品用于证实或很可能由类杆菌属、脆弱拟杆菌属、其他拟杆菌属、梭状芽孢杆菌属、消化球菌属、真杆菌、发酵链球菌、韦荣氏球菌属类等厌氧菌引起的下列感染：重度冠周炎、重度口腔间隙感染、败血症、鼻窦炎、肺炎、脓胸、肺脓肿、骨髓炎、腹膜炎及手术伤口感染；胃肠道和女性生殖系统感染。

【禁忌证】　对本品或吡咯类药物过敏患者，以及有活动性中枢神经疾病和血液病者禁用。

【用法用量】

1.预防手术后由厌氧菌引起的感染　总量1.6g，分1次或2次静脉缓慢滴注，第1次手术前2～4h滴注，第2次手术期间或术后于12～24h滴注。

2.治疗厌氧菌引起的感染　静脉缓慢滴注，每天1次，每次0.8g，连用5～6天，当某种感染类型使患者难以康复时，疗程可视临床情况而定。

【注意事项】

1.本品滴注速度应缓慢，浓度为2mg/ml时，每次滴注时间应不少于1h，浓度大于2mg/ml时，滴注速度宜再降低1～2倍。药物不应与含铝的针头和套管接触，并避免与其他药物一起滴注。

2.致癌、致突变作用：动物实验或体外测定发现本品具致癌、致突变作用，但人体中尚缺乏资料。

3.如疗程中发生中枢神经系统不良反应，应及时停药。

4.本品可干扰丙氨酸氨基转移酶，乳酸脱氢酶、三酰甘油、己糖激酶等的检验结果，使其测定值降至零。

5.用药期间不应饮用含乙醇的饮料，因可引起体内乙醛蓄积，干扰乙醇的氧化过程，导致双硫仑样反应，患者可出现腹部痉挛、恶心、呕吐、头痛、面部潮红等。

6.肝功能减退者本品代谢减慢，药物及其代谢物易在体内蓄积，应予减量，并做血药浓度监测。

7.本品可自胃液持续清除，某些放置胃管做吸引减压者，可引起血药浓度下降。血液透析时，本品及代谢物迅速被清除，故应用本品无须减量。

8.念珠菌感染者应用本品，其症状会加重，需同时给予抗真菌治疗。

9.本品的渗透压摩尔浓度应为260～340mOsmol/kg。

【制剂与规格】　替硝唑注射液：100ml；200ml。

【pH　值】　3.5～5.5。

【证　据】

1.溶媒推荐　本品说明书（扬子江药业集团有限公司，下同）未对溶媒提出要求。替硝唑注射液与5%葡萄糖注射液、0.9%氯化钠注射液按临床常用量或实验用量配伍，在一定的温度和时间内是稳定的，可以配伍使用。因此，替硝唑可以使用5%葡萄糖注射液或0.9%氯化钠注射液等溶媒配制。

2.对药物配制的要求　本品说明书未对替硝唑注射液的配制方法提出特别要求，但要求应避免与其他药物一起滴注。因此，替硝唑可按常规药物进行配制。

3.对输液器材质的要求　国内一项关于PVC输液器与TPE输液器对药物吸附作用的研究分别将替硝唑等6种药物配成临床常用的输注浓度，模拟临床输液，药物经PVC输液器和TPE输液器全部流出后，采用紫外可见分光光度法分别测定初始液和流出液的药物吸光度，以考察PVC和TPE输液器是否有药物吸附性。结果如下：模拟输液完毕后，PVC输液器对替硝唑的吸附值为35%，TPE输液器对替硝唑的吸附值非常小。结论：PVC输液器对替硝唑存在吸附作用，TPE输液器基本没有吸附作用，建议临床在输注替硝唑时使用TPE输液器。同时，本品说明书明确本品不应与含铝的针头和套管接触。基于上述研究，替硝唑在输注中需要使用TPE材质的输液袋和输液器。

4.输注中对避光输液器的要求　替硝唑说明书要求遮光，密闭，在7～20℃下保存，并未对避光输液器做出要求，文献中也未见相关报道。因此，在短时间内，替硝唑可以采用非避光输液器进行输注。

5.对输液器过滤孔径的要求　替硝唑说明书中未对输液器过滤孔径做出要求，但明确本品储存不当易产生结晶。因此，虽然说明书及文献中也未对输液器过滤孔径做出要求，但为保输液安全，建议使用精密过滤输液器。

6.对输液途径的要求　本品说明书要求静脉滴注，但并未对输液途径做出要求。袁道敏等用左氧氟沙星联合替硝唑治疗盆腔炎患者，采用盐酸左氧氟沙星注射液治疗，同时采用替硝唑葡萄糖注射液静脉滴注，剂量为0.8g/d，1次/天，连续治疗1周，治疗效果良好。因此，在输注过程中可选择外周静脉进行输注。

7.对输液速度的要求　本品说明书中指出，本品滴注速度应缓慢，浓度为2mg/ml时，每次滴注时间应不少于1h，浓度大于2mg/ml时，滴注速度宜再降低1～2倍。因此，在输注过程中替硝唑的滴注速度应缓慢。

8.配制后储存条件及稳定时间　国内有临床观察证实，替硝唑注射液与5%葡萄糖注射液、10%葡萄糖注射液、葡萄糖氯化钠注射液、复方氯化钠注射液和5%碳酸氢钠注射液配伍，25℃下，24h内可保持稳定。室温下替硝唑与维生素C、消旋山莨菪碱、地塞米松、氯化钾、西咪替丁5种常用药物在6h内配伍稳定。所以，在本品配制后25℃下要在24h内进行输注，与其他药物配伍后需按照相关要求输注。

【推荐意见】

1.使用5%葡萄糖注射液或0.9%氯化钠注射液进行配制（ⅡA）。

2.在药物配制方法参考常规药物配制方法（ⅢC）。

3.使用TPE材质输液袋及输液器（ⅢB）。

4.使用非避光材质输液器（ⅢC）。

5.使用非精密过滤输液器（ⅢC）。

6.在输注过程中滴注速度应缓慢（ⅡB）。

7.配制后25℃下于24h内进行输注，与其他药物配伍后需按照相关要求输注（ⅠB）。

第十一节　抗肿瘤药物

一、细胞毒类药

环 磷 酰 胺
Cyclophosphamide

【性　状】　本品为白色结晶或结晶性粉末。

【适应证】　本品为广泛应用的抗癌药物，对恶性淋巴瘤、急性或慢性淋巴细胞白血病、多发性骨髓瘤有较好的疗效，对乳腺癌、睾丸肿瘤、卵巢癌、肺癌、头颈部鳞癌、鼻咽癌、神经母细胞瘤、横纹肌肉瘤及骨肉瘤。均有一定的疗效。

免疫抑制作用：适用于类风湿关节炎、系统性红斑狼疮、重症肌无力，以及其他结缔组织病合并血管炎等。

【禁忌证】

1.本品为抗癌药物，必须在有经验的专科医师指导下用药。

2.凡有骨髓抑制、感染、肝肾功能损害者禁用或慎用。

3.对本品过敏者禁用。

4.妊娠期及哺乳期妇女禁用。

【用法用量】

1.成人常用量　单药静脉注射按体表面积每

次 $500 \sim 1000mg/m^2$，加入0.9%氯化钠注射液 $20 \sim 30ml$，静脉冲入，每周1次，连用2次，休息 $1 \sim 2$ 周重复。联合用药 $500 \sim 600mg/m^2$。

2.儿童常用量　静脉注射每次 $10 \sim 15mg/kg$，加入0.9%氯化钠注射液20ml稀释后缓慢注射，每周1次，连用2次，休息 $1 \sim 2$ 周重复。也可肌内注射。

【注意事项】

1.防止吸入和接触皮肤　本品在配制及使用过程中应注意防护。

2.骨髓抑制　为最常见的不良反应，白细胞计数在给药后 $8 \sim 15$ 天最低，21天后多可恢复正常，因此，患者首次剂量应减少 $33\% \sim 50\%$。

3.肝肾功能受损患者　本品剂量应减少至常规剂量的 $33\% \sim 50\%$。国外资料报道血清肌酐清除率在10ml/min以上时可给予常规剂量，低于10ml/min时，给予常规剂量的75%。

4.心脏毒性　可致心肌急性坏死，心功能不良患者慎用。

5.泌尿系统反应　大剂量注射时，本品可水解产生丙烯醛并在膀胱内浓集，刺激膀胱，引起出血性膀胱炎。故在用药期间应鼓励患者多饮水、勤排尿。给予本品期间为保证水化，国外多给予患者快速静脉补液（如给予0.45%氯化钠注射液），给药速度为 $125ml/(m^2 \cdot h)$，将尿量保持在 $100ml/(m^2 \cdot h)$ 以上，尿比重保持在1.010以下，为预防水中毒的发生，可同时给予呋塞米。

6.孕妇禁用　依据药物对妊娠（胎儿）的危害等级，有致畸风险。

【制剂与规格】 注射用环磷酰胺：100mg；200mg。

【pH 值】 $4.5 \sim 6.5$（0.02g/ml）。

【证　据】

1.溶媒推荐　注射用环磷酰胺说明书（江苏盛迪医药有限公司）在给药说明中指出，0.9%氯化钠注射液20ml稀释后缓慢静脉注射。相关文献报道，环磷酰胺最适宜选用0.9%氯化钠注射液作溶媒。

2.对药物配制的要求　可按常规化疗药物进行配制。国际几大权威机构为接触化疗药物的医务人员制定了安全防护措施，规定配制所有化疗药剂需要在垂直层流生物案例柜内进行，操作时要穿防护服、戴口罩、手套、护目镜，有条件的戴面罩。环磷酰胺对光和热均较敏感，可采用干性助热、振荡、增加溶剂量、增加负压的方式助其溶解。

3.对输液器材质的要求　临床试验表明，PVC（聚氯乙烯）输液器对部分药物有明显的吸附作用，故输液时应使用非PVC材质的输液器。

4.输注中对避光输液器的要求　有经验性文献报道，环磷酰胺在输注时需要避光。

5.对输液器过滤孔径的要求　2014年，由国家卫生和计划生育委员会首次以行业标准的形式发布的《静脉治疗护理技术操作规范（WS/T433—2013）》中明确规定：输注脂肪乳剂、化疗药物及中药制剂时宜使用精密过滤输液器。文献中可查找到，精密过滤器采用3μm核孔滤膜为滤过介质，与普通输液器过滤介质孔径为（ $10 \sim 12$ ）μm相比，能够有效滤除药液中的不溶性微粒、橡皮屑、玻璃屑，从而降低了静脉输液反应，可预防和降低化疗性静脉炎的发生，减少患者的疼痛，保障化疗的正常进行。

6.对输液途径的要求　国内资料报道多采用静脉注射给药。本品经肝微粒体酶催化激活后才有抗癌作用，故最好不做瘤体注射、腔内及动脉插管给药。若肿瘤组织内存在过量的磷酸酶，磷酸酶可水解本品释放氮芥基，从而可发挥抑制肿瘤作用。注射用环磷酰胺说明书在给药说明中指出，环磷酰胺可以使用静脉注射、静脉滴注方式。因为细胞毒性药物所以，在输注过程中首选中心静脉导管、PICC。

7.对输液速度的要求　据国外资料报道，给药方法为将本品配制成浓度为 $20 \sim 25mg/ml$ 的溶液后静脉滴注给药，滴注时间为 $30 \sim 60min$。临床经验性文献报道，对系统性红斑狼疮及多种系统性风湿病的治疗，目前常采用冲击疗法：小剂量冲击疗法常用量为 $5 \sim 7mg/kg$ 加用0.9%氯化钠注射液 $150 \sim 200ml$ 静脉滴注，持续60min以上，每周一次，连用 $4 \sim 6$ 次，待病情缓解后可减量，或视病情延长用药时间而改为 $3 \sim 4$ 周一次，继之应用更小剂量或延长用药时间维持治疗。大剂量冲击疗法用量为 $10 \sim 15mg/kg$，加用0.9%氯化钠注射液 $200 \sim 250ml$ 静脉滴注，每 $3 \sim 4$ 周一次，连用 $2 \sim 3$ 次，持续60min以上，待病情缓解后，可 $2 \sim 3$ 个月用1次，或减小剂量，或延长时间为数月、6个月、一年用药一次维持治疗。

作为细胞毒性药物，要合理按照规定滴注速度使用，以减轻药物刺激，确保用药安全。

8.配制后储存条件及稳定时间　依据药品说明书，配制前该药品应避光密闭30℃以下保存，环磷酰胺水溶液仅能稳定 $2 \sim 3h$，最好现用现配。

有文献研究显示，将环磷酰胺注射剂分别与

0.9%氯化钠注射液、5%葡萄糖氯化钠注射液、5%葡萄糖注射液于室温下进行配伍，在6h的时间之内，配伍液在研究过程中，其外观并未发生任何变化，并且配伍液的颜色也没有任何的改变。以此推断注射用环磷酰胺室温下有极其良好的稳定性。另一项研究发现，常规光照室温条件下，0h、1h、2h、4h、6h时，3种配伍液外观未见明显改变，0～6h时3种配伍液外观、颜色无明显变化，无色澄明。本品与5%葡萄糖注射液、5%葡萄糖氯化钠注射液及0.9%氯化钠注射液在室温条件下相互配伍，溶液配制后不同时间点的外观、含量等无明显改变，药物稳定性较好。以此推断，注射用环磷酰胺室温下具有较高的稳定性。

【推荐意见】

1.使用0.9%氯化钠注射液稀释药液（ⅡA）。

2.药物配制方法参考常规化疗药配制方法（ⅡB）。

3.使用非PVC材质输液袋及输液器（ⅡB）。

4.使用避光材质输液器（ⅢB）。

5.使用精密过滤输液器（ⅡB）。

6.静脉输注可选中心静脉导管、PICC（ⅡA）。

7.使用静脉注射、静脉滴注方式（ⅢA）。

8.避光、密闭于30℃以下保存（ⅢA）。

9.配制后水溶液仅稳定2～3h，室温保存，最好现用现配（ⅢA）。

异环磷酰胺
Ifosfamide

【性　状】　本品为白色或类白色疏松块状物或粉末。

【适应证】　睾丸癌、卵巢癌、乳腺癌、肉瘤、恶性淋巴瘤和肺癌。

【禁忌证】　异环磷酰胺高度过敏、严重骨髓抑制、感染、肾功能不全和（或）尿路梗阻、膀胱炎、妊娠、哺乳。

【用法用量】

1.分次给药　每天剂量为1.2～2.4 g/m²，最高为按体重60mg/kg，以静脉输注的方式连续使用5天，根据剂量，输注时间为30～120min。

2.单一大剂量　每疗程5g/m²（按体重125mg/kg），不应高于8g/m²（按体重200mg/kg），以24h的连续性静脉输注方式给药。

【注意事项】

1.对尿路有刺激性，应用时应鼓励患者多饮水，大剂量应用时应水化、利尿，同时给予尿路保护剂美司钠。

2.骨髓抑制：用药期间应定期检查白细胞计数、血小板计数和测定肝肾功能。

3.低蛋白血症，肝、肾功能不全，骨髓抑制及育龄期患者慎用。

【制剂与规格】　注射用异环磷酰胺：0.5g；1.0g。

【pH　值】　4.0～7.0。

【证　据】

1.溶媒推荐　注射用异环磷酰胺说明书（江苏恒瑞医药股份有限公司）中未提及其推荐的溶媒。有文献报道，异环磷酰胺可使用复方氯化钠注射液、0.9%氯化钠注射液、5%葡萄糖注射液作为推荐溶媒。

2.对药物配制的要求　本品说明书中未对配制方法提出特别要求，可按常规细胞毒性药物（化疗药）进行配制。国际权威机构为接触细胞毒性药物（化疗药物）的医护人员制定了安全防护措施，其中规定配制此类药物需在垂直层流生物安全柜内进行。《执行静脉抗肿瘤药物治疗人员操作规定》中明确规定，在对此类药物进行配制时应着防静电连体防护服、防水隔离衣、戴N95或双层口罩、双层手套、护目镜等。

3.对输液材质的要求　本品说明书中未明确规定使用注射用异环磷酰胺的输液器材质，但有文献提出尽量使用TPE材质的精密过滤型输液器，预防不溶性微粒对患者血管的损害，减少药物性过敏反应的发生，降低药物的吸附，避免增塑剂和热稳定剂对使用者的身体健康带来潜在的危害。文献报道：湖南省儿童医院就培训工作人员，输注异环磷酰胺时使用非PVC输注装置。

4.对输液器过滤孔径的要求　2014年发布的《静脉治疗护理技术规范操作（WS/T433—2013）》中规定，输注细胞毒性药（化疗药）时宜使用精密过滤输液器。为此，本品在输液时建议使用精密过滤输液器。

5.对输液途径的要求　注射用异环磷酰胺是细胞毒性药物，对局部有较强的刺激作用，溢出静脉会造成显著的软组织损害。建议先注入0.9%氯化钠注射液检查输液管通畅性及确认注射针头在血管内，再经此渠道给药，做静脉滴注。所以，在输液的过程中首选外周静脉置入中心静脉导管。

6.对输液速度的要求　注射用异环磷酰胺说明书中指出，此药物静脉滴注时间为30～120min，又有文献报道注射用异环磷酰胺静脉滴注时间为3～4h，在静脉滴注此药物时可使用恒速输液器，以减少因液面高度变化和患者体位改变而引起的流速误差，既做到严谨、正确执行医嘱，使患者得到有效治疗，又减少了护士不断调整流速的工作量。所以，注射用异环磷酰胺的输液速度可根据剂量等情况进行调整。

7.配制后储存的条件 注射用异环磷酰胺说明书中指出，此药品应现用现配，避光，室温不稳定，需在25℃以下保存。

【推荐意见】

1.使用复方氯化钠注射液、0.9%氯化钠注射液、5%葡萄糖注射液稀释药液（ⅡA）。

2.药物配制方法参考常规化疗药配制方法（ⅡB）。

3.推荐使用TPE材质输液器（ⅢB）。

4.推荐使用精密过滤输液器（ⅡA）。

5.首选外周静脉置入中心静脉导管（ⅢA）。

6.输液速度可根据剂量等情况进行调整。药品说明书输注时间为30～120min（ⅡA）。

7.25℃以下保存（ⅡA）。

8.现用现配（ⅡA）。

卡莫司汀
Carmustine

【性　状】 本品为淡黄色的澄明液体。

【适应证】 因能通过血脑屏障，故对脑瘤（恶性胶质细胞瘤、脑干胶质瘤、成神经细胞瘤、星形胶质细胞瘤、室管膜瘤）、脑转移瘤和脑膜白血病有效，对恶性淋巴瘤、多发性骨髓瘤，与其他药物合用对恶性黑色素瘤有效。

【禁忌证】

1.既往对本品过敏的患者。

2.妊娠期及哺乳期妇女禁用。

3.严重骨髓抑制者禁用。

【用法用量】 静脉滴注：按体表面积100mg/m²，1次/天，连用2～3天；或200mg/m²，用一次，每6～8周重复。溶入5%葡萄糖注射液或0.9%氯化钠注射液150ml中快速滴注。

【注意事项】

1.用药期间注意检查血常规，肝、肾功能，肺功能。

2.预防感染，注意口腔卫生。

3.本品有继发白血病的报道，亦有致畸胎的可能性。

4.本品可抑制睾丸或卵子的功能，引起闭经或精子缺乏。

5.本品可抑制身体免疫机制，使疫苗接种不能激发机体抗体产生。化疗结束后3个月内不宜接种活疫苗。

6.老年人易有肾功能减退，应慎用。

【制剂与规格】 卡莫司汀注射液：2g∶125mg。

【证　据】

1.溶媒推荐 卡莫司汀液说明书（天津金耀药业有限公司）在给药说明中指出，通过0.9%氯化钠注射液或者5%葡萄糖注射液的输液袋进行静脉输注。

2.对药物配制的要求 根据《执行静脉抗肿瘤药物治疗人员操作规定》中明确规定，操作时要穿防护服，戴口罩、手套、护目镜，有条件的戴面罩。

3.对输液器材质的要求 国内2015年的一项研究将20种药物溶于两种不同材质（PVC、TPE）容器中，发现PVC输液器对卡莫司汀存在动态变化的吸附作用，在输液开始15min时吸附作用最为严重，最高吸附率达23.49%，至输液结束时，卡莫司汀的含量几乎达到了起始水平。但是TPE输液器对上述20种注射液均不存在吸附作用。基于上述研究表明，因PVC材质对卡莫司汀具有吸附作用，所以在输注过程中需要使用非PVC材质的输液器和输液袋。

4.输注中对避光输液器的要求 实验室数据表明，卡莫司汀在棕色量瓶中较为稳定。因此，推断在输注过程中宜使用避光输液器。

5.对输液器过滤孔径的要求 国家卫生和计划生育委员会首次以行业标准的形式发布的《静脉治疗护理技术操作技术规范（WS/T433—2013）》中明确规定，输注脂肪乳剂、化疗药物及中药制剂时宜使用精密过滤输液器。

卡莫司汀作为化疗药物在输注过程中须使用精密过滤输液器。

6.对输液途径的要求 强刺激性药物最好选用中心静脉给药，可行中心静脉置管或外周深静脉置管，条件不允许时可选用静脉留置针。

7.对输液速度的要求 有研究表明：在使用环磷酰胺－顺铂－卡莫司汀之后，如接受卡莫司汀＞600（μg×ml）×min可使急性肺损伤危险上升。一项针对卡莫司汀化疗的研究提到，对患者予以卡莫司汀静脉滴注治疗，将治疗量的注射用卡莫司汀溶于0.9%氯化钠注射液中静脉滴注，具体为100mg/（m²·d），1次/天。

虽然说明书中提出卡莫司汀静脉滴注可快速滴注，给药速率应不超过600（μg×ml）×min。

8.配制后储存条件及稳定时间　实验表明：卡莫司汀熔点较低（30～32℃），遇光和热不稳定，在10℃时溶液在6h内稳定，在20℃时溶液在2h内稳定，考虑实际情况，在20℃避光条件下，2h内稳定性良好。

【推荐意见】

1.通过0.9%氯化钠注射液或5%葡萄糖注射液稀释（ⅢA）。

2.药物配制参考常规化疗药配制方法（ⅡB）。

3.使用非PVC材质的输液器和输液袋（ⅢB）。

4.使用避光材质输液器（ⅢB）。

5.使用精密过滤输液器（ⅡB）。

6.使用PICC或CVC等中心静脉输注（ⅡB）。

7.静脉输液的给药速率应不超过600（μg×ml）×min（ⅡB）。

8.室温，避免保存。配制后于2h内输注（ⅡB）。

尼莫司汀
Nimustine

【性　状】　本品为白色或微黄色粉末。

【适应证】　本品可用于缓解下述疾病的自觉症状及体征：脑肿瘤、消化道癌（胃癌、肝癌、结肠/直肠癌）、肺癌、恶性淋巴瘤、慢性白血病。

【禁忌证】

1.骨髓功能抑制患者禁用。

2.对本品有严重过敏既往史患者。

3.据报道，动物实验有致畸作用，因此孕妇或可能妊娠的妇女不宜用药。

【用法用量】　本品按每5mg溶于1ml注射用蒸馏水的比例溶解，供静脉或动脉给药。以盐酸尼莫司汀计，每次给药2～3mg/kg，其后据血象停药4～6周。以盐酸尼莫司汀计，每次给药2mg/kg，隔1周给药一次，给药2～3周后，据血象停药4～6周。应根据年龄及症状适当增减。

【注意事项】

1.有时出现迟缓性骨髓功能抑制等严重不良反应，因此每次给药后至少在6周内每周进行临床检验（血液检验、肝功能及肾功能检查等），充分观察患者状态。若发现异常，应减量或停药。

2.长期用药会加重不良反应，患者骨髓受损后易形成骨髓增生异常综合征症候群、急性白血病等，因此应慎重给药。

3.应充分注意感染及出血倾向的出现或恶化。

4.肝损害患者、肾损害患者、合并感染症患者、水痘患者和小儿应慎重用药。

【制剂与规格】　注射用盐酸尼莫司汀：25mg；50mg。

【pH　值】　3.0～4.5。

【证　据】

1.溶媒推荐　本品说明书（第一三共株式会社）中提到，本品通常按每5mg溶于1ml注射用蒸馏水的比例溶解，供静脉或动脉给药。有文献报道，盐酸尼莫司汀与5%葡萄糖注射液或0.9%氯化钠注射液可配伍，其中临床若选择本品与0.9%氯化钠注射液配伍时，应该现配现用，且配伍后溶液冷藏、避光储存不得超过8h。盐酸尼莫司汀与0.9%氯化钠注射液配伍后稳定性差。故建议注射用盐酸尼莫司汀须先经灭菌用水充分溶解后再以5%葡萄糖注射液稀释。

2.对药物配制的要求　本品说明书中未对盐酸尼莫司汀的配制方法提出特别要求，可按常规化疗药物进行配制。有文献指出，所有细胞毒性药物应在有生物安全柜的基础上配制，进入洁净区应穿洁净隔离服，戴双层手套（内层为外科乳胶手套、外层为厚胶皮手套），且隔离服袖口必须卷入手套之中，戴双层口罩。进入操作间，在配制药物之前，用75%乙醇擦拭生物安全柜，在柜台表面铺上一次性无菌巾（在每次配制结束或无菌巾被药液污染时应及时更换），严格按照正确的操作方法调配，最大限度地减少污染和伤害。

3.对输液器材质的要求　PVC输液器是聚氯乙烯在引发剂作用下聚合而成的热塑性树脂，普通的PVC树脂粉没有应用价值，必须加入增塑剂、稳定剂、润滑剂等方可使用。临床上使用的PVC输液器具有价格便宜、体积小、重量轻、临床应用方便等优点，从而得到广泛应用，在使用中也应注意PVC对药物的影响，但目前还没有研究发现PVC材质会对尼莫司汀产生影响，故盐酸尼莫司汀可用PVC输液器。

4.输注中对避光输液器的要求　有文献报道，尼莫司汀等抗肿瘤药物对光、热敏感，临床使用配伍溶液稀释后，在日光、高温、高湿条件下不稳定，光照可加速反应。由于波长250～380nm的紫外光能引发一些药物的光化学反应，造成药液分解、变色、氧化、沉淀，使药品效价下降和毒性增加。因此，凡要求避光保存和避光输注的药物，均应使用避光输液器和避光罩。故本品宜使用避光输液器进行输注。

5.对输液器过滤孔径的要求　2014年，由国家卫生和计划生育委员会首次以行业标准的形式发布的《静脉治疗护理技术操作规范（WS/T433—2013）》中明确规定，输注脂肪乳剂、化疗药物以及中药制剂时宜使用精密过滤输液器。故注射用盐酸尼莫司汀作为化疗药，在输注过程中需使用精密过滤输液器。

6.对输液途径的要求　本品说明书中提到，本剂通常按每5mg溶于1ml注射用蒸馏水的比例溶解，供静脉或动脉给药。不同的化疗药物对血管和组织的刺激程度也不同，按照对血管和组织刺激程度的不同，可将化疗药物分为发疱剂、刺激性药物及非发疱剂，盐酸尼莫司汀属于刺激性药物，建议采用中心静脉输注，不建议采用外周血管输注。

7.对输液速度的要求　盐酸尼莫司汀属于刺激性药物，易对血管产生刺激作用。有文献报道，治疗肺癌脑转移肿瘤患者采用于化疗方案第2天应用尼莫司汀2mg/kg，2～6h静脉滴注完毕，每3周重复。

8.配制后储存条件及稳定时间　本品说明书指出，溶解后应尽快使用。文献报道，本品与0.9%氯化钠注射液配伍的稳定性差，易受温度、pH值及光照影响，特别是温度影响最大。低温、避光储存可降低分解速度。配制的溶液在冰箱中可保存10h。

【推荐意见】

1.先经灭菌用水充分溶解后再以5%葡萄糖注射液稀释（ⅠA）。

2.药物配制参考常规化疗药物配制方法（ⅡB）。

3.使用避光材质输液器（ⅡB）。

4.使用精密过滤输液器（ⅡA）。

5.建议采用中心静脉输注（ⅢB）。

6.输液速度依据使用剂量调控（ⅢB）。

7.在4℃冰箱中可保存10h（ⅡB）。

白　消　安
Busulfan

【性　状】　本品为无色或几乎无色的澄明液体。

【适应证】　本品适用于联合环磷酰胺使用，作为慢性髓细胞性白血病同种异体的造血祖细胞移植前的预处理方案。

【禁忌证】

1.对本品的任何一种成分有过敏史的患者。

2.孕妇禁用。

【用法用量】

1.本品应通过中心静脉导管给药，每6小时给药一次，每次持续滴注2h，连续4天，共16次。

2.本品的成人剂量通常为0.8 mg/kg，取理想体重或实际体重的低值，每6小时给药一次，连续4天（共16次）。对肥胖或特别肥胖的患者，本品应按校准的理想体重给药。理想体重（IBW）的计算公式如下（身高，cm；体重，kg）。

$$IBW（kg，男性）＝50＋0.91×［身高（cm）-152］$$

$$IBW（kg，女性）＝45＋0.91×［身高（cm）-152］。$$

校准的理想体重（AIBW）公式：AIBW＝IBW＋0.25×（实际体重-IBW）。

3.在骨髓移植前3天，本品第16次给药之后6 h，给予环磷酰胺，剂量为60 mg/kg，每次静脉滴注1h，每天一次，共2天。

【注意事项】

1.本品治疗最常见的严重后果是深度骨髓抑制，见于所有患者，可发生重度粒细胞缺乏、血小板减少、贫血或者这些情况以各种组合形式出现。血象监测应从治疗期间持续至血象完全恢复，应经常做全血细胞计数，包括白细胞分类和血小板计数。

2.白消安可在许多器官中导致细胞生长异常。

3.治疗期间定期检查肾功能（血尿素氮、内生肌酐清除率）、肝功能（血清胆红素、丙氨酸氨基转移酶）及测定血清尿酸量。

4.告诫患者多饮水，并使尿碱化，以防止高尿酸血症及尿酸性肾病的发生。

【制剂与规格】　白消安注射液：10ml∶60mg。

【pH　值】　5.0～7.0。

【证　据】

1.溶媒推荐　本品说明书（日本大塚制药株式会社）给出静脉注射液的制备方法：在使用前必须稀释，稀释液选用0.9%氯化钠注射液或5%葡萄糖注射液。溶剂量应为本品原液体积的10倍，以保证白消安的终浓度约为0.5mg/ml，即当0.9%氯化钠注射液的数量是白消安体积的 10 倍，最终浓度为 0.5mg/ml 时，两者在物理性质上相容；当 5% 葡萄糖注射液的量为白消安体积的 10 倍，最终浓度为 0.5mg/ml 时，在物理性质上相容。但必须是将白消安加入 0.9% 氯化钠注射液或 5% 葡萄糖注射液中，而不是将 0.9% 氯化钠注射液或 5% 葡萄糖注射液加入白消安中。

2. 对药物配制的要求　与其他细胞毒性化合物一样，在处理和制备本品溶液时应格外小心。建议使用手套，因意外接触可能引起皮肤反应。如本品原液或稀释的溶液接触皮肤或黏膜，请以清水彻底冲洗皮肤或黏膜。本品为无色透明溶液。只要溶液及容器条件许可，非胃肠道药品在给药前，应肉眼观察是否有颗粒和变色。如在本品的安瓿瓶中发现颗粒物质，则此药不能使用。

说明书中显示，伊曲康唑可使白消安的清除率降低 25%，导致患者的 AUC 可能＞1500（μmol·min）/L；而苯妥英钠使白消安的清除率增加 15% 或更多，而白消安通过与谷胱甘肽的结合从体内清除，因此易诱导谷胱甘肽硫转移酶；另外，由于对乙酰氨基酚可降低血液和组织中的谷胱甘肽水平，在使用白消安针剂前（＜72h）或同时使用对乙酰氨基酚，可致白消安清除减少。因此，白消安针剂不易与伊曲康唑、苯妥英钠、对乙酰氨基酚同时使用。

此外，氟康唑及 5-HT$_3$ 止吐剂昂丹司琼（Zofran）、格拉司琼（Kytril）可以与本品合用。

3. 对输液器材质的要求　在聚丙烯注射器中，当存放于 2～8℃中 16h 和 24h 时，样品中白消安的损耗分别为 5% 和 10%。当使用玻璃容器时结果相似，即 14h 和 18h 时，样品中白消安损耗分别为 5% 和 10%。当样品置于 PVC 袋中时，白消安损耗较快，6h 和 8h 时，样品中白消安损耗分别为 5% 和 10%。还有研究显示，用 0.9% 氯化钠注射液稀释的白消安输液在 23～27℃下储存时，储存容器没有影响，在此温度下未观察到颜色变化或沉淀。聚丙烯注射器中的白消安在 12h 内化学性质稳定，而聚丙烯输液袋（100ml 和 500ml）中的白消安在 23～27℃下仅稳定 3h。因此，白消安保存于聚丙烯注射器中稳定性最佳，且说明书中强调输注本品时勿使用聚碳酸酯注射器及带有聚碳酸酯滤器的针头。

4. 输注中对避光输液器的要求　本品说明书及相关文献均未显示该药对避光输液器有要求。

5. 对输液器过滤孔径的要求　2014 年，由国家卫生和计划生育委员会首次以行业标准的形式发布的《静脉治疗护理技术操作规范（WS/T433—2013）》明确规定：输注脂肪乳剂、化疗药物以及中药制剂时宜使用精密过滤输液器。所以，白消安针剂作为化疗药，在输注过程中需使用精密过滤输液器。

6. 对输液途径的要求　不同的化疗药物对血管和组织的刺激程度也不同，按照对血管和组织刺激程度的不同，可将化疗药物分为发疱剂、刺激性药物及非发疱剂。其中，刺激性药物建议采用中心静脉输注，不建议采用外周血管输注。白消安在分类中属于刺激性药物，其说明书中明确指出，应使用输液泵输注本品稀释溶液，禁止推注，应通过中心静脉导管每 6 小时给药一次，每次持续滴注 2h，连续 4 天，共 16 次。所有患者均应预防性给予苯妥英，因为白消安可通过血脑屏障并诱发癫痫。在骨髓移植前 3 天，本品第 16 次给药之后 6h，给予环磷酰胺，剂量为 60mg/kg，每次静注 1h，每天一次，共 2 天。因此，白消安针剂宜采用中心静脉输注，不宜采用外周血管输注。

7. 对输液速度的要求　设定输液流速，在 2h 中将规定量的本品输完。在每次输药前后，用大约 5ml 的 0.9% 氯化钠注射液或 5% 葡萄糖注射液冲洗输液管道。不要同时输注其他相容性未知的静脉注射溶液。警告：未试验过本品的快速输注，且不推荐快速输注。

8. 配制后储存条件及稳定时间　有研究在 2～8℃、13～15℃（恒温控制室）和室温〔（20±5）℃〕3 个储存温度下评估白消安的稳定性，结果发现随着温度的升高，白消安损耗加快：在 2～8℃冷藏条件下，白消安针剂可保存 12h；当置于 13～15℃环境时，白消安针剂可保存 8h；而当置于室温中时，仅能保存 4h，且输注也必须在上述相应时限内完成。因此，在 2～8℃的条件下储存白消安针剂稳定性最佳。

【推荐意见】

1. 将白消安稀释于 0.9% 氯化钠注射液或 5% 葡萄糖注射液中，浓度达 0.5mg/ml 时效果最佳（ⅠB）。

2. 保存于 50ml 聚丙烯注射器中，稳定性最佳（ⅠB）。

3. 使用不含有聚碳酸酯材料的注射器和针头（ⅠA）。

4.药物配制参考常规化疗药物配制方法（ⅡA）。

5.使用精密过滤输液器（ⅡA）。

6.采用中心静脉输注（ⅠA）。

7.禁止推注，应采用静脉滴注的方式（ⅡA）。

8.不推荐快速输注（ⅡA）。

9.配制后可在室温条件下保存3～4h，在2～8℃冷藏条件下保存12h（ⅡB）。

顺　铂
Cisplatin

【性　状】　本品为亮黄色至橙黄色的结晶性粉末，或微黄色至黄色疏松块状物或粉末。

【适应证】　顺铂适用于多种实体瘤的治疗，可单药应用或与其他化疗药物联合应用，用于包括小细胞肺癌与非小细胞肺癌、胃癌、食管癌、睾丸癌、卵巢癌、宫颈癌、子宫内膜癌、膀胱癌、前列腺癌、乳腺癌、头颈部鳞癌、非精原细胞性生殖细胞癌、恶性黑色素瘤、骨肉瘤、神经母细胞瘤、肾上腺皮质癌和恶性淋巴瘤等的治疗。此外，也可与其他抗癌药物联合使用，剂量需根据具体情况做适当调整。

【禁忌证】　肾功能严重受损患者、孕妇和对本品过敏者禁用。

【用法用量】　静脉滴注。作为单药治疗，成人常用剂量为50～100mg/m^2，连用5天，3～4周重复用药。顺铂与其他抗癌药物联合使用时，剂量需根据具体情况做适当调整。

为减少肾毒性，在使用顺铂前及使用24h内应给予充分水化，尤其是给予大剂量顺铂（>50mg/m^2）时。给药前先给予500～1000ml 0.9%氯化钠注射液或5%葡萄糖氯化钠注射液。给药后再给予1000～2000ml的液体，保证化疗前3天每日液体总量达3000ml。水化前后可配合使用甘露醇及呋塞米，保证尿量每日2000～3000ml，治疗过程中应监测血钾、血镁变化，注意保持水、电解质平衡。

【注意事项】

1.有严重的恶心、呕吐等消化道反应时，需合用强效止吐剂。其他副作用有肾毒性、神经毒性、骨髓抑制等。

2.本品应避免与有肾毒性或耳毒性的药物合用。

3.肾损害者、孕妇禁用。

4.静脉滴注时需避光。

【制剂与规格】　注射用顺铂：10mg；20mg。

【pH　值】　5.0～7.0（用0.9%氯化钠注射液配制的浓度为1mg/ml的溶液）。

【证　据】

1.溶媒推荐　顺铂类药物在体外（25℃）条件下，在二甲基甲酰胺（DMF）中的溶解度为2.5mg/ml（8.33mmol/L）；50℃水浴加热条件下在水中的溶解度为2mg/ml（6.67 mmol/L）；不溶于乙醇。研究发现二甲基亚砜（DMSO）与铂络合物（顺铂、卡铂等）反应，抑制其细胞毒性及降低诱导细胞死亡的能力，进而失去其生物活性及药理学作用，使顺铂、卡铂和其他铂络合物失活。因此，不建议使用DMSO作为铂类药物的溶剂。注射用顺铂说明书（山东罗欣药业集团股份有限公司）在给药说明中指出，本品需要用300～500ml 0.9%氯化钠注射液稀释滴注。因此，顺铂选择0.9%氯化钠注射液作为溶媒。

2.对药物配制的要求　本品说明书中未对顺铂注射液的配制方法提出特别要求，可按照常规化疗药物进行配制。国内权威机构制定了接触化疗药物的医务人员职业防护措施，规定配制化疗药物需在垂直层流生物安全柜内进行。《执行静脉抗肿瘤药物治疗人员操作规定》中明确规定操作时要穿防护服、戴口罩、手套、护目镜，有条件的戴面罩。

美国静脉输液护理学会输液治疗实践标准（2016年修订版）抗肿瘤治疗中要求，在配药过程中采取以下一系列措施：双层化疗手套、防护服、眼睛/呼吸防护装置、通风工程控制如Ⅱ级生物安全柜（BSC）或无菌密闭制药隔离器（CACI），以及封闭系统的药物传递装置。

3.对输液器材质的要求　传统输液器多以聚氯乙烯（PVC）为原料，输液器材料会对抗癌药物产生吸附作用或药物反应，当对输液器有特殊需求时，可在说明书中标注。注射用顺铂（冻干型）（齐鲁制药有限公司）说明书中提到顺铂可与铝相互作用生成黑色沉淀，在配制和使用顺铂时，不得使用含铝的针头、注射器或输注装置，未对使用特殊的非PVC输液器材质做出明确说明。广东省药学会2016年印发的《静脉用药输注装置安全规范专家共识》中对建议使用非聚氯乙烯材质输液器的抗肿瘤药物中未见顺铂。高处寒等总结的不宜使用聚氯乙烯材质输液器输注的药物中，也未见顺铂报道。文献未见对顺铂注射液输液器材质特殊要求的报道。因此，可以使用传统的普通材质输液器，但针头不得含铝。

4.输注中对避光输液器的要求　注射用顺铂（冻干型）（齐鲁制药有限公司）说明书指出，对静滴瓶应予以遮盖、避光。未提及是否使用避光输液器，但广东省药学会2016年印发的《静脉用药输注装置安全规范专家共识》中指出卡铂应使用避光输液器，本品溶解后应在8h内用完，滴注及存放应避免直接日晒。有文献报道，针对抗肿瘤的顺铂遇光易分解的特性，输注过程中宜采用一次性避光输液器。所以，使用本品应选择一次性避光输液器。

5.对输液器过滤孔径的要求　根据行业标准《专用输液器 第1部分：一次性使用精密过滤输液器》的规定，能够过滤直径为5μm及更小的微粒且滤出率大于90%的输液器称为精密过滤输液器。《静脉治疗护理技术操作规范》中明确规定，输注脂肪乳剂、化疗药物及中药制剂时宜使用精密过滤输液器。

顺铂是金属类的化疗药物，宜使用精密过滤输液器输注。

6.对输液途径的要求　注射用顺铂（冻干型）（齐鲁制药有限公司）说明书指出，顺铂可通过静脉、动脉或腔内给药，通常采用静脉滴注方式给药。因顺铂为化疗药物，建议先注入0.9%氯化钠注射液检查输液导管通畅性及确认注射针头在静脉之后再经此通畅的输液管给药，建议选择中心静脉输注。所以，在输注过程中首选经外周中心静脉导管（PICC）。

7.对输液速度的要求　一般静脉注射顺铂1～2h后即可发生胃肠道反应，持续4～6h，停药后3～5天，有6%的患者由于急性肠道毒性反应而拒绝治疗。李文连等报道，输注顺铂要缓慢输注，一般在2h以上，可减少胃肠道反应的发生率。张梅等报道，为减轻化疗毒性，顺铂输入持续时间以3～3.5h为宜。也有文献表示，输入同剂量的顺铂，虽然速度不同，但疗效基本相同。叶敏等对1例输注5～6h的患者随访3年，未发生远处转移。总之，减慢输液速度可减轻化疗引起的胃肠道毒性反应。所以，输注顺铂必须，缓慢输注，一般滴注时间在2h以上。

8.储存条件及稳定时间　注射用顺铂（冻干型）（齐鲁制药有限公司）说明书指出，储藏要求为避光、密闭室温保存。如储存于室温及避光条件下，化学性质可稳定24h。溶液中不含任何抗菌防腐剂，为防止微生物污染的危险，输液必须配后即用。所以，本品输注要在24h内完成，剩余药液必须抛弃。

【推荐意见】

1.顺铂可用0.9%氯化钠注射液溶解后静脉滴注（ⅡA）。

2.按照常规化疗药物进行配制（ⅠA）。

3.可以使用PVC材质输液器（ⅢB）。

4.应当使用一次性避光材质输液器（ⅡA）。

5.顺铂可通过静脉、动脉或腔内给药，通常采用静脉滴注，血管通路选择PICC或CVC（ⅡA）。

6.输注顺铂，要缓慢输注，一般在2h以上（ⅡA）。

7.要在24h内完成，剩余药液必须抛弃（ⅢA）。

8.室温避光保存（ⅢA）。

卡　铂
Carboplatin

【性　状】　本品为无色或微黄色澄明液体。

【适应证】　用于实体瘤，如小细胞肺癌、卵巢癌、睾丸肿瘤、头颈部癌及恶性淋巴瘤等，也适用于其他肿瘤，如子宫颈癌、膀胱癌及非小细胞肺癌等。

【禁忌证】

1.有明显骨髓抑制及肾功能不全者。

2.对其他铂制剂及甘露醇过敏者。

3.孕妇及有严重并发症者。

4.应用过顺铂者慎用。

5.严重肝肾功能损害者禁用。

【用法用量】　卡铂加入5%葡萄糖注射液250～500ml中静脉滴注。每次300～400mg/m^2，一次给药，或分5次5天给药。每4周给药1次，每2～4周为一个疗程。

【注意事项】

1.应用本品前后检查血象及肝肾功能，治疗期间，每周检查白细胞、血小板至少1～2次。

2.用药前后应严密监视患者的肾功能和血象。

3.由于卡铂对骨髓抑制作用明显，在用药后3～4周不应重复给药。

4.在治疗开始和之后的每周都要检查血细胞，作为之后调整剂量的依据。

5.一旦对本品发生过敏反应，应立即采取适当的治疗措施。

6.与其他抗癌方式联合治疗，应注意适当调整剂量。

7. 卡铂只做静脉输注，应避免漏于血管外。

8. 卡铂一经稀释，应在8h内用完，滴注及存放时应避免直接日晒。

9. 卡铂可能引起血浆中电解质的下降（如镁、钾、钠、钙），使用期间注意监测。

10. 对一切可能发生的不良反应，都要随访检查。

【制剂与规格】 卡铂注射液：10ml：50mg；10ml：100mg。

【pH 值】 4.5 ～ 7.0。

【证 据】

1. 溶媒推荐 研究发现，二甲基亚砜（DMSO）与铂络合物（顺铂、卡铂等）合用具有抑制铂络合物的细胞毒性，以及降低诱导细胞死亡的能力，进而失去其生物活性及药理学作用，使顺铂、卡铂和其他铂络合物失活。因此，不建议使用DMSO作为铂类药物的溶剂。卡铂注射液说明书（齐鲁制药有限公司）在给药说明中指出，卡铂加入5%葡萄糖注射液250 ～ 500ml中静脉滴注。因此，卡铂选择溶媒为5%葡萄糖注射液250 ～ 500ml。

2. 对药物配制的要求 本品说明书中未对卡铂注射液的配制方法提出特别要求，可按照常规化疗药物进行配制。国内权威机构制定了接触化疗药物的医务人员职业防护措施，规定配制化疗药物需在垂直层流生物安全柜内进行。《执行静脉抗肿瘤药物治疗人员操作规定》中明确规定操作时，要穿防护服、戴口罩、手套、护目镜，有条件的戴面罩。

美国静脉输液护理学会输液治疗实践标准（2016年修订版）抗肿瘤治疗要求在配药过程中采取系列措施：戴双层化疗手套、穿防护服、戴眼睛/呼吸防护装置、通风工程控制如Ⅱ级生物安全柜（BSC）或无菌密闭制药隔离器（CACI），封闭系统的药物传递装置。

3. 对输液器材质的要求 传统输液器多以聚氯乙烯（PVC）为原料，输液器材料会对抗癌药物产生吸附作用或药物反应，有文献阐述了卡莫司汀、紫杉醇注射液的影响。当对输液器有特殊需求时，可在说明书中标注，如注射用紫杉醇（白蛋白结合型）（石药集团欧意药业有限公司）说明书对使用注射器和输注装置材料有明确的说明。广东省药学会2016年印发的《静脉用药输注装置安全规范专家共识》中建议使用非聚氯乙烯材质输液器的抗肿瘤药物中未见卡铂。高处寒等报道不宜使用聚氯乙烯材质输液器输注的药物中，也未见卡铂报道。文献未见对顺铂注射液输液器材质特殊要求的报道。因此，可以使用传统的普通材质输液器。

4. 输注中对避光输液器的要求 卡铂说明书指出输注时应避免直接日晒。广东省药学会2016年印发的《静脉用药输注装置安全规范专家共识》中指出卡铂应使用避光输液器，卡铂溶解后应在8h内用完，滴注及存放应避免直接日晒。因此，注射用卡铂为化疗药在输注过程中要使用避光输液器。

5. 对输液器过滤孔径的要求 根据行业标准《专用输液器 第1部分：一次性使用精密过滤输液器》的规定，能够过滤直径为5μm及更小的微粒且滤出率大于90%的输液器称为精密过滤输液器。《静脉治疗护理技术操作规范》中明确规定，输注脂肪乳剂、化疗药物以及中药制剂时宜使用精密过滤输液器。所以，卡铂作为化疗药物，宜使用精密过滤输液器输注。

6. 对输液途径的要求 卡铂注射液说明书指出，卡铂加入5%葡萄糖注射液250 ～ 500ml中静脉输注，避免漏于血管外。建议先注入0.9%氯化钠注射液检查输液导管通畅性及注射针头确实在静脉之后再经此通畅的输液管给药，选择中心静脉输注。所以，在输注过程中首选经外周中心静脉导管（PICC）。

7. 对输液速度的要求 卡铂说明书对滴数无明确限制。有文献报道，滴数为80滴/分，出现过敏反应。输液时间以3 ～ 4h为宜，可减少卡铂超敏反应，输注卡铂时，前20min给予20滴/分，无不适后，调整滴速为50 ～ 60滴/分。

8. 储存条件及稳定时间 关于本药品储存条件，说明书指出，卡铂注射液遮光，阴凉处（不超过20℃）保存，避免直接日晒。一经稀释，应在8h内用完。

【推荐意见】

1. 加入5%葡萄糖注射液250 ～ 500ml溶解后静脉滴注（ⅡA）。

2. 按照常规化疗药物进行配制（ⅠA）。

3. 可以使用传统的PVC材质输液器（ⅢB）。

4. 使用一次性避光材质输液器（ⅡA）。

5. 采用静脉滴注方式给药（ⅡA）。

6. 输液必须配后即用（ⅡA）。

7. 使用PICC或CVC等通路静脉输注（ⅡA）。

8. 输注卡铂必须在8h内完成（ⅢA）。

9. 避光、阴凉处（不超过20℃）保存（ⅢA）。

奥沙利铂
Oxaliplatin

【性　状】　本品为白色或类白色的冻干块状物或粉末。

【适应证】　与氟尿嘧啶和亚叶酸（甲酰四氢叶酸）联合应用于转移性结直肠癌的一线治疗、原发肿瘤完全切除后的Ⅲ期（Duke's分期C期）结肠癌的辅助治疗、不适合手术切除或局部治疗的局部晚期和转移的肝细胞癌（HCC）的治疗。

【禁忌证】

1. 已知对奥沙利铂或其他铂类化合物过敏者。

2. 哺乳期妇女。

【用法用量】　推荐剂量：限成人使用。

1. 辅助治疗时，奥沙利铂的推荐剂量为85mg/m²（静脉滴注），每2周重复一次，共12个周期（6个月）。

2. 治疗转移性结直肠癌时，奥沙利铂的推荐剂量为85mg/m²（静脉滴注），每2周重复一次，或130mg/m²（静脉滴注），每3周重复一次，直至疾病进展或出现不可接受的毒性反应。

3. 治疗不可手术切除的肝细胞癌时，在奥沙利铂联合氟尿嘧啶和亚叶酸方案（FOLFOX4）中，奥沙利铂的推荐剂量为85 mg/m²（静脉滴注），每2周重复一次，直至疾病进展或出现不可接受的毒性反应。

4. 奥沙利铂应在输注氟尿嘧啶前给药。

【注意事项】

1. 过敏反应　治疗过程中应严密监测过敏症状，一旦发生任何过敏反应，应立即停止给药，并给予积极的对症治疗，并禁止在这些患者中再用奥沙利铂。

2. 肝肾功能影响　根据个体敏感程度，化疗后要进行肝肾功能检测，发现异常，及时给予保肝、保肾治疗。

3. 滴速、环境的影响　以2h内滴注完奥沙利铂的速度给药时，若患者出现急性喉痉挛，下次滴注时，应将滴注时间延长至6h。并告知患者，整个用药周期要避免暴露于冷环境中，避免进食未加工的冷的食物或冷饮，以免引起喉痉挛。

4. 骨髓抑制　可引起中性粒细胞及血小板减少，应定期进行血液学监测。

【制剂与规格】　注射用奥沙利铂：50mg。

【pH　值】　4.0～7.0。

【证　据】

1. 溶媒推荐　注射用奥沙利铂说明书（齐鲁制药有限公司）在给药说明中指出，不得用盐溶液配制和稀释，配制溶液时应使用5%葡萄糖溶液进行溶解，从瓶中取出溶液，立即用250～500ml的5%葡萄糖溶液稀释成0.2 mg/ml以上浓度的溶液进行静脉输注。

2. 对药物配制的要求　药品说明书中未对奥沙利铂的配制方法提出特别要求，可按常规化疗药物进行配制。权威机构为接触化疗药物的医务人员制定了安全防护措施，其中规定配制所有化疗药剂需在垂直层流生物安全柜内进行。《执行静脉抗肿瘤药物治疗人员操作规定》中明确规定操作时要穿防护服，戴口罩、手套、护目镜，有条件的戴面罩。

3. 对输液器材质的要求　药品说明书中注明不能用含铝的注射材料，但对其他材质的使用并未做特殊说明。有国外文献报道，PVC材料对一些醇溶性、脂溶性药物，尤其是抗肿瘤药物，有较强的吸附性，从而导致处方用药量不准确、疗效降低，增加治疗费用。国内2016年的一项研究将8种药品溶于不同材质（PVC输液袋、M312C非PVC输液袋、玻璃输液瓶）容器的输液中，结果显示多柔比星、地尔硫䓬、顺铂和环孢素、氟尿嘧啶在玻璃瓶包装及M312C非PVC输液袋包装的输液中稳定，在48h内的含量变化测定中，绝大多数药物的含量差异均小于±5%。大部分含量几乎没有变化，这些药物在M312C非PVC输液袋与玻璃输液瓶中吸附很小；而这些药物在PVC输液袋中，其药物含量的变化要大于在M312C非PVC输液袋与玻璃输液瓶中的变化。同时，有文献报道，奥沙利铂会与铝制品发生反应，所以在输注该药物时应避免使用含铝的针头。上述研究表明，因PVC材质对化疗药（包含铂类）具有吸附作用，所以在输注中宜选择非PVC材质的输液袋及输液器，不能用含铝的注射材料。

4. 输注中对避光输液器的要求　曹原等对淄博市中心医院避光药品使用管理进行了报道，其列出了需采取适当避光措施使用的药品目录，其中就包含铂类抗肿瘤药物：注射用卡铂、注射用奈达铂、注射用奥沙利铂等。另有报道指出，顺铂注射器在光照下会发生光水合反应和光氧化还原反应，色泽变化表现为黄色加深，直至金属铂析出。见光后会吸收一部分光能，引发光化学反应，这是很多铂族金属配合物的特性。同类药物卡铂、奥沙利铂等在使用过程中也应该注意避光。因此，临床上应采用避光输液器对注射用奥沙利铂进行输注。

5.对输液器过滤孔径的要求 2014年，由国家卫生和计划生育委员会首次以行业标准的形式发布的《静脉治疗护理技术操作规范（WS/T433—2013）》明确规定，输注脂肪乳、化疗药物及中药制剂时宜使用精密过滤输液器。另有一国内研究资料结果说明使用0.2μm的精密过滤输液器输注奥沙利铂，能够有效地降低过敏反应的发生，保证临床用药的安全性。因此，注射用奥沙利铂作为化疗药在输注过程中需要使用精密过滤输液器。

6.对输液途径的要求 国内2010年的一项研究对经PICC及外周留置针输入奥沙利铂神经毒性进行对比观察，认为经PICC输入奥沙利铂神经毒性反应发生率低，耐受性强，可避免引起输注肢体疼痛。分析原因：可能是上腔静脉血流量（2500ml/min）远大于外周静脉血流量（1ml/min），药物经PICC注入后迅速被稀释，可明显减轻药物对周围血管、神经的损伤，降低了药物的局部不良反应。因此，注射用奥沙利铂在输注过程中首选PICC等中心静脉导管。

7.对输液速度的要求 注射用奥沙利铂说明书在输注说明中指出，奥沙利铂用250～500ml的5%葡萄糖溶液稀释成0.2mg/ml及以上浓度的溶液，静脉滴注2～6h。

8.配制后储存条件及稳定时间

（1）配制后储存条件：2014年国内一项关于注射用奥沙利铂稳定性的研究分别在室温、冷藏条件下对130526-1.13052603批次的注射用奥沙利铂进行稳定性研究。在考察中发现，供试品（奥沙利铂）溶液在室温下放置8h后，杂质量明显增高，冷藏放置8h后杂质A的量没有增加，实验表明，注射用奥沙利铂对温度敏感，应冷藏储存。

另一项国内研究报道对计算机检索万方和知网数据库2017年1月至2019年10月发表的涉及避光概念的论文、《中国药典（2015年版）》中"临床用药须知"中光不稳定药品的使用注意事项、光不稳定药品的说明书进行汇总分析，发现与奥沙利铂同为铂类的奈达铂、卡铂，滴注和存放时应避免直接日光照射。

（2）配制后稳定时间：注射用奥沙利铂说明书在输注说明中指出，正常情况下，溶液的物理化学稳定性在2～8℃可保存24h。但从微生物学角度看，此溶液应立即使用。如果不能立即使用，必须保证使用前其贮存的时间和条件，正常情况下在

2～8℃下存放不应超过24h。

【推荐意见】

1.用5%葡萄糖溶液稀释药液（ⅡA）。

2.药物配制参考常规化疗药配制方法（ⅡB）。

3.使用非PVC材质输液袋及输液器，不能使用含铝的注射材料（ⅡB）。

4.使用避光材质输液器（ⅡB）。

5.使用精密过滤输液器（ⅡA）。

6.使用PICC等中心静脉输注（ⅡB）。

7.使用静脉滴注进行输注（ⅡA）。

8.冷藏避光保存（ⅡB）。

9.配制后于24h内进行输注（ⅡA）。

奈 达 铂
Nedaplatin

【性　状】 本品为白色或类白色的疏松块状物或无定形固体。

【适应证】 主要用于头颈部癌、小细胞肺癌、非小细胞肺癌、食管癌、卵巢癌等实体瘤。

【禁忌证】

1.有明显骨髓抑制及严重肝、肾功能不全者。

2.对其他铂制剂及右旋糖酐过敏者。

3.孕妇、可能妊娠及有严重并发症的患者。

【用法用量】 静脉滴注：临用前，用0.9%氯化钠注射液溶解后，再稀释至500ml，滴注时间不应少于1h，滴完后需继续滴注输液1000ml以上。推荐剂量为每次给药80～100mg/m²，每疗程给药一次，间隔3～4周后方可进行下一个疗程。

【注意事项】

1.本品应尽可能在具有肿瘤化疗经验医师的指导下使用，慎重选择患者，应具有应对紧急情况的处理条件。

2.有听力损害，骨髓、肝、肾功能不良，合并感染和水痘患者，以及老年人慎用。

3.本品有较强的骨髓抑制作用，并可能引起肝、肾功能异常。应用本品过程中应定期检查血液、肝、肾功能并密切注意患者的全身情况，若发现异常，应停药并适当处置。

4.育龄患者应考虑本品对性腺的影响。

5.本品只做静脉滴注，应避免漏于血管外。

6.本品配制时，不可与其他抗肿瘤药混合滴注，也不宜使用氨基酸输液、pH值小于5的酸性输液（如电解质补液、5%葡萄糖溶液或葡萄糖氯化钠溶液等）。

7.本品忌与含铝器皿接触。本品在存放及滴注时应避免直接日光照射。

【制剂与规格】　注射用奈达铂：10mg。

【pH 值】　6.5～7.5。

【证 据】

1.溶媒推荐　药物说明书（齐鲁制药有限公司）中及文献指出，本品应使用0.9%氯化钠注射液配制，输注前后用0.9%氯化钠注射液冲管，防止药物化学反应。本品在0.9%氯化钠注射液中的稳定性好。

2.对药物配制的要求　药物说明书中指出，本品配制时，不可与其他抗肿瘤药混合滴注，也不宜使用氨基酸输液、pH值小于5的酸性输液（如电解质补液、5%葡萄糖溶液或葡萄糖氯化钠溶液等）。本品与铝反应可产生沉淀，降低活性，因此，忌与含铝器皿接触。权威机构为接触化疗药物的医务人员制定了安全防护措施，规定配制所有化疗药剂需在垂直层流生物安全柜内进行。《执行静脉抗肿瘤药物治疗人员操作规定》中明确规定操作时要穿防护服、戴口罩、手套、护目镜，有条件的戴面罩。

3.对输液器材质的要求　有文献报道，奈达铂静脉输注时，输注装置不得使用铝质材料，对PVC等材质无特殊要求。

4.输注中对避光输液器的要求　本品遇光、热均易分解，应避免直接日光照射与高温，因此，奈达铂药物需避光输注，采用避光精密输液器及避光输液套，避光输液器对全波段的紫外线透过率≤15%，从而保证了药物的稳定性。

5.对输液器过滤孔径的要求　2014年由国家卫生和计划生育委员会首次以行业标准形式发布的《静脉治疗护理技术操作规范（WS/T433—2013）》中明确规定：输注脂肪乳剂、化疗药物及中药制剂时宜使用精密过滤输液器。所以，奈达铂作为化疗药在输注过程中需使用精密过滤输液器。

6.对输液途径的要求　说明书中明确指出，本品只用于静脉滴注，应避免漏于血管外。不同的化疗药物对血管和组织的刺激程度也不同，按照对血管和组织刺激程度的不同，可将化疗药物分为发疱剂、刺激性药物及非发疱剂。其中，发疱剂须采用中心静脉输注；刺激性药物也建议采用中心静脉输注，不建议采用外周血管输注；对于非刺激性药物，最好也采用中心静脉输注，如果没有条件采用中心静脉输注，也可考虑采用外周血管输注。奈达铂在分类中属于刺激性药物。所以，奈达铂宜采用中心静脉输注，不建议采用外周血管输注。

7.对输液速度的要求　药品说明书和文献均表明，开始用药前30min滴速要慢，在用药30min内密切观察患者意识、面色、生命体征，主动询问患者有无不适，特别是用药早期（3～10min）为高度警觉期。在滴注奈达铂时，前10min滴注速度为10滴/分，之后缓慢滴注15～30滴/分，化疗药物输注30min后若无特殊反应，再调至40～60滴/分。护士在旁边观察10min以上才能离开，以观察有无出现过敏反应。输液速度过快，输注时间短会增加过敏反应的发生。文献建议：静脉滴注时间应大于1h。

8.配制后储存条件及稳定时间　药物在配制后，其物理稳定性、化学稳定性及生物稳定性均会下降，而不同药物因其化学结构的不同，其稳定性受外界影响的程度也不同。参考说明书中的储存条件，本品应该在室内避光、干燥处密闭保存，在2～8℃条件下可保存4h。

【推荐意见】

1.使用0.9%氯化钠注射液配制，输注前后用0.9%氯化钠注射液冲管（ⅡB）。

2.配制时，不可与其他抗肿瘤药混合滴注，也不宜使用氨基酸输液、pH值在5以下的酸性输液（ⅡA）。

3.药物配制参考常规化疗药物配制方法（ⅡB）。

4.使用一次性避光输液器输注（ⅠA）。

5.使用精密过滤输液器（ⅡA）。

6.采用中心静脉输注，不建议采用外周血管输注（ⅠA）。

7.输注时间不小于1h（ⅡA）。

8.可在2～8℃条件下保存4h（ⅡB）。

洛　铂
Lobaplatin

【性 状】　本品为白色冻干粉末。

【适应证】　本品主要用于治疗乳腺癌、小细胞肺癌及慢性粒细胞白血病。

【禁忌证】

1.有骨髓抑制患者或有凝血机制障碍的患者禁用本品（可增加出血的危险或出血）。

2.已有肾功能损害的患者禁用本品。

3.对铂类化合物过敏者禁用。

【用法用量】

1.使用前用5ml注射用水溶解，此溶液应于4h内应用（存放温度2～8℃）。静脉注射按体表面积一次50mg/m²，再次使用时应待血液毒性或其他临床副作用完全恢复，推荐的应用间歇期为3周。如副作用恢复较慢，可延长使用间歇。

2.用药的持续时间：治疗持续时间应根据肿瘤的反应，最少应使用2个疗程。如肿瘤开始缩小，可继续进行治疗，总数可达6个疗程。

【注意事项】

1.洛铂针剂应在有肿瘤化疗经验医师的指导下应用。应有足够的诊断和治疗的设备来处理可能引起的并发症。洛铂针剂对骨髓有毒性，血小板严重减少和重度贫血患者，特别是罕见的出血病例，可能需要输血。

2.对患者的监测：血常规（包括血小板、白细胞和血红蛋白）和临床血生化（包括氨基转移酶）应定期检查，在每个疗程前和每次用药后第2周进行检查。

3.配伍禁忌：洛铂针剂不能用氯化钠溶液溶解，因其可增加洛铂的降解。

【制剂与规格】 注射用洛铂：10mg；50mg（以无水物计）。

【pH 值】 6.0～8.0。

【证 据】

1.溶媒推荐 说明书（海南长安国际制药有限公司）中提出，洛铂针剂应在使用前用5ml注射用水溶解后静脉注射，但不建议用0.9%氯化钠注射液溶解，易增加洛铂的降解。然而，有研究将洛铂分别溶解于0.9%氯化钠注射液和5%葡萄糖注射液中进行比较，发现洛铂与0.9%氯化钠注射液配伍（25℃、37℃和42℃），在4h内均稳定；与5%葡萄糖注射液配伍（25℃和37℃），在2h内均稳定。还有研究发现，洛铂针剂与氯化钠注射液配伍后，在25℃和37℃条件下放置24h内，含量无明显变化。虽然多项研究使用0.9%氯化钠注射液或5%葡萄糖注射液作为溶媒。但鉴于说明书的权威性，推荐注射用水溶解本品。

2.对药物配制的要求 洛铂单独用药的疗效不及联合用药，而联合用药时需选择与洛铂具有不同抗癌机制的药物，由于洛铂的主要不良反应是骨髓抑制，因此说明书与文献均有强调，不能配伍不良反应以骨髓抑制为主的药物，否则会增加骨髓毒性作用，且联合用药所引起的不良反应需在患者的耐受范围内。

《执行静脉抗肿瘤药物治疗人员操作规定》中明确规定操作时要穿防护服、戴口罩、手套、护目镜，有条件的戴面罩。

3.对输液器材质的要求 本品说明书及相关文献均未显示洛铂针剂对输液器材质有特殊要求。

4.输注中对避光输液器的要求 本品说明书指出，光照可催化洛铂反应的进程，因此洛铂针剂需采用避光输液器输注。

5.对输液器过滤孔径的要求 2014年，由国家卫生和计划生育委员会首次以行业标准的形式发布的《静脉治疗护理技术操作规范（WS/T433—2013）》中明确规定：输注脂肪乳剂、化疗药物以及中药制剂时宜使用精密过滤输液器。因此，洛铂针剂作为化疗药在输注过程中需使用精密过滤输液器。

6.对输液途径的要求 由于洛铂针剂在化疗药物中属于刺激性药物，因此，多项研究均采用中心静脉输注的方式化疗，不建议采用外周血管输注。

7.对输液速度的要求 本品说明书中推荐用注射用水稀释洛铂至10mg/ml，1min以内静脉注射；或用100ml溶媒进一步稀释，静脉滴注10min以上。

8.配制后储存条件及稳定时间 本品说明书中提出，洛铂针剂应在遮光、密闭、25℃以下的条件下保存最佳。使用前可用5ml注射用水溶解，在2～8℃条件下可存放4h。还有研究发现，当洛铂在0.9%氯化钠注射液中的浓度为200～500μg/ml时，于25～50℃下保存4h基本稳定；浓度为100μg/ml时，于25℃和42℃下保存2h含量在98%以上；浓度为40μg/ml时，于25℃和42℃下保存1.5h含量在95%以上，可见当洛铂在0.9%氯化钠注射液中的浓度较高时，在一定温度范围内具有良好的稳定性。还有研究指出，洛铂与0.9%氯化钠注射液和5%葡萄糖注射液配伍长时间后均可降解产生乳酸，且随时间延长而增加。

因此，当在溶媒中的浓度达200～500μg/ml时，一定温度条件下（2～50℃），洛铂针剂的稳定性最佳。

【推荐意见】

1.配制时严格遵守无菌操作，若药物出现变质现象则不宜使用（ⅡA）。

2.注射用水、0.9%氯化钠注射液、5%葡萄糖注射液均可作为溶媒，首选注射用水（ⅠA）。

3.药物配制时需注意配伍禁忌和不良反应（ⅡA）。

4.使用避光材质输液器（ⅠA）。

5.使用精密过滤输液器输注（ⅡA）。

6.采用中心静脉输注（ⅠA）。

7.可静脉注射和静脉滴注，切忌药物外渗（ⅠA）。

8.在遮光、密闭、25℃以下的条件下保存最佳，与溶媒配制后可在2～8℃条件下存放4h（ⅠA）。

柔红霉素
Daunorubicin

【性　状】　本品为红色疏松块状物或粉末。

【适应证】　用于急性粒细胞白血病和急性淋巴细胞白血病，以及慢性急变者。

【禁忌证】

1.心脏病患者及有心脏病史的患者禁用。

2.对本品有严重过敏史患者禁用。

3.孕妇和哺乳期妇女禁用。

【用法用量】　静脉注射或静脉滴注。使用前每支加10ml 0.9%氯化钠注射液溶解。静脉滴注用0.9%氯化钠注射液250ml溶解后滴注，1h内滴完。成人一个疗程的用量为0.4～1.0mg/kg，儿童用量为1.0mg/kg，1日1次，共3～5次，连续或隔日给药。停药1周后重复。总给药量不超过25 mg/kg。

【注意事项】

1.骨髓抑制：较严重。可出现贫血、粒细胞减少、血小板减少等，用药期间应定期进行血液学监测，如有异常，做减药、停药等处理。

2.心脏毒性：可引起心电图异常、心动过速、心律失常；严重者可有心力衰竭。总给药量超过25mg/kg可导致严重心肌损伤，静注过快时也可出现心律失常。

3.胃肠道反应：可出现溃疡性口腔炎、食欲缺乏、恶心呕吐等，用药期间应给予对症处理。

4.有感染、出血倾向或病情恶化者，应慎用。

5.生殖系统的影响：对于儿童及生育年龄的患者，如必须给药，应考虑到对性腺的影响。

6.与酸性或碱性药物配伍易失效。

7.免疫抑制效应：使用盐酸柔红霉素治疗时，不得接种活疫苗。

【制剂与规格】　注射用盐酸柔红霉素：10mg；20mg。

【pH　值】　4.5～6.5。

【证　据】

1.溶媒推荐　注射用盐酸柔红霉素说明书（瀚晖制药有限公司）在给药说明中指出，使用前每支加10ml 0.9%氯化钠注射液溶解。静脉滴注用0.9%氯化钠注射液250ml溶解后滴注。

2.对药物配制的要求　本品说明书中未对盐酸柔红霉素的配制方法提出特别要求，可按常规化疗药物进行配制。国际权威机构为接触化疗药物的医务人员制定了安全防护措施，其中规定配制所有化疗药剂需在垂直层流生物安全柜内进行。《执行静脉抗肿瘤药物治疗人员操作规定》中明确规定操作时要穿防护服，戴口罩、手套、护目镜，有条件的戴面罩。

3.对输液器材质的要求　有国外文献报道，PVC材料对一些醇溶性、脂溶性药物，尤其是抗肿瘤药物有较强的吸附性，从而导致处方用药量不准确、疗效降低，增加治疗费用。

因此，在输注中宜选择非PVC材质的输液袋及输液器。

4.输注中对避光输液器的要求　药品说明书对输液过程中是否需要避光未做特殊说明，有文献报道柔红霉素在避光条件下24h含量稳定。王强等报道，在光照条件下，药品含量下降不足1%，杂质含量略有上升，提示应注意避光保存。因此，宜采用避光输液器对注射用柔红霉素进行输注。

5.对输液器过滤孔径的要求　2014年，由国家卫生和计划生育委员会首次以行业标准的形式发布的《静脉治疗护理技术操作规范（WS/T433—2013）》中明确规定：输注脂肪乳、化疗药物以及中药制剂时宜使用精密过滤输液器。国内2011年一项关于精密过滤输液器预防柔红霉素所致静脉炎效果观察的对比研究显示，应用精密过滤输液器输注柔红霉素静脉炎的发生率由55%下降至25%，静脉炎轻重程度方面，观察组明显低于对照组。因此，盐酸柔红霉素在输注过程中宜使用精密过滤输液器。

6.对输液途径的要求　注射用盐酸柔红霉素说明书在给药说明中指出，只能用于静脉注射或滴注。静脉注射时应注意部位和方法，防止血管疼痛、静脉炎和血栓形成。药液漏出血管外，可引起组织损坏或坏死。建议先注入0.9%氯化钠注射液检查输液管通畅性再给药，以中心静脉输注较好。所以，盐酸柔红霉素在输注过程中首选外周静脉置入中心静脉导管、中心静脉导管。

7.对输液速度的要求　注射用盐酸柔红霉素说明书在输注说明中指出，静脉滴注用0.9%氯化钠注射液250ml溶解后滴注，1h内滴完。另一项关于静脉用药调配中心医嘱抗肿瘤药不合理应用分析的研究中提到，强刺激性药物如长春碱类、柔红霉素、丝裂霉素等，静脉输注时间应控制在10～15min，给药前后用0.9%氯化钠注射液或5%葡萄糖注射液冲洗静脉，以降低注射部位反应和静脉炎的发生率。因此，盐酸柔红霉素可以使用静脉滴注及静脉注射进行输注。

8.配制后储存条件及稳定时间 查阅国内说明书、检索相关文献没有对配制后的盐酸柔红霉素溶液储存条件的相关报道。本品英文版说明书指出，配制好的溶液在15～30℃条件下可以保存24h。但参考我国多项临床应用报道，仍建议避光保存下使用盐酸柔红霉素。因此，盐酸柔红霉素配制后室温避光下于24h内输注。

【推荐意见】

1.用0.9%氯化钠注射液稀释药液（ⅡA）。

2.药物配制参考常规化疗药配制方法（ⅡB）。

3.使用非PVC材质输液袋及输液器（ⅡB）。

4.使用避光材质输液器（ⅢC）。

5.使用精密过滤输液器（ⅡB）。

6.使用PICC等中心静脉输注（ⅡB）。

7.使用静脉滴注及静脉注射进行输注（ⅡA）。

8.配制后室温下避光保存于24h内进行输注（ⅡA）。

多柔比星
Doxorubicin

【性　状】 本品为橙红色疏松块状物或粉末，易溶于水。

【适应证】 用于急性白血病（淋巴细胞性和粒细胞性）、恶性淋巴瘤、乳腺癌、肺癌（小细胞和非小细胞肺癌）、卵巢癌、骨及软组织肉瘤、肾母细胞瘤、神经母细胞瘤、膀胱癌、甲状腺癌、前列腺癌、头颈部鳞癌、睾丸癌、胃癌、肝癌等。

【禁忌证】

1.曾用其他抗肿瘤药物或放射治疗已引起骨髓抑制的患者禁用。

2.心肺功能失代偿患者、严重心脏病患者禁用。

3.孕妇及哺乳期妇女禁用。

4.周围血象中白细胞计数低于3500/μl或血小板计数低于5万/μl的患者禁用。

5.明显感染或发热、恶病质、失水、电解质或酸碱平衡失调患者禁用。

6.胃肠道梗阻、明显黄疸或肝功能损害患者禁用。

7.水痘或带状疱疹患者禁用。

【用法用量】

1.静脉冲入、静脉滴注或动脉注射。临用前加灭菌注射用水溶解，浓度为2mg/ml。

2.成人常用量：单药为50～60mg/ml，每3～4周1次或一日20mg/ml，连用3日，停用2～3周后重复。联合用药为40mg/m²，每3周1次或25mg/m²，每周1次，连用2周，3周重复。总剂量按体重面积不宜超过400mg/m²。

【注意事项】

1.本品的肾排泄虽较少，但在用药后1～2日可出现红色尿，一般都在2日后消失。肾功能不全者用本品后要警惕高尿酸血症的出现；痛风患者，如应用多柔比星，别嘌醇用量要相应增加。

2.少数患者用药后可引起黄疸或其他肝功能损害，有肝功能不全者，用量应予酌减。

3.用药期间需检查以下项目。

（1）用药前后要测定心脏功能、监测心电图、超声心动图、血清酶学和其他心肌功能。

（2）随访检查周围血象（每周至少1次）和肝功能试验。

（3）应经常查看有无口腔溃疡、腹泻及黄疸等情况，应劝患者多饮水以减少高尿酸血症的可能，必要时检查血清尿酸或肾功能。

4.过去曾使用足量柔红霉素、表柔比星及本品者不能再用。

5.本品可用于浆膜腔内给药和膀胱灌注，但不能用于鞘内注射。

6.在进行纵隔或胸腔放疗期间禁用本品，以往接受过纵隔放射治疗者，多柔比星的每次用量和总剂量亦应酌减。

7.外渗后可引起局部组织坏死，需确定静脉通畅后才能给药。

【制剂与规格】 注射用盐酸多柔比星：10mg；50mg。

【pH　值】 4.0～6.5（2mg/ml水溶液）。

【证　据】

1.溶媒推荐 注射用盐酸多柔比星说明书（海正辉瑞制药有限公司）中指出，临用前加0.9%氯化钠注射液进行溶解，浓度一般为2mg/ml。再进行静脉滴注、静脉冲入或动脉注射。另一项研究显示，注射用盐酸多柔比星在酸性条件下稳定，在碱性条件下极易分解，可加入葡萄糖或氯化钠注射液中溶解使用。因此，盐酸多柔比星可溶于氯化钠注射液中或葡萄糖注射液中进行稀释。但药品说明书建议选用0.9%氯化钠注射液进行稀释后再溶解注入。

2.对药物配制的要求　本品说明书中未对盐酸多柔比星的配制方法提出特别要求，可按常规化疗药物进行配制。国际权威机构为接触化疗药物的医务人员制定了安全防护措施，其中规定配制所有化疗药剂需在层流生物安全柜内进行。《执行静脉抗肿瘤药物治疗人员操作规定》中明确规定操作时要穿防护服，戴口罩、手套、护目镜，有条件的戴面罩。

3.对输液器材质的要求　研究显示，对两种材质包装的盐酸多柔比星注射液进行相对百分含量的测定，考察聚丙烯（PP）容器对盐酸多柔比星的吸附作用，结果发现其与玻璃瓶装注射液的差异无统计学意义（$P>0.05$）；盐酸多柔比星在PP一次性输液器的含量变化小于3.0%，表明PP输液瓶和一次性输液器对盐酸多柔比星无明显吸附现象。另有研究显示，盐酸多柔比星溶液的稳定性呈pH值依赖性，最稳定的pH值为4.0～5.0，保存于玻璃瓶或塑料针筒中的2mg/ml盐酸多柔比星0.9%氯化钠溶液或保存于PP材质针筒中的1mg/ml盐酸多柔比星0.9%氯化钠溶液在pH值为4、23℃条件下，经HPLC检测，药效损失极少。基于以上研究，在输注盐酸多柔比星注射液过程中选用PP材质容器及输液器对药物配制后的稳定性和相容性起到积极作用。

4.输注中对避光输液器的要求　国内对盐酸多柔比星注射液的稳定性研究中没有明确指出避光和不避光条件下，药品稳定性有明显差异，而2015年的一项研究显示本品暴露于光照中142天，无肉眼可见的变化，经HPLC检测，只有极少或几乎无药效损失。因此，可以采用非避光输液器对盐酸多柔比星稀释液进行输注。

5.对输液器过滤孔径的要求　2014年，由国家卫生和计划生育委员会首次以执行标准的形式发布的《静脉治疗护理技术操作规范（WS/T433—2013）》中明确规定：输注脂肪乳剂、化疗药物以及中药制剂时宜使用精密过滤输液器。因此，盐酸多柔比星作为化疗药物，在输注过程中要使用精密过滤输液器。

6.对输液途径的要求　用盐酸多柔比星说明书中强调用药后不良反应之一是局部反应，如注射处药物外渗可引起组织溃疡和坏死。药物浓度过高引起静脉炎。而其静脉给药注射后与血浆蛋白结合率很低，迅速分布于心、肾、肝、脾、肺组织中，但不能透过血脑屏障。主要在肝内代谢，经胆汁排泄，50%以原形排出、23%以具活性的多柔比星代谢物阿霉素醇排出，在6h内仅5%～10%从尿液中排泄。相对药物代谢率较慢，因此建议选择相对粗、直的静脉进行注射，避免同一血管反复注射；建议先注入0.9%氯化钠注射液检查输液管通畅性及注射针头确定在静脉之后再经此通畅的输液管给药；建议以中心静脉输注较好；不可肌内注射、皮下注射及鞘内注射。因此，在输注过程中首选中心静脉导管。

7.对输液速度的要求　说明书（Actavis Italy S.p.A）配制后的溶液通过通畅的输液管进行静脉输注2～3min。也有文献报道乳腺癌术后患者以40滴/分静脉滴注多柔比星。综上，具体输液速度依然需要考虑药品浓度、剂量、化疗方案、患者耐受度等因素。

8.配制后储存条件及稳定时间

（1）配制后储存条件：相关研究对抗肿瘤药物储存条件进行汇总，其中盐酸多柔比星储存温度为2～8℃；储存环境湿度为45%～75%。在药品说明书中没有明确要求需要避光环境。抗肿瘤药物由于结构的特殊性，大多数都需要在避光或遮光的条件下储存。因此，建议盐酸多柔比星配制后尽量在避光或遮光、温度适宜的环境下储存。

（2）配制后稳定时间：2016年的一项研究显示，使用EPOCH方案剂量条件下，以药物浓度、pH值和不溶性颗粒物数量变化为指标，盐酸多柔比星配伍溶液36h内含量基本未发生变化。但1985年版《中国药典》二部就要求配制后药液要在24h内输注，因此建议盐酸多柔比星配制液于24h内输注。

【推荐意见】

1.使用0.9%氯化钠注射液稀释溶解药液（ⅡB）。

2.药物配制参考常规化疗药配制方法（ⅡB）。

3.输液过程中选用PP材质容器及输液器（ⅢB）。

4.输液过程中不需要避光环境（ⅢC）。

5.使用精密过滤输液器（ⅠA）。

6.使用中心静脉置管（ⅡA）。

7.采用静脉滴注、缓慢静脉注射及静脉泵泵注，禁用肌内注射、皮下注射及鞘内注射（ⅡC）。

8.2～8℃下遮光储存，配制后于24h内输注（ⅡB）。

表柔比星
Epirubicin

【性　状】　本品为红色或橙红色疏松块状物或粉末，有引湿性。

【适应证】　治疗恶性淋巴瘤、乳腺癌、肺癌、软组织肉瘤、食管癌、胃癌、肝癌、胰腺癌、黑色素瘤、结肠直肠癌、卵巢癌、多发性骨髓瘤、白血病。

【禁忌证】

1.禁用于因用化疗或放疗而造成明显骨髓抑制的患者。

2.已用过大剂量蒽环类药物（如多柔比星或柔红霉素）的患者。

3.近期或既往有心脏受损病史的患者。

4.禁用于血尿患者膀胱内灌注。

【用法用量】

1.常规剂量　表柔比星单独用药时，成人剂量为按体表面积一次60～120mg/m²，当表柔比星用来辅助治疗腋下淋巴结阳性的乳腺癌患者联合化疗时，推荐的起始剂量为100～120mg/m²静脉注射，每个疗程的总起始剂量可以一次单独给药或者连续2～3天分次给药。根据患者血象可间隔21天重复使用。

2.优化剂量　高剂量可用于治疗肺癌和乳腺癌。单独用药时，成人推荐起始剂量为按体表面积一次最高可达135mg/m²，在每疗程的第1天一次给药或在每疗程的第1、2、3天分次给药，3～4周一次。联合化疗时，推荐起始剂量按体表面积最高可达120mg/m²，在每疗程的第1天给药，3～4周一次。静脉注射给药。根据患者血象可间隔21天重复使用。

【注意事项】

1.心脏毒性　可导致心肌损伤、心力衰竭；在确定表柔比星最大蓄积剂量时，与任何具有潜在心脏药物联合用药时应慎重；在每个疗程前后都应进行心电图检查；当总累积剂量超过900mg/m²时，进行性充血性心力衰竭的发生率明显增高。

2.骨髓抑制　可引起白细胞及血小板减少，应定期进行血液学监测。

3.继发性白血病　有报道使用蒽环类药物的患者出现了继发性白血病，可伴或不伴白血病前期症状。

4.生殖系统的影响　男性患者应采取有效的避孕方法。

5.免疫抑制效应/增加对感染的易感性　正在接受表柔比星的患者应该避免接种活疫苗。

【制剂与规格】　注射用盐酸表柔比星：10mg。

【pH　值】　4.5～6.0（2mg/ml水溶液）。

【证　据】

1.溶媒推荐　注射用盐酸表柔比星说明书（瀚晖制药有限公司）在给药说明中指出，灭菌注射用水溶解成浓度不超过2mg/ml后，通过0.9%氯化钠注射液或5%葡萄糖注射液的输液袋进行静脉滴注。另一项国内研究显示，盐酸表柔比星注射液直接用0.9%氯化钠注射液溶解易产生絮状沉淀。因此，盐酸表柔比星要用灭菌注射用水作为溶媒。

2.对药物配制的要求　说明书中未对盐酸表柔比星的配制方法提出特别要求，可按常规化疗药物进行配制。国际权威机构为接触化疗药物的医务人员制定了安全防护措施，其中规定配制所有化疗药剂需在垂直层流生物安全柜内进行。《执行静脉抗肿瘤药物治疗人员操作规定》中明确规定操作时要穿防护服，戴口罩、手套、护目镜，有条件的戴面罩。

3.对输液器材质的要求　国内2007年的一项研究将15种药品溶于3种不同材质（PVC输液袋、M312C非PVC输液袋、玻璃输液瓶）容器的输液中，分别于混匀后的0h、1h、3h、24h、48h取样，采用高效液相色谱法测定药物浓度。结果显示：①在PVC输液袋中，表柔比星于输液中混合3h、24h、48h后，其中药物含量与0h相比，分别下降至90.66%、90.68%、89.84%；②在非PVC输液袋中其含量的下降均不超过4%。结论：PVC输液袋对表柔比星有吸附，临床应避免其在PVC输液袋中使用。基于上述研究表明，因PVC材质对盐酸表柔比星具有吸附作用，所以在输注中需要使用非PVC材质的输液袋及输液器。

4.输注中对避光输液器的要求　国内2013年的一项研究对3种盐酸表柔比星制剂配制成临床常用溶液后的稳定性进行比较、评价，在稳定性考察中发现，在室温不避光及室温避光条件下，3种产品的稳定性具有明显差异，首先盐酸表柔比星（艾达生，ADS）与盐酸表柔比星（法玛新，FMX）在室温下24h内均表现稳定，含量保留均在90%以上，但随着时间延长，含量发生明显下降。因此，在短时间内，可以采用非避光输液器对盐酸表柔比星进行输注。

5.对输液器过滤孔径的要求　2014年，由国家卫生和计划生育委员会首次以行业标准的形式发布的《静脉治疗护理技术操作规范（WS/T 433—2013）》中明确规定：输注脂肪乳剂、化疗药物以及中药制剂时宜使用精密过滤输液器。所以，盐酸表柔比星作为化疗药在输注过程时要使用精密过滤输液器。

6.对输液途径的要求　注射用盐酸表柔比星说明书在给药说明中指出，溢出静脉会造成组织的严重损伤甚至坏死。小静脉注射或反复注射同一血管会造成静脉硬化。建议先注入0.9%氯化钠注射液检查输液管通畅性及确认注射针头在静脉之后再经此通畅的输液管给药；建议以中心静脉输注较好；不可肌内注射和鞘内注射。所以，在输注过程中首选经外周静脉置入中心静脉导管。

7.对输液速度的要求　通过对国内文献、说明书进行检索及查阅，暂时没有针对表柔比星输注速度的研究。但是可以从其他治疗方案等方面的文章内提取出表柔比星输注速度的应用情况。一项针对化疗方案疗效的研究提到，同时给予75mg/m²表柔比星加入0.9%氯化钠注射液100ml静脉注射30min，第1天；21天为1个周期。另一项同样针对化疗方案的研究则为：第1天，表柔比星60mg/m²静脉滴注30～60min。而方蕾等的方案如下：ECF方案组，即表柔比星50mg/m²，静脉滴注10～15min，第1天。从文中描述可以看出，表柔比星可以使用静脉注射、静脉滴注、静脉泵注的方式进行输注。但是相关速度需要从浓度、剂量、化疗方案、患者耐受性等方面进行明确。

8.配制后储存条件及稳定时间

（1）配制后储存条件：说明书没有强调表柔比星需要避光输注，但部分经验总结类文章指出该药配制后宜室温避光保存。

（2）配制后稳定时间：2021年一项对不同厂家注射用盐酸表柔比星制剂的质量比较研究结果显示，3个厂家9个批次的样品在实验中的所有溶媒复配后及所有放置条件下，均可于24h内保持稳定。

所以本品配制后要在24h内进行输注。

【推荐意见】

1.使用灭菌用水溶解药液（ⅡA）。

2.药物配制参考常规化疗药配制方法（ⅡB）。

3.使用非PVC材质输液袋及输液器（ⅢB）。

4.使用非避光材质输液器（ⅡB）。

5.使用精密过滤输液器（ⅡA）。

6.使用PICC或CVC等中心静脉输注（ⅡA）。

7.使用静脉注射、静脉滴注、静脉泵注进行输注（ⅢC）。

8.输液速度则根据输入药物浓度、剂量、化疗方案和患者耐受性等进行明确（ⅡB）。

9.室温避光保存，配制后于24h内进行输注（ⅠB）。

伊达比星
Idarubicin

【性　状】　本品为橙红色疏松块状物或粉末。

【适应证】

1.用于成人急性非淋巴细胞白血病的一线治疗，以及复发和难治患者的诱导缓解治疗。

2.作为二线治疗药物用于成人和儿童的急性淋巴细胞白血病。

【禁忌证】

1.对伊达比星或其辅料、其他蒽环类或蒽二酮类药物过敏者。

2.严重肝功能损害者。

3.严重肾功能损害者。

4.严重心肌病者。

5.近期发生过心肌梗死者。

6.严重心律失常者。

7.持续的骨髓抑制者。

8.曾以伊达比星和（或）其他蒽环类和蒽二酮类药物最大积累剂量治疗者。

【用法用量】　本品仅用于静脉注射。

1.急性非淋巴细胞白血病　成人急性非淋巴细胞白血病患者，与阿糖胞苷联合用药时的推荐剂量为按体表面积计算每天静脉注入12mg/m²，连续使用3天；另一种用法为单独和联合用药，推荐剂量为每天静脉注射8mg/m²，连续使用5天。

2.急性淋巴细胞白血病　作为单独用药，成人急性淋巴细胞白血病的推荐剂量按体表面积计算每天静脉注入12mg/m²，连续使用3天；儿童10mg/m²，连续使用3天。

【注意事项】

1.伊达比星必须在使用细胞毒性药物有经验的医生指导下使用。

2.使用蒽环类药物有发生心脏毒性的风险，表现为早期（即急性）或晚期（即迟发）事件。在使用伊达比星治疗前，需要进行心脏功能的评估，而且在整个治疗期间需要监测心脏功能，以尽可能地减少发生严重心脏功能损害的风险。在治疗期间定期监测左室射血分数（LVEF），一旦出现心脏功能损害的表现，应立即停用伊达比星，可减小心脏毒性发生的风险。

3.血液毒性：伊达比星是强烈的骨髓抑制剂。所有患者使用治疗剂量的本品都会出现严重的骨髓抑制。使用伊达比星前及每个周期中都应进行血液学检查，包括白细胞计数。

4.伊达比星会引起呕吐反应。黏膜炎（主要是口腔炎，食管炎少见）通常会发生在给药后的早期，严重者数天后可能会进展为黏膜溃疡。

5.小静脉注射或者反复注射同一静脉可能造成静脉硬化，按照推荐的给药流程操作可尽可能地减少注射部位静脉炎/血栓性静脉炎的发生。

6.药物外渗：伊达比星静脉注射时发生外渗会导致局部疼痛、严重组织损伤（发疱、严重的蜂窝织炎）和坏死。注射时一旦发生药液外渗的症状和体征，应立即停止注射。在外渗的情况下，右丙亚胺可用于防止或减少组织损伤。

7.生殖系统：建议接受伊达比星治疗的男性患者在治疗期间及治疗结束后6个月内采取有效的避孕措施，可咨询相关机构保存精子，因为治疗可能会导致不可逆的生育功能损伤。

8.已有报道和其他细胞毒性药物一样，使用伊达比星的患者有发生血栓性静脉炎、血栓栓塞、肺栓塞等的情况。本品给药后1～2天可使尿液呈红色。

9.本品含有乳糖。具有罕见遗传问题的患者，如半乳糖不耐受、缺少Lapp乳糖酶或葡萄糖-半乳糖吸收不良，不应使用此药。

10.妊娠期的工作人员应避免接触本品。

【制剂与规格】 注射用盐酸伊达比星：5mg；10mg。

【pH 值】 4.0～4.4（配制后5.0～7.0）。

【证 据】

1.溶媒推荐 注射用盐酸伊达比星说明书里提到将注射用粉针溶于注射用水以制备注射剂，用5ml溶剂溶解5mg样品，10ml溶剂溶解10mg样品。周陈西等的研究表明伊达比星应用注射用水溶解，然后用0.9%氯化钠注射液稀释或5%葡萄糖注射液稀释。

2.对药物配制的要求 注射用盐酸伊达比星说明书给药说明中指出，瓶内药物处于负压状态下，从而在溶液配制时可减少气雾形成。当针头插入后应特别小心。在配制药液时必须避免吸入任何气雾。

操作人员必须受过药物配制及操作的良好技术训练。注意工作细节，如戴一次性纸口罩、聚乙烯及乳胶双层手套、护目镜、穿防护衣，药物配制应在指定区域进行（在垂直层流系统下更佳），选择避风处配药，操作台覆盖一次性防护垫，尽量选用粗针头，药液不宜超过注射器容量的3/4。打开粉剂安瓿时应用无菌纱布包裹，要降低溶药速度，拧紧输液器及注射器接头，防止脱落。选择无菌聚氯乙烯薄膜覆盖化疗药物的注射器。洒在桌面、地面上的药液应及时用纱布吸附并用清水冲洗。所有用于药物配制、注射或清洗的材料包括手套等，用后应置于标有"高度危险"的废弃袋内高温焚烧。如不慎与皮肤或眼睛接触，应立即用大量清水和肥皂，或含重碳酸钠的溶液冲洗，并向医生咨询。

注射用盐酸伊达比星不可与肝素混合，因会产生沉淀。本品亦不得与其他药物混合，应避免与碱性溶液长期接触，以免引起药品降解。

3.对输液器材质的要求 Boulin M等研究发现注射用盐酸伊达比星输液器的材质最好为聚丙烯输液器，因为伊达比星在聚丙烯注射器中储存至少7天仍可保持其化学稳定性，这与余强等的研究结果相似。

4.输注中对避光输液器的要求 本产品无须避光输注。

5.对输液器过滤孔径的要求 本品作为细胞毒性药物，为减少对患者机体的影响，建议使用精密过滤输液器。

6.对输液途径的要求 注射用盐酸伊达比星说明书在给药说明中指出，本品仅用于静脉注射。建立以0.9%氯化钠注射液为输液的静脉通路，检查针头确实在静脉内后，充分溶解注射用伊达比星并注入在输液器的墨菲滴管侧孔里，使其经过0.9%氯化钠注射液通畅的输液管与0.9%氯化钠注射液一同在5～10min注入静脉内。这样可减少血栓的形成，以及药物外渗后引起的严重蜂窝织炎及坏死。小静脉注射或在同一静脉内反复注射可能造成静脉硬化。因此，盐酸伊达比星建议通过中、大静脉进行输注。

7.对输液速度的要求　既往研究中指出，由于化疗药物的渗透压、酸碱度（pH值）、浓度、滴速等影响，以及对血管、周围组织较强的刺激性，与组织接触的时间越长，局部组织损伤就越严重。特别是滴速过快时，药物在短时间内大量快速进入血管，而对血管内膜产生不良刺激造成局部组织损伤。本品说明书建议在检查针头确实在静脉内后，溶解后的注射用盐酸伊达比星经过滴注0.9%氯化钠注射液通畅的输注管与0.9%氯化钠注射液一起在5～10min注入静脉，这样可减少血栓形成的危险和药物外渗后引起的严重的蜂窝织炎及坏死。

8.配制后储存条件及稳定时间

（1）储存条件：注射用盐酸伊达比星说明书指出，25℃以下，密封保存。

（2）配制后稳定时间：注射用盐酸伊达比星在聚丙烯注射器中储存至少7天仍可保持其化学稳定性。

（3）配制的药液于2～8℃可至少保存48h，室温可保存24h。但根据药物良好操作规范，建议溶液在2～8℃时保存一般不应超过24h。多余量弃去。

【推荐意见】

1.使用0.9%氯化钠注射液或5%葡萄糖注射液稀释药液（ⅠA）。

2.配制时瓶内药物要处于负压状态下，配制药液时必须避免吸入任何气雾，其他配制参考常规化疗药配制方法（ⅡA）。

3.输注中需要使用低密度聚乙烯的输液器（ⅢB）。

4.药物仅供静脉注射用（ⅡA）。

5.选择中、大静脉输液（ⅡB）。

6.溶解、稀释后的注射用盐酸伊达比星在5～10min注入静脉（ⅡA）。

7.密封保存（ⅡA）。

8.在2～8℃温度下可至少保存48h，在室温下可稳定保存24h（ⅡA）。

米托蒽醌
Mitoxantrone

【性　状】　本品为蓝黑色疏松块状物或无定型固体，有引湿性。

【适应证】　用于恶性淋巴瘤、乳腺癌和各种急性白血病。

【禁忌证】

1.对米托蒽醌过敏者禁用。

2.禁用于妊娠期及哺乳期妇女。

3.禁用于有骨髓抑制或肝功能不全的患者。

4.禁用于呈恶液质，伴有心、肺功能不全的患者。

【用法用量】

1.米托蒽醌溶于50ml以上的0.9%氯化钠注射液或5%葡萄糖注射液中静脉滴注，时间不少于30min。

2.成人单独用药：一次按体表面积12～14mg/m²，每3～4周一次；或4～8mg/m²，一日一次，连用3～5天，间隔2～3周。

3.成人联合用药：按体表面积一次5～10mg/m²。

【注意事项】

1.骨髓抑制：可引起白细胞和血小板减少，应定期进行血液学监测，当白细胞<1500/mm³时应停药。与其他抗肿瘤药物联用时可能会加重对骨髓的抑制，应减量。

2.心脏毒性：有心脏疾病、用过蒽环类药物或胸部放射治疗的患者，应密切注意心脏毒性的发生。用药过程中注意有无咳嗽、气急、水肿等心力衰竭的症状。

3.生殖毒性：孕妇禁用。可从乳汁分泌致乳儿损伤，哺乳妇女最好不用。

4.不宜鞘内注射，可能会引起截瘫。

【制剂与规格】　注射用盐酸米托蒽醌：5mg。

【pH　值】　4.0～6.0（5mg/ml水溶液）。

【证　据】

1.溶媒推荐　注射用盐酸米托蒽醌说明书（江苏奥赛康药业有限公司）在给药说明中指出，米托蒽醌溶于50ml以上的0.9%氯化钠注射液或5%葡萄糖注射液中静脉滴注。

2.对药物配制的要求　说明书中未对药品的配制方法提出特别要求，可按常规化疗药物进行配制。国际权威机构为接触化疗药物的医务人员制定了安全防护措施，其中规定配制所有化疗药剂需在垂直层流生物安全柜内进行。《执行静脉抗肿瘤药物治疗人员操作规定》中明确规定操作时要穿防护服，戴口罩、手套、护目镜，有条件的戴面罩。

3.对输液器材质的要求　国外文献报道，PVC材料对一些醇溶性、脂溶性药物，尤其是抗肿瘤药物有较强的吸附性，从而导致处方用药量不准确、疗效降低，增加治疗费用。因此，在输注中宜选择非PVC材质的输液袋及输液器。

4.输注中对避光输液器的要求　注射用盐酸米托蒽醌说明书未提及输注过程中需要避光，但有经验总结类文献表明，包括米托蒽醌在内的一部分抗肿瘤药物对光、热敏感，临床使用溶液稀释后，在日光、高温、高湿条件下不稳定，光照加速反应。因此米托蒽醌在输注过程中需使用避光输液器进行输注。

5.对输液器过滤孔径的要求　2014年，由国家卫生和计划生育委员会首次以行业标准的形式发布的《静脉治疗护理技术操作规范（WS/T 433—2013）》中明确规定：输注脂肪乳、化疗药物以及中药制剂时宜使用精密过滤输液器。另有多项研究亦证实精密过滤输液器的应用在预防化疗药物导致的静脉炎方面有很大的优势。所以，米托蒽醌作为化疗药在输注过程中宜使用精密过滤输液器。

6.对输液途径的要求　注射用盐酸米托蒽醌说明书在不良反应中指出，该药在静脉滴注药液外溢时，会发生严重的局部反应。所以，在输注过程中首选外周静脉置入中心静脉导管。

7.对输液速度的要求　注射用盐酸米托蒽醌说明书在给药说明中指出，米托蒽醌溶于50ml以上的0.9%氯化钠注射液或5%葡萄糖注射液中静脉滴注，时间不少于30min。因此，米托蒽醌静脉滴注的时间不得少于30min。

8.配制后储存条件及稳定时间　查阅说明书及国内相关文献暂无该药配制后储存条件及稳定时间的报道。但有文献表明，盐酸米托蒽醌具有较好的稳定性，标准溶液在放置48h之后仍然稳定。但临床用药需要考虑到生物安全性，建议配制后尽快使用。

【推荐意见】

1.用0.9%氯化钠注射液或5%葡萄糖注射液稀释药液（ⅡA）。

2.药物配制参考常规化疗药配制方法（ⅡB）。

3.使用非PVC材质输液袋及输液器（ⅡB）。

4.使用避光材质输液器（ⅢC）。

5.使用精密过滤输液器（ⅡB）。

6.使用PICC或CVC等进行中心静脉输注（ⅢC）。

7.静脉滴注时间不得少于30min（ⅡA）。

8.配制后尽快使用（ⅢC）。

丝 裂 霉 素
Mitomycin

【性　状】　本品为青紫色粉末或灰紫色冻干粉末或疏松块状物，遇光不稳定。

【适应证】　主要适用于胃癌、肺癌、乳腺癌，也适用于肝癌、胰腺癌、结直肠癌、食管癌、卵巢癌及癌性腔内积液、膀胱肿瘤。

【禁忌证】

1.水痘或带状疱疹患者禁用。

2.用药期间禁用活病毒疫苗接种和避免口服脊髓灰质炎疫苗。

3.孕妇及哺乳期妇女禁用。

【用法用量】

1.静脉注射　每次6～8mg，以0.9%氯化钠注射液溶解后静脉注射，每周一次。也可10～20mg一次，每6～8周重复治疗。

2.动脉注射　剂量与静脉注射相同。

3.腔内注射　每次6～8mg。

4.联合化疗　FAM方案（氟尿嘧啶、多柔比星、丝裂霉素）主要用于胃肠道肿瘤。

5.膀胱肿瘤　预防复发，每日1次或隔日4～10mg。治疗时，每日1次膀胱内注射10～40mg，应随年龄及症状适宜增减。

【注意事项】

1.骨髓抑制　用药期间应密切随访血常规及血小板，因丝裂霉素有延迟性及累积性骨髓抑制，一般较大剂量应用时两个疗程之间间隔应超过6周。

2.继发溶血性贫血　在应用丝裂霉素后数月仍需随访血常规及肾功能，特别是接受总量大于60mg的患者，易发生溶血性贫血。

3.生殖系统的影响　长期应用可抑制卵巢及睾丸功能，造成闭经和精子缺乏。

【制剂与规格】　注射用丝裂霉素：10mg。

【pH　值】　5.0～7.0（0.5mg/ml水溶液）。

【证　据】

1.溶媒推荐　注射用丝裂霉素说明书（海正辉瑞制药有限公司）在给药说明中指出，使用0.9%氯化钠注射液溶解后注射。

2.对药物配制的要求　本品说明书中未对丝裂霉素的配制方法提出特别要求，可按常规化疗药物进行配制。国际权威机构为接触化疗药物的医务人员制定了安全防护措施，其中规定配制所有化疗药剂需在垂直层流生物安全柜内进行。《执行静脉抗肿瘤药物治疗人员操作规定》中明确规定操作时要穿防护服，戴口罩、手套、护目镜，有条件的戴面罩。

3.对输液器材质的要求　虽然本品说明书未提及丝裂霉素对输液器材质的要求。但有国外文献报道，PVC材料对一些醇溶性、脂溶性药物尤其是抗肿瘤药物，有较强的吸附性。且国内有文献指出，丝裂霉素与PVC包装的0.9%氯化钠注射液不相容，需要用玻璃材质的输液装置。因此，在输注过程中建议选择玻璃材质承装的0.9%氯化钠注射液及非PVC材质输液器。

4.输注中对避光输液器的要求　对国内文献、说明书进行检索及查阅，有文献报道丝裂霉素在输注过程中需要避光。因此，需使用避光输液器进行输注。

5.对输液器过滤孔径的要求　注射用丝裂霉素说明书中指出，本品通过静脉注射或动脉注射方式给药，亦有文献报道采用静脉滴注方式使用丝裂霉素。静脉输注化疗药物时加用过滤器可减少液体颗粒或其他杂质导致的静脉炎发生率，尤其是强刺激性药物使用化疗专用的精密过滤输液器，其滤膜孔径为3μm，对药物微粒的滤出率为95%，能明显减少静脉炎及不良反应发生率。因此，建议使用精密过滤输液装置。

6.对输液途径的要求　注射用丝裂霉素说明书在注意事项中指出，一般经静脉给药，也可经动脉注射或腔内注射给药，但不可做肌内注射或皮下注射。该药局部刺激严重，若药液漏出血管外，可致局部红肿疼痛，以致坏死溃疡。不可肌内注射和皮下注射。因此，丝裂霉素在输注过程中首选中心静脉导管。

7.对输液速度的要求　国内一项关于静脉用药调配中心医嘱抗肿瘤药不合理应用分析的研究提到，强刺激性药物如长春碱类、柔红霉素、丝裂霉素等，静脉输注时间应控制在10～15min，给药前后用0.9%氯化钠注射液或5%葡萄糖注射液冲洗静脉，以降低注射部位反应和静脉炎的发生率。

8.配制后储存条件及稳定时间

（1）配制后储存条件：通过对国内外文献、说明书进行检索及查阅，暂时没有针对丝裂霉素配制后需要避光储存的研究。但有文献报道，丝裂霉素在输注过程中需避光。因此，丝裂霉素配制后宜避光保存。

（2）配制后稳定时间：2015年一篇关于细胞毒性抗肿瘤药物集中调配注意事项及使用安全性探讨的文献称，丝裂霉素用5%葡萄糖注射液（玻璃）调配的稀释液（20～40mg/L）可在室温下稳定存放3h，而用0.9%氯化钠注射液（玻璃）调配的稀释液（40～600mg/L）室温存放24h，丝裂霉素降解小于10%。2019年另一篇关于静脉药物调配中心细胞毒性药物调配及输注质量安全探讨的文献称丝裂霉素水溶液不稳定，稀释后应在4h内使用。

因此，丝裂霉素配制后要在4h内进行注射。

【推荐意见】

1.用0.9%氯化钠注射液稀释药液（ⅡA）。

2.药物配制参考常规化疗药配制方法（ⅡB）。

3.使用玻璃材质输液装置承装的0.9%氯化钠注射液及非PVC材质输液器（ⅡB）。

4.使用避光、精密输液器（ⅢC）。

5.使用PICC或CVC等进行中心静脉输注（ⅡA）。

6.使用静脉注射、动脉注射进行输注（ⅡA）。

7.避光保存（ⅢC）。

8.配制后室温下于4h内进行注射（ⅡB）。

甲 氨 蝶 呤
Methotrexate

【性　状】　本品为黄色或棕黄色疏松块状物或粉末。

【适应证】

1.主要用于治疗乳腺癌、妊娠性绒毛膜癌、恶性葡萄胎或葡萄胎、急性白血病（特别是急性淋巴细胞白血病或急性髓细胞性白血病）、伯基特淋巴瘤、晚期淋巴肉瘤（Ⅲ期和Ⅳ期，Peter阶段系统）和晚期蕈样真菌病等。

2.较大剂量甲氨蝶呤治疗成骨肉瘤、急性白血病、支气管肺癌或头颈部上皮癌。大剂量甲氨蝶呤应用时，必须应用甲酰四氢叶酸进行解救，保护正常组织细胞免受损害。

3.亦可用于严重、已钙化性、对常规疗法不敏感的致残性银屑病的化疗，但因使用时有较大危险，应在经过活检及皮肤科医师确诊后使用。

【禁忌证】

1.患有银屑病或类风湿关节炎的孕妇。

2.哺乳期妇女。

3.有严重肝功能不全、酒精中毒或酒精性肝病、骨髓抑制或已存在血恶病质（如骨髓发育不全、白细胞减少、血小板减少或贫血）、存在严重感染、有消化性溃疡病或溃疡性结肠炎的银屑病患者。

4.有严重肾功能不全的患者。

5.有明显的或实验室检查证实的免疫缺陷患者。

6.已知对甲氨蝶呤或任何辅料过敏的患者。

7.接受中枢神经系统放疗的患者不应同时接受甲氨蝶呤鞘内注射。

【用法用量】 抗肿瘤化疗：甲氨蝶呤可采用肌内注射、静脉途径给药。

1.绒毛膜癌及类似滋养层疾病 常规剂量15～30mg/d，肌内注射5天。通常1周至数周后，在所有毒性反应全部消失后，再开始下一个疗程。通常需要3～5个疗程。

2.乳腺癌 对于淋巴结阳性的早期乳腺癌患者，作为乳房根治切除术后的辅助疗法，甲氨蝶呤与环磷酰胺、氟尿嘧啶联合应用，交替进行长期化疗可得到较好的疗效。甲氨蝶呤的剂量为40mg/m²，于第1天和第8天静脉给药。

3.白血病 甲氨蝶呤与皮质类固醇及其他抗白血病药物的联合使用时可快速有效缓解白血病，甲氨蝶呤的剂量为每天口服3.3mg/m²，合用泼尼松60mg/(m²·d)。如有缓解，可改用甲氨蝶呤维持剂量，每次30mg/m²口服或肌内注射，每周2次或每14天静脉给药2.5mg/kg。当复发时，可用诱导方案重复给药。

4.银屑病化疗 治疗银屑病的给药方案主要依据病情的性质和严重程度及医师自身的经验而定。推荐起始剂量：每周肌内或静脉注射单药给药方案，每周10～25mg直到出现适当的疗效。剂量一般不能超过每周50mg。

5.大剂量疗法 大剂量给药方案应在具备处理不良反应的充分设备的条件下，由专家执行。

【注意事项】

1.有感染、消化性溃疡、溃疡性结肠炎、体弱、年龄太小或年老的患者应慎用甲氨蝶呤。若出现不良反应，需降低剂量或停药并进行恰当的处理。

2.大剂量治疗：大剂量甲氨蝶呤仅能由专家且在有必需的设备和人员的医院内使用，同时应采用"甲酰四氢叶酸解救"。

3.有下列情况者慎用本品：①活动性感染；②胃溃疡和溃疡性结肠炎；③可能发生肺炎（某些情况会导致呼吸衰竭），特别是肺孢子菌肺炎；④有明显的或实验室检查证实的免疫缺陷患者。

4.用药后出现明显黏膜炎，如严重黏膜溃疡、

腹泻次数多、血便及白细胞（＜3.5×10⁹/L）、血小板（＜80.0×10⁹/L）明显减少等严重反应，应停药并及时对症治疗。

【制剂与规格】 注射用甲氨蝶呤：5mg；0.1g；1g。

【pH值】 7.0～9.0。

【证据】

1.溶媒推荐 注射用甲氨蝶呤说明书（江苏恒瑞医药股份有限公司）用法用量中指出，本品可供肌内、静脉途径给药，每瓶5mg的冻干粉针用约2ml注射用水重溶为2.5mg/ml的浓度，每瓶0.1g的冻干粉针用大约4ml注射用水重溶为25mg/ml的浓度，每瓶1g的冻干粉针用约20ml注射用水重溶为50mg/ml的浓度。如有需要，可用无菌和不含防腐剂的溶媒进一步稀释使用，如注射用0.9%氯化钠溶液或5%葡萄糖溶液。当大剂量静脉给药时，适宜用5%葡萄糖注射液稀释。另有相关文献报道，注射用甲氨蝶呤以临床常规剂量，不同温度（5℃、25℃）下，与4种常用输液（5%葡萄糖注射液、0.9%氯化钠注射液、果糖和木糖醇注射液）的配伍溶液在24h内性状、pH值、含量、紫外吸收光谱和色谱均无明显变化。

鉴于药品说明书的法律地位，推荐首选说明书所规定的0.9%氯化钠注射液或5%葡萄糖注射液溶液作为溶媒，当大剂量静脉给药时，推荐用5%葡萄糖注射液作为溶媒。

2.对药物配制的要求

（1）说明书中建议使用配有鲁尔锁的注射器，建议使用大孔针头以减少压力，避免形成气雾。在配制药液的过程中，使用带排气孔的注射针头也可减少气雾的形成。

（2）按常规化疗药物进行配制，国际权威机构为接触化疗药物的医务人员制定了安全防护措施，规定配制所有化疗药剂需在垂直层流生物安全柜内进行。《执行静脉抗肿瘤药物治疗人员操作规定》中明确规定操作时要穿防护服、戴口罩、手套、护目镜，有条件的戴面罩。

（3）配制甲氨蝶呤使用的所有物品或（和）躯体有关的废物应装入双层密封的聚乙烯口袋中，在1100℃下焚化。

（4）泄漏和处置：如果发生泄漏，限制进入污染区域，穿防护罩衣，戴双层手套（乳胶）、呼吸面罩和护目镜，用纸、"CHUX"、锯屑或细小碎屑来吸附泄漏物，限制其扩展，泄漏物也可用5%次

氯酸钠处理。从泄漏区域收集吸附性物质和碎屑，置于防漏的塑料容器中，贴上相应的标签，细胞毒性废弃物作为有害和有毒物质，应明确标上"细胞毒性废弃物，于1100℃下焚烧"字样，废弃物应1100℃下焚烧1s（废弃药瓶分解为H_2O及CO_2），随后用大量的清水冲洗污染区域。

（5）配伍禁忌：有报道甲氨蝶呤与阿糖胞苷、氟尿嘧啶及泼尼松龙存在配伍禁忌。

3.对输液器材质的要求　本品说明书中未对输液器材质进行要求，亦未找到相关文献。

4.输注中对避光输液器的要求　文献研究显示，将甲氨蝶呤分别溶解到0.9%氯化钠注射液、5%葡萄糖注射液中摇匀，在常温不避光条件下放置，12h内溶液澄明度、含量等均无明显变化。故认为注射甲氨蝶呤与上述两种注射液配伍的输液在12h内稳定。所以，甲氨蝶呤可以采用非避光输液器输注。

5.对输液器过滤孔径的要求　2014年，由国家卫生和计划生育委员会首次以行业标准的形式发布的《静脉治疗护理技术操作规范（WS/T 433—2013）》中明确规定：输注脂肪乳剂、化疗药物以及中药制剂时宜使用精密过滤输液器。所以，甲氨蝶呤作为化疗药在输注过程中需使用精密过滤输液器。

6.对输液途径的要求　注射用甲氨蝶呤说明书中指出，本品可用于静脉滴注、肌内注射、鞘内注射给药。不同的化疗药物对血管和组织的刺激程度也不同，按照对血管和组织刺激程度的不同，可将化疗药物分为发疱剂、刺激性药物及非发疱剂。其中，发疱剂须采用中心静脉输注；刺激性药物也建议采用中心静脉输注，不建议采用外周血管输注；对于非刺激性药物最好也采用中心静脉输注，如果没有条件采用中心静脉输注，也可考虑采用外周血管输注。所以，静脉输入甲氨蝶呤时，首选中心静脉和外周血管输注。

7.对输液速度的要求　有相关文献报道，本品每次静脉滴注时间为4～6h，鞘内注射时间为2～3min。

8.配制后储存条件及稳定时间　药物在配制后，其物理稳定性、化学稳定性及生物稳定性均会下降。而不同药物因其化学结构的不同，其稳定性受外界影响的程度也不同。在临床常见情况下，注射用甲氨蝶呤经配制后，在2～8℃可保存24h。

【推荐意见】

1.配制时严格遵守无菌操作；配制后甲氨蝶呤输液在用药前和用药过程中常规肉眼检查外观（ⅡB）。

2.0.9%氯化钠注射液或5%葡萄糖注射液溶液作为溶媒，当大剂量静脉给药时，推荐用5%葡萄糖注射液作为溶媒（ⅡA）。

3.药物配制参考常规化疗药物配制方法（ⅡB）。

4.建议使用配有鲁尔锁的注射器，建议使用大孔针头以减少压力，避免形成气雾。在配制药液过程中，使用带排气孔的注射针头也可减少气雾的形成（ⅡA）。

5.使用避光材质、精密过滤输液器（ⅡB）。

6.采用中心静脉输注、外周血管输注或鞘内输注（ⅡA）。

7.静脉输注时间4～6h，鞘内注射时间2～3min（ⅢB）。

8.可在2～8℃条件下保存24h（ⅢC）。

培美曲塞二钠
Pemetrexed Disodium

【性　状】　本品为白色至淡黄色或微黄绿色的冷冻干燥固体。

【适应证】

1.非小细胞肺癌　适用于局部晚期或者转移性非鳞状细胞型非小细胞肺癌患者的一线化疗；经4个周期以铂类为基础的一线化疗后未出现进展的局部晚期或转移性的非鳞状细胞型非小细胞肺癌患者的维持治疗；既往接受一线化疗后出现进展的局部晚期或转移性非鳞状细胞型非小细胞肺癌患者的治疗。

2.恶性胸膜间皮瘤　本品联合顺铂用于治疗无法手术的恶性胸膜间皮瘤。

【禁忌证】

1.对培美曲塞或该制剂中的任何其他成分过敏的患者，禁忌使用培美曲塞。

2.禁忌母乳喂养。

3.禁忌同时接种黄热病疫苗。

【用法用量】　本品只能用于静脉输注。本品单药治疗非鳞状非小细胞肺癌，对于既往接受过化疗的非小细胞肺癌患者，本品的推荐剂量为按体表面积500mg/m^2，静脉输注10min以上。每21天为一个周期，在每周期的第1天给药。

【注意事项】

1. 为减少与治疗相关的血液学毒性和胃肠道毒性，必须指导接受培美曲塞治疗的患者补充叶酸和维生素 B_{12}，作为预防措施。

2. 培美曲塞可以抑制骨髓，表现为中性粒细胞减少、血小板减少和贫血。应根据前一个周期中的最低绝对中性粒细胞计数（ANC）、血小板计数和最严重的非血液学毒性来调整后续周期的给药剂量。

3. 培美曲塞主要以原形经肾脏排泄。肾功能下降将会导致培美曲塞清除率下降和暴露量（AUC）升高。肌酐清除率＜45ml/min 的患者不应接受培美曲塞。

4. 对于轻中度肾功能不全患者，合用布洛芬与培美曲塞时应谨慎。

5. 有生育可能性的女性患者在培美曲塞治疗期间必须采取有效的避孕措施。

6. 配制好的溶液中不含防腐剂，从微生物的角度考虑，应该立即使用，不用部分弃掉。

【制剂与规格】 注射用培美曲塞二钠：100mg；500mg。

【pH　值】 6.6～7.8。

【证　据】

1. 溶媒推荐　本品说明书中（Vianex S.A.-Plant C）提到，每瓶 100mg 培美曲塞用 4.2ml 不含防腐剂的 9mg/ml 0.9%氯化钠注射液溶解成浓度为 25mg/ml 的培美曲塞溶液。每瓶 500mg 培美曲塞用 20ml 不含防腐剂的 9mg/ml 0.9%氯化钠注射液溶解成浓度为 25mg/ml 的培美曲塞溶液。

故注射用培美曲塞二钠溶媒宜首选 0.9%氯化钠注射液。

2. 对药物配制的要求　本品说明书中提到，如同其他有潜在毒性的抗癌药物，应谨慎处理和配制培美曲塞溶液，配制时建议戴手套。如果培美曲塞溶液与皮肤接触，立即使用肥皂和水彻底清洗皮肤。如果黏膜接触了培美曲塞，用清水彻底冲洗。

3. 对输液器材质的要求　本品说明书中提到，配制的培美曲塞溶液适用于聚氯乙烯（PVC）和聚烯烃内里的给药装置和输液袋。故培美曲塞溶液可使用 PVC 材质输液器。

4. 输注中对避光输液器的要求　本品说明书中提到，在冷藏或室温及光照条件下，重新溶解的培美曲塞溶液和输注溶液的理化性质可在初始溶解后 24h 内保持稳定。按上述要求制备的培美曲塞重新

溶解液和输注溶液中均不含抗菌防腐剂，仅供单次使用，应废弃未使用的溶液。

故培美曲塞溶液在 24h 内可以采用非避光输液器输注。

5. 对输液器过滤孔径的要求　2014年，由国家卫生和计划生育委员会首次以行业标准的形式发布的《静脉治疗护理技术操作规范（WS/T 433—2013）》中明确规定：输注脂肪乳剂、化疗药物以及中药制剂时宜使用精密过滤输液器。所以，培美曲塞二钠作为化疗药在输注过程中需使用精密过滤输液器。

6. 对输液途径的要求　本品说明书中提到，培美曲塞二钠只能用于静脉输注。本药作为刺激性药物，建议采用中心静脉输注，不建议采用外周血管输注。

7. 对输液速度的要求　据文献报道，100ml 培美曲塞二钠滴注时间应大于 10min。

8. 配制后储存条件及稳定时间　据文献报道，该药与 pH 为 6.12 的 0.9%氯化钠注射液、pH 值为 4.76 和 pH 值为 6.50 的 5%葡萄糖注射液组成的 3 种配伍液在 6h 内稳定，证实该药从配制完成到临床使用，不应超过该时间范围。

本品说明书中提到，在冷藏温度下，培美曲塞重新溶解和输注溶液的物理性质和化学性质可在 24h 内保持稳定。使用者应对使用前的储存时间和条件负责。因此，本品应在 2～8℃的条件下保存，且放置不超过 24h。

【推荐意见】

1. 溶媒宜首选 0.9%氯化钠注射液（ⅢA）。

2. 药物配制参考常规化疗药物配制方法（ⅢA）。

3. 可使用 PVC 材质输液器（ⅢA）。

4. 使用非避光材质输液器（ⅢA）。

5. 只能用于静脉输注（ⅢA）。

6. 滴注时间应大于 10min（ⅡB）。

7. 2～8℃的条件下放置不超过 24h（ⅡA）。

氟 尿 嘧 啶
Fluorouracil

【性　状】 本品为无色或几乎无色的澄明液体。

【适应证】 本品的抗瘤谱较广，主要用于治疗消化道肿瘤，较大剂量氟尿嘧啶用于治疗绒毛膜上皮癌。亦常用于治疗乳腺癌、卵巢癌、肺癌、宫颈癌、膀胱癌及皮肤癌等。

【禁忌证】

1.当伴发水痘或带状疱疹时禁用本品。

2.氟尿嘧啶禁忌用于衰弱患者。

3.对本品过敏者禁用。

【用法用量】

1.氟尿嘧啶作静脉注射或静脉滴注时所用剂量相差甚大。单药静脉注射剂量一般为按体重每日10～20mg/kg，连用5～10日，每疗程5～7g（甚至10g）；若为静脉滴注，通常按体表面积每日300～500mg/m²，连用3～5日，每次静脉滴注时间不得少于6～8h；静脉滴注时可用输液泵连续给药维持24h。

2.用于原发性或转移性肝癌时，多采用动脉插管注药。

3.腹腔内注射按体表面积一次500～600mg/m²，每周1次，2～4次为1个疗程。

【注意事项】

1.本品在动物实验中有致畸性和致癌性。但对人类，其致突变性、致畸性和致癌性均明显低于氮芥类或其他细胞毒性动物，长期应用本品导致第二个原发恶性肿瘤的危险性比氮芥等烷化剂小。

2.除单用本品较小剂量作为放射增敏剂外，一般不宜和放射治疗同用。

3.其他有下列情况者慎用本品：①肝功能明显异常；②周围血白细胞计数低于3500/mm³、血小板低于5万/mm³者；③感染、出血或发热超过38℃者；④明显胃肠道梗阻；⑤脱水或（和）酸碱、电解质平衡失调者。

4.开始治疗前及疗程中应定期检查周围血象。

5.用本品时不宜饮酒或同用阿司匹林类药物，以减少消化道出血的可能。

【制剂与规格】 氟尿嘧啶注射液：10ml：0.25g。

【pH值】 8.8～9.0。

【证据】

1.溶媒推荐 天津金耀药业有限公司等厂家氟尿嘧啶注射液在说明书中未明确指出使用溶媒推荐。有相关文献报道，氟尿嘧啶注射液与0.9%氯化钠注射液、10%葡萄糖注射液、5%葡萄糖注射液、葡萄糖氯化钠注射液配伍的稳定性实验显示，氟尿嘧啶注射液与上述4种溶剂输注配伍后，在36h内静脉滴注，药效可靠，其含量稳定性以在0.9%氯化钠注射液中为最优。另有文献报道，氟尿嘧啶以临床常规剂量，在不同温度（25℃、35℃）下，与8种常用输液（5%或10%葡萄糖注射液、5%葡萄糖氯化钠注射液、10%葡萄糖氯化钠注射液、0.9%氯化钠注射液、乳酸钠林格液、复方氯化钠注射液、木糖醇注射液）的配伍溶液在24h内，溶液性状、pH值、含量、紫外吸收光谱和色谱均无明显变化。为此，氟尿嘧啶注射液溶媒宜首选0.9%氯化钠注射液。

2.对药物配制的要求 本品说明书中未对氟尿嘧啶的配制方法提出特别要求，可按常规化疗药物进行配制。国际权威机构为接触化疗药物的医务人员制定了安全防护措施，规定配制所有化疗药剂需在垂直层流生物安全柜内进行。《执行静脉抗肿瘤药物治疗人员操作规定》中明确规定操作时要穿防护服，戴口罩、手套、护目镜，有条件的戴面罩。

3.对输液器材质的要求 研究表明，将氟尿嘧啶注射液以0.9%氯化钠注射液或5%葡萄糖注射液在不同温度下稀释后于聚氯乙烯输液袋中保存。结果显示，聚氯乙烯输液袋中氟尿嘧啶的药液浓度均较初始浓度有所降低，提示聚氯乙烯材质的输液袋可能对氟尿嘧啶有少量吸附作用。另有研究报道，PVC输液器对氟尿嘧啶注射液存在吸附作用，但整个输液过程中最大吸附率未超过10%。鉴于PVC输液器对其存在吸附作用，静脉输注时建议尽量避免使用PVC输液器。

4.输注中对避光输液器的要求 将氟尿嘧啶溶解到0.9%氯化钠注射液中，摇匀，分别在室温不避光、室温避光和冷藏3种条件下放置，在0h、1h、2h、4h、6h、8h、24h、48h分别对其外观、pH值、含量及微粒进行观察和测定。室温不避光，即将配伍液直接放置在室温自然光下；室温避光，即将配伍液放在黑色外包装袋子里，放在室温下；冷藏即将配伍液置于2～8℃冰箱内。结果表明在室温、避光和冷藏3种放置条件下，3种不同批次的氟尿嘧啶溶于0.9%氯化钠注射液中的含量在48h内没有明显的差异。所以，氟尿嘧啶在48h内可以采用非避光输液器输注。

5.对输液器过滤孔径的要求 2014年，由国家卫生和计划生育委员会首次以行业标准的形式发布的《静脉治疗护理技术操作规范（WS/T 433—2013）》中明确规定：输注脂肪乳剂、化疗药物以及中药制剂时宜使用精密过滤输液器。所以，氟尿嘧啶注射液作为化疗药在输注过程中需使用精密过滤输液器。

6.对输液途径的要求 不同的化疗药物对血管和组织的刺激程度也不同，按照对血管和组织刺激程度的不同，可将化疗药物分为发疱剂、刺激性药物及非发疱剂。其中，发疱剂须采用中心静脉输注；刺激性药物也建议采用中心静脉输注，不建议采用外周血管输注；对于非刺激性药物，最好也采用中心静脉输注，如果没有条件采用中心静脉输注，也可考虑采用外周血管输注。氟尿嘧啶在分类中属于刺激性药物。所以，氟尿嘧啶宜采用中心静脉输注，不建议采用外周血管输注。

7.对输液速度的要求　药品说明书和文献报道，由于本品缓慢静脉滴注时分解代谢比快速注射时明显，毒性降低，因此每次静脉滴注时间不得少于6～8h；静脉滴注时可用输液泵连续给药维持24h。

8.配制后储存条件及稳定时间　药物在配制后，其物理稳定性、化学稳定性及生物稳定性均会下降，而不同药物因其化学结构的不同，其稳定性受到外界影响的程度也不同。在临床常见情况下，氟尿嘧啶经配制后，稳定性较好，可在室温条件下保存72h。

【推荐意见】

1.配制时严格遵守无菌操作；配制后氟尿嘧啶输液在用药前和用药过程中常规肉眼检查外观（ⅡB）。

2.0.9%氯化钠注射液、10%葡萄糖注射液、5%葡萄糖注射液、葡萄糖氯化钠注射液均可，0.9%氯化钠注射液最佳（ⅠB）。

3.药物配制参考常规化疗药物配制方法（ⅡB）。

4.使用非PVC材质输液器（ⅡB）。

5.用非避光材质输液器（ⅡB）。

6.使用精密过滤输液器（ⅡA）。

7.采用中心静脉输注，不宜采用外周血管输注（ⅠA）。

8.输注时间不得少于6～8h（ⅠA）。

9.可在室温条件下保存72h（ⅡB）。

阿糖胞苷
Cytarabine

【性　状】　本品为白色至类白色冻干块状物。

【适应证】

1.阿糖胞苷主要适用于成人和儿童急性非淋巴细胞白血病的诱导缓解和维持治疗。对其他类型的白血病也有治疗作用，如急性淋巴细胞白血病和慢性髓细胞性白血病（急变期）。

2.本品曾试验性地用于其他不同肿瘤的治疗。含阿糖胞苷的联合治疗方案对儿童非霍奇金淋巴瘤有效。

3.本品单独或与其他药物联合（甲氨蝶呤、氢化可的松琥珀酸钠）鞘内应用可预防或治疗脑膜白血病。

【禁忌证】

1.对相应成分过敏者禁用。

2.孕妇及哺乳期妇女忌用。

【用法用量】

1.成人常用量

（1）诱导缓解：静脉注射或滴注一次按体重2mg/kg（或1～3mg/kg），一日一次，连用10～14日，如无明显不良反应，剂量可增大至一次按体重4～6mg/kg。

（2）维持：完全缓解后改用维持治疗量，一次按体重1mg/kg，一日1～2次，皮下注射，连用7～10日。

2.中剂量阿糖胞苷　中剂量是指阿糖胞苷的剂量为一次按体表面积0.5～1.0g/m^{2}的方案，一般需静脉滴注1～3h，一日2次，以2～6日为一个疗程。

3.大剂量阿糖胞苷　剂量为按体表面积1～3g/m^{2}的方案，静脉滴注及疗程同中剂量方案。

4.小剂量阿糖胞苷　剂量为一次按体表面积10mg/m^2，皮下注射，一日2次，以14～21日为一个疗程，如不缓解且患者情况容许，可于2～3周重复一个疗程。

5.鞘内注射　剂量为一次25～75mg，联用地塞米松5mg，用2ml 0.9%氯化钠注射液溶解，鞘内注射，每周1～2次，至脑脊液正常。

【注意事项】

1.本品使用苯甲醇作为溶媒，禁用于儿童肌内注射。

2.阿糖胞苷的主要毒性反应是骨髓抑制，表现为白细胞减少、血小板减少和贫血。程度较轻的毒性反应包括恶心、呕吐、腹泻、腹痛、口腔溃疡及肝功能异常。

3.使用本品时可引起血清丙氨酸氨基转移酶增高，血及尿中尿酸量增高。

4.下列情况应慎用：骨髓抑制、白细胞及血小板显著减低者、肝肾功能不全、有胆道疾病患者、有痛风病史、尿酸盐肾结石病史、近期接受过细胞毒性药物或放射治疗。

【制剂与规格】 注射用阿糖胞苷：0.1g；0.5g。

【pH 值】 4.0～6.0（10mg/ml水溶液）。

【证 据】

1.溶媒推荐 注射用阿糖胞苷说明书（Actavis Italy S.p.A）在给药说明中指出，阿糖胞苷无菌粉末能溶于注射用水、0.9%氯化钠注射液或5%葡萄糖注射液，含或不含防腐剂。鞘内注射时，建议用不含防腐剂的0.9%氯化钠注射液配制。国内2000年的一项研究显示，阿糖胞苷与平衡液和碳酸氢钠注射液配伍后含量下降较多，为90.73%。因此，阿糖胞苷不宜与碱性溶液或碱性药物配伍。

2.对药物配制的要求 注射用阿糖胞苷说明书在给药说明中指出，阿糖胞苷主要被配制成溶液作为单剂量给药，当分多次用药时，溶剂中需含防腐剂。本品配制后的最高浓度为100mg/ml。为使溶液的精确浓度为100mg/ml，需加入的溶液体积可参考表6-7。

表6-7　配制阿糖胞苷的方法

需加入溶媒的体积	阿糖胞苷
4.7ml	500mg
9.4ml	1g
18.7ml	2g

本品为常用化疗药物，《执行静脉抗肿瘤药物治疗人员操作规定》中明确规定，操作时要穿防护服，戴口罩、手套、护目镜，有条件的戴面罩。

3.对输液器材质的要求 注射用阿糖胞苷说明书中指出，每安瓿稀释液（5ml）含苯甲醇45mg，导致增塑剂DEHP析出。因此，建议使用非PVC输液器输注。

4.输注中对避光输液器的要求 2000年国内一项研究将温度、光线及输液种类作为影响盐酸阿糖胞苷输液稳定性的3个因素进行测定。结果显示，输液种类对盐酸阿糖胞苷稳定性的影响最大，其次是温度，光线的影响最小。但也有学者指出，阿糖胞苷在酸性条件下，光线可促使其水解为阿糖尿苷。这些变化后的药物一方面可能造成有效成分的含量下降，另一方面可能引起一些毒副反应。因此，阿糖胞苷输注应采用避光输液器。

5.对输液器过滤孔径的要求 2013年11月国家卫生和计划生育委员会首次以行业标准的形式发布的《静脉治疗护理技术操作技术规范（WS/T433—2013）》中明确规定：输注脂肪乳剂、化疗药物以及中药制剂时宜使用精密过滤输液器。因此，阿糖胞苷作为化疗药物在输注过程中须使用精密过滤输液器。

6.对输液途径的要求 国内一项关于三种静脉注射方法对柔红霉素＋阿糖胞苷化疗患者的影响研究中指出，采用外周中心静脉导管（PICC）方法给药可以避免高浓度化疗药物直接对静脉的刺激，能迅速降低液体渗透压及药物浓度，减少了组织渗漏性损伤和静脉炎等局部毒性反应的发生。因此，在输注过程中首选外周静脉置入中心静脉导管。

7.对输液速度的要求 注射用阿糖胞苷说明书在给药说明中指出，阿糖胞苷在高剂量化疗时可以采用以下方法：$2g/m^2$，每12小时1次（每次输入时间大于3h），于第1～6天给药（包括第6天，即12次）；或者$3g/m^2$，每12小时1次（每次输入时间大于1h），于第1～6天给药（包括第6天，即12次）；或者$3g/m^2$，每12小时1次（每次输入时间大于75min），于第1～6天给药（包括第6天，即12次）。一项针对肿瘤患者的化疗方案提到，采用柔红霉素加阿糖胞苷（DNR＋Ara-C）方案化疗1个周期，即DNR 40mg加氯化钠注射液100ml静脉滴注，6～15min滴完，第1～3天应用，Ara-C 100mg加入氯化钠注射液500ml中静脉滴注，2h内滴完，第1～7天应用，7天为1个周期。

根据化疗方案确定输注速度。

8.配制后储存条件及稳定时间 注射用阿糖胞苷说明书在给药说明中指出，未配制的产品应该在规定的室温下储藏（15～25℃）。用含防腐剂的稀释液配制后可在规定的室温下贮藏48h。若用不含有防腐剂的稀释液配制，此溶液应尽快使用，以保证溶液的无菌状态。

阿糖胞苷注射液及用此注射液配制的静脉输注液中均不含抗菌药物。因此建议使用前再进一步稀释，且输注液配制好后应尽快开始输注。输注应在溶液配制好后的24h内完成并将残液丢弃。

注射用阿糖胞苷储存条件：遮光、密闭，在冷处保存。

【推荐意见】

1.使用注射用水、0.9%氯化钠注射液或5%葡萄糖注射液作为溶媒（ⅡA）。

2.药物配制参考常规化疗药物配制（ⅡB）。

3.采用非PVC输液器输注（ⅡA）。

4.采用避光输液器（ⅡB）。

5.采用精密过滤输液器（ⅡB）。

6.首选中心静脉导管（ⅢB）。

7.根据化疗方案确定输注速度（ⅡB）。

8.配制后于24h内输注（ⅡA）。

地西他滨
Decitabine

【性　状】　本品为无菌、冻干白色粉末和疏松块状物。

【适应证】　本品适用于骨髓增生异常综合征国际预后评分系统（IPSS）为中危-1、中危-2和高危的初治、复治骨髓增生异常综合征（MDS）患者，包括原发性和继发性MDS，按照FAB分型所有的亚型：难治性贫血，难治性贫血伴环形铁粒幼细胞增多，难治性贫血伴原始细胞增多，难治性贫血伴原始细胞增多-转化型，慢性粒-单核细胞白血病。

【禁忌证】　禁用于已知对地西他滨过敏的患者。

【用法用量】

1.首次给药周期　本品推荐剂量为15mg/m²，连续静脉输注3h以上，每8小时一次，连续3天。患者可预先使用常规止吐药。

2.后续给药周期　每6周重复一个周期。推荐至少重复4个周期。然而，获得完全缓解或部分缓解的患者可以治疗4个周期以上。如果患者能继续获益，可以持续用药。

3.依据血液学实验室检查值进行的剂量调整或延迟给药　如果经过前一个周期的本品治疗，血液学恢复（ANC≥1000/μl，血小板≥50 000/μl）需要超过6周，则下一周期的治疗应延迟，且剂量应按以下原则进行暂时性的调整：①恢复时间超过6周，但少于8周的患者，本品给药应延迟2周，且重新开始治疗剂量减少到11mg/m²，每8小时一次［33mg/（m²·d），每周期99mg/m²］；②恢复时间超过8周，但少于10周的患者，应进行疾病进展的评估（通过骨髓穿刺评估），如未出现进展，本品给药应延迟2周以上，重新开始时剂量应减少到11mg/m²，每8小时一次［33mg/（m²·d），每周期99mg/m²］，然后在接下来的周期中，根据临床情况维持或增加剂量。

4.老年患者用药　老年患者剂量通常和成年人相同，若出现毒性，按照一般人群的原则进行剂量调整。

【注意事项】

1.在本品治疗过程中，会发生中性粒细胞减少症和血小板减少症，须进行全血和血小板计数以监测反应和毒性，保证在每个给药周期前至少达到最低限。在第一个周期按推荐剂量给药后，随后的周期中给药剂量应按照【用法用量】中所述进行调整。

2.在用药的第一个或第二个周期较常出现骨髓抑制和中性粒细胞减少，但并不一定意味着基础疾病MDS的病情进展。

3.尚缺乏肝肾功能不全患者使用本品的数据，因此这类人群应慎用。虽然代谢广泛，但细胞色素P450酶系统并不参与代谢。临床试验中，本品不用于血清肌酐＞2.0mg/dl，氨基转移酶超过正常值2倍，或血清胆红素＞1.5mg/dl的患者。

4.应建议育龄期妇女在接受本品治疗期间避免妊娠。如果在妊娠期接受本品治疗或在用药期间妊娠，应当告知患者药物对胎儿的潜在危害。

5.男性患者在接受本品治疗期间及治疗后2个月内也应避免生育。

6.尚不清楚地西他滨及其代谢物是否分泌到乳汁中。许多药物都能在乳汁中分泌，而且考虑到地西他滨可能给哺乳期婴儿带来严重副作用，因此应权衡药物对母亲的重要性，以决定是否停止用药。

【制剂与规格】　注射用地西他滨：50mg。

【pH　值】　6.7～7.3。

【证　据】

1.溶媒推荐　本品说明书（江苏豪森药业集团有限公司）中明确指出，本品应当在无菌条件下用10ml无菌注射用水（USP）重溶，配制成浓度约为5.0mg/ml且pH值为6.7～7.3的溶液。重溶后溶液立即再用0.9%氯化钠注射液、5%葡萄糖注射液或乳酸林格液进一步稀释成终浓度为0.1～1.0mg/ml的溶液。

2.对药物配制的要求　说明书中提出本品为单次使用制剂，应避免皮肤与溶液接触，必须佩戴保护手套，采取处理抗癌药物的标准程序。国际权威机构为接触化疗药物的医务人员制定了安全防护措施，规定配制所有化疗药剂需在垂直层流生物安全柜内进行。《执行静脉抗肿瘤药物治疗人员操作规定》中明确规定操作时要穿防护服、戴口罩、手套、护目镜，有条件的戴面罩。

3.对输液器材质的要求　本品说明书及相关文献未提及本品对输液装置有特殊需求。因此，注射用地西他滨可以采用普通非避光输液器输注。

4.对输液器过滤孔径的要求 2013年，由国家卫生和计划生育委员会首次以行业标准的形式发布的《静脉治疗护理技术操作规范（WS/T 433—2013）》中明确规定：输注脂肪乳剂、化疗药物以及中药制剂时宜使用精密过滤输液器。所以，注射用地西他滨作为化疗药，在输注过程中需使用精密过滤输液器。

5.对输液途径的要求 不同的化疗药物对血管和组织的刺激程度也不同，按照对血管和组织刺激程度的不同，可将化疗药物分为发疱剂、刺激性药物及非发疱剂。其中，发疱剂须采用中心静脉输注；刺激性药物也建议采用中心静脉输注，不建议采用外周血管输注；对于非刺激性药物，最好也采用中心静脉输注，如果没有条件采用中心静脉输注，也可考虑采用外周血管输注。注射用地西他滨在分类中属于刺激性药物。所以，注射用地西他滨采用中心静脉输注，不建议采用外周血管输注。

6.对输液速度的要求 说明书指出地西他滨的使用有两种方案。

方案一：（3天给药方案）地西他滨给药剂量为15mg/m²，连续静脉输注3h以上，每8小时1次，连续3天。

方案二：（5天给药方案）地西他滨的给药剂量为20mg/m²，连续静脉输注1h，每天1次，连续5天。每4周为一个周期。

7.配制后储存条件及稳定时间 药物在配制后，其物理稳定性、化学稳定性及生物稳定性均会下降。而不同药物因其化学结构的不同，其稳定性受到外界影响的程度也不同。本品说明书中表明，注射用地西他滨如果不能在15min内使用完，则应当用冷冻液（2～8℃）制备，并贮存在2～8℃，最多不超过7h。

【推荐意见】

1.配制时严格遵守无菌操作（ⅡB）。

2.用无菌注射用水对本品进行重溶后，选择0.9%的氯化钠注射液、5%葡萄糖注射液或乳酸林格液进行配制（ⅠB）。

3.药物配制参考常规化疗药物配制方法（ⅡB）。

4.使用非避光常规质输液器（ⅡB）。

5.建议使用精密过滤输液器（ⅡA）。

6.采用中心静脉输注，不建议采用外周血管输注（ⅠA）。

7.贮存在2～8℃，最多不超过7h（ⅠA）。

吉西他滨
Gemcitabine

【性　状】 本品为白色疏松块状物。

【适应证】

1.局部晚期或已转移的非小细胞肺癌。

2.局部晚期或已转移的胰腺癌。

3.吉西他滨与紫杉醇联合适用于治疗经辅助/新辅助化疗后复发，不能切除的、局部复发或转移性乳腺癌。除非临床上有禁忌，否则既往化疗中应使用过蒽环类抗生素。

【禁忌证】

1.对吉西他滨或任何辅料高度过敏的患者。

2.吉西他滨与放射治疗同时联合应用（由于辐射敏化和发生严重肺及食管纤维样变性的危险）。

3.在严重肾功能不全的患者中联合应用吉西他滨与顺铂。

【用法用量】

1.非小细胞肺癌

（1）单药治疗：吉西他滨的推荐剂量为1000mg/m²，静脉滴注30min。每周给药1次，治疗3周后休息1周，重复上述的4周治疗周期。根据患者对吉西他滨的耐受性可考虑在每个治疗周期或一个治疗周期内降低剂量。

（2）联合治疗：吉西他滨与顺铂联合治疗有两种治疗方案——3周疗法和4周疗法。3周疗法：吉西他滨的推荐剂量为1250mg/m²，静脉滴注30min。每28天为一个治疗周期，第1天、第8天和第15天给药。根据患者对吉西他滨的耐受性可考虑在每个治疗周期或一个治疗周期内降低剂量。

2.胰腺癌 吉西他滨推荐剂量为1000mg/m²，静脉滴注30min。每周1次，连续7周，随后休息1周。随后的治疗周期改为4周疗法：每周1次给药，连续治疗3周，随后休息1周。根据患者对吉西他滨的耐受性可考虑在每个治疗周期或一个治疗周期内降低剂量。

3.乳腺癌 推荐吉西他滨与紫杉醇联合用药。在每21天治疗周期的第1天给予紫杉醇（175mg/m²），静脉滴注约3h，随后在第1天和第8天给予吉西他滨（1250mg/m²），静脉滴注30min。根据患者对吉西他滨的耐受性可考虑在每个治疗周期或一个治疗周期内降低剂量。在接受吉西他滨＋紫杉醇联合化疗之前，患者的粒细胞绝对计数应至少为

$1500 \times 10^6/L$。

【注意事项】

1. 延长输液时间和增加给药频率都可能增加毒性。

2. 患者在每次接受吉西他滨治疗前，必须监测血小板、白细胞、粒细胞计数。

3. 给已经出现肝转移的患者或既往有肝炎、酗酒、肝硬化病史的患者使用吉西他滨，应定期对患者进行肾和肝功能（包括病毒学检查）的实验室评价。

4. 如果吉西他滨与放射治疗连续给予，由于严重辐射敏化的可能性，吉西他滨化疗与放射治疗至少间隔4周。如果患者情况允许，可缩短间隔时间。

5. 不推荐接受吉西他滨治疗的患者使用黄热病疫苗和其他减毒活疫苗。

6. 具有心血管疾病病史的患者使用吉西他滨时要特别谨慎。

7. 要告知接受吉西他滨治疗的男性，在治疗期间和治疗后6个月不要生育，而且吉西他滨可能引起不育，因此应告知男性在治疗前保存精子。

8. 规格为每瓶200mg的吉西他滨中含有钠3.5mg（<1mmol），患者应考虑控制钠摄入。规格为每瓶1000mg的吉西他滨中含有钠17.5mg（<1mmol），患者应考虑控制钠摄入。

9. 应告知女性在吉西他滨治疗期间避免妊娠，一旦妊娠，应立即通知其主治医师。在接受吉西他滨治疗期间必须停止哺乳。

【制剂与规格】　注射用盐酸吉西他滨：0.2g；1.0g。

【pH 值】　2.7～3.3。

【证 据】

1. 溶媒推荐　注射用盐酸吉西他滨说明书（Lilly France S.A.S）中指出，每瓶（含吉西他滨200mg）至少注入0.9%氯化钠注射液5ml（吉西他滨浓度≤40mg/ml），振摇使溶解，给药时所需药量可用0.9%氯化钠注射液进一步稀释。另有文献报道：注射用盐酸吉西他滨在不同温度下（常温25℃、30℃、40℃及光照条件下）与4种临床常用输液（0.9%氯化钠、5%葡萄糖、葡萄糖氯化钠和乳酸钠林格注射液）配伍后，于室温和30℃下放置24h，其外观、pH值无明显变化，含量无明显降低，24～48h内盐酸吉西他滨与0.9%氯化钠注射液组成的配伍液pH值无明显变化，而与5%葡萄糖注射液组成的配伍液明显降低；40℃下放置12h，其外观、pH值、含量无明显变化，放置24h后外观无变化，pH值略有升高，含量平均降低5%；（4500±500）lx照度下放置5天，其外观、pH值无明显变化，含量无明显降低，放置10天后，外观无变化，pH略有升高，含量平均降低4%。为此，注射用吉西他滨溶媒宜首选0.9%氯化钠注射液。

2. 对药物配制的要求　说明书中有明确的吉西他滨配制方法：每瓶（含吉西他滨200mg）至少注入0.9%氯化钠注射液5ml（含吉西他滨浓度≤40mg/ml），振摇使溶解，给药时所需药量可用0.9%氯化钠注射液进一步稀释，配制好的吉西他滨溶液应贮存在室温并在24h内使用，吉西他滨溶液不得冷藏，以防结晶析出。国际权威机构为接触化疗药物的医务人员制定了安全防护措施，规定配制所有化疗药剂需在垂直层流生物安全柜内进行。《执行静脉抗肿瘤药物治疗人员操作规定》中明确规定操作时要穿防护服、戴口罩、手套、护目镜，有条件的戴面罩。

3. 对输液器材质的要求　有研究报道，吉西他滨在常温和4℃的条件下，用0.9%的氯化钠注射液配制后，分别避光储存在低密度聚乙烯（LDPE）、玻璃和聚氯乙烯（PVC）容器中，2天内均未观察到浊度、颜色变化和可见结晶。鉴于PVC、LDPE及玻璃材质对吉西他滨未有较明显的吸附作用，因此静脉输注吉西他滨时可不限制输液器的材质。

4. 输注中对避光输液器的要求　有研究表明，将吉西他滨溶解到0.9%氯化钠注射液中，摇匀，在（4500±500）lx照度下放置5天，其外观、pH值无明显变化，含量无明显降低，放置10天后，外观无变化，pH略有升高，含量平均降低4%。所以，注射用吉西他滨输注时可以采用非避光输液器输注。

5. 对输液器过滤孔径的要求　2014年，由国家卫生和计划生育委员会首次以行业标准的形式发布的《静脉治疗护理技术操作规范（WS/T 433—2013）》中明确规定：输注脂肪乳剂、化疗药物以及中药制剂时宜使用精密过滤输液器。所以，注射用吉西他滨作为化疗药在输注过程中需使用精密过滤输液器。

6. 对输液途径的要求　不同的化疗药物对血管和组织的刺激程度也不同，按照对血管和组织刺激程度的不同，可将化疗药物分为发疱剂、刺激性药物及非发疱剂。其中，发疱剂须采用中心静脉输注；刺激性药物也建议采用中心静脉输注，不建议采用外周血管输注；对于非刺激性药物，最好也采用中心静脉输注，如果没有条件采用中心静脉输注，也可考虑采用外周血管输注。吉西他滨在分类中属于非发疱剂药物，且吉西他滨pH值为2.7～3.3，根据美国静脉输液护理学会（INS）静脉输注的建议：药液pH值低于4.5或高于9.0，持续外周静脉输注易引起中度静脉炎，应采用中心静脉导管给药。

7.对输液速度的要求　吉西他滨应用于三种不同的方案，如常规30min输注、适度延长100min输注［固定剂量率10mg/（m²/min）］和持续3h、6h或24h的低剂量输注。标准方案为30min内静脉给药，延长输液时间会增加毒性，溶媒剂量宜选择100ml，不得超过250ml。然而也有研究表明低剂量吉西他滨6h持续输注对于晚期非小细胞肺癌患者的治疗是更好的选择。

8.配制后储存条件及稳定时间　药物在配制后，其物理稳定性、化学稳定性及生物稳定性均会下降。而不同药物因化学结构的不同，其稳定性受外界影响的程度也不同。本品说明书中指出，配制好的吉西他滨溶液应贮存在室温并在24h内使用，吉西他滨溶液不得冷藏，以防结晶析出。

【推荐意见】

1.配制时严格遵守无菌操作，配制后吉西他滨输液在用药前和用药过程中常规肉眼检查外观（ⅡB）。

2.0.9%氯化钠注射液、10%葡萄糖注射液、5%葡萄糖注射液、葡萄糖氯化钠注射液均可，0.9%氯化钠注射液最佳（ⅠB）。

3.药物配制参考说明书的配制方法（ⅡA）。

4.输液器材质不受限（ⅡB）。

5.使用精密过滤输液器（ⅡA）。

6.可采用中心静脉输注（ⅠA）。

7.常规输注时间为30min，晚期非小细胞癌患者于6h内低剂量输入（ⅠB）。

8.可在室温条件下保存24h（ⅡA）。

放线菌素D
Dactinomycin

【性　状】　本品为淡橙红色结晶性粉末，遇光不稳定。

【适应证】

1.治疗霍奇金病及神经母细胞瘤，尤其是控制发热。

2.初治无转移的绒癌。

3.治疗睾丸癌，一般均与其他药物联合应用。

4.治疗尤因肉瘤和横纹肌肉瘤。

5.与放疗联合治疗儿童肾母细胞瘤。

【禁忌证】

1.有出血倾向者。

2.有患水痘病史者。

3.有致突变、致畸和免疫抑制作用，孕妇禁用。

【用法用量】

1.常规用量　注射用放线菌素D单独用药时，成人每日300～400μg（6～8μg/kg）于0.9%氯化钠注射液20～40ml中静脉注射或腔内注射，每日一次，10日为一个疗程，间歇期2周，一个疗程总量4～6mg。

2.联合化疗　剂量及时间尚不统一。

【注意事项】

1.胃肠道反应：每次剂量超过500μg时，会表现为恶心、呕吐、腹泻，少数有口腔溃疡，有时严重，为急性剂量限制性毒性。

2.骨髓抑制：血小板及粒细胞减少，应定期进行血常规检测。

3.静脉注射时注意防止药液漏至血管外，漏出血管外对软组织损害显著。应立即用1%普鲁卡因局部封闭，或用50～100mg氢化可的松局部注射及冷湿敷。

4.骨髓功能低下、有痛风病史、肝功能损害、感染、有尿酸盐性肾结石病史、近期接受过放疗或抗癌药物者应慎用。

【制剂与规格】　注射用放线菌素D：0.2mg。

【pH 值】　5.5～7.5。

【证　据】

1.溶媒推荐　注射用放线菌素D说明书（海正辉瑞制药有限公司）在用法用量中指出，成人每日300～400μg（6～8μg/kg），溶于0.9%氯化钠注射液20～40ml中静脉输注。所以，推荐使用0.9%氯化钠注射液作为溶媒。

2.对药物配制的要求　本品说明书中未对配制方法提出特别要求，可按常规细胞毒性药物（化疗药）进行配制。国际权威机构为接触细胞毒性药物（化疗药物）的医护人员制定了安全防护措施，其中规定配制此类药物需在垂直层流生物安全柜内进行。《执行静脉抗肿瘤药物治疗人员操作规定》中明确规定，在对此类药物进行配制时着防静电连体防护服，戴N95或双层口罩、双层手套、护目镜等。

3.对输液材质的要求　本品说明书中未明确规定使用注射用放线菌素D的输液器材质。但有文献提出尽量使用热塑性聚氨酯（TPE）材质的精密过滤型输液器，预防不溶性微粒对患者血管的损害，减少药物性过敏反应的发生，降低药物的吸附，避免增塑剂和热稳定剂给使用者的身体健康带来潜在的危害。为此，本品可使用常规材质输液器，用TPE材质可能更为安全。

4.输注中对避光输液器的要求　注射用放线菌素D的说明书中指出，其遇光不稳定，继而使药效降低或不良反应增加，所以在输注中应使用避光输液器。

5.对输液器过滤孔径的要求　《静脉治疗护理技术规范操作（WS/T433—2013）》中规定：输注细胞毒性药（化疗药）时宜使用精密过滤输液器。为此，输注本品建议使用精密过滤输液器。

6.对输液途径的要求　注射用放线菌素D是细胞毒性药物，溢出静脉会造成软组织损害显著。文献表明，本品要求深静脉滴注，不能使用静脉中长导管。

建议先注入0.9%氯化钠注射液检查输液管路通畅性并确认注射针头在血管内，再经此通路给药。可做静脉注射、静脉滴注及腔内注射。首选通过中心静脉导管进行输注。

7.对输液速度的要求　注射用放线菌素D的输液速度在说明书及文献中无明确规定。但对回顾文献发现，在对妊娠滋养细胞肿瘤的治疗中，有临床工作者用放线菌素D 200μg/m² 静脉滴注，时间大于30min作为治疗方案的一部分。

8.配制后储存条件　本品说明书及文献中未说明此药物配制后的储存条件。但说明书中指出注射用放线菌素D遇光不稳定，本品配制后需室温避光保存。

【推荐意见】
1.使用0.9%氯化钠注射液稀释药液（ⅡA）。
2.药物配制参考常规化疗药配制方法（ⅡB）。
3.推荐使用TPE材质输液器（ⅢB）。
4.采用避光材质输液器（ⅡA）。
5.推荐使用精密过滤输液器（ⅡA）。
6.首选中心静脉导管（ⅢC）。
7.室温避光保存（ⅡA）。

美 法 仑
Melphalan

【性　状】 本品为白色或类白色固体块状物。

【适应证】
1.用于多发性骨髓瘤患者造血干细胞移植前的高剂量预处理治疗。
2.用于不适合口服剂型治疗的多发性骨髓瘤患者的姑息治疗。

【禁忌证】 对本品主要成分严重过敏者禁用。

【用法用量】 仅供静脉注射用。

1.清髓性预处理治疗　本品推荐剂量为100mg/（m²·d），自体造血干细胞移植（ASCT，第0天）前连续2天（开始移植前的第3天和第2天）静脉注射（Ⅳ），每次注射30min以上。对于体重超过理想体重130%的患者，应该根据校正的理想体重计算体表面积。

2.姑息治疗　本品推荐剂量为16mg/m²，每2周给药1次，单次注射时间15～20min，连续给药4次，待血常规充分恢复后每4周给药1次。

3.肾功能损害剂量调整　作为清髓性预处理治疗。无须调整剂量。姑息治疗：对于肾功能损害（BUN≥30mg/dl）的多发性骨髓瘤患者，接受本品作为姑息治疗时应考虑将剂量减少至50%。

【注意事项】

1.骨髓抑制：在接受本品作为清髓性预处理治疗的患者中均出现了骨髓抑制。如果尚无法获得用于挽救性治疗的造血干细胞产品，则不得使用本品进行预处理。对于接受本品作为姑息疗法的患者，如果既往的放射治疗或化疗已经破坏骨髓，或者在接受化疗后骨髓抑制正在恢复中，则给予本品会增加发生严重骨髓抑制的风险。

2.胃肠毒性：有文献提到，美法仑化疗药物在临床应用中具有恶心、呕吐、食欲缺乏、皮疹、脉管炎及肺纤维化等并发症。

3.肝毒性：已有报告显示，接受美法仑治疗后出现肝功能异常甚至有临床症状的肝脏疾病，如肝炎和黄疸。也有关于肝静脉闭塞疾病的报道。应监测肝脏生化指标。

4.过敏反应：在约2%的接受注射用美法仑治疗的患者中出现急性过敏反应。症状可能包括荨麻疹、瘙痒、水肿和皮疹，一些患者出现心动过速、支气管痉挛、呼吸困难和血压下降。出现严重过敏反应的患者应立即停止本品治疗。

5.继发性恶性肿瘤：已有试验发现在人体中，美法仑会导致染色单体或染色体畸变。因此，应考虑应用本品治疗的潜在获益与可能发生的引起继发性恶性肿瘤的风险。

6.根据本品的作用机制，对孕妇给予本品治疗时会对胎儿造成伤害。

7.不孕：已有报道显示，以美法仑为基础的化疗方案可抑制绝经前妇女卵巢功能，约9%的患者出现持续性闭经，也有可逆或不可逆的抑制睾丸功能的报道。

【制剂与规格】　注射用盐酸美法仑：50mg。

【pH值】　7.4

【证据】

1.溶媒推荐　注射用盐酸美法仑说明书（Patheon Manufacturing Services LLC）在给药说明中指出，采用0.9%氯化钠注射液8.6ml溶解本品配制成浓度为50mg/10ml（5mg/ml）的美法仑溶液，通过0.9%氯化钠注射液稀释至合适的浓度和剂量进行静脉注射。

2.对药物配制的要求　本品说明书中对盐酸美法仑注射液的配制方法如下：本品对光敏感，使用前应保存在原始包装中，不要将本品与其他品牌盐酸美法仑注射用药物混合。美法仑注射剂现用现配，美法仑稀释时至少要强烈震摇10min以上才能完全溶解，溶解后30min内迅速注入体内。只要溶液和容器允许，注射前应当目视检查颗粒和变色情况。

规定配制所有化疗药需在静脉用药调配中心，配备有防护服、口罩、护目镜及手套等防护工具，在生物安全柜中进行药物调配。

3.对输液器材质的要求　既往研究指出，以低密度聚乙烯容器、玻璃瓶、聚氯乙烯输液器对美法仑等9种化疗药物的材料吸附性进行比较，以0.9%氯化钠注射液作为输液介质，5%葡萄糖注射液作为存储环境。结果发现，在室温下聚氯乙烯输液器对美法仑吸附作用明显，5.5h其浓度下降约25%，而低密度聚乙烯容器及玻璃瓶中的美法仑药物浓度下降分别为10%和5%；在4℃时贮存72h，美法仑的浓度下降17%，低密度聚乙烯容器和玻璃瓶中的美法仑几乎没有损失。基于上述比较说明，因聚氯乙烯输液器对盐酸美法仑具有吸附作用。所以，在输注中需要使用低密度聚乙烯材质的输注装置。

4.输注中对避光输液器的要求　本品说明书中指出，应避光储存。但目前暂无针对美法仑避光输注器具的研究。但文献报道，美法仑在光照下放置极易产生光降解杂质，建议在使用过程中使用避光输注装置。

5.对输液器过滤孔径的要求　美法仑为静脉注射药物。但也有文献表明，在临床使用静脉滴注的方法对药物进行输注。作为化疗药物，若使用静脉滴注的方式，需要使用精密过滤输液器。

6.对输液途径的要求　注射用盐酸美法仑说明书在给药说明中指出，本品是一种细胞毒性药物，应遵循特殊的操作程序，并需按照当地有关的细胞毒性药物处置法规销毁。本品外渗可导致局部组织损伤。所以，不可通过外周血管直接给药，应选中心静脉导管缓慢输注。

7.对输液速度的要求　通过对文献、说明书进行检索及查阅，绝大多数的细胞毒性药物要求缓慢滴注，提高人体对其的耐受性，降低不良反应发生率，从而提高药物治疗效果。注射用盐酸美法仑注射液输注的时间应在30min以上。

8.配制后储存条件及稳定时间

（1）配制后储存条件：说明书只对储存条件做如下要求：需避光、密闭，于25℃下保存。在原包装中储存，丢弃未使用部分。

（2）配制后稳定时间：注射用盐酸美法仑说明书指出，本品溶解后在冷藏温度下（5℃）可稳定保存24h，在室温下（25℃）可稳定保存1h。

【推荐意见】

1.使用0.9%氯化钠注射液稀释药液（ⅠA）。

2.配制时至少要强烈震摇10min以上，其他配制参考常规化疗配制方法（ⅡA）。

3.在输注中需要使用低密度聚乙烯的避光输注装置（ⅢB）。

4.药物仅供静脉注射用（ⅡA）。

5.应选中心静脉导管缓慢输注，时间大于30min（ⅡA）。

6.避光储存（ⅡA）。

7.在冷藏温度下（5℃）可稳定保存24h，在室温下（25℃）可稳定保存1h（ⅡA）。

伊立替康
Irinotecan

【性状】　本品为淡黄色或淡黄绿色的澄明液体。

【适应证】　本品适用于晚期大肠癌患者的治

疗；与氟尿嘧啶和亚叶酸联合治疗既往未接受化疗的晚期大肠癌患者；作为单一用药，治疗经含氟尿嘧啶化疗方案治疗失败的患者。

【禁忌证】

1.慢性炎性肠病和（或）肠梗阻。

2.对盐酸伊立替康三水合物或本品中的赋形剂有严重过敏反应史。

3.孕期和哺乳期。

4.严重骨髓功能衰竭。

5.世界卫生组织（WHO）体力（行为）：状态评分＞2分的患者禁用。

【用法用量】 仅用于成人，推荐剂量如下。

1.单药治疗 本品的推荐剂量为350mg/m²，静脉滴注＞90min，推荐每周或每3周一次，给药方案如表6-8所示。

2.联合用药 盐酸伊立替康与氟尿嘧啶（5-FU）和亚叶酸钙（LV）联用。

盐酸伊立替康180mg/m²，静脉滴注30～90min，第1天；LV 400mg/m²应该在盐酸伊立替康输注后马上给予，滴注时间相同，之后再立即给予5-FU，第1天和第2天；5-FU 400mg/m²静脉注射，然后600mg/m²持续静脉输注22h，第1天和第2天。每2周重复。

【注意事项】

1.本品应在专业使用细胞毒性化疗药物的单位进行，并在有经验的肿瘤专科医师的指导下使用。

2.迟发性腹泻：必须告知患者，在使用本品24h后及在下周期化疗前任何时间均有发生迟发性腹泻的危险。单药治疗时静脉滴注本品后发生首次稀便的中位时间为治疗后第5天。一旦发生，患者应马上通知医师并立即开始适当的治疗。既往接

受过腹部/盆腔放疗的患者、基础白细胞升高、一般状态评分≥2分及女性患者，其腹泻的危险性增加。如治疗不当，尤其是对于那些合并中性粒细胞减少症的患者，腹泻可能危及生命。

3.一旦出现第一次稀便，患者需开始饮用大量含电解质的饮料并马上开始适当的抗腹泻治疗。

4.除用抗生素治疗外，当出现以下症状时，应住院治疗腹泻：①腹泻同时伴有发热；②严重腹泻（需静脉补液）；③开始高剂量的洛哌丁胺治疗后腹泻仍持续48h以上。

5.血液学：在本品治疗期间，应每周监测全血细胞计数。

6.肝损害：治疗前及每个化疗周期前均应检查肝功能。

7.恶心与呕吐：每次用药治疗前推荐预防性使用止吐药。

8.急性胆碱能综合征：若出现急性胆碱能综合征（早发性腹泻及其他各种症状，如出汗、腹部痉挛、流泪、瞳孔缩小及流涎），应使用硫酸阿托品治疗（0.25mg皮下注射），有禁忌证的患者除外。

9.肠梗阻患者：禁用本品，直至肠梗阻缓解后方可使用。

10.治疗期间及治疗结束后至少3个月内应采取避孕措施。

11.对驾驶和操作机器能力的影响：应提醒患者注意，在使用本品24h内，有可能出现头晕及视力障碍。因此，建议当这些症状出现时请勿驾车或操作机器。

【制剂与规格】 盐酸伊立替康注射液：2ml：40mg；5ml：0.1g。

【pH 值】 3.8±0.2。

表6-8 伊立替康单药治疗方案

每周一次方案ᵃ	125mg/m²静脉输注，持续90min，第1、8、15、22天，然后休息2周		
6周一个疗程	起始剂量和剂量调整ᶜ		
第43天治疗重新开始	起始剂量（mg/m²）	剂量水平-1（mg/m²）	剂量水平-2（mg/m²）
	125	100	75
每3周一次方案ᵇ	350mg/m²，静脉滴注90min以上，每3周一次		
	起始剂量和剂量调整ᶜ		
	起始剂量（mg/m²）	剂量水平-1（mg/m²）	剂量水平-2（mg/m²）
	350	300	250

a随后的剂量可被调高至150mg/m²或减低至50mg/m²，根据患者个体耐受情况以25～50mg/m²的水平递减。

b随后的剂量可被调整至200mg/m²，根据患者个体耐受情况以50mg/m²的水平递减。

c详见各药品说明书对应推荐单药方案进行剂量调整

【证　据】

1.溶媒推荐　参照药品说明书［Pfizer（Perth）Pty Limited］并检索文献发现，伊立替康与其他注射用药一样，本品溶液的配制必须严格遵循无菌原则。盐酸伊立替康注射液只能一次性使用，任何未使用的部分必须丢弃。盐酸伊立替康注射液在输注之前必须用5%葡萄糖注射液或0.9%氯化钠注射液稀释。其他药物不能加入输注液中。只要溶液和容器允许，应在输注之前检查输注液中是否有可见的颗粒物质和变色。检查药瓶中是否有颗粒物质，当药物从药瓶中抽入注射器时再检查一遍。为此，本药品溶媒建议使用5%葡萄糖注射液或0.9%氯化钠注射液。

2.对药物配制的要求　本品说明书中未对伊立替康的配制方法提出特别要求，可按常规化疗药物进行配制。国际权威机构为接触化疗药物的医务人员制定了安全防护措施，规定配制所有化疗药剂需在垂直层流生物安全柜内进行。《执行静脉抗肿瘤药物治疗人员操作规定》中明确规定操作时要穿防护服，戴口罩、手套、护目镜，有条件的戴面罩。

3.对输液器材质的要求　药品说明书中注明，在5℃或30℃/相对湿度和避光条件下，盐酸伊立替康注射液稀释于输注液（0.9%氯化钠溶液或5%葡萄糖溶液）并贮藏在低密度聚乙烯或聚氯乙烯容器中，其化学和物理性质可稳定保持28天。所以，伊立替康使用低密度聚乙烯或聚氯乙烯材质输注均可。

4.输注中对避光输液器的要求　伊立替康属于喜树碱类药物，为常见的抗肿瘤药物，目前文献尚未查及相关光照对其药物浓度影响的对比实验。但根据文献查阅得知，喜树碱类等相关抗肿瘤药物在日光、高温、高湿环境下不稳定，因此本药物应遮光密闭保存，在输液过程中建议使用一次性使用避光输注装置。

5.对输液器过滤孔径的要求　2014年，由国家卫生和计划生育委员会首次以行业标准的形式发布的《静脉治疗护理技术操作规范（WS/T 433—2103）》中明确规定：输注脂肪乳剂、化疗药物以及中药制剂时宜使用精密过滤输液器。所以，伊立替康作为化疗药在输注过程需使用精密过滤输液器。

6.对输液途径的要求　不同的化疗药物对血管和组织的刺激程度也不同，按照对血管和组织刺激程度的不同，可将化疗药物分为发疱剂、刺激性药物及非发疱剂。其中，发疱剂须采用中心静脉输注；刺激性药物也建议采用中心静脉输注，不建议采用外周血管输注；对于非刺激性药物，最好也采用中心静脉输注，如果没有条件采用中心静脉输注，也可考虑采用外周血管输注。伊立替康在分类中属于刺激性药物。所以，伊立替康宜采用中心静脉输注，不建议采用外周血管输注。

7.对输液速度的要求　盐酸伊立替康注射液说明书中明确规定，持续静脉滴注要求联合用药时滴注时间为30～90min，单独用药时滴注时间要求大于90min。另有文献报道，盐酸伊立替康应用5%葡萄糖注射液或0.9氯化钠注射液稀释至终浓度为0.120 0～2.800 0mg/ml，禁止静脉滴注。

8.配制后储存条件及稳定时间　药物在配制后，其物理稳定性、化学稳定性及生物稳定性均会下降。而不同药物因其化学结构的不同，其稳定性受到外界影响的程度也不同。伊立替康室温可保存6h，2～8℃可保存24h。

【推荐意见】

1.必须用5%葡萄糖注射液或0.9%氯化钠注射液稀释（ⅠA）。

2.药物配制参考常规化疗药物配制方法（ⅡB）。

3.使用低密度聚乙烯或聚氯乙烯材质输注均可（IB）。

4.使用一次性避光输液输注（ⅡA）。

5.使用精密过滤输液器（ⅡA）。

6.采用中心静脉输注，不建议采用外周血管输注（ⅠA）。

7.禁止静脉注射，持续静脉滴注要求30～90min（ⅠB）。

8.室温可保存6h,2～8℃下可保存24h（ⅡB）。

拓扑替康
Topotecan

【性　状】　本品为淡黄色至淡黄绿色冻干块状物，易溶于水。

【适应证】

1.用于治疗一线化疗或后续化疗失败的转移性卵巢癌。

2.对化疗敏感，一线化疗失败的小细胞肺癌。

【禁忌证】

1.对喜树碱类药物和（或）其他任何成分过敏者。

2.严重骨髓抑制，中性粒细胞计数 $< 1.5 \times 10^9$/L 和（或）血小板计数 $< 100 \times 10^9$/L 者。

3.妊娠期、哺乳期妇女。

【用法用量】

1.剂量 推荐剂量为 1.2mg/（$m^2 \cdot d$），静脉输注 30min，持续 5 天，21 天为一个疗程，治疗中严重的中性粒细胞减少症患者，在其后的疗程中剂量减少 0.2mg/m^2 或与粒细胞集落刺激因子（G-CSF）同时使用，使用从第 6 天开始，即在持续 5 天使用本品后 24h 后再用 G-CSF。

2.注射液配制 用无菌注射用水 1ml 溶解 1mg 本品，按 1.2 mg/（$m^2 \cdot d$）剂量抽取药液，用 0.9% 氯化钠注射液或 5% 葡萄糖注射液稀释后静脉输注。

【注意事项】

1.本品必须在对癌症化学治疗有经验的专科医师的特别观察下使用，对可能出现的并发症必须具有明确的诊断和适当处理的设施与条件。

2.因为可能发生严重的骨髓抑制，出现中性粒细胞减少，可导致患者感染甚至死亡，因此，治疗期间要监测外周血象，并密切观察患者有无感染、出血倾向的临床症状，如有异常做减药、停药等适当处理。

3.本品是一种细胞毒性抗癌药，打开包装及配制注射液时应穿隔离衣，戴手套，在垂直层流罩中进行。如不小心沾染在皮肤上，马上用肥皂和清水清洗，如沾染在黏膜或角膜上，用水彻底冲洗。

4.本品存于避光包装内，温度 20 ~ 25℃时保持稳定，由于药内无抗菌成分，故开瓶后须立即使用，稀释后在 20 ~ 25℃可保存 24h。

【制剂与规格】 注射用盐酸托泊替康：2mg；4mg。

【pH 值】 2.5 ~ 4.0。

【证 据】

1.溶媒推荐 由于托泊替康为喜树碱半合成衍生物，喜树碱呈碱性，仅限于用氯化钠注射液稀释，禁溶于葡萄糖溶液及酸性注射液，否则会有沉淀出现。

2.对药物配制的要求 本品是一种细胞毒性抗癌药物，与其他细胞毒性抗癌药物一样，配制本品静脉输液应在垂直层流空气的通风橱内进行，并戴手套、口罩、防护眼镜，穿防护衣。如本品溶液污染皮肤，应马上用水和肥皂彻底冲洗。如果本品溶液污染黏膜，应立即用水彻底冲洗。

本品与卡培他滨配伍会降低后者的清除率，增

加后者的毒性。此外，本品与氟尿嘧啶、丝裂霉素、地塞米松、甲基泼尼松龙有配伍禁忌。

3.对输液器材质的要求 目前本品说明书（重庆润康药业有限公司）及相关文献未对托泊替康的输液器材质作出明确要求。在临床应用过程中可根据实际情况选择通用材质输液器材。

4.输注中对避光输液器的要求 羟喜树碱、长春新碱等植物抗肿瘤药遇光易分解变质，其配制成品必须避光冷藏，输注时使用遮光带和避光输液器。研究表明，托泊替康在经过强光实验及高温实验后，参比制剂性状略有增加，溶液颜色变深。因此其成品及配制品必须避光冷藏，输注时使用遮光袋和避光输液器。

5.对输液器过滤孔径的要求 2014 年，由国家卫生和计划生育委员会首次以行业标准的形式发布的《静脉治疗护理技术操作规范（WS/T 433—2013）》中明确规定：输注脂肪乳剂、化疗药物以及中药制剂时宜使用精密过滤输液器。所以，托泊替康注射液作为化疗药在输注过程中需使用精密过滤输液器。

6.对输液途径的要求 本品说明书中未对托泊替康输液途径有特殊要求，中心静脉和外周静脉输注均可。有文献指出，血液 pH 值为 7.35 ~ 7.45，任何偏离血液 pH 正常范围的药液都有可能引发静脉炎。持续刺激性药物、发疱剂药物、肠外营养液、pH 值低于 5 或高于 9 的液体或药物，以及渗透压大于 600mOsm/L 的液体等药物时，不适合外周静脉导管实施的输液治疗。托泊替康的 pH 值范围为 2.5 ~ 4.0，显著低于人体血液 pH 值范围，为减少药物对血管的刺激，应优先考虑中心静脉血管注射。所以，托泊替康宜采用中心静脉输注，不建议采用外周血管输注。

7.对输液速度的要求 药品说明书及文献均有写明，一般用于缓慢静脉输注、膀胱灌注及胸腹腔注射。目前没有详细的滴注浓度和速度等资料可查阅。

8.配制后储存条件及稳定时间 由于本品内不含抗菌防腐成分，故配制后的溶液应立即使用。配制好的托泊替康注射液在 20 ~ 25℃以下，避光可稳定保存 24h。

【推荐意见】

1.用药前和用药过程中常规肉眼检查外观（ⅡB）。

2.仅限于用 0.9% 氯化钠注射液稀释（ⅠA）。

3.药物配制参考常规化疗药物配制方法（ⅡB）。

4.使用普通材质输液器（ⅡB）。

5.使用避光材质输液器（ⅠA）。

6.使用精密过滤输液器（ⅡA）。

7.采用中心静脉输注，不建议采用外周血管输注（ⅡB）。

8.无明确给定，根据患者情况进行调节（ⅡB）。

9.配制好的托泊替康注射液在20～25℃，避光可保存24h（ⅠB）。

羟喜树碱
Hydroxycamptohecin

【性　状】　本品为黄色疏松块状物或粉末，无臭，易溶于水。

【适应证】　抗肿瘤药。适用于原发性肝癌、胃癌、膀胱癌、直肠癌、头颈部上皮癌、白血病等恶性肿瘤。

【禁忌证】　对本品过敏者禁用。

【用法用量】

1.原发性肝癌

（1）静脉注射，4～6mg/d，用0.9%氯化钠注射液20ml溶解后，缓缓注射，或遵医嘱。

（2）肝动脉给药，用4mg加0.9%氯化钠注射液10ml灌注，1次/天，15～30天为一个疗程。

2.胃癌　静脉注射，4～6mg/d，用0.9%氯化钠注射液20ml溶解后，缓缓注射，或遵医嘱。

3.膀胱癌　膀胱灌注后加高频透热100min，剂量由10mg逐渐加至20mg，每周2次，10～15次为一个疗程。

4.直肠癌　经肠系膜下动脉插管，将羟喜树碱6～8mg加入0.9%氯化钠注射液500ml动脉注入，1次/天，15～20次为一个疗程。

5.头颈部上皮癌　静脉注射，4～6mg/d，用0.9%氯化钠注射液20ml溶解后，缓缓注射，或遵医嘱。

6.白血病　成人剂量为按体表面积一日6～8mg/m²，加入0.9%氯化钠注射液中静脉滴注，连续给药，30天为一个疗程，或遵医嘱。

【注意事项】

1.本品用药期间应严格检查血象。

2.本品仅限于用0.9%氯化钠注射液稀释。

3.静脉给药时，药液切勿外溢，否则会引起局部疼痛及炎症。

【制剂与规格】　注射用羟喜树碱：2mg；5mg。

【pH　值】　8.0～9.5。

【证　据】

1.溶媒推荐　本品说明书［费森尤斯卡比（武汉）医药有限公司］及相关文献中明确提出，本品仅限于用0.9%氯化钠注射液稀释，不宜使用葡萄糖溶液或酸性溶液溶解。

2.对药物配制的要求　本品说明书中未对羟喜树碱的配制方法提出特别要求，可按常规化疗药物进行配制。依据《静脉用药集中调配质量管理规范》中有关化疗药品配制安全要求，化疗药物的配制应在净化舱的专设生物安全柜内操作。在调配操作前，启动生物安全柜的风机循环系统和紫外线灯至少30min。佩戴双层手套，外层为无粉灭菌乳胶手套，里层为一次性PVC手套，要求盖住防护服的袖口，避免腕部皮肤的裸露。操作30min或遇到手套破损、刺破、被药物沾染等情况时，及时更换手套，必要时戴活性炭口罩。稀释溶解药物时，应倾斜角度，使注射器针尖内的溶媒沿着瓶内壁缓慢注入，待药粉浸透后再摇匀，以避免药粉的泄漏。化疗废弃物与污染物的管理是化疗防护的重要环节，应与其他医疗废物分类收集，置于防渗漏、有红色醒目标记的双层黄色收集袋中，将收集袋置于生物安全柜内锐器盒中，防止蒸发污染空气。配制结束，应将收集袋取出双层封口扎紧，贴有红色警示标识，由专业人员转运到指定地点焚烧处理并做好记录。

3.对输液器材质的要求　本品说明书及相关文献中尚未明确提及输注羟喜树碱时对输液器材质的要求。但有文献研究显示，输注溶液的流速影响输液管路对药物的吸附，药液流速越慢，吸附越多。相较于其他材质的输液器，聚氯乙烯（PVC）对药液的吸附作用最大。考虑到输注羟喜树碱时应缓慢注射，增加了输液通路材质对本品产生吸附的风险。因此，建议输注羟喜树碱时选择非PVC材质的输注装置。

4.输注中对避光输液器的要求　虽然说明书中未明确表示本品输注时应选择避光输液器，但有文献研究显示，将羟喜树碱置于光照条件下放置不同时间后，通过观察其外观，同时测定其含量以反映稳定性。实验结果表明，在光照条件下，羟喜树碱外观及含量会发生较大的变化。所以，羟喜树碱在光照条件下不稳定。因此，建议输注羟喜树碱时选择避光输注装置。

5.对输液器过滤孔径的要求　说明书中明确提示，本品的静脉用药方式为静脉注射。因此，羟喜树碱注射液尚不涉及对输液器过滤孔径的要求。

6.对输液途径的要求　说明书中提示，本品通过静脉给药时，药液切勿外溢，否则会引起局部疼痛及炎症。有文献建议，对于较强刺激性的化疗药物，建议采用深静脉输注。因此，建议羟喜树碱采用深静脉输注。

7.对输液速度的要求　说明书及相关文献提示，羟喜树碱注射液通过静脉给药时，需缓慢推注，注射时间为2～3min。

8.配制后储存条件及稳定时间　说明书及相关文献提示，本品避光室温条件下可保存24h。

【推荐意见】

1.溶媒仅限选择0.9%氯化钠注射液（ⅠB）。

2.药物配制参考常规化疗药物配制方法（ⅡB）。

3.使用非PVC材质避光输注装置（ⅡB）。

4.建议采用深静脉输注（ⅡB）。

5.只能静脉注射（ⅠA）。

6.输注时间不得少于2～3min（ⅠA）。

7.可在避光室温条件下保存24h（ⅠA）。

依托泊苷
Etoposide

【性　状】　本品为无色至淡黄色的澄明液体。

【适应证】　主要用于治疗小细胞肺癌、恶性淋巴瘤、恶性生殖细胞瘤、白血病，对神经母细胞瘤、横纹肌肉瘤、卵巢癌、非小细胞肺癌、胃癌和食管癌等有一定疗效。

【禁忌证】

1.骨髓抑制者，白细胞、血小板明显低下者禁用。

2.心、肝、肾功能有严重障碍者禁用。

3.对本品过敏者禁用。

【用法用量】　静脉滴注。将本品需用量用0.9%氯化钠注射液稀释，浓度不超过0.25mg/ml，静脉滴注时间不少于30min。

1.实体瘤　一日60～100mg/m²，连续3～5天，每隔3～4周重复用药。

2.白血病　一日60～100mg/m²，连续5天，根据血象情况，间隔一定时间重复给药。

3.小儿常用量　静脉滴注每日按体表面积100～150mg/m²，连用3～4天。

【注意事项】

1.本品不宜静脉注射，静脉滴注时速度不得过快，至少30min，否则容易引起低血压、喉痉挛等过敏反应。

2.不得做胸腔、腹腔和鞘内注射。

3.本品在动物中有生殖毒性及致畸，并可经乳汁排泄，孕妇及哺乳期妇女慎用。

4.用药期间应定期检查周围血象和肝肾功能。

5.本品稀释后立即使用，若有沉淀产生，严禁使用。

【制剂与规格】　依托泊苷注射液：5ml∶0.1g。

【pH 值】　4.0～6.5。

【证　据】

1.溶媒推荐　依托泊苷注射液说明书中（华润双鹤药业股份有限公司）明确指出需用0.9%氯化钠注射液稀释，浓度不超过0.25mg/ml，静脉滴注时间不少于30～60min。文献表明，依托泊苷在5%葡萄糖注射液中不稳定，可形成微细沉淀，注射血管处引起较强的局部刺激。所以，本品适宜溶媒为0.9%氯化钠注射液。

2.对药物配制的要求　说明书中未对依托泊苷的配制方法提出特别要求，可按常规化疗药物进行配制。有文献显示，依托泊苷浓度在＞0.25 mg/ml时会产生沉淀，沉淀生成与药物质量浓度具有相关性，在配制时因需要充分溶解并观察有无沉淀或不溶颗粒物。国际权威机构为接触化疗药物的医务人员制定了安全防护措施，规定配制所有化疗药剂需在垂直层流生物安全柜内进行。《执行静脉抗肿瘤药物治疗人员操作规定》中明确规定操作时要穿防护服、戴口罩、手套、护目镜，有条件的戴面罩。

3.对输液器材质的要求　含有吐温、聚氧乙基蓖麻油、环糊精衍生物、丙二醇、乙醇或苯甲醇作为增溶剂的药物可以加速DEHP的溶出，从而诱发毒性反应，而本品辅料含聚山梨酯-80、苯甲醇、无水乙醇，会加速DEHP析出。因此，本品须使用非PVC输液器。

4.输注中对避光输液器的要求　本品在光线照射下或温度较高的条件下，对药物稳定性有一定的影响，在滴注的过程中应尽量避光。在输液过程中建议使用一次性避光输注装置。

5.对输液器过滤孔径的要求　2013年，由国家卫生和计划生育委员会首次以行业标准的形式发布的《静脉治疗护理技术操作规范（WS/T 433—

2013)》中明确规定：输注脂肪乳剂、化疗药物以及中药制剂时宜使用精密过滤输液器。所以，依托泊苷注射液作为化疗药在输注过程中需使用精密过滤输液器。

6.对输液途径的要求 不同的化疗药物对血管和组织的刺激程度也不同，按照对血管和组织刺激程度的不同，可将化疗药物分为发疱剂、刺激性药物及非发疱剂。其中，发疱剂须采用中心静脉输注；刺激性药物也建议采用中心静脉输注，不建议采用外周血管输注；对于非刺激性药物最好也采用中心静脉输注，如果没有条件采用中心静脉输注，也可考虑采用外周血管输注。依托泊苷在分类中属于刺激性药物。所以，依托泊苷宜采用中心静脉输注，不建议采用外周血管输注。

7.对输液速度的要求 参照药品说明书并检索文献，依托泊苷浓度不得超过0.25mg/ml，静脉滴注时速度不宜过快，至少30min，且不宜静脉注射。同时，依托泊苷抗肿瘤疗效亦呈时间依赖性，延长输注时间有助于增强其疗效并降低毒性。

8.配制后储存条件及稳定时间 依托泊苷作为一种植物抗肿瘤药，其配制成品必须避光冷藏。药品说明书中明确规定，本品稀释后立即使用，若有沉淀产生严禁使用。

【推荐意见】

1. 0.9%氯化钠注射液做溶媒（ⅡA）。

2. 药物配制参考常规化疗药物配制方法（ⅡB）。

3. 使用非PVC输液器（ⅠB）。

4. 使用一次性避光输液器输注（ⅡA）。

5. 使用精密过滤输液器（ⅡA）。

6. 采用中心静脉输注，不建议采用外周血管输注（ⅠA）。

7. 不宜静脉注射，静脉滴注时间至少30min（ⅡA）。

8. 避光冷藏，稀释后立即使用（ⅡB）。

替尼泊苷
Teniposide

【性 状】 本品为淡黄色或淡黄绿色的澄明液体。

【适应证】 本品用于治疗恶性淋巴瘤、急性淋巴细胞白血病、中枢神经系统恶性肿瘤（如神经母细胞瘤、胶质瘤和星形细胞瘤）及转移瘤、膀胱癌等。推荐与其他抗癌药物联合使用。

【禁忌证】

1. 对替尼泊苷或聚氧乙烯（35）蓖麻油有超敏反应者禁用。

2. 严重白细胞减少或血小板减少者禁用。

【用法用量】

1. 单药治疗

（1）恶性淋巴瘤和膀胱癌：初始治疗，30mg/（m² · d），连续5天，然后停药10天。每15天为一个疗程，通常需要2～3个疗程。40～50mg/m²，每周2次，至少治疗6～9周。骨髓储量良好的患者，在医疗监测下可每周用药3次。维持治疗剂量：推荐的维持治疗剂量为100mg/m²，每10～14天一次。这种维持治疗应坚持数月。

（2）中枢神经系统肿瘤：每周1次100～130mg/m²输注给药。用药6～8次后停药2周，为一个疗程，一个疗程（6～8周）后可评估疗效；如有效，则继续治疗直至肿瘤缩小。

2. 联合治疗

（1）霍奇金病：用丙卡巴肼和泼尼松治疗的患者，在治疗的第1、4、8、11、14天可用药40mg/m²，随后停药14天。本品可与其他已批准的抗肿瘤化疗药物联合使用。当本品与其他具有骨髓抑制作用的药物联合使用时，应适当降低本品剂量。应定期监测外周血细胞计数，必要时，应定期进行骨髓检查。

（2）唐氏综合征患者对化疗反应尤为敏感，治疗这些患者时应考虑调整剂量。

【注意事项】

1. 对肝、肾功能损害的患者或肿瘤已侵犯骨髓的患者，使用本品须谨慎。

2. 应用本品时应定期进行血细胞和血小板计数，以及肝、肾功能检查，发现异常应停止使用。

3. 输注过程中，应确保静脉留置导管和注射针头处于静脉管腔内，以确保本品输入静脉，输注于静脉血管外可导致组织坏死和（或）血栓性静脉炎。

4. 本品应缓慢静脉滴注，最初30～60min应仔细监测生命特征，以免发生低血压情况。

5. 配制本品输注溶液时，应轻轻搅动稀释液，避免剧烈摇动以防止产生沉淀。本品药液中不应混入其他药物。

6. 对男性生育能力的影响，动物实验显示本品能造成精子计数减少和精子遗传损伤。处于生育年龄的年轻男子在接受本品治疗时，应建议他们储存精子以用于将来的人工受孕。

7.本品对胎儿可能有危险，故妊娠期妇女慎用，育龄期妇女使用本品时应避免受孕。哺乳期妇女用药期间应停止哺乳。

8.本品含苯甲醇，可能造成新生儿的损害；禁止用于儿童肌内注射。

9.老年用药：老年人骨髓造血功能，肝、肾功能都较差，对老年用药患者多做临床检查和观察，并慎重给药。

【制剂与规格】 替尼泊苷注射液：5ml∶50g。

【pH 值】 约5.0。

【证 据】

1.溶媒推荐 本品说明书（百时美施贵宝公司意大利分公司，下同）中指出，使用前即刻将每5ml安瓿剂用50ml、125ml、250ml或500ml的5%葡萄糖注射液或0.9%氯化钠注射液稀释，替尼泊苷的终浓度分别为1mg/ml、0.2mg/ml、0.4mg/ml或0.1mg/ml。如不按照如上推荐的溶剂、浓度和方法进行配制，则均可能产生沉淀。同时陈燕指出，替尼泊苷用0.9%氯化钠注射液作为溶媒。《临床常用药物不良反应观察与护理》一书中指出，替尼泊苷禁用葡萄糖注射液作溶媒。因此，选择化疗药物溶媒需仔细阅读药物说明书，按照说明书要求选择恰当的溶媒和溶剂进行配制。基于目前证据，建议使用0.9%氯化钠注射液。

2.对药物配制的要求

（1）未稀释的替尼泊苷与准备用于输注溶液的塑料设备或装置接触可能会导致软化或破裂，以及药品泄漏。

（2）为了防止提取增塑剂DEHP，替尼泊苷的溶液应在不含DEHP的LVP容器（如玻璃或聚烯烃塑料袋或容器）中制备。

（3）本品说明书配制指导中指出，本品必须由具有肿瘤化疗药物经验的医师使用，配制本品溶液时须谨慎。在处理装有替尼泊苷的安瓿时，应始终戴上防渗手套。如果替尼泊苷溶液接触皮肤，立即用肥皂和水彻底清洗皮肤。如果替尼泊苷接触黏膜，应立即用水彻底冲洗。应始终采取措施以防暴露于药品，包括在操作时使用恰当的器具（如戴手套），并在操作后使用肥皂和清水洗手。

（4）在配制替尼泊苷时不可剧烈振动，以免引起沉淀。

（5）替尼泊苷与长春新碱忌配，会发生相互作用而产生严重神经病变。

3.对输液器材质的要求 因替尼泊苷中含有的聚氧乙烯（35）蓖麻油可溶解一次输液器中的增塑材料DEHP，因此在对替尼泊苷注射液进行配液时，应避免使用PVC材质的一次性输液器，而应使用玻璃、超低密度聚乙烯或聚烯烃复合膜/聚烯烃多层共挤膜材料制成的输液器。

4.输注中对避光输液器的要求 替尼泊苷在配制完成后，溶液成分不稳定，需现用现配并进行遮光处理。

5.对输液器过滤孔径的要求 2014年，由国家卫生和计划生育委员会首次以行业标准的形式发布的《静脉治疗护理技术操作规范（WS/T 433—2103）》中明确规定：输注脂肪乳剂、化疗药物以及中药制剂时宜使用精密过滤输液器。所以，替尼泊苷注射液作为化疗药在输注过程中需使用精密过滤输液器。

6.对输液途径的要求 根据替尼泊苷的说明及相关文献可知，本品一般通过静脉滴注，不能通过动脉内、胸腔内或腹腔内给药。而不同的化疗药物对血管和组织的刺激程度也不同，按照对血管和组织刺激程度的不同，可将化疗药物分为发疱剂、刺激性药物及非发疱剂。其中，发疱剂须采用中心静脉输注；刺激性药物也建议采用中心静脉输注，不建议采用外周血管输注；对于非刺激性药物，最好也采用中心静脉输注，如果没有条件采用中心静脉输注，也可考虑采用外周血管输注。因此，替尼泊苷作为刺激性的化疗药物，应优先考虑中心静脉输注。

7.对输液速度的要求 经查阅本品说明书及相关文献可知，一般要求静脉滴注的时间不少于30min，但不可超过2h。因静脉滴注过快会产生血压骤降、虚脱、喉头痉挛等不良反应。本品不应静脉注射或静脉快速输液，输注本品的过程中必须密切注意，保证输注导管的尖端保留在静脉腔内，以避免输注液的外溢和可能发生的组织刺激作用。

8.配制后储存条件及稳定时间 药物在配制后，其物理稳定性、化学稳定性及生物稳定性均会下降。而不同药物因其化学结构的不同，其稳定性受到外界影响的程度也不同。《临床常用药物不良反应观察与护理》一书中指出，替尼泊苷稀释后放置不宜超过4h，1.5～2h内给药安全有效。

建议在溶解4h内使用，以减少发生沉淀的可能性。

【推荐意见】

1.配制时严格遵守无菌操作；配制后替尼泊苷输液在用药前和用药过程中常规肉眼检查外观（ⅡB）。

2.溶媒宜首选0.9%氯化钠注射液（ⅠA）。

3.药物配制参考常规化疗药物配制方法，配制时不可剧烈振动（ⅠA）。

4.使用非PVC材质输液器（ⅠA）。

5.使用避光材质输液器（ⅡB）。

6.使用精密过滤输液器（ⅡA）。

7.采用中心静脉输注，不建议采用外周血管输注（ⅠA）。

8.输注时间不得少于30min（ⅠA）。

9.建议在溶解4h内使用（ⅠB）。

长春新碱
Vincristine

【性　状】　白色或类白色的疏松状或无定形固体；有引湿性。

【适应证】

1.急性白血病，尤其是儿童急性白血病，对急性淋巴细胞白血病疗效显著。

2.恶性淋巴瘤、生殖细胞肿瘤、小细胞肺癌、尤因肉瘤、肾母细胞瘤、神经母细胞瘤、乳腺癌、慢性淋巴细胞白血病、消化道癌、黑色素瘤及多发性骨髓瘤等。

【禁忌证】　孕妇禁用。

【用法用量】　静脉注射。成人剂量1～2mg（1.4mg/m²）最大剂量不大于2mg，年龄大于65岁者，最大剂量每次1mg。儿童75µg/kg或2.0mg/m²，每周一次静脉注射或冲入。联合化疗时连用2周为一个周期。

【注意事项】

1.仅用于静脉注射，漏于皮下可导致组织坏死、蜂窝织炎。一旦漏出或可疑外漏，应立即停止输液，并予相应处理。

2.防止药液溅入眼内，一旦发生应立即用大量0.9%氯化钠注射液冲洗，以后应用地塞米松眼膏保护。

3.冲入静脉时避免日光直接照射。

4.肝功能异常时减量使用。

【制剂与规格】　注射用硫酸长春新碱：1mg。

【pH　值】　4.0～5.5（0.2mg/ml水溶液）。

【证　据】

1.溶媒推荐　国内2017年一项关于静脉用药调

配中心中抗肿瘤药物的溶媒配伍分析研究中写道，包括长春新碱的12种抗肿瘤药只能用0.9%氯化钠注射液作溶媒。

2.对药物配制的要求　注射用硫酸长春新碱说明书（仁合熙德隆药业有限公司，下同）中未对药品的配制方法提出特别要求，可按常规化疗药物进行配制。国际权威机构为接触化疗药物的医务人员制定了安全防护措施，其中规定配制所有化疗药剂需在垂直层流生物安全柜内进行。《执行静脉抗肿瘤药物治疗人员操作规定》中明确规定操作时要穿防护服，戴口罩、手套、护目镜，有条件的戴面罩。

3.对输液器材质的要求　暂未有资料对硫酸长春新碱输液器材质做出特殊要求。有国外文献报道，PVC材料对一些醇溶性、脂溶性药物，尤其是抗肿瘤药物有较强的吸附性，从而导致处方用药量不准确、疗效降低，增加治疗费用。

4.输注中对避光输液器的要求　注射用硫酸长春新碱说明书中在性状描述中指出，遇光易变黄。部分经验总结类文章指出，该药注入静脉时应避免日光直接照射。因此，需采用避光导管对注射用硫酸长春新碱进行静脉注射。

5.对输液器过滤孔径的要求　说明书明确指出该药品需要静脉注射。但有文献表明，在临床应用过程中个别病例会采用静脉滴注的方式。2014年，由国家卫生和计划生育委员会首次以行业标准的形式发布的《静脉治疗护理技术操作规范（WS/T 433—2013）》中明确规定：输注脂肪乳、化疗药物及中药制剂时宜使用精密过滤输液器。所以，注射用硫酸长春新碱作为化疗药临床应用时采用滴注的方式，需要使用精密过滤输液器。

6.对输液途径的要求　注射用硫酸长春新碱说明书在使用注意事项中指出，长春新碱漏于皮下可导致组织坏死、蜂窝织炎。国内2009年的一篇文献对微量长春新碱误行鞘内注射致腰骶神经根损害的11例病例进行了报道，文章指出所有患者均有不同程度的双下肢无力，除1例肌无力最轻者外，均有不同程度的感觉障碍及尿便障碍。所以，注射用硫酸长春新碱在静脉注射过程中首选中心静脉导管，不可鞘内注射。

7.对输液速度的要求　注射用硫酸长春新碱说明书在用法用量中指出，采用静脉注射或冲入的方式输注，但对输注速度并未提及。国内文献暂时没有针对长春新碱输注速度的研究，但是可以从其他方面的文章内提取出长春新碱输注速度的应用情况。一项关于静脉用药调配中心医嘱抗肿瘤药不合理应用分析的研究中提到，强刺激性药物如长春碱类、柔红霉素、丝裂霉素等，静脉输注时间应控制在10～15min，给药前后用0.9%氯化钠注射液或5%葡萄糖注射液静脉冲洗，以降低注射部位反应和静脉炎的发生率。

8.配制后储存条件及稳定时间

（1）配制后储存条件：注射用硫酸长春新碱说明书中强调，长春新碱遇光或热易变化，另一个本品说明书（广东岭南制药有限公司）中也写到，长春新碱注入静脉时，应避免日光直接照射。因此该药配制后应避光保存。

（2）配制后稳定时间：国内1995年一项硫酸长春新碱在0.9%氯化钠注射液中的稳定性研究结果显示，硫酸长春新碱与0.9%氯化钠注射液配伍，温度为25℃和32℃时，有效期$t_{0.9}$分别为12.51h和8.86h，说明长春新碱配制后可在常温放置8～12h。

【推荐意见】

1.用0.9%氯化钠注射液稀释药液（ⅡB）。

2.药物配制参考常规化疗药配制方法（ⅡB）。

3.使用非PVC材质输液袋及输液器（ⅡB）。

4.使用避光材质输液器（ⅢC）。

5.使用精密过滤输液器（ⅡB）。

6.使用PICC或CVC等中心静脉进行静脉注射（ⅡA）。

7.避光保存（ⅡA）。

8.配制后常温下于8～12h内进行注射（ⅡB）。

长春瑞滨
Vinorelbine

【性　状】 本品为无色至微黄色的澄明液体。

【适应证】

1.非小细胞肺癌。

2.转移性乳腺癌。

【禁忌证】

1.已知对长春瑞滨或其他长春花生物碱或本品中的任何成分过敏者。

2.嗜中性粒细胞计数＜1500/mm³，或目前或最近（2周内）发生严重感染者。

3.血小板计数＜100 000/mm³。

4.禁与黄热病疫苗合用。

5.禁用于哺乳期妇女，不建议儿童使用。

【用法用量】 本品仅供静脉给药。

1.单药治疗　常用量为25～30mg/m²，每周一次。在第1、8天各给药1次，21天为一个周期。2～3个周期为一个疗程。

2.联合化疗　依照所选用方案确定给药剂量和给药时间。通常维持常用量（25～30mg/m²），但建议根据给药方案降低给药次数，如每3周的第1天和第8天给药。

【注意事项】

1.造血系统抑制　是长春瑞滨的主要不良反应，治疗期间应密切监测血液学（每次使用前均需测定血红蛋白水平，以及白细胞、中性粒细胞和血小板计数）。

2.心脏毒性　有缺血性心脏病史的患者应谨慎使用。

3.肝功能影响　重度肝功能损伤患者剂量减少至200mg/m²并密切监测血液学参数。

4.生育能力影响　男性在治疗期间和治疗后3个月内不要生育。

【制剂与规格】 酒石酸长春瑞滨注射液：1ml：10mg。

【pH　值】 3.0～4.5（10mg/ml水溶液）。

【证　据】

1.溶媒推荐　酒石酸长春瑞滨注射液（去甲长春花碱）在说明书（江苏豪森药业集团有限公司）中明确指出必须溶于0.9%氯化钠注射液。在2019年《抗肿瘤药物处方审核专家共识——肺癌》及相关文献中，建议本品必须溶于0.9%氯化钠注射液中，并于稀释后15～20min静脉输入。给药后输入至少250ml等渗溶液冲洗静脉。

2.对药物配制的要求　酒石酸长春瑞滨注射液说明书在操作注意事项中指出，应由经过培训的医务人员进行本品的配制和给药，应佩戴合适的防护镜、一次性手套、口罩和一次性围裙。配制的溶液若有溢出或渗漏，应及时清理。《执行静脉抗肿瘤药物治疗人员操作规定》中明确规定操作时要穿防护服，戴口罩、手套、护目镜，有条件的戴面罩。

3.对输液器材质的要求　Beitz等用低密度聚乙烯（LDPE）容器、玻璃瓶、聚氯乙烯输液器，分别对卡莫司汀、卡铂、阿糖胞苷、达卡巴嗪、氟尿嘧啶、吉西他滨、美法仑、甲氨蝶呤、长春瑞滨等9种化疗药物的材料吸附性作比较，以0.9%氯化钠注射液作为输液介质，5%葡萄糖注射液作为存储环境。结果发现，除卡莫司汀外，其余药剂均无药物损失，药物在玻璃瓶中稳定性最好，其次是低密度聚乙烯和聚氯乙烯输液器。酒石酸长春瑞滨注射液说明书在使用注意事项中指出，该药与中性玻璃瓶、PVC袋、乙酸乙烯酯袋或PVC管输液器间不存在内容物或容器不相容性。因此，在输注中可选择此类材质的输液袋及输液器。

4.输注中对避光输液器的要求 经查阅相关文献得知，本品对光及热均不稳定。据文献报道，河北省人民医院要求酒石酸长春瑞滨避光给药。因此，在输注过程中应采用避光输液套、避光输液器。

5.对输液器过滤孔径的要求 《静脉治疗护理技术操作规范》中明确规定：输注脂肪乳剂、化疗药物以及中药制剂时宜使用精密过滤输液器。黄亚丽等对一次性精密输液器与普通输液器输注长春瑞滨的静脉炎发生率进行比较发现，一次性精密输液器能显著降低静脉炎的发生率。因此在临床实际应用中，建议使用一次性精密输液器以降低静脉炎的发生。

6.对输液途径的要求 长春瑞滨为发疱剂化疗药物，在输注过程中易出现局部剧痛、水疱、溃疡、坏死等不良反应。药品说明书指出，静脉用药外渗可导致严重刺激、局部组织坏死和（或）血栓性静脉炎。贾喜梅等通过比较锁骨下静脉置管给药与浅静脉穿刺给药患者静脉炎发生率的差别发现，经锁骨下静脉给药患者的静脉炎发生率要显著低于浅静脉给药组。因此，在临床实际应用中应优先选择深静脉置管化疗，以降低用药过程中的静脉炎的发生率。综上，酒石酸长春瑞滨注射液宜采用中心静脉给药，不建议采用外周血管给药。

7.对输液速度的要求 本品说明书在给药说明中指出，长春瑞滨只能静脉给药，一般 $25 \sim 30mg/m^2$。药物必须溶于0.9%氯化钠注射液，于短时间内（$15 \sim 20min$）静脉输入，然后静滴0.9%氯化钠注射液冲洗静脉。

8.配制后储存条件及稳定时间 日常应置于冰箱内（$2 \sim 8℃$），避光保存。开启或配制后的稀释液在封闭的玻璃瓶或输液袋内于室温下可保存24h。

【推荐意见】

1.溶媒宜选用0.9%氯化钠注射液（ⅡA）。

2.药物配制参考常规化疗药配制方法（ⅡB）。

3.使用PVC材质输液袋及输液器（ⅡA）。

4.使用避光材质输液器（ⅢC）。

5.使用精密过滤输液器（ⅡB）。

6.使用PICC或CVC等中心静脉给药（ⅡA）。

7.室温避光保存（ⅡA）。

8.配制后24h内进行输注（ⅡA）。

长 春 地 辛
Vindesine

【性　状】 本品为白色的疏松状固体或无定形固体，有引湿性，遇光或热易变色。

【适应证】

1.非小细胞肺癌、小细胞肺癌、恶性淋巴瘤、乳腺癌、食管癌及恶性黑色素瘤等恶性肿瘤。

2.对其他药物耐药的急性淋巴细胞白血病的儿童患者。

3.慢性粒细胞白血病急变期。

4.对治疗无反应的恶性淋巴瘤。

【禁忌证】

1.严禁鞘内注射，鞘内注射可导致死亡。

2.禁用于骨髓功能低下和严重感染者。

3.禁用于孕妇。

【用法用量】 静脉滴注。

1.成人剂量 单药每次$3mg/m^2$，每周一次，联合化疗时酌情减量。通常连续$4 \sim 6$次完成疗程。

2.儿童剂量 $3mg/m^2$开始，每周一次，单次最大剂量不超过5mg，联合应用时注意药物不良反应监测。

【注意事项】

1.骨髓抑制 白细胞计数下降到$3×10^9/L$及血小板计数下降到$50×10^9/L$应停药。

2.外周神经毒性 可引起可逆性的末梢神经炎，最近用过长春碱类或鬼臼毒素类药物可能增加神经系统的毒性。

3.生殖毒性和致畸作用 孕妇不宜使用。

4.肝肾功能影响 肝、肾功能不全的患者应慎用。

【制剂与规格】 注射用硫酸长春地辛：1mg。

【pH 值】 $3.5 \sim 5.5$（1mg/ml水溶液）。

【证 据】

1.溶媒推荐 注射用硫酸长春地辛说明书（北京友博药业有限责任公司）中并未提及本品的溶媒。说明书（杭州民生药业有限公司）则提及本品可用0.9%氯化钠注射液溶解，或5%葡萄糖注射液溶解。但国内2017年的一项关于静脉用药调配中心中抗肿瘤药物的溶媒配伍分析研究中指出，长春地辛的溶媒可选用0.9%氯化钠注射液或5%葡萄糖注射液。

2.对药物配制的要求 本品说明书（北京友博药业有限责任公司）中未对药品的配制方法提出特别要求，可按常规化疗药物进行配制。国际权威机构为接触化疗药物的医务人员制定了安全防护措施，其中规定配制所有化疗药剂需在垂直层流生物安全柜内进行。《执行静脉抗肿瘤药物治疗人员操作规定》中明确规定操作时要穿防护服、戴口罩、手套、护目镜，有条件的戴面罩。

3.对输液器材质的要求 国外文献报道，PVC材料对一些醇溶性、脂溶性药物，尤其是抗肿瘤药物有较强的吸附性，从而导致处方用药量不准确、疗效降低，增加治疗费用。因此，在输注化疗药时不宜选择PVC材质的输液袋及输液器。

4.输注中对避光输液器的要求 注射用硫酸长春地辛说明书（北京友博药业有限责任公司）中在性状描述中指出，本品遇光易变黄。部分经验总结类文章指出本品注入静脉时应避免日光直接照射。因此，需采用避光输液器对注射用长春地辛进行输注。

5.对输液器过滤孔径的要求 2013年11月，由国家卫生和计划生育委员会首次以行业标准的形式发布的《静脉治疗护理技术操作规范（WS/T 433—2013）》中明确规定：输注脂肪乳、化疗药物以及中药制剂时宜使用精密过滤输液器。所以，注射用硫酸长春地辛作为化疗药，在输注过程中要使用精密过滤输液器。

6.对输液途径的要求 注射用硫酸长春地辛说明书（北京友博药业有限责任公司）在使用注意事项中指出，长春地辛静滴时应小心，防止外漏，以免漏出血管外造成疼痛、皮肤坏死、溃疡。所以，注射用硫酸长春地辛在输注过程中首选外周静脉置入中心静脉导管、中心静脉导管。

7.对输液速度的要求 本品说明书（杭州民生药业有限公司）在用法用量中指出，单次用药用0.9%氯化钠注射液溶解后缓慢静脉注射，亦可溶于5%葡萄糖注射液500～1000ml中静脉滴注（6～12h）。因此，硫酸长春地辛可以使用静脉注射、静脉滴注进行输注。

8.配制后储存条件及稳定时间

（1）配制后储存条件：说明书（北京友博药业有限责任公司）并未提及硫酸长春地辛配制后的存放条件，检索国内外文献暂无相关报道。因此，硫酸长春地辛配制后可室温、非避光保存。

（2）配制后稳定时间：注射用硫酸长春地辛说明书（北京友博药业有限责任公司）在注意事项中指出，药物溶解后应在6h内使用。所以本药品配制后要在6h内进行输注。

【推荐意见】

1.用0.9%氯化钠注射液或5%葡萄糖注射液稀释药液（ⅡB）。

2.在药物配制参考常规化疗药配制方法（ⅡB）。

3.使用非PVC材质输液袋及输液器（ⅢB）。

4.使用避光材质输液器（ⅢC）。

5.使用精密过滤输液器（ⅡB）。

6.使用PICC或CVC等中心静脉给药（ⅡA）。

7.使用静脉注射、静脉滴注进行给药（ⅡA）。

8.室温避光保存（ⅢC）。

9.配制后于6h内进行输注（ⅡA）。

多西他赛
Docetaxel

【性　状】 本品为无色至棕黄色的澄明液体。

【适应证】 乳腺癌、非小细胞肺癌、前列腺癌、胃癌等。

【禁忌证】

1.对本品活性物质或其中任何一种辅料过敏者。

2.禁用于基线中性粒细胞计数＜1500/mm³的患者。

3.禁用于妊娠期妇女。

4.禁用于肝功能有严重损害的患者。

【用法用量】 多西他赛只能用于静脉输注。

多西他赛的推荐剂量为每3周75mg/m²滴注1h。为减少体液潴留的发生和严重性，减轻过敏反应的严重性，除有禁忌外，所有患者在接受治疗前均必须预服药物。此类药物只能包括口服糖皮质激素类，如地塞米松，在多西他赛滴注一日前服用，16mg/d（如2次/天，每次8mg），持续3天。只有医师才能修改治疗方案。

1.乳腺癌 在可以手术的淋巴结阳性的乳腺癌辅助化疗中，推荐剂量如下：给予多柔比星50mg/m²及环磷酰胺500mg/m² 1h后，给予多西他赛75mg/m²，每3周一次，进行6个周期。治疗局部晚期或转移性乳腺癌患者时，多西他赛单药用药的推荐剂量为100mg/m²。一线用药时，多西他赛75mg/m²联合多柔比星（50mg/m²）。

　　与曲妥珠单抗联合用药时，多西他赛推荐剂量为：100mg/m²，每3周一次，曲妥珠单抗每周一次。

　　2.非小细胞肺癌　治疗非小细胞肺癌时，对于既往未经治疗的患者，推荐剂量为多西他赛75mg/m²并立即给予顺铂75mg/m²静脉输注30～60min。对于既往含铂治疗失败的患者，多西他赛推荐剂量为75mg/m²单药治疗。

　　3.前列腺癌　推荐剂量为多西他赛75mg/m²，每3周为一个疗程，连续口服泼尼松或泼尼松龙2次/天，每次5mg。

　　4.胃癌　推荐剂量为多西他赛60mg/m²输注1h，随后给予顺铂60mg/m²输注1～3h（均仅在用药第1天），在顺铂输注结束时开始输注氟尿嘧啶，每日600mg/m²，持续24h静脉输注，连续5天。治疗每3周重复一次。

　　【注意事项】

　　1.骨髓抑制　中性粒细胞减少是多西他赛治疗最常见的不良反应。应定期进行全血细胞计数监测。

　　2.过敏反应　常发生在第1次及第2次输注时的最初几分钟。在接受过化疗前用药的患者中，也会发生重度过敏反应。一旦发生，应立即停药，对症处理。

　　3.皮肤反应　肢体末端可发生局部皮肤红斑伴水肿继而脱皮的现象。

　　4.体液潴留　可能发生重度体液潴留，应密切注意如胸腔积液、心包积液及腹水的发生。

　　5.肝功能影响　密切监测肝功能，出现异常应调整剂量。

　　6.心脏毒性　在接受多西他赛联合曲妥珠单抗治疗中，特别是用含蒽环类药物治疗后，可导致心力衰竭。使用前，应对患者心脏基础状况进行评估，治疗期间应继续监测心脏功能。

　　7.眼器官异常　有报道接受多西他赛治疗的患者出现了囊样斑点水肿，一旦确诊，应立即停药。

　　8.生育能力影响　在治疗期间和治疗后3个月内应采取避孕措施。

　　【制剂与规格】　多西他赛注射液：1ml：20mg。

　　【pH　值】　2.7～3.3。

　　【证　据】

　　1.溶媒推荐　多西他赛注射液说明书（四川汇宇制药股份有限公司，下同）在制备说明中指出，必须将所需体积的多西他赛注射液单次（一次）注入250ml装有5%葡萄糖注射液或0.9%氯化钠注射液的注射袋或瓶中静脉输注。如果要求剂量超过多西他赛200mg，则要选用容积大一些的注射容器，以使多西他赛的最终浓度不超过0.74mg/ml。

　　国内2007年的一项研究将注射用多西他赛20mg分别溶于10ml 5种溶媒（0.9%氯化钠注射液、复方氯化钠注射液、5%葡萄糖注射液、葡萄糖氯化钠注射液、碳酸氢钠注射液）中，在10℃、20℃、30℃、40℃下于0min、15min、30min、60min、90min、120min分别观察混合溶液的色泽、澄明度，并对多西他赛相对含量进行测定。研究结果表明，注射用多西他赛在5种输液中，2h以内无色、澄清，在0.9%氯化钠注射液中最稳定，复方氯化钠注射液其次，在葡萄糖氯化钠注射液及碳酸氢钠注射液中稳定性相对较差，在5%葡萄糖注射液（塑料袋装）中稳定性最差，含量下降最快。说明书中提到其可与0.9%氯化钠或5%葡萄糖注射液配伍使用。但研究结果提示，多西他赛在临床上与输液配伍，最好选用0.9%氯化钠注射液。

　　因此，建议使用0.9%氯化钠注射液稀释多西他赛注射液。

　　2.对药物配制的要求　多西他赛注射液说明书中对多西他赛的配制方法提出了安全使用建议，同其他有毒化合物一样，配制时一定要非常小心，应穿防护服、戴防护手套。国际权威机构为接触化疗药物的医务人员制定了安全防护措施，其中规定配制所有化疗药剂需在垂直层流生物安全柜内进行。《执行静脉抗肿瘤药物治疗人员操作规定》中明确规定，操作时要穿防护服、戴口罩、手套、护目镜，有条件的戴面罩。

　　3.对输液器材质的要求　多西他赛注射液药品说明书中对输液器材质的使用并未作特殊说明。有国外文献报道，PVC材料对一些醇溶性、脂溶性药物，尤其是抗肿瘤药物有较强的吸附性，从而导致处方用药量不准确、疗效降低，增加治疗费用。多西他赛注射液中所含辅料吐温-80、乙醇会导致PVC材料中增塑剂DEHP的析出。因此，在输注中宜选择非PVC材质的输液袋及输液器。

　　4.输注中对避光输液器的要求　多西他赛注射液药品说明书只说明了药品贮存应在原包装中保存以避光，对输液过程中是否需要避光未作特殊说明，查阅国内外文献，暂无相关要求。因此，可以采用非避光输液器对多西他赛注射液进行输注。

　　5.对输液器过滤孔径的要求　2013年，由国家卫生和计划生育委员会首次以行业标准的形式发布的《静脉治疗护理技术操作规范（WS/T 433—2013）》中明确规定：输注脂肪乳、化疗药物以及中药制剂时宜使用精密过滤输液器。所以，多西他赛注射液作为化疗药在输注过程中要使用精密过滤输液器。

6.对输液途径的要求　多西他赛注射液药品说明书在给药说明中指出，只能用于静脉输注。国内2016年的一项针对应用表柔比星＋多西他赛方案化疗的乳腺癌患者，分别使用静脉留置针和中心静脉置管两种静脉给药途径的研究结果显示，静脉留置针组化疗药物渗漏导致并发症11例，其中发生红斑4例、皮肤颜色变黑1例、静脉炎6例；中心静脉置管组未发生化疗药物渗漏。所以，多西他赛注射液在输注过程中首选外周静脉置入中心静脉导管。

7.对输液速度的要求　多西他赛注射液药品说明书中指出，配制好的溶液，应在1h静脉滴注。

8.配制后储存条件及稳定时间

（1）配制后储存条件：说明书没有强调多西他赛需要避光输注及配制后需要避光保存。有文献称，多西他赛溶解后在室温中可保存8h，2～8℃条件下可保存24h。

（2）配制后稳定时间：多西他赛注射液药品说明书在配制后稳定性中指出，配制好的溶液，应在25℃下6h内使用。此外，理化特性表明配制的多西他赛注射液在非PVC输液袋中保存于2～8℃时稳定性为48h。2015年的一项多西他赛注射液与不同溶媒配伍的稳定性考察研究结果显示，多西他赛与0.9%氯化钠注射液、5%葡萄糖注射液配伍，多西他赛的含量在配制后8 h均有明显下降（RSD＞2%），该研究也证实本品配制后要在6h内进行输注。

【推荐意见】

1.用0.9%氯化钠注射液稀释药液（ⅡA）。

2.药物配制参考常规化疗药配制方法（ⅡB）。

3.使用非PVC材质输液袋及输液器（ⅡB）。

4.使用非避光材质输液器（ⅢC）。

5.使用精密过滤输液器（ⅡB）。

6.使用PICC等中心静脉给药（ⅡB）。

7.使用静脉滴注进行输注（ⅡA）。

8.室温非避光保存（ⅢC）。

9.配制后常温下于6h内进行输注（ⅡA）。

紫 杉 醇
Paclitaxel

【性　状】　本品为无色至淡黄色的澄明黏稠的液体。

【适应证】

1.进展期卵巢癌的一线和后续治疗。

2.淋巴结阳性的乳腺癌患者在含多柔比星标准方案联合化疗后的辅助治疗。

3.转移性乳腺癌联合化疗失败或者辅助化疗6个月内复发的乳腺癌患者。

4.非小细胞肺癌患者的一线治疗。

5.艾滋病相关性卡波西肉瘤的二线治疗。

【禁忌证】

1.禁用于对紫杉醇或其他的以聚氧乙基代蓖麻油配制的药物有过敏反应病史者。

2.禁用于基线中性粒细胞计数小于＜1500/mm^{3}的实体瘤患者，或者基线中性粒细胞计数小于＜1000/mm^{3}的艾滋病相关性卡波西肉瘤患者。

【用法用量】

1.预防用药　为了防止发生严重的过敏反应，在治疗前12h及6h左右给予地塞米松20mg口服，或在用药之前30～60min静脉滴注地塞米松20mg、苯海拉明50mg静脉注射或深部肌内注射，以及给予静脉滴注西咪替丁（300mg）或雷尼替丁（50mg）。

2.推荐剂量

（1）卵巢癌患者：①对于未治疗过的卵巢癌患者，静脉滴注175mg/m^2，时间大于3h，并给予顺铂75mg/m^2；或静脉滴注135mg/m^2，时间大于24h，并给予顺铂75mg/m^2。②对于已经接受过化疗的卵巢癌患者，静脉滴注135mg/m^{2}或175mg/m^2，每3周滴注1次，时间大于3h。

（2）乳腺癌患者：①对淋巴结阳性的乳腺癌的辅助治疗方案，静脉滴注175mg/m^2，时间大于3h，每3周1次，4个疗程，在含多柔比星的联合化疗后序贯使用，临床研究中用的是多柔比星联合环磷酰胺化疗4个疗程。②对初始化疗失败的转移性疾病或者辅助化疗6个月内出现复发的患者，静脉滴注175mg/m^2，时间大于3h，每3周1次。

（3）非小细胞肺癌患者：静脉滴注175mg/m^2，时间大于3h，每3周1次。

（4）艾滋病相关性卡波西肉瘤：静脉滴注135mg/m^2，时间大于3h，每3周1次或静脉滴注100mg/m^2，时间大于3h（剂量强度为每周

$45 \sim 50mg/m^2$），每2周1次。

【注意事项】

1.过敏反应　无论是否预先用药，都可能发生致命的过敏反应，一旦发生需要立即停止使用，并积极对症治疗。

2.给药顺序　与铂化合物联合使用时，应当先用紫杉醇。

3.骨髓移植　可引起中性粒细胞缺乏症，治疗期间应定期进行血液学监测。

4.心血管毒性　低血压、心动过缓、高血压等均可出现于紫杉醇治疗过程中，通常不需要治疗。建议紫杉醇治疗过程中监测生命体征。

【制剂与规格】　紫杉醇注射液：①5ml：30mg；②10ml：60mg；③16.7ml：100mg；④25ml：150mg。

【pH　值】　$3.0 \sim 5.0$。

【证　据】

1.溶媒推荐　紫杉醇注射液药品说明书（扬子江药业有限公司）在配制指导中指出，使用前应稀释于0.9%氯化钠注射液或5%葡萄糖注射液或5%葡萄糖氯化钠注射液中，加至最后浓度为$0.3 \sim 1.2mg/ml$。另一项国内研究显示，紫杉醇在5%葡萄糖注射液中的浓度下降比率要比在0.9%氯化钠注射液中的平缓，提示紫杉醇在5%葡萄糖注射液中的稳定性要好于在0.9%氯化钠注射液中的稳定性。因此，临床使用紫杉醇注射液应首选5%葡萄糖注射液作溶媒。

2.对药物配制的要求　紫杉醇注射液药品说明书在配制注意事项中指出，紫杉醇是一种细胞毒类抗癌药物，应当按照妥善的抗癌药取放和处置规程进行处理。国际权威机构为接触化疗药物的医务人员制定了安全防护措施，其中规定配制所有化疗药剂需在垂直层流生物安全柜内进行。《执行静脉抗肿瘤药物治疗人员操作规定》中明确规定操作时要穿防护服、戴口罩、手套、护目镜，有条件的戴面罩。

3.对输液器材质的要求　药品说明书中指出，不提倡将未经稀释的浓缩药液接触用于配制滴注溶液的增塑聚氯乙烯（PVC）器皿。稀释后溶液应贮藏在玻璃瓶、聚丙烯瓶或聚丙烯、聚烯烃类塑料袋，滴注时采用聚乙烯衬里的给药设备。因此，紫杉醇注射液在输注过程中需要使用非PVC材质的输液袋及输液器。

4.输注中对避光输液器的要求　药品说明书中指出，紫杉醇配制滴注溶液在照明条件下是稳定的。因此，可以采用非避光输液器对紫杉醇注射液进行输注。

5.对输液器过滤孔径的要求　2013年11月，由国家卫生和计划生育委员会首次以行业标准的形式发布的《静脉治疗护理技术操作规范（WS/T 433—2013）》中明确规定：输注脂肪乳、化疗药物以及中药制剂时宜使用精密过滤输液器。

药品说明书在配制指导中指出，紫杉醇在稀释制备时，可能出现雾状物，当此溶液通过连接着一个过滤器（0.22μm孔道）的静脉滴注管道时，已证明并无明显的效价下降。

因此，紫杉醇注射液在输注过程中应使用精密过滤输液器。

6.对输液途径的要求　通过对国内文献进行检索和查阅发现，紫杉醇在静脉注射时，药液一旦漏出血管外，应立即停止注入，采取局部冷敷和1%普鲁卡因局封等相应措施，防止发生坏死和血栓性静脉炎。所以，紫杉醇注射液在输注过程中首选中心静脉导管。

7.对输液速度的要求　紫杉醇注射液说明书在输注说明中指出，静脉滴注时间应大于3h。

8.配制后储存条件及稳定时间

（1）配制后储存条件：药品说明书在紫杉醇稀释后稳定性中指出，按所推荐条件配制后，滴注溶液在室温（约25℃）及照明条件下是稳定的。

（2）配制后稳定时间：药品说明书中提到，紫杉醇配制后稳定性达27h。据报道，在输注时间比推荐的时间长3h时，可能会出现沉淀。因此，紫杉醇配制后要在27h内进行输注。

【推荐意见】

1.用5%葡萄糖注射液稀释药液（ⅡB）。

2.药物配制参考常规化疗药配制方法（ⅡB）。

3.使用非PVC材质输液袋及输液器（ⅡA）。

4.使用非避光材质输液器（ⅡA）。

5.使用精密过滤输液器（ⅡA）。

6.使用PICC等中心静脉给药（ⅡB）。

7.使用静脉滴注进行输注（ⅡA）。

8.室温非避光保存（ⅡA）。

9.配制后于27h内进行输注（ⅡA）。

高三尖杉酯碱
Homoharringtonine

【性　状】　本品为无色的澄明液体。

【适应证】

1.适用于各型急性非淋巴细胞白血病。

2.对骨髓增生异常综合征（MDS）、慢性粒细胞白血病及真性红细胞增多症等亦有一定疗效。

【禁忌证】

1.对本品过敏者、严重骨髓抑制者、严重肝肾功能损害者、妊娠期及哺乳期妇女禁用。

2.严重或频发的心律失常及器质性心血管疾病患者禁用。

【用法用量】

1.成人常用量　1～4mg/d，将高三尖杉酯碱注射液加于5%葡萄糖注射液250～500ml中，静脉缓慢滴注3h以上，以4～6天为一个疗程，间歇1～2周再重复用药。

2.小儿常用量　静脉滴注，每日按体重0.05～0.1mg/kg，以4～6天为一个疗程。

【注意事项】

1.白血病时有大量白血病细胞破坏，采用本品时破坏会更增多，血液及尿中尿酸浓度可能增高。

2.用药期间应密切观察下列各项：①周围血象，每周应检查白细胞计数及分类、血小板、血红蛋白量1～2次，如血细胞在短期内有急骤下降现象者，则应每日观察血象；②肝肾功能；③心脏体征及心电图检查。

3.原有心律失常及各类器质性心血管疾病患者、严重或频发的心律失常及器质性心血管疾病患者、骨髓功能显著抑制或血象呈严重粒细胞减少或血小板减少患者、肝功能或肾功能损害患者、有痛风或尿酸盐肾结石病史患者慎用。

【制剂与规格】　高三尖杉酯碱注射液：1ml∶1mg。

【pH　值】　4.0～7.0。

1.溶媒推荐　高三尖杉酯碱注射液的说明书（杭州民生药业有限公司）在用法用量中推荐使用5%葡萄糖注射液作为药物溶媒。

2.对药物配制的要求　本品说明书中未对配制方法提出特别要求，可按常规细胞毒性药物（化疗药）进行配制。国际权威机构为接触细胞毒性药物（化疗药物）的医护人员制定了安全防护措施，其中规定配制此类药物需在垂直层流生物安全柜内进行。《执行静脉抗肿瘤药物治疗人员操作规定》中明确规定，在对此类药物进行配制时着防静电连体防护服、防水隔离衣，戴N95或双层口罩、双层手套、护目镜等。

3.对输液材质的要求　本品说明书中未明确规定使用高三尖杉酯碱注射液的输液器材质。但有文献提出，尽量使用热塑性聚氨酯（TPE）材质的精密过滤型输液器，预防不溶性微粒对患者血管的损害，减少药物性过敏反应的发生，降低药物的吸附，避免增塑剂和热稳定剂对使用者的身体健康带来潜在的危害。《静脉用药输注装置安全规范专家共识》指出，该药应采用非PVC输液器输注。因本品含有的丙二醇可导致增塑剂DEHP的析出。因此，建议使用非PVC输液器输注高三尖杉酯碱注射液。

4.输注中对避光输液器的要求　高三尖杉酯碱注射液对光敏感，遇光药物易降解、氧化，影响药物的稳定性，使药效降低或失效，所以在药物输注过程中要使用避光输液器。

5.对输液器过滤孔径的要求　《静脉治疗护理技术规范操作（WS/T 433—2013）》中规定：输注细胞毒性药（化疗药）时宜使用精密过滤输液器。

6.对输液途径的要求　高三尖杉酯碱注射液是细胞毒性药物，对局部有较强的刺激作用，溢出静脉会造成显著的软组织损害。建议先注入0.9%氯化钠注射液检查输液管通畅性及确认注射针头在血管内，再经此通道给药，可做静脉滴注。所以，在输注的过程中首选中心静脉导管。

7.对输液速度的要求　高三尖杉酯碱注射液需缓慢滴入3h以上，在静脉滴注这些药物时可使用恒速输液器，以减少因液面高度变化和患者体位改变而引起的流速误差，既达到严谨、正确执行医嘱，使患者得到有效治疗的目的，又减少了护士不断调整流速的工作量。

8.配制后储存条件　本品说明书及文献中未说明此药物配制后储存条件，但说明书中指出高三尖杉酯碱注射液遇光不稳定，本品配制后需室温避光保存。

【推荐意见】

1.使用5%葡萄糖溶液稀释药液（ⅡA）。

2.药物配制参考常规化疗药配制方法（ⅡB）。

3.推荐使用TPE材质输液器（ⅢB）。

4.采用避光材质输液器（ⅡA）。

5.推荐使用精密过滤输液器（ⅡA）。

6.首选中心静脉导管给药（ⅢA）。

7.缓慢滴注3h以上（ⅡB）。

8.室温避光保存（ⅡA）。

左旋门冬酰胺酶
L-Asparaginase

【性　状】　本品为白色粉末或多孔性块状物。

【适应证】　本品适用于急性白血病（包括慢性白血病的急性转化病例）、恶性淋巴瘤患者。

【禁忌证】

1.对本品成分过敏者禁用。

2.本品有潜在的致畸胎、致突变和致继发性癌的作用，妊娠3个月内的孕妇禁用。

【用法用量】　常规将1日量按每千克体重50～200kU连日或隔日静脉滴注。应随年龄及全身状态适宜增减。

1.溶液调制方法　先用2～5ml注射用水溶解该液，再用所输液体稀释成200～500ml后使用；用0.9%氯化钠注射液直接溶解时可因盐析而呈白色浑浊，故不得用其溶解。

2.给药时　因有可能引起休克，故应在给予本品前实施皮内反应试验（用注射用水溶解后，将其一部分用0.9%氯化钠注射液稀释并调制成含1～10kU的溶液。皮内注射本品0.1ml，确认约30min内无异常），且溶解后应尽快使用。

3.给药途径　仅用于静脉滴注。

【注意事项】

1.下述患者应慎重用药：胰腺炎或有胰腺炎既往史患者、肝损害、肾损害、骨髓功能抑制、合并感染症和水痘患者。

2.有时会引起脑出血、脑梗死、肺出血等严重凝血异常，故给药期间应频繁进行纤维蛋白原、纤维蛋白溶酶原、AT-Ⅲ、蛋白C等检查，若出现异常，应暂停或停药并适当处置。

3.有时会引起严重急性胰腺炎，故给本品期间注意观察患者状态，若出现腹痛、呕吐、淀粉酶等胰酶上升等症状，应停药并采取适当处置措施。

4.有时会引起骨髓功能抑制等严重副作用，故应频繁进行临床检验（血液检查、肝功能及肾功能检查等），注意观察患者状态。出现异常应减量或暂停并采取适当处置措施。

5.充分注意感染、出血倾向的出现或恶化。

6.在哺乳期间接受治疗的哺乳期妇女应停止哺乳。

【制剂与规格】　注射用左旋门冬酰胺酶：5000kU/瓶；10 000kU/瓶。

【pH值】　6.0～8.5。

【证据】

1.溶媒推荐　本品说明书中（协和发酵麒麟株式会社）明确指出，先用2～5ml注射用水溶解，该液再用所输液体稀释成200～500ml后使用。用0.9%氯化钠注射液直接溶解，有时因盐析而呈白色浑浊，故不得用0.9%氯化钠注射液溶解。因此，先要用注射用水作为溶媒，然后再用0.9%氯化钠注射液稀释。

2.对药物配制的要求　本品说明书中提到，泼尼松或促皮质素或长春新碱与左旋门冬酰胺酶（L-ASP）同用时，会增强L-ASP的致高血糖作用，并可能升高L-ASP引起的神经病变及红细胞生成紊乱的危险性，但有报道如先用前述各药后再用本品，则毒性似较先用L-ASP或同时用两药者为轻。

L-ASP与一些抗肿瘤药物有拮抗作用，在本品的蛋白合成和细胞复制的抑制期，可能会干扰如甲氨蝶呤（MTX）一类药物的作用。故后者需在有细胞复制时才能发挥癌细胞杀伤作用。L-ASP可干扰酶对其他药物的解毒作用，尤其是肝脏的解毒作用，门冬酰胺酶与长春新碱（VCR）同时使用或在用VCR前即用本品也可增加VCR毒性。此外，《执行静脉抗肿瘤药物治疗人员操作规定》中明确规定操作时要穿防护服、戴口罩、手套、护目镜，有条件的戴面罩。

3.对输液器材质的要求　本品说明书中未明确提出L-ASP对输液器材质的要求，但在其溶媒说明中显示储存容器为聚乙烯和通用名为聚烯烃的容器。此外，有研究在观察硅化和非硅化注射器材之间L-ASP二级结构的差异时发现，使用硅化注射器制备的药液可见大量的亚可见（0.1～100μm）和亚微米（0.1～1μm）粒子，且随着贮存时间的延长，L-ASP可与硅油相互作用，诱导聚集；而使用非硅化注射器制备的药液虽也形成了亚可见和亚微米粒子，但其聚集粒子的数量随着存储时间的延长而减少，且在贮存过程中形成了可溶性团聚体并随着时间的推进而溶解。因此，研究结论表明L-ASP宜选用非硅化材质输液器。

4.输注中对避光输液器的要求　本品说明书及相关文献均未对L-ASP输注过程是否需要避光作特殊说明。因此，可以采用非避光输液器对L-ASP注射液进行输注。

5.对输液器过滤孔径的要求　由国家卫生和计划生育委员会首次以行业标准的形式发布的《静脉治疗护理技术操作规范（WS/T 433—2013）》中明确规定：输注脂肪乳剂、化疗药物以及中药制剂时宜使用精密过滤输液器。因此，L-ASP作为化疗药在输注过程中需使用精密过滤输液器。

6.对输液途径的要求　L-ASP作为治疗急性淋

巴细胞白血病及恶性淋巴瘤的主要药物，虽在分类中属于非刺激性的化疗药物。但有研究表明，采用中心静脉输注L-ASP可减少血栓的发生，因此建议L-ASP采用中心静脉输注。

7.对输液速度的要求　本品说明书指出，常规将L-ASP单日量按每千克体重50～200K.U.连日或隔日静脉滴注，随着年龄及全身状态适宜递减。此外，还有研究发现，与每日用药相比，隔日一次L-ASP针剂静脉滴注更为安全、有效。

8.配制后储存条件及稳定时间　本品说明书指出，溶解后应尽快使用。所以推荐本品现用现配。

【推荐意见】

1.配制时严格遵守无菌操作，若药物出现变质现象或损失较多，则不宜使用（ⅡA）。

2.先用注射用水作为溶媒，再用0.9%氯化钠注射液稀释（ⅠA）。

3.药物配制时需注意配伍禁忌（ⅡA）。

4.仅用于静脉滴注（ⅠA）。

5.使用非硅化材质注射器（ⅡB）。

6.使用精密过滤输液器输注（ⅡA）。

7.推荐采用中心静脉给药（ⅠA）。

8.隔日一次L-ASP针剂6000KU/m²静脉滴注最安全、有效（ⅠB）。

9.现用现配（ⅡA）。

二、生物靶向的治疗药物

曲妥珠单抗
Trastuzumab

【性　状】　本品为白色至淡黄色块状疏松体。

【适应证】　本品主要用于治疗转移性乳腺癌、早期乳腺癌、转移性胃癌。

【禁忌证】　禁用于已知对曲妥珠单抗过敏或者对本品任何其他组分过敏的患者。

【用法用量】　静脉滴注。

1.早期和转移性乳腺癌

（1）每周给药方案：①初始负荷剂量，建议本品初始负荷剂量为4mg/kg。静脉输注90min以上。②维持剂量，建议本品每周用量为2mg/kg。如果患者在首次输注时耐受性良好，则后续输注可改为30min。

（2）3周给药方案：初始负荷剂量为8mg/kg，随后6mg/kg每3周给药一次。且重复6mg/kg每3周给药一次时，输注时间约为90min。如果患者在首次输注时耐受性良好，后续输注可改为30min。

2.转移性胃癌　建议采用每3周一次给药方案，初始负荷剂量为8mg/kg，随后6mg/kg每3周给药一次。首次输注时间约为90min。如果患者在首次输注时耐受性良好，后续输注可改为30min。维持治疗直至疾病进展。

【注意事项】

1.为了提高生物制品的可追溯性，患者文件中应清晰记录（或声明）所用药品的商品名和批号。

2.曲妥珠单抗治疗仅在有癌症治疗经验的医师监督下进行。

3.曲妥珠单抗可引起左心室功能不全、心律失常、高血压、有症状的心力衰竭、心肌病和心源性死亡，也可引起有症状的左室射血分数（LVEF）降低。心脏风险增加的患者慎用本品（如高血压、冠状动脉疾病、充血性心力衰竭、舒张功能不全、老年人）。给予首剂曲妥珠单抗之前，应充分评估患者心功能，包括病史、体格检查，并通过超声心动图或MUGA（放射性心血管造影）扫描检查测定LVEF。

4.在转移性乳腺癌及辅助治疗中，曲妥珠单抗和蒽环类抗生素不能合并使用。

5.使用曲妥珠单抗注射液时常见输注相关反应（IRR），IRR在临床上很难与超敏反应相区分，可采取预治疗降低发生IRR的风险。

6.用作440mg规格中无菌注射用水防腐剂的苯甲醇可引起新生儿和3岁以下儿童的毒性反应。已知对苯甲醇过敏的患者在使用曲妥珠单抗时应用注射用水复溶，每瓶曲妥珠单抗只给药1次，弃去未使用部分。

7.妊娠期妇女使用曲妥珠单抗会对胎儿造成伤害，应告知患者妊娠期使用曲妥珠单抗可能会对胎儿造成伤害，并对育龄患者提供避孕咨询服务。

8.因晚期恶性肿瘤并发症和合并疾病而发生静止时呼吸困难的患者发生肺部反应的风险可能更高。因此，这些患者不应接受曲妥珠单抗治疗。

9.检测HER2蛋白过度表达是筛选适合接受曲妥珠单抗治疗的患者所必需的前提条件，因为只有HER2过度表达的患者被证明能从治疗中受益。

10.曲妥珠单抗对驾车和操作机器的能力有轻度影响，治疗过程中可能出现头晕和嗜睡，出现输注相关症状的患者在其症状完全消退前不得驾车或操作机器。

【制剂与规格】　注射用曲妥珠单抗：440mg。

【pH　值】　6.0。

【证　据】

1.溶媒推荐　本品说明书（Genentech Inc.）中明确提出每瓶注射用曲妥珠单抗应用同时配送的稀释液稀释，对苯甲醇过敏的患者，曲妥珠单抗必须使用无菌注射用水配制。配好的曲妥珠单抗的浓度为21mg/ml。

2.对药物配制的要求　本品说明书指出应采用正确的无菌操作。抽取配送的含1.1%苯甲醇的20ml溶液或无菌0.9%氯化钠注射液，在装有曲妥珠单抗冻干粉的西林瓶中缓慢注入，直接注射在冻干药饼中。为避免产生过多泡沫，不要摇晃配好的曲妥珠单抗溶液，以免影响从药瓶中吸取的曲妥珠单抗的剂量，可以轻轻旋动药瓶以帮助复溶。配制好的溶液可能会有少量泡沫，将西林瓶静止约5min。

抽取所需的剂量注入250～500ml 0.9%氯化钠注射液中。轻轻翻转输液袋混匀，防止气泡产生。所有肠外用药均应在使用前肉眼观察有无颗粒产生或变色。

3.对输液器材质的要求　本品说明书中提及使用聚氯乙烯、聚乙烯或聚丙烯袋未观察到本品失效。因此，本品对输液器材质的选择没有特殊要求。

4.输注中对避光输液器的要求　虽然说明书或相关文献中未对其输液器的避光性提出特别要求，但由于稀释后的曲妥珠单抗不含有效浓度的防腐剂，在30℃条件下，稀释后的本品最长可稳定保存24h。

5.对输液器过滤孔径的要求　由国家卫生和计划生育委员会首次以行业标准的形式发布的《静脉治疗护理技术操作规范（WS/T 433—2013）》中明确规定：输注脂肪乳剂、化疗药物以及中药制剂时宜使用精密过滤输液器。曲妥珠单抗是一种重组DNA衍生的人源化单克隆抗体，抗体药物的本质是蛋白质，直径为10～15nm。因此，选用孔径为0.2～5μm的精密过滤输液器并不会破坏该药物的分子成分，使药物顺利通过。因此，曲妥珠单抗注射液作为化疗药，在输注过程中需使用精密过滤输液器。

6.对输液途径的要求　不同的化疗药物对血管和组织的刺激程度也不同，按照对血管和组织刺激程度的不同，可将化疗药物分为发疱剂、刺激性药物及非发疱剂。其中，发疱剂须采用中心静脉输注；刺激性药物也建议采用中心静脉输注，不建议采用外周血管输注；非刺激性药物最好也采用中心静脉输注，如果没有条件采用中心静脉输注，也可考虑采用外周血管输注。作为一种重组DNA衍生的人源化单克隆抗体，曲妥珠单抗在分类中属于非发疱剂。因此，曲妥珠单抗宜采用外周静脉血管输注。

7.对输液速度的要求　初次滴注时，应计算输液速度，以维持液体输注时间不少于90min，若第一次输注患者无异常反应，后续输注时间应不少于30min。

8.配制后储存条件及稳定时间　本品说明书中提及配好的稀释药液应立即使用，如一次不能用完，可在2～8℃的冰箱中保存24h。30℃条件下，稀释后的本品最长可稳定保存24h。由于稀释后的曲妥珠单抗不含有效浓度的防腐剂，最好保存在2～8℃条件下。为控制微生物污染，输注液应立即使用。除非稀释是在严格控制和证实为无菌条件下进行的，否则稀释后的溶液不能保存。

【推荐意见】

1.配制时严格遵守无菌操作，轻轻旋动药瓶以帮助复溶，不要震摇，避免产生过多的泡沫，如果有少量泡沫，将西林瓶静止约5min（ⅠA）。

2.使用配送的稀释液或无菌注射用水稀释（ⅠA）。

3.输注时对输液器材质的选择没有要求（ⅡB）。

4.使用非避光材质输液器（ⅡB）。

5.使用精密过滤输液器（ⅡA）。

6.可采用外周血管输注（ⅡB）。

7.首次静脉滴注时间＞90min，维持剂量静脉滴注时间＞30min（ⅠA）。

8.一旦制备好输液，应立即输注（ⅠA）。

9.若未立即使用，可存放在2～8℃下不超过24h（ⅠA）。

卡瑞利珠单抗
Camrelizumab

【性　状】　本品为白色至类白色粉末或块状物。

【适应证】

1.本品用于至少经过二线系统化疗的复发或难治性经典型霍奇金淋巴瘤患者的治疗。

2.本品用于既往接受过索拉非尼治疗和（或）含奥沙利铂系化疗的晚期肝细胞癌患者的治疗。

3.本品联合培美曲塞和卡铂适用于表皮生长因子受体（EGFR），基因突变阴性和间变性淋巴瘤激酶（ALK）阴性的、不可手术切除局部晚期或转移性非鳞状非小细胞肺癌的一线治疗。

4.本品用于过往接受过一线化疗后疾病进展或不可耐受的局部晚期或转移性食管鳞癌患者的治疗。

【禁忌证】　对本品活性成分过敏的患者禁用。

【用法用量】

1.经典型霍奇金淋巴瘤、食管鳞癌：每次200mg，静脉滴注，每2周1次，直至疾病进展或出现不可耐受的毒性。

2.晚期肝细胞癌：3mg/kg，静脉滴注，每3周1次，直至疾病进展或出现不可耐受的毒性。

3.晚期或转移性非鳞状非小细胞肺癌：每次200mg，静脉滴注，每3周1次，直至疾病进展或出现不可耐受的毒性。

4.当卡瑞利珠单抗联合化疗给药时，应首先给予卡瑞利珠单抗静脉滴注，间隔至少30min后再给予化疗。

5.给药方法：本品应由专业卫生人员进行给药操作，采用无菌技术进行复溶和稀释。静脉输液宜在30～60min内完成。本品不得采用静脉内推注或快速静脉注射给药。

【注意事项】

1.反应性毛细血管增生症　避免抓挠或摩擦，易摩擦的部位可用纱布保护避免出血，同时应联系医师，对症处理。破溃出血者可采用局部压迫止血，反复出现者可于止血后到皮肤科就诊，采取如激光或手术切除等局部治疗。

2.注意观察免疫相关不良反应　如免疫相关性肺炎、免疫相关性腹泻及结肠炎、免疫相关性肝炎、免疫相关性胰腺炎、免疫相关性心肌炎等的症状和体征，并及时进行干预。

3.甲状腺功能亢进及甲状腺功能减退　应密切监测患者甲状腺功能的变化及相应的临床症状和体征。

4.垂体炎　对于症状性2～3级垂体炎，应暂停给药并根据临床需要给予激素替代治疗。如果怀疑急性垂体炎，可给予皮质类固醇治疗。对于危及生命的4级垂体炎，必须永久停用本品。

5.免疫相关血小板减少症　发生3级血小板减少时，应暂停本品治疗。

6.对驾驶和操作机器能力的影响　患者在驾驶或操作机器期间慎用本品。

7.妊娠期　妊娠期间不建议使用本品治疗。

8.哺乳期　哺乳期妇女在接受本品治疗期间及末次给药后至少2个月内停止哺乳。

9.避孕　育龄女性在接受本品治疗期间，以及最后一次用药后2个月内采取有效避孕措施。

【制剂与规格】　注射用卡瑞利珠单抗：200mg。

【证据】

1.溶媒推荐　依据药品说明书（苏州盛迪亚生物医药有限公司）和文献，先用灭菌注射用水复溶，再加入到5%葡萄糖注射液或0.9%氯化钠注射液中。

2.对药物配制的要求　药品说明书和文献显示，本品不含防腐剂，配制时应注意采用无菌操作。每瓶注射用卡瑞利珠单抗应采用5ml灭菌注射用水复溶，复溶时应避免直接将灭菌注射用水滴撒于药粉表面，而应将其沿瓶壁缓慢加入，并缓慢涡旋使其溶解，静置至泡沫消退，切勿剧烈震荡西林瓶。复溶后药液应为无色或微黄色液体。如观察到可见颗粒，应丢弃药瓶。抽取5ml复溶后药液转移到含有100ml 5%葡萄糖注射液或0.9%氯化钠注射液的输液袋中，并经由内置或外加一个无菌、无热原、低蛋白结合的0.2μm过滤器的输液管进行静脉输注。本品从冰箱取出后应立即复溶和稀释。

3.对输液器材质的要求　暂无资料显示本品对输液器材质有特殊要求，但有文献报道，PVC材质的输液器对药物的吸附作用和对特殊人群的毒性作用未引起临床护理管理者的重视。朱爱军等的研究显示，用非PVC材料制作血袋和其他输血器具的研发保障了我国人民的治疗安全和身体健康。因此，本品对输液器材质没有要求，条件允许的情况下可以使用非PVC材质输液器。

4.输注中对避光输液器的要求　查阅文献发现，本品不在避光输注范围内，依据说明书本品未启用时需避光贮藏。

5.对输液器过滤孔径的要求　研究显示，在临床上使用精密过滤输液器输注化疗药物可有效预防和降低化疗药物所致静脉炎的发生。《静脉治疗护理技术操作规范（WS/T 433—2013）》中要求在输注脂肪乳剂、化疗药物以及中药制剂时宜使用精密过滤输液器。故选用精密过滤输液器在30～60min内完成静脉输液即可。因此，本品需使用精密过滤输液器输注。

6.对输液途径的要求　依据药品说明书，本品应静脉滴注，不得采用静脉内推注或快速静脉注射给药。研究显示，静脉留置针对血管刺激性小，留置时间长，液体外漏概率小，有利于化疗患者的多组输液、外渗及时处理，保证了化疗的疗程，减轻了患者的痛苦，保证了治疗效果。PICC以其明显的优势在临床上广泛应用，此项技术为患者提供了一条无痛性的输液通道，尤其是在肿瘤治疗中的应用越来越显示出其独特的优越性，PICC穿刺的部位一般选择肘部静脉，以贵要静脉最常用，其次是肘正中静脉，再次也可以选择头静脉。另一项研究发现，也可经外周静脉置入中心静脉导管。

选择穿刺部位：由于股静脉置管并发症多，血栓发生率较高，故下肢静脉不应作为成年人选择穿刺血管的常规部位。PICC置管首选贵要静脉，其次为肘正中静脉，头静脉适合外周静脉留置针；颈外静脉以往有置管史者，再次置管时容易发生送管困难、导管异位；颈部以往有放疗史且局部皮肤放射性损伤严重者，行颈外静脉置管时也易发生送管困难、导管异位。

本品说明书、文献未对输液途径做特殊要求，故输液时可选择静脉留置针、PICC、CVC等。

7.对输液速度的要求　依据药品说明书，输注宜在30～60min内完成。

8.配制后储存条件及稳定时间　稀释后药液在室温条件下，贮存不超过6h（包含输注时间）；在冷藏（2～8℃）条件下，贮存不超过24h。如稀释后药液在冷藏条件下贮存，使用前应恢复至室温。本品不得由同一输液器与其他药物同时给药。本品仅供一次性使用，单次使用后剩余的药物必须丢弃。

【推荐意见】

1.使用灭菌注射用水溶解后，用0.9%氯化钠注射液或5%葡萄糖注射液稀释（ⅠA）。

2.药物配制依据药品说明书（ⅠA）。

3.对输液袋及输液器材质无特殊要求（ⅢB）。

4.使用非避光输液器（ⅢC）。

5.使用精密过滤输液器（ⅡB）。

6.静脉滴注过程中可选周围静脉留置针、中心静脉导管、PICC（ⅡB）。

7.静脉滴注进行输液（ⅠA）。

8.配制前于2～8℃避光保存（ⅠA）。

9.配制后贮存不超过6h（包含输注时间）；在冷藏（2～8℃）条件下，贮存不超过24h（ⅠA）。

贝伐珠单抗
Bevacizumab

【性　状】　本品为澄清至微带乳光、无色至棕黄色的液体。

【适应证】

1.转移性结直肠癌　贝伐珠单抗联合以氟尿嘧啶为基础的化疗适用于转移性结直肠癌患者的治疗。

2.晚期、转移性或复发性非小细胞肺癌　贝伐珠单抗联合以铂类为基础的化疗用于不可切除的晚期、转移性或复发性非鳞状非小细胞肺癌患者的一线治疗。

3.复发性胶质母细胞瘤　贝伐珠单抗用于成人复发性胶质母细胞瘤患者的治疗。

【禁忌证】　贝伐珠单抗禁用于已知对下列物质过敏的患者。

1.产品中的任何一种组分。

2.中国仓鼠卵巢细胞产物或者其他重组人类或人源化抗体。

【用法用量】

1.采用静脉输注的方式给药，首次静脉输注时间需持续90min。如果第一次输注耐受性良好，则第二次输注的时间可以缩短到60min。如果患者对60min的输注时间也具有良好的耐受性，随后进行的所有输注都可以用30min的时间完成。建议持续贝伐珠单抗的治疗直至疾病进展为止。

2.转移性结直肠癌（mCRC）：贝伐珠单抗静脉输注的推荐剂量为联合m-IFL（改良IFL）化疗方案时，按体重5mg/kg，每2周给药一次。

【注意事项】

1.胃肠道穿孔　在采用贝伐珠单抗治疗时，患者发生胃肠道穿孔和胆囊穿孔的风险可能增加。在发生了胃肠道穿孔的患者中，应该永久性地停用贝伐珠单抗。

2.瘘　在采用贝伐珠单抗治疗时，患者发生瘘的风险可能增加。发生了气管食管瘘或任何一种4级瘘的患者，应该永久性地停用贝伐珠单抗。

3.出血　采用贝伐珠单抗治疗的患者出血的风险加大，特别是与肿瘤有关的出血。

4.肺出血/咯血　采用贝伐珠单抗治疗的非小细胞肺癌患者可能面临着发生严重的、在某些病例中甚至是致命的肺出血/咯血的风险（参见上一条）。最近发生过肺出血/咯血（＞1/2茶匙的鲜红血液）的患者不应该采用贝伐珠单抗进行治疗。

5.血压监测　在接受本品治疗期间，应监测患者的血压。接受本品治疗可能诱发高血压。

【制剂与规格】　贝伐珠单抗注射液：4ml：100mg；16ml：400mg。

【pH 值】　5.9～6.3。

【证 据】

1.溶媒推荐　该注射液在说明书中［Roche Pharma（Switzerland）Ltd.］明确指出，不能将贝伐珠单抗注射液与右旋糖酐或葡萄糖溶液同时混合给药。应该由专业人员采用无菌技术配制贝伐珠单抗。抽取所需数量的贝伐珠单抗，用0.9%氯化钠注射液稀释到需要的给药容积。因此，贝伐珠单抗需用0.9%氯化钠注射液进行配制。

2.对药物配制的要求　本品说明书未对贝伐珠单抗注射液的配制方法提出特别要求，可按常规化疗药物进行配制。依据《静脉用药集中调配质量管理规范》中的有关化疗药品配制安全要求，化疗药物的配制应在净化舱的专设生物安全柜内操作。在调配操作前，启动生物安全柜的风机循环系统和紫外线灯至少30min。工作台面在操作前必须用75%乙醇无纺纱布按照"从上到下、由内向外"的顺序擦拭消毒。配制操作人员须用"七步洗手法"彻底洗手，穿戴好防护服，必要时戴护目镜；佩戴双层手套，外层为无粉灭菌乳胶手套，里层为一次性PVC手套，要求盖住防护服的袖口，避免腕部皮肤的裸露。操作30min或遇到手套破损、刺破、被药物沾染时，及时更换手套，必要时戴活性炭口罩。稀释溶解药物时，应倾斜角度，使注射器针尖内的溶媒沿着瓶内壁缓慢注入，待药粉浸透后再摇匀，以避免药粉的泄漏。

3.对输液器材质的要求　本品说明书提及没有观察到贝伐珠单抗与聚氯乙烯和聚烯烃袋之间存在不相容性。因此，可以使用PVC材质等普通输液器。

4.输注中对避光输液器的要求　有文献表明，贝伐珠单抗注射液在2～8℃避光条件下可保存24h，且说明书要求避光储存。但说明书及相关文献未表明贝伐珠单抗在输注过程中需要避光输注。因此，贝伐珠单抗在配制后短时间输注可使用非避光输液器，但需尽早使用。

5.对输液器过滤孔径的要求　2013年，由国家卫生和计划生育委员会首次以行业标准的形式发布的《静脉治疗护理技术操作规范（WS/T 433—2013）》中明确规定：输注脂肪乳剂、化疗药物以及中药制剂时宜使用精密过滤输液器。精密过滤输液器可将不溶性微粒严格控制在5μm以下，其过滤精度≥95%，可有效截留任何途径导致的输液微粒，将微粒滤出，降低和减少因药液中不溶性微粒造成的临床输液反应，起到安全输液、保护患者、保证治疗的作用。所以，贝伐珠单抗注射液作为化疗药，在输注过程中需使用精密过滤输液器。

6.对输液途径的要求　不同的化疗药物对血管和组织的刺激程度也不同，按照对血管和组织刺激程度的不同，可将化疗药物分为发疱剂、刺激性药物及非发疱剂。其中，发疱剂须采用中心静脉输注；刺激性药物也建议采用中心静脉输注，不建议采用外周血管输注；非刺激性药物最好也采用中心静脉输注，如果没有条件采用中心静脉输注，也可考虑采用外周血管输注。贝伐珠单抗注射液在分类中属于刺激性药物。此外，有文献提到，贝伐珠单抗注射液在输注过程中需建立安全给药途径，确保安全用药、减少穿刺痛苦及药物可能的静脉损伤，提高患者静脉治疗期间的舒适感。所以，贝伐珠单抗注射液宜采用中心静脉输注，不建议采用外周血管输注。

7.对输液速度的要求　本品说明书及相关文献均提及：不能采用静脉内推注或快速注射。首次应用贝伐珠单抗应在化疗后静脉输注90min以上。如果第一次输注耐受良好，第二次输注可为60min以上。如果60min也耐受良好，以后的输注可控制在30min以上。

8.配制后储存条件及稳定时间　贝伐珠单抗中不含有任何抗菌防腐剂，因此必须小心地保证制备溶液的无菌性。已经证实在2～30℃条件下，在0.9%氯化钠注射液中，贝伐珠单抗在使用过程中的化学和物理性质可以在48h内保持稳定。从微生物学角度考虑，产品配制后应该立即使用。如果不能立即使用，使用者有责任保证使用过程中的贮存时间和条件，严格控制和确认在无菌的条件下进行稀释，正常情况下，在2～8℃条件下的保存时间不宜超过24h。

【推荐意见】

1.配制时严格遵守无菌操作（ⅡB）。

2.用0.9%氯化钠注射液进行配制最佳（ⅠA）。

3.药物配制参考常规化疗药物配制方法（ⅡB）。

4.可以使用PVC材质输液器（ⅡA）。

5.使用非避光材质输液器（ⅡB）。

6.不能采用静脉内推注或快速注射（ⅡA）。

7.建议使用精密过滤输液器（ⅡB）。

8.采用中心静脉输注，不建议采用外周血管输注（ⅠB）。

9.在2～8℃条件下的保存时间不宜超过24 h（ⅡA）。

托珠单抗
Tocilizumab

【性　状】　本品为澄清至半透明的无色至淡黄色液体。

【适应证】

1.类风湿关节炎（RA）　本品用于治疗对改善病情的抗风湿药物（DMARD）治疗应答不足的中度到重度活动性类风湿关节炎的成年患者。托珠单抗与甲氨蝶呤（MTX）或其他DMARDs联用。

2.全身型幼年型特发性关节炎（sJIA）　本品用于治疗此前经非甾体抗炎药（NSAID）和糖皮质激素治疗应答不足的2岁或2岁以上儿童的活动性全身型幼年型特发性关节炎，可作为单药治疗（对甲氨蝶呤不耐受或不宜接受甲氨蝶呤治疗）或者与甲氨蝶呤联合使用。

3.细胞因子释放综合征（CRS）　本品用于治疗成年和2岁及以上儿童患者由嵌合抗原受体（CAR）T细胞引起的重度或危及生命的细胞因子释放综合征。

【禁忌证】　本品禁用于已知对托珠单抗或者对任何辅料发生超敏反应的感染活动期患者。

【用法用量】

1.托珠单抗的成人推荐剂量是8mg/kg，每4周静脉滴注1次，可与MTX或其他DMARD药物联用。出现肝药酶异常、中性粒细胞计数降低、血小板计数降低时，可将托珠单抗的剂量减至4mg/kg。需由医疗专业人员以无菌操作方法将托珠单抗用0.9%氯化钠注射液稀释至100ml。

2.建议托珠单抗静脉滴注时间在1h以上。

3.对于体重大于100kg的患者，每次推荐的滴注剂量不得超过800mg。

【注意事项】

1.为了提高生物医药产品的可追溯性，应在患者档案中明确记录（或说明）给药产品的商品名和批号。

2.对感染活动期（包括局部感染）患者，不得给予托珠单抗。

3.下列患者在开始托珠单抗治疗前应进行利益风险评估。

（1）慢性或复发性感染。

（2）暴露于结核病。

（3）有严重或机会性感染史。

（4）在地方性结核病或地方性真菌病流行地区居住或到以上地区旅行。

（5）患有可使其易感的基础病。

4.憩室炎并发症：已有类风湿关节炎患者发生憩室炎的并发症憩室穿孔事件的报道。

5.肺结核：按照对类风湿关节炎给予其他生物制剂疗法的建议，在开始托珠单抗治疗前，应对潜伏性结核感染的患者进行筛选。对于潜伏性结核病的患者，在采用托珠单抗进行治疗之前，应用标准抗分枝杆菌疗法进行治疗。

6.疫苗：疫苗、活疫苗和减毒活疫苗不应与托珠单抗同时使用，因为关于这方面的临床安全性尚未明确。

7.超敏反应：已有托珠单抗输注引起严重超敏反应的报道。

8.活动期肝病和肝功能损伤：应用托珠单抗，特别是合用甲氨蝶呤时，可能会使肝氨基转移酶升高，所以需慎重考虑对有活动期肝病或肝功能损伤的患者进行治疗。

9.肝毒性：接受托珠单抗治疗的患者中可出现肝脏氨基转移酶轻度和中度升高。

【制剂与规格】　托珠单抗注射液：80mg/4ml；200mg/10ml；400mg/20ml。

【pH 值】　7.0～7.5。

【证　据】

1.溶媒推荐　本品说明书中（罗氏药业，下同）要求使用0.9%氯化钠注射液作为溶媒。因此，本品使用0.9%氯化钠注射液作为溶媒。

2.对药物配制的要求　依照本品说明书要求：①使用前，应在自然光线下检查药物颜色，正常的呈澄清或半透明，无色或淡黄色，无肉眼可见颗粒。需由医疗专业人员以无菌操作方法将托珠单抗用0.9%氯化钠注射液稀释至100ml。②应缓慢倒转输液袋以混合溶液，避免产生过多泡沫。③未使用或过期药物的处置，应将药物在环境中的释放减少到最低。药物不可随废水一同处理，并避免和家庭垃圾一并丢弃。若当地已建立"回收系统"，请应用该系统进行处理。因此，本品按照说明书要求进行配制。

3.对输液器材质的要求 《静脉用药输注装置安全规范专家共识》中指出，托珠单抗注射液可析出PVC材质内的增塑剂DEHP。因此，在输注托珠单抗时使用无菌、无致热源非PVC聚烯烃材质输液器及输液袋。

4.输注中对输液器避光、过滤孔径的要求 药品说明书中并未查及本品对避光输液器、过滤孔径做出要求。据文献报道，输注托珠单抗使用避光输液器，外套避光输液袋，使用前后用0.9%氯化钠注射液冲洗输液器，避免与其他药物合用且应避免药液浪费。使用1.2μm的过滤器连接避光输液器输注托珠单抗，能够进一步过滤输液微粒，在一定程度上减少超敏反应的发生，保证用药安全。所以，托珠单抗建议使用避光精密输液器输注。

5.对输液途径的要求 本品说明书建议静脉滴注，不宜静脉注射。国内有文献提出，因药物对血管有刺激性，建议选择粗、直、弹性好的上肢静脉给予留置针穿刺进行输注。因此，托珠单抗在输注过程中可选择外周静脉进行输液。

6.对输液速度的要求 本品说明书要求托珠单抗静脉滴注速度为每分钟20～30滴，时间在1h以上。输注时前15min应先减慢输液速度，之后调整输液速度＜100ml/h。因此，从文中描述及输液途径中可见，托珠单抗输液速度不宜过快，可使用静脉泵控制滴速。

7.配制后储存条件及稳定时间 本品说明书提示，药品配制后要在24h内输注。刘雪梅等在使用托珠单抗治疗类风湿关节炎患者所致不良反应的预防与护理中提出，将托珠单抗溶液置于2～8℃的条件下保存，时间不超过24h。因此，配制后置于2～8℃的条件下保存，时间不超过24h。

【推荐意见】

1.使用0.9%氯化钠注射液稀释药液（ⅢA）。

2.药物配制参考药品说明书中配制方法。要保证药物的活性，医护人员应确保现用现配（ⅢA）。

3.使用非PVC材质输液袋和输液器（ⅡA）。

4.建议使用避光精密输液器输注（ⅡB）。

5.使用外周静脉留置针（ⅡB）。

6.静脉滴注或输液泵输注（ⅢA）。

7.2～8℃，避光保存和运输，不得冷冻（ⅢA）。

8.将溶液置于2～8℃的条件下保存，于24h内输注（ⅢA）。

三、其他抗肿瘤药与治疗肿瘤辅助药物

磷酸氟达拉滨
Fludarabine Phosphate

【性　状】 本品为白色冻干块状物。

【适应证】 用于B细胞性慢性淋巴细胞白血病（CLL）患者的治疗，这些患者接受过至少一个标准的含烷化剂方案的治疗，并且在治疗期间或治疗后，病情没有改善或持续进展。

【禁忌证】

1.对本品的活性成分或辅料过敏的患者禁用。

2.肌酐清除率小于30ml/min的肾功能不全患者禁用本品。

3.失代偿性溶血性贫血的患者禁用。

4.妊娠期及哺乳期患者禁用本品。

【用法用量】

1.注射用磷酸氟达拉滨只能静脉给药。

2.推荐的磷酸氟达拉滨剂量是按体表面积25mg/m^2，静脉给药，连用5天。每28天重复。每个小瓶用2ml注射用水配制，使每毫升配制溶液中含有25mg磷酸氟达拉滨。

3.将所需剂量（依据患者体表面积计算）抽入注射器内。如果是静脉注射，需再用10ml 0.9%氯化钠注射液稀释；如果是静脉滴注，将抽入注射器内的所需剂量用100ml 0.9%氯化钠注射液稀释，输注时间30min。

【注意事项】

1.在急性白血病患者中进行的剂量范围确定研究中，发现使用高剂量的磷酸氟达拉滨与重度的神经作用相关，包括失明、昏迷和死亡。应该严密监测患者的神经毒性体征。

2.健康状况差的患者慎用本品，并且在给药前应认真权衡利弊。

3.用磷酸氟达拉滨治疗的病例中有报道严重的骨髓抑制，主要是贫血、血小板减少和中性粒细胞减少。虽然化疗引起的骨髓抑制往往是可逆的，应用磷酸氟达拉滨时仍需要严密的血液学监测。

4.为了将输血相关移植物抗宿主病的风险降到最低，正在接受或已经接受磷酸氟达拉滨治疗的患者，在需要输血时应该只接受经过照射处理的血液。

5.应该严密监测接受磷酸氟达拉滨治疗的患者是否出现溶血的征象。

6.其他：肾功能不全的患者须慎用；育龄妇女在治疗期间应注意避孕；治疗期间不得哺乳，治疗前已开始哺乳的患者应停止哺乳；避免接种活疫苗。

【制剂与规格】　注射用磷酸氟达拉滨：50mg。

【pH值】　7.2～8.2。

【证据】

1.溶媒推荐　本品说明书（Baxter Oncology GmbH）中提到，磷酸氟达拉滨应在无菌条件下加入灭菌注射用水配制成注射液。在临床研究中，有研究者用100ml或125ml 5%葡萄糖注射液或0.9%氯化钠注射液稀释该产品。有文献报道，磷酸氟达拉滨用注射用水、5%葡萄糖注射液和0.9%氯化钠注射液分别稀释后，置于25℃自然光下贮存，结果其含量下降分别不超过2%、3%、3%。其配制成品在室温下放置不应超过8h，滴注时间30min。故注射用磷酸氟达拉滨溶媒宜首选灭菌注射用水。

2.对药物配制的要求　本品说明书提到，操作和配制磷酸氟达拉滨溶液时应谨慎，推荐使用乳胶手套和防护眼镜，以避免因小瓶破损或其他偶然的溢出而引起暴露。如果溶液接触皮肤或黏膜，应该用水和肥皂彻底清洗该部位。如果接触眼睛，应该用大量的水彻底清洗。应避免吸入引起的暴露。本品不可与其他药物混合使用。本品不应经由妊娠的人员处理。

3.对输液器材质的要求　目前没有研究表明，PVC材质会对磷酸氟达拉滨产生影响，因临床上使用的PVC输液器具有价格便宜、体积小、重量轻、临床应用方便等优点，因此得到广泛应用，故磷酸氟达拉滨可采用PVC材质等普通材质输液器。

4.输注中对避光输液器的要求　有文献报道，本品需避光输注。

5.对输液器过滤孔径的要求　2014年，由国家卫生和计划生育委员会首次以行业标准的形式发布的《静脉治疗护理技术操作规范（WS/T 433—2013）》中明确规定：输注脂肪乳剂、化疗药物以及中药制剂时宜使用精密过滤输液器。所以，磷酸氟达拉滨注射液作为化疗药在输注过程中需使用精密过滤输液器。

6.对输液途径的要求　本品说明书提到，注射用磷酸氟达拉滨只能静脉给药。因其属于刺激性药物，对血管及周围组织有刺激作用，故建议采用中心静脉给药，不建议采用外周血管给药，必须避免意外的静脉给药外渗。

7.对输液速度的要求　说明书和文献中均提到，本品滴注时间为30min。

8.配制后储存条件及稳定时间　据文献报道，磷酸氟达拉滨用注射用水、5%葡萄糖注射液和0.9%氯化钠注射液分别稀释后，置于25℃自然光下贮存，结果其含量下降分别不超过2%、3%、3%。其配制成品在室温下放置不应超过8h，滴注时间30min。说明书提到，磷酸氟达拉滨不含抗菌防腐剂。从微生物学角度考虑溶液配制后应立即使用，或者使用者应在使用前阅读配制溶液的贮存时间及贮存条件：2～8℃下不超过24h，室温下不超过8h。

【推荐意见】

1.溶媒选择0.9%氯化钠注射液、5%葡萄糖注射液均可，宜首选灭菌注射用水（ⅠA）。

2.药物配制参考常规化疗药物配制方法（ⅠB）。

3.不可与其他药物混合使用（ⅢA）。

4.使用避光材质输液器（ⅢB）。

5.只能采取静脉给药（ⅠA）。

6.建议采用中心静脉给药（ⅢB）。

7.滴注时间30min（ⅠA）。

8.在2～8℃下保存不超过24h，室温下放置不应超过8h（ⅡB）。

达卡巴嗪
Dacarbazine

【性状】　本品为白色或微红色的疏松块状物或粉末。

【适应证】　用于黑色素瘤，对肺鳞状细胞癌及未分化癌、平滑肌肉瘤、纤维肉瘤等也有一定疗效。

【禁忌证】

1.水痘或带状疱疹患者。

2.严重过敏史者。

3.妊娠期妇女。

【用法用量】　一般剂量：每日200～400mg/m²，静脉注射，连用5～10天，为减少对血管的刺激，先用0.9%氯化钠注射液10～15ml溶解，再用5%葡萄糖溶液250ml稀释后滴注，30min以上滴完，连用5～10天为1个疗程，一般间歇3～6周重复给药。

每次200mg/m²，静脉滴注，1次/天，连用5天，每3～4周重复用药。

每次200mg/m²，动脉灌注，治疗位于四肢的恶性黑色素瘤。

单次大剂量：650～1450mg/m²，每4～6周1次。

【注意事项】

1.肝肾功能损害、感染患者慎用。

2.用药期间禁止接种活性病毒疫苗。

3.静脉滴注速度不宜太快，防止药物外漏，避免刺激局部组织。

4.用药期间定期检查血尿素氮、肌酐、尿酸、血清胆红素、丙氨酸氨基转移酶等。

【制剂与规格】 注射用达卡巴嗪：100mg；200mg。

【pH 值】 2.5～4.5。

1.溶媒推荐 注射用达卡巴嗪说明书（山西普德药业有限公司）显示，达卡巴嗪只可与5%葡萄糖注射液配伍，且使用溶媒量均要控制在250～500ml。但不能使用5%葡萄糖注射液直接溶解稀释，以免产生沉淀。应先加0.9%氯化钠注射液10～15ml溶解，然后再加入到5%葡萄糖注射液中稀释使用。

2.对药物配制的要求 本品说明书中未对配制方法提出特别要求，可按常规细胞毒性药物（化疗药）进行配制。国际权威机构为接触细胞毒性药物（化疗药物）的医护人员制定了安全防护措施，其中规定配制此类药物需在垂直层流生物安全柜内进行。《执行静脉抗肿瘤药物治疗人员操作规定》中明确规定，在对此类药物进行配制时应着防静电连体防护服、防水隔离衣，戴N95或双层口罩、双层手套、护目镜等。

3.对输液材质的要求 说明书中未明确规定使用达卡巴嗪注射液的输液器材质，但有文献提出尽量使用热塑性聚氨酯（TPE）材质的精密过滤型输液器，预防不溶性微粒对患者血管的损害，减少药物性过敏反应的发生，降低药物的吸附，避免增塑剂和热稳定剂对使用者的身体健康带来潜在的危害。

4.输注中对避光输液器的要求 达卡巴嗪注射液遇光不稳定、易变红，所以在药物输注过程中要使用避光输液器。

5.对输液器过滤孔径的要求 《静脉治疗护理技术规范操作（WS/T 433—2013）》中规定：输注细胞毒性药（化疗药）时宜使用精密过滤输液器。为此，本品作为细胞毒性药物，需使用精密过滤输液器。

6.对输液途径的要求 达卡巴嗪注射液是细胞毒性药物，对局部有较强的刺激作用，溢出静脉会造成显著的软组织损害。建议先注入0.9%氯化钠注射液检查输液管通畅性并确认注射针头在血管内，再经此渠道给药，可做静脉滴注。所以，在输注的过程中首选外周静脉置入中心静脉导管。

7.对输液速度的要求 在临床上应用达卡巴嗪静脉滴注时，滴注速度不宜太快，一般滴注时间要控制在30min以上，如滴速太快，可能出现局部或沿回流向血管疼痛，滴注时要防止药物外漏，避免对局部组织造成不必要的刺激。

8.配制后储存条件 达卡巴嗪注射说明书中指出，本品对光和热极不稳定、遇光或热易变红，在水中不稳定，放置后溶液变为浅红色，需临时配制，溶解后立即注射，并尽量避光，于2～8℃下保存。

【推荐意见】

1.先加0.9%氯化钠注射液10～15ml溶解，后加入5%葡萄糖注射液稀释（ⅡA）。

2.药物配制参考常规化疗药配制方法（ⅡB）。

3.推荐使用TPE材质输液器（ⅢB）。

4.采用避光材质输液器（ⅡA）。

5.推荐使用精密过滤输液器（ⅡA）。

6.首选外周静脉置入中心静脉导管（ⅢA）。

7.静脉滴注时间不少于30min（ⅡA）。

8.于2～8℃下避光保存（ⅡA）。

9.稀释后立即使用（ⅡB）。

硼替佐米
Bortezomib

【性 状】 本品为白色或类白色块状物或粉末。

【适应证】 本品主要用于治疗多发性骨髓瘤及套细胞淋巴瘤。

【禁忌证】 对硼替佐米、硼或者甘露醇过敏的患者禁用。

【用法用量】

1.未经治疗的多发性骨髓瘤 本品在联合口服美法仑和口服泼尼松进行治疗时，于3～5s内经静脉注射。每个疗程6周，共9个疗程。在第1～4个疗程内，每周给予本品2次（第1、4、8、11、22、25、29、32天）。在第5～9个疗程内，每周给予本品1次（第1、8、22、29天）。两次给药至少间隔72h。

2.复发的多发性骨髓瘤患者和套细胞淋巴瘤

本品的推荐剂量为单次注射1.3mg/m²，每周注射2次，连续注射2周（即在第1、4、8、11天注射）后停药10天（即第12～21天）。3周为1个疗程，两次给药至少间隔72h。对于超过8个疗程的维持治疗，可按标准方案给药，也可以按每周1次、连续给药4周的维持方案（第1、8、15、22天），随后是13天的休息期（第23～35天）。

【注意事项】

1.应在有抗肿瘤药物使用经验的医师监督下使用，且应在使用本品的过程中频繁地监测全血细胞计数（CBC）。本品为抗肿瘤药物，配制时应小心，戴手套操作以防皮肤接触。

2.本品仅用于静脉注射，严禁鞘内注射。

3.本品通过肝药酶代谢，所以本品在肝功能损伤患者体内的清除率可能下降。使用本品治疗时应严密监测其毒性。

4.本品会引起疲劳、头晕、昏厥、视物模糊。故对于出现上述症状的患者，不建议驾驶及操作机械。

【制剂与规格】 注射用硼替佐米：1.0mg；3.5mg。

【pH　值】 5.0。

【证　据】

1.溶媒推荐　说明书（BSP Pharmaceuticals S.p.A.）及相关文献明确提出本品应用0.9%氯化钠注射液进行配制。因此，硼替佐米的溶媒应选择0.9%氯化钠注射液。

2.对药物配制的要求　说明书中未对硼替佐米的配制方法提出特别要求，可按常规化疗药物进行配制。依据国家卫生和计划生育委员会发布的《静脉用药集中调配质量管理规范》中有关化疗药品配制的安全要求，化疗药物的配制应在净化舱的专设生物安全柜内操作。在调配操作前，启动生物安全柜的风机循环系统和紫外线灯至少30min。工作台面在操作前必须用浸有75%乙醇的无纺纱布按照"从上到下、由内向外"的顺序擦拭消毒。配制操作人员须用"七步洗手法"彻底洗手，穿戴好防护服，必要时戴护目镜；佩戴双层手套，外层为无粉灭菌乳胶手套，里层为一次性PVC手套，要求盖住防护服的袖口，避免腕部皮肤的裸露。操作30min后或遇到手套破损、刺破、被药物沾染时，应及时更换手套，必要时戴活性炭口罩。稀释溶解药物时，应倾斜角度，使注射器针尖内的溶媒沿着瓶内壁缓慢注入，待药粉浸透后再摇匀，以避免药粉的泄漏。化疗废弃物与污染物的管理是化疗防护

的重要环节，应与其他医疗废物分类收集，置于防渗漏、有红色醒目标记的双层黄色收集袋中，将收集袋置于生物安全柜内锐器盒中，防止蒸发污染空气。配制结束，应将收集袋取出，双层封口扎紧，贴上红色警示标识，由专业人员转运到指定地点焚烧处理，并做好记录。

3.对输液器材质的要求　本品说明书及相关文献中尚未明确提及输注硼替佐米时对输液器材质的要求，同时，本品用法为静脉注射且推注时间较快（3～5s），输液通路材质对其吸附作用的影响较小。因此，输注硼替佐米时对输液器材质尚无特殊要求。

4.输注中对避光输液器的要求　虽然说明书中未明确表示本品输注时应选择避光输液器，但有文献研究结果表明，光会分解硼替佐米，但电灯与阳光对降解硼替佐米的影响不同。相较于电灯，阳光会更影响硼替佐米在溶液中的稳定性，在太阳光照射3h后，硼替佐米溶液产生降解物。因此，在临床实践中，若能做到现用现配，并在规定时间内（3～5s）推注完成，则光照对硼替佐米稳定性的影响较小，对避光输液器的要求较低。若不能尽快使用，且将在太阳光照下放置3h以上，则配制好的溶液应在避光输液器内保存，以免发生降解，影响药效。

5.对输液器过滤孔径的要求　说明书中明确提示，本品的静脉给药途径为静脉注射，因此，硼替佐米尚不涉及对输液器过滤孔径的要求。

6.对输液途径的要求　不同的化疗药物对血管和组织的刺激程度也不同，按照对血管和组织刺激程度的不同，可将化疗药物分为发疱剂、刺激性药物及非发疱剂。其中，发疱剂须采用中心静脉输注；刺激性药物也建议采用中心静脉输注，不建议采用外周血管输注；非刺激性药物最好也采用中心静脉输注，如果没有条件，可采用中心静脉输注，也可考虑采用外周血管输注。硼替佐米在分类中属于非发疱剂。虽然说明书中提示，本品可以通过外周静脉或中心静脉进行静脉注射，但选择中心静脉最佳。

7.对输液速度的要求　说明书中明确提示，本品静脉注射的时间应为3～5s。

8.配制后储存条件及稳定时间　文献报道，复溶后的硼替佐米在25℃以下保存（不需避光），在药瓶中或注射器中保存总时间不超过8h，如超过该时间则弃去该药品。

【推荐意见】

1.溶媒选择0.9%氯化钠注射液（ⅠB）。

2.药物配制参考常规化疗药物配制方法（ⅡB）。

3.采用中心静脉给药（ⅠA）。

4.选择静脉输液给药时，只能静脉注射，不可静脉滴注（ⅠA）。

5.注射时间3～5s（ⅠA）。

6.室温条件下保存8h，避免阳光直射（ⅡB）。

复方苦参（中成药）
Fufang Kushen

【性　状】 本品为几乎无色或黄色澄明液体。

【功能主治】 清热利湿，凉血解毒，散结止痛。用于癌肿疼痛、出血。

【用法用量】 肌内注射，一次2～4ml，2次/天；或静脉滴注，一次20ml，用0.9%氯化钠注射液200ml稀释后应用，1次/天；儿童酌减，全身用药总量200ml为1个疗程，一般可连续使用2～3个疗程；或遵医嘱。

【注意事项】

1.本品不良反应包括过敏性休克，应在有抢救条件的医疗机构使用，使用者应接受过过敏性休克抢救培训，用药后出现过敏反应或其他严重不良反应须立即停药并及时救治。

2.严格按照药品说明书规定的功能主治使用，禁止超功能主治用药。

3.严格掌握用法用量。按照药品说明书推荐剂量使用药品，不超剂量、过快滴注、超疗程和长期连续用药。

4.本品为中药注射剂，保存不当可能会影响药品质量；用药前、配制后及使用过程中应认真检查本品及滴注液，发现药液出现浑浊、沉淀、变色、结晶等药物性状改变，以及瓶身有漏气、裂纹等现象时，均不得使用。

5.严禁混合配伍，谨慎联合用药。本品应单独使用，禁忌与其他药品混合配伍使用。如确需要联合使用其他药品，应谨慎考虑与本品的间隔时间及药物相互作用等问题。

6.用药前应仔细询问患者情况、用药史和过敏史。儿童、肝肾功能异常者、严重心肾功能不全者、老年人、哺乳期妇女等特殊人群及初次使用中药注射剂的患者应慎重使用，如确需使用请遵医嘱，并加强监测。

7.加强用药监护。用药过程中应密切观察用药反应，特别是开始30min内，一旦发现异常，立即停药，采用积极救治措施，救治患者。

【制剂与规格】 复方苦参注射液：2ml；5ml。

【pH　值】 7.5～8.5。

【证　据】

1.溶媒推荐　复方苦参注射液说明书（山西振东制药股份有限公司）指出，溶媒推荐选择0.9%氯化钠注射液。研究表明，复方苦参注射液在0.9%氯化钠注射液中48 h内稳定，不受光照和温度的影响；在5%葡萄糖注射液中稳定性稍差，室温条件储存不能超过12 h，高温条件下不能超过2h。同样，研究证实复方苦参注射液配伍中，0.9%氯化钠注射液比5%葡萄糖和10%葡萄糖注射液更宜配伍使用。

2.对药物配制的要求　复方苦参注射液等中药注射剂加入到大输液中后，不溶性微粒有增加趋势，pH值大多有下降趋势，在使用中应注意掌握配液时间，尽可能用前配制，不能与酸性药物配伍。复方苦参注射液说明书指出配液时应在洁净条件下进行。

3.对输液器材质的要求　说明书中未对复方苦参注射液输液器材质提出要求，亦未找到相关文献支持。

4.输注中对避光输液器的要求　说明书中未对复方苦参注射液是否需要避光输液器提出要求，亦未找到相关文献支持。

5.对输液器过滤孔径的要求　国家卫生和计划生育委员会首次以行业标准的形式发布的《静脉治疗护理技术操作规范（WS/T 433—2013）》中明确规定中药制剂宜使用精密药液过滤器。研究表明，精密药液过滤器可截留中药输液的微粒，保证患者用药安全。

6.对输液途径的要求　复方苦参注射液说明书指出输液途径为肌内注射或静脉滴注。《中药临床应用指导原则》指出中、西药注射剂联合使用时，尽可能选择不同的给药途径（如穴位注射、肌内注射、静脉注射）。采用静脉滴注时，应将中西药分开使用并注意使用间隔，更换药物时应注意冲管。

可根据用药时长，酌情选用留置针。

7.对输液速度的要求　复方苦参注射液说明书指出，复方苦参注射液给药速度开始不宜超过40滴/分，30 min后如无不良反应，给药速度可控制在60滴/分。

8.配制后储存条件及稳定时间　参考复方苦参注射液说明书储存条件：复方苦参注射液配制后应当避光保存。

9.配伍禁忌　研究表明，室温条件下，复方苦参注射液与西咪替丁、甲氧氯普胺和亚叶酸钙配伍后6h内稳定，与盐酸托烷司琼配伍6h后pH变化较为明显，且不溶性微粒超出2015版《中国药典》第四部规定，临床使用应避免序贯滴入。复方苦参注射液不宜加入其他药物中混合使用。如需与其他药品联合使用，应注意与本品用药时间的间隔，输液器应单独使用。

【推荐意见】

1.溶媒推荐选择0.9%氯化钠注射液（ⅡA）。

2.应尽可能用前配制（ⅢB）。

3.使用精密过滤输液器（ⅡA）。

4.输液途径静脉滴注时，酌情选用留置针（ⅡA）。

5.开始不宜超过40滴/分，30 min后如无不良反应，给药速度可控制在60滴/分（ⅡA）。

6.配制后应当密封，避光保存（ⅡA）。

7.不宜加入其他药物混合使用（ⅢB）。

通关藤（原消癌平）
Tongguanteng

【性　状】　本品为棕黄色的澄明液体。

【适应证】　用于食管癌、胃癌、肺癌、肝癌。并可配合放疗、化疗的辅助治疗。

【禁忌证】

1.孕妇禁用。

2.对本品或含通关藤制剂及成分中所列辅料过敏或有严重不佳反应病史者禁用。

【用法用量】

1.肌内注射　每次2～4ml，1～2次/天。

2.静脉滴注　用5%或10%葡萄糖注射液稀释后滴注，每次20～100ml，1次/天。

【注意事项】

1.个别患者在用药期间有低热、多汗、游走性肌肉关节疼痛、注射局部刺激痛等不适。

2.本品不良反应包括过敏性休克，应在有抢救条件的医疗机构使用，用药后出现过敏反应或其他严重不良反应须立即停药并及时救治。

3.严格按照药品说明书规定的功能主治使用。

4.严格掌握用法用量。按照药品说明书推荐剂量、调配要求用药，不得超剂量、过快滴注或长期连续用药，不得使用静脉注射的方法给药。

5.本品应单独使用，禁忌与其他药品混合配伍使用，谨慎联合用药。

6.用药前应仔细询问患者用药史和过敏史。对过敏体质、肝肾功能异常者等特殊人群，应慎重使用，并加强监测。

7.加强用药监护。用药过程中应密切观察用药反应，特别是开始30min，一旦发现异常，应立即停药，并采取积极救治措施。

8.本品保存不当可能影响药品质量。本品滴注前需新鲜配制。用药前、配制后及使用过程中应认真检查本品及滴注液，发现药液出现浑浊、沉淀、变色、结晶等药物性状改变，以及瓶身有漏气、裂纹等现象时，均不得使用。

【制剂与规格】　通关藤注射液：20ml。

【pH　值】　5.0～7.0。

【证　据】

1.溶媒推荐　参照药品说明书并检索文献，将通关藤注射液分别与5%葡萄糖注射液、10%葡萄糖注射液、0.9%氯化钠注射液配伍，考察其在室温（约25℃）和高温（40℃）环境下放置时间（≤48h）与稳定性的关系，通关藤注射液在3种溶剂中可保持稳定24h。因此，通关藤注射液与5%葡萄糖注射液、10%葡萄糖注射液、0.9%氯化钠注射液配伍后，均应在24h内使用。

2.对药物配制的要求　药品说明书（南京圣和药业股份有限公司）中明确指出，本品不宜与其他药物尤其是抗生素配伍，配制浓度要适当。文献表明，不洁净的配制环境会增加中药注射剂中的微粒数量，病区配制的中药注射剂存在放置时间过久、溶媒选择不当等缺陷，这些均可增加临床不良反应的发生率。建议有条件的医院设立静脉用药调配中心，由具有系统的药学专业基础理论知识和调剂工作经验的药师负责审核处方，由接受过专门培训的药师或护师严格按照标准操作程序进行配制，最大限度地减少配制环节可能出现的问题。

3.对输液器材质的要求　虽然目前尚未有文献证明PVC材质对本品具有吸附作用，但是PVC材料中添加了使其稳定和软化的无法降解的有毒物质DEHP，对环境和人类健康造成了不良影响，而PVC本身作为输液器就存在一定的局限性。目前，欧盟、美国等已禁止使用DEHP增塑的PVC输液器。TPE输液器可满足临床静脉输液要求，具有良好的安全性及有效性，建议逐步减少并取代PVC输液器的使用，而选用其他安全的非PVC输液器，如TPE输液器。

4.输注中对避光输液器的要求　通关藤注射液见光容易分解失效，因此保存时应该密封并放于阴凉避光处。可考虑在输液过程中使用一次性避光输注装置，或者在输液过程中最好用黑纸套遮光，避免光照。

5.对输液器过滤孔径的要求　由国家卫生和计划生育委员会首次以行业标准的形式发布的《静脉治疗护理技术操作规范（WS/T 433—2013）》中明确规定：输注脂肪乳剂、化疗药物以及中药制剂时宜使用精密过滤输液器。精密过滤输液器可过滤大小不同的微粒，减少中药注射液中的不溶性微粒输入血管，从而降低部分中药注射剂药物不良反应的发生，是理想、有效、安全的输液方式。所以，通关藤作为中药制剂在输注过程中需使用精密过滤输液器。

6.对输液途径的要求　文献表明，通关藤注射液含有多糖、甾体皂苷、生物碱皂苷等大分子物质及大量鞣质，其中甾体皂苷具有溶血作用；生物碱为碱性物质，对血管内膜具有刺激性作用，可产生疼痛感；鞣质成分易与血浆蛋白结合形成高致敏原，诱发严重的药物不良反应，也是引起中药注射剂发生浑浊、沉淀及注射后导致局部疼痛、红肿等的主要原因。同时，本品还常用以辅助化疗。因此，建议使用中心静脉输注。

7.对输液速度的要求　药品说明书中未明确标明滴注速度。查文献得知，为降低不良反应，此类抗肿瘤中药注射剂在静脉滴注时不宜过快，成人滴速控制在30～60滴/分，儿童、老年人、心功能不全患者的滴速控制在20～40滴/分，在静脉滴注初始30min加强监护，密切观察患者反应，如发现不良反应，应及时停药，采取必要的救治手段。

8.配制后储存条件及稳定时间　由通关藤注射液稳定性试验可得，本品在常温下放置，分别在0h、1h、3h、7h、12h、24h不同时间段内重复进样，测定峰面积。结果表明，通关藤注射液在24h内常温避光条件下基本稳定。因此，本品配制后在常温条件下可保存24h。

【推荐意见】

1.与5%葡萄糖注射液、10%葡萄糖注射液、0.9%氯化钠注射液配伍后，均应在24h内使用

（ⅠA）。

2.不宜与其他药物尤其是抗生素配伍（ⅡA）。

3.使用TPE输液器输注（ⅡB）。

4.可使用一次性避光输液器输注或者套用黑色纸套（ⅡB）。

5.使用精密过滤输液器（ⅡA）。

6.采用中心静脉输注，不建议采用外周血管输注（ⅠB）。

7.静滴时不宜过快，成人滴速控制在30～60滴/分，老年人、儿童等滴速控制在20～40滴/分（ⅠB）。

8.在常温避光条件下可保存24h（ⅡB）。

亚 叶 酸 钙
Calcium Folinate

【性　状】　本品为类白色至黄色的疏松块状物或粉末。

【适应证】

1.主要用作叶酸拮抗剂（如甲氨蝶呤、乙胺嘧啶或甲氧苄啶等）的解毒剂。本品临床常用于预防甲氨蝶呤过量或大剂量治疗后引起的严重毒性作用。

2.也用于叶酸缺乏引起的巨幼红细胞贫血的治疗。

3.与氟尿嘧啶合用，用于治疗晚期结肠癌、直肠癌。

【禁忌证】　对本品过敏者禁用。

【用法用量】

1.高剂量甲氨蝶呤治疗后亚叶酸钙"解救"疗法：根据甲氨蝶呤的血药浓度决定亚叶酸钙的剂量。一般静脉注射甲氨蝶呤24h后，给予亚叶酸钙$10mg/m^2$，每6小时1次，共10次。

2.甲氨蝶呤消除不畅或不慎超剂量使用时，应尽可能及时地使用亚叶酸钙进行急救；排泄延迟时，也应在甲氨蝶呤使用24h内应用亚叶酸钙。一般每6小时肌内注射、静脉注射亚叶酸钙10mg，直到血中甲氨蝶呤水平低于$10^{-8}mol/L$（0.01μmol/L）。出现消化系统反应时，亚叶酸钙可胃肠外给药，但不可鞘内注射。

3.叶酸缺乏引起的巨幼红细胞贫血：一般每日1mg，尚无证据证明剂量增加会增强疗效。

4.与氟尿嘧啶联用，用于晚期结肠癌、直肠癌（推荐两种联合用药方案）：缓慢静脉注射$200mg/m^2$本品（不少于3min）后，接着用$370mg/m^2$氟尿嘧

啶静脉注射。

5.静脉注射20mg/m² 本品后，接着用425mg/m² 氟尿嘧啶静脉注射。

【注意事项】

1.本品不应与叶酸拮抗剂同时使用，以免影响治疗作用。

2.当患者有下列情况时，本品应慎用于甲氨蝶呤的"解救治疗"：酸性尿（pH值<7）、腹水、失水、胃肠道梗阻、胸腔渗液或肾功能障碍。

3.接受大剂量甲氨蝶呤而用本品"解救"者应进行实验室监察。

【制剂与规格】　注射用亚叶酸钙：0.1g。

【pH　值】　6.8 ～ 8.3。

【证　据】

1.溶媒推荐　亚叶酸钙临床常用质量浓度配制：取注射用亚叶酸钙31.2mg，置于25ml容量瓶中，用葡萄糖注射液/氯化钠注射液溶解并定容，得质量浓度约为1.25mg/ml的混合溶液；精密量取上述混合溶液1ml，置于10ml容量瓶中，用水稀释至刻度，得亚叶酸钙质量浓度为125μg/ml的溶液，临床常用5%葡萄糖注射液、0.9%氯化钠注射液作为溶媒。

2.对药物配制的要求　通过对国内文献、说明书进行检索和查阅，暂时没有针对亚叶酸钙配制的要求，可能配制无特殊要求，按常规药物配制操作。

3.对输液器材质的要求　未查找到对输液器材质的具体要求，但是亚叶酸钙与氟尿嘧啶合用用于治疗晚期结肠癌、直肠癌，但是PVC输液器对氟尿嘧啶注射液存在吸附作用，但整个输液过程中最大吸附率未超过10%，建议与氟尿嘧啶合用时使用非PVC输液器输注。

4.输注中对避光输液器的要求　注射用亚叶酸钙说明书（哈尔滨三联药业股份有限公司）中指出，遮光，密闭保存。研究表明，光照条件下葡萄糖注射液中亚叶酸钙含量下降幅度大于避光条件。因此建议采用避光输液器。

5.对输液器过滤孔径的要求　临床常用亚叶酸钙作为结肠癌、直肠癌、鼻咽癌等的辅助治疗，由国家卫生和计划生育委员会首次以行业标准的形式发布的《静脉治疗护理技术操作技术规范（WS/T 433—2013）》中明确规定：输注脂肪乳剂、化疗药物以及中药制剂时宜使用精密过滤输液器。

作为化疗药物的辅助治疗药物，在输注过程中使用精密过滤输液器。

6.对输液途径、输液速度的要求　通过对国内文献、说明书进行检索和查阅，暂时没有针对亚叶酸钙输液途径、输液速度的专题研究。但是可以从其他治疗方案等方面的文章内提取出亚叶酸钙输液途径的应用情况。一项针对化疗方案疗效的研究提到，第1天，亚叶酸钙400mg/m²，静脉滴注须2h；疗程第1 ～ 5天给予氟尿嘧啶300mg/m² 及亚叶酸钙缓慢静脉滴注，两组患者均3周为一个疗程。在一项探讨不同输液途径对胃肠道恶性肿瘤化疗效果影响的文献中，奥沙利铂（OXA）、亚叶酸钙（CF）联合氟尿嘧啶（5-FU）方案采用PICC置管结合便携式化疗泵与留置针外周静脉滴注两种输液途径。

从文中描述可以看出，可以采用外周静脉留置针、PICC用药，但是相关速度需要根据剂量、化疗方案等方面进行明确。

7.配制后储存条件及稳定时间　亚叶酸钙注射液与葡萄糖注射液配伍相对稳定，但在光照条件下会影响两者的配伍稳定性，配制好的亚叶酸钙溶液在48h内稳定性良好，但考虑到药品在水环境中更容易降解而产生更多杂质，应在避光条件下保存并尽快使用。

注射用亚叶酸钙储存条件：遮光、严封，在阴凉处保存。

【推荐意见】

1.采用5%葡萄糖注射液、0.9%氯化钠注射液作为溶媒（ⅡA）。

2.对药物配制的要求未查阅到相关证据。

3.与氟尿嘧啶合用时使用非PVC输液器输注（ⅡB）。

4.采用避光输液器（ⅡA）。

5.作为化疗药物的辅助治疗药物，采用精密过滤输液器（ⅡA）。

6.采用外周静脉留置针、PICC等途径给药（ⅡB）。

7.配制后48h内稳定性好，建议避光条件下尽快使用（ⅡB）。

康 莱 特
Kanglaite

【性　状】　本品为水包油型白色乳状液体。

【适应证】　本品主要应用于不宜手术的气阴两虚、脾虚湿困型原发性非小细胞癌和原发性肝癌的辅助性治疗。

【禁忌证】

1.对本品或薏苡仁油制剂及成分中所列辅料有过敏史或有严重不良反应病史者禁用。

2.脂肪代谢严重失调者（急性休克、急性胰腺炎、病理性高脂血症、脂性肾病变等患者）、孕妇禁用。

【用法用量】

1.缓慢静脉滴注200ml，1次/天，21天为1个疗程，间隔3～5天后可进行下一疗程。联合放、化疗时，可酌减剂量。

2.首次使用时，滴注速度应缓慢，开始10min滴速应为20滴/分，20min后可持续增加，30min后可控制在40～60滴/分。

【注意事项】

1.本品不良反应包括过敏性休克，应在有抢救条件的医疗机构使用，若用药后出现过敏反应或其他严重不良反应，须马上停药并及时救治。

2.严格按照药品说明书规定的功能主治使用，禁止超功能主治用药。

3.严格掌握用法用量。按照药品说明书推荐剂量使用药品。不超剂量、不超疗程、过快滴注。

4.本品为中药注射剂，保存不当可能会影响药品质量；用药前和配制后及使用过程中应认真检查本品及滴注液，发现药液出现油水分层（乳析）等药物性状改变，以及瓶身有漏气、裂纹等现象时，均不得使用。

5.严禁混合配伍，谨慎联合用药。本品应单独使用，禁忌与其他药品混合配伍使用。如确实需要联合使用其他药品，应谨慎考虑与本品的间隔时间及药物相互作用等问题。

6.用药前应仔细询问患者情况、用药史和过敏史。过敏体质者、肝肾功能异常者、初次使用中药注射剂的患者应慎重使用，如确实需使用，请遵医嘱，并加强监测。

7.加强用药监护。用药过程中应密切观察用药反应，特别是开始30min。一旦发现异常，应立即停药，采用积极救治措施，救治患者。

8.如有轻度静脉炎出现，可在本品注射前和注射后适量（50～100ml）输注0.9%氯化钠注射液或5%葡萄糖注射液。

【制剂与规格】 康莱特注射液：100ml∶10g。

【pH 值】 4.8～6.8。

【证 据】

1.溶媒推荐 经查阅相关文献及说明书（浙江康莱特药业有限公司）得知，康莱特注射液为直接输注药品。可在腹腔内灌注，也可直接静脉滴注。

2.对药物配制的要求 经查阅相关文献及说明书得知，本品无须配制。在使用时应保持无菌操作，一般情况下禁忌与其他药品混合配伍使用。

3.对输液器避光、材质的要求 经查阅相关文献及说明书得知，目前均未对康莱特的输液器避光、材质作出明确要求。

4.对输液器过滤孔径的要求 由国家卫生和计划生育委员会首次以行业标准的形式发布的《静脉治疗护理技术操作规范（WS/T 433—2013）》中明确规定：输注脂肪乳剂、化疗药物及中药制剂时宜使用精密过滤输液器。因此，康莱特作为中药制剂，在使用过程中应使用精密过滤输液器。此外，说明书中明确说明使用康莱特注射液应使用带终端滤器的一次性输液器。

5.对输液途径的要求 经查阅说明书及相关文献得知，康莱特可直接腹腔、静脉注射。康莱特注射液作为抗肿瘤药的辅助性药物，静脉注射时对血管具有一定的刺激性，可导致静脉炎。因此在静脉注射时，应优先考虑中心静脉输注，以降低对血管的刺激。

6.对输液速度的要求 药品说明书及相关文献提出，首次使用时，滴注速度应缓慢，开始10min滴速应为20滴/分，20min后可持续增加，30min后可控制在40～60滴/分。

7.配制后储存条件及稳定时间 本品无须配制，日常应密闭、遮光、置阴凉处（不超过20℃）保存，防止冻结受热。

【推荐意见】

1.配制时严格遵守无菌操作；用药前和用药过程中常规肉眼检查外观（ⅢB）。

2.本品无须配制，直接应用（ⅠA）。

3.使用常规材质输液器（ⅠA）。

4.无须使用避光输液器（ⅢB）。

5.建议使用带终端过滤输液器的一次性输液器（ⅠA）。

6.建议优先采用中心静脉输注（ⅠA）。

7.输注过程中应按说明书控制输液速度（ⅠA）。

8.应密闭、遮光、置阴凉处（不超过20℃）保存（ⅡB）。

美司钠
Mesna

【性　状】　本品为无色的澄明液体。

【适应证】　本品主要用于预防氧氮磷环（OxazapHospHrine）类化疗药物（如异环磷酰胺、环磷酰胺、曲磷胺）引起的泌尿道毒性，尤其是既往接受小骨盆放疗，既往使用异环磷酰胺、环磷酰胺或曲磷胺治疗导致膀胱炎或存在泌尿道疾病史的高危患者。

【禁忌证】　对美司钠、其他巯醇化合物或任何辅料过敏者禁用。

【用法用量】

1.剂量、用药方式和时段：除非另作处方规定，美司钠针剂通常在成人中按静脉注射的方式给药，给予的剂量为化疗药物剂量的20%，在0h（给予化疗药物时）、4h和8h给药。表6-9为美司钠与氧氮磷环类化疗药物注射剂的配伍用药举例。

表6-9　美司钠与氧氮磷环类化疗药物注射剂的配伍用药举例

	时间		
	0h（8：00）	4h（12：00）	8h（16：00）
化疗药物剂量	40mg/kg	-	-
美司钠剂量	8mg/kg	8mg/kg	8mg/kg

2.如果持续输注异环磷酰胺，建议在0时间点（开始输注，0h）静脉注射（20%）后加用美司钠针剂，最大剂量为持续输注异环磷酰胺剂量的100%。此外，完成异环磷酰胺输注后，使用异环磷酰胺剂量50%的美司钠使泌尿系统保护效应继续维持6～12h。

3.美司钠的给药持续时间取决于化疗药物的治疗持续时间。

【注意事项】

1.自体免疫性疾病可提高过敏反应和（或）类过敏反应的风险。因此，在这类患者中使用美司钠针剂保护泌尿系时需要进行慎重的风险/收益评估，并由医师进行监测。

2.开启后未使用的药品应丢弃。

3.即使按指示用药，美司钠也可导致不良反应，如恶心、呕吐或循环系统反应，这可能对反应

能力有一定程度的改变，因此患者用药后应避免单独驾车或作业。

4.联合给予美司钠针剂与氧氮磷环类化疗药物时，需要额外观察它们对反应能力的影响。

【制剂与规格】　美司钠注射液：4ml：400mg。

【pH 值】　4.0～6.0。

【证　据】

1.溶媒推荐　用药助手APP中指出，0.9%氯化钠注射液、5%葡萄糖注射液、5%葡萄糖氯化钠注射液、乳酸林格液可作为美司钠针剂的溶媒。美司钠以临床常规剂量在室温（22～25℃）下与以上4种溶液配伍，所得溶液在24～48h内化学性质稳定，损失低于10%。也有相关文献将0.9%氯化钠注射液和5%葡萄糖注射液作为溶媒静脉滴注治疗非霍奇金淋巴瘤患者。

2.对药物配制的要求　用药助手APP中指出，美司钠注射液与顺铂、氮芥、昂丹司琼、环磷酰胺不相容。与卡铂配伍化学性质不稳定，配伍后24h卡铂含量降低10%以上。与顺铂配伍化学性质更不稳定，1h内顺铂化学性质会完全损失或几乎完全损失。还有研究指出，美司钠注射液与盐酸昂丹司琼注射液存在配伍禁忌。有研究发现，美司钠和异环磷酰胺在所有测试的输注溶液（10mg/ml、20mg/ml、30mg/ml）中均可于14天内保持物理化学性质稳定（＞94%），因此，异环磷酰胺和美司钠（1:1）组合可以在门诊环境中使用便携式泵进行长时间连续输液，而无须更换输液袋，此外，还建议20 mg/ml作为长期输注速度为2～4ml/h的合理浓度，且将两者组合可在室温下输注6h以上，药物不会显著降解。

3.对输液器材质的要求　说明书（Baxter Oncology GmbH）中未明确提出美司钠对输液器材质的要求，但在其溶媒说明中显示储存容器为玻璃材质。此外，有研究在探究美司钠与环磷酰胺配伍的稳定性时，采用聚乙烯输液袋作为储存容器，结果显示，在4℃下储存的混合物可稳定达48h。将美司钠与环磷酰胺1:1组合，可在室温下输注6h以上。有研究显示，在门诊环境中可使用便携式泵长时间连续输注美司钠，且无须更换聚乙烯输液袋。因此，静脉输注美司钠针剂时可使用聚乙烯输液装置。

4.输注中对避光输液器的要求　说明书及相关文献未提及本品对输液装置的避光性有特殊需求。

5.对输液器过滤孔径的要求　由国家卫生和计

划生育委员会首次以行业标准的形式发布的《静脉治疗护理技术操作规范（WS/T 433—2013）》中明确规定：输注脂肪乳剂、化疗药物以及中药制剂时宜使用精密过滤输液器。因此，美司钠针剂作为化疗药物，在输注过程中建议使用精密过滤输液器。

6.对输液途径的要求 不同的化疗药物对血管和组织的刺激程度也不同，按照对血管和组织刺激程度的不同，可将化疗药物分为发疱剂、刺激性药物及非发疱剂。其中，发疱剂须采用中心静脉输注；刺激性药物也建议采用中心静脉输注，不建议采用外周血管输注；非刺激性药物最好也采用中心静脉输注，如果没有条件采用中心静脉输注，也可考虑采用外周血管输注。美司钠在分类中属于刺激性药物。因此，美司钠针剂宜首选中心静脉给药。

7.对输液速度的要求 本品说明书指出，静脉滴注美司钠的常用剂量为化疗药的20%，分3次于化疗同时及化疗后4h、8h滴注，可采用在15min内静脉滴注的方式给药。

当使用极高剂量的氧氮磷环类药物时（如在骨髓移植前），美司钠的剂量可相应地提高到氧氮磷环类药物剂量的120%和160%。其中一种投药方式是持续性输注，给药方式是在0h时段给予氧氮磷环类药物总剂量的20%，而后将余下的已计算剂量的美司钠做24h静脉滴注。另一投药方式是间断性输注，成人以3次×40%氧氮磷环类药物总剂量（在0h、4h、8h时段）或4次×40%氧氮磷环类药物总剂量（在0h、3h、6h、9h时段）的方式给药。儿童因排尿比较频密，所以必须以每3小时给药的方式进行给药（即分别以20%氧氮磷环类药物剂量在0h、1h、3h、6h、9h、12h时段给药）。

当使用连续性静脉输注方式给予异环磷酰胺时，美司钠可以在0h时段给予20%的异环磷酰胺剂量，而后该药可按照异环磷酰胺剂量的100%与其同步输注，最后应再加6～10h的美司钠（达到异环磷酰胺剂量的50%）输注，以更好地保护泌尿道。此外，另有研究提出，若维持美司钠每日总剂量不变，持续静脉泵入与常规间断静脉用药相比，可显著降低患者出血性膀胱炎的发生率和严重程度。

8.配制后储存条件及稳定时间 用药助手APP相关内容指出，美司钠针剂未配制前在遮光、密闭、10～30℃下保存最佳。但药物在配制后，其物理稳定性、化学稳定性及生物稳定性均会下降。其

中，美司钠与5%葡萄糖注射液配制，在0.7mg/ml、1mg/ml、20mg/ml浓度时，于室温条件下可储存36～48h。在4mg/ml、8mg/ml浓度，-20℃条件下，可储存6个月。

美司钠与5%葡萄糖氯化钠注射液（0.2%、0.3%）配制，室温条件下，浓度为20mg/ml时，可储存24h。与5%葡萄糖氯化钠注射液（0.45%）配制，室温条件下，浓度为1mg/ml、20mg/ml时，可分别储存72h、48h。与5%葡萄糖氯化钠注射液（0.9%）配制，浓度为1mg/ml、20mg/ml时，均可储存48h。美司钠与0.9%氯化钠注射液或乳酸林格液配制，室温条件下，浓度为0.7mg/ml、1mg/ml时，可分别储存36h、48h。

有文献也指出，室温（22～25℃）下，本品配制后在24～48h内化学性质稳定。因此，美司钠针剂配制后，在室温条件下，用5%葡萄糖氯化钠注射液（0.45%）配制为1mg/ml的浓度时可储存时间最长。不同溶媒配制的药液，温度越低，储存时间相对越久。

【推荐意见】

1.配制时严格遵守无菌操作，若药物出现变质现象或损失较多则不宜使用（ⅡA）。

2.0.9%氯化钠注射液、5%葡萄糖注射液、5%葡萄糖氯化钠注射液、乳酸林格液均可作为美司钠针剂的溶媒（ⅡB）。

3.药物配制时需注意配伍禁忌和不良反应（ⅡB）。

4.静脉滴注的常用剂量为化疗药的20%，分三次于化疗同时及化疗后4h、8h滴注（ⅡA）。

5.使用聚乙烯材质输液器（ⅡB）。

6.使用精密过滤输液器输注（ⅡA）。

7.建议采用中心静脉输注（ⅠA）。

8.配制后可在室温条件下保存24～48h(ⅡA)。

三氧化二砷
Arsenic Trioxide

【性　状】 本品为白色疏松块状物或粉末。

【适应证】 本品适用于急性早幼粒细胞白血病、原发性肝癌晚期。

【禁忌证】 严重的肝肾功能损害者、孕妇及长期接触砷或有砷中毒者禁用。

【用法用量】

1.治疗白血病的用法用量 成人每日一次，每次5～10mg（或按体表面积每次7mg/m²），用5%

葡萄糖注射液或0.9%的氯化钠注射液500ml溶解稀释后静脉滴注3～4h。4周为一个疗程，间歇1～2周，也可连续用药。勿将本品与其他药物混合使用。注射后残余本品勿继续使用。儿童每次0.16mg/kg，用法同上。

2.治疗肝癌的用法用量　每日一次给药，每次7～8mg/m²，用5%葡萄糖注射液或0.9%氯化钠注射液500ml溶解稀释后静脉滴注3～4h。2周为一个疗程，间歇1～2周可进行下一个疗程。

【注意事项】

1.本品为医疗用毒性药品，必须在专科医师指导下使用。

2.在用本品治疗前，需对患者进行12导联心电图检查、血清内电解质（钾、钙、镁）和肌酐的检查，并纠正已存在的电解质异常。患者体内的电解质、血液及血凝数据至少每周检查2次，心电图（ECG）记录至少每周1次。心电图严重异常者（包括QT间期延长者、具有潜在致命性的尖端扭转型室性心动过速和急性早幼粒细胞白血病分化综合征）慎用本品。

3.使用本品期间，不宜同时使用能延长QT间期的药物（一些抗心律失常药，如硫利达嗪）或导致电解质异常的药物（利尿剂或两性霉素B）。

4.用药期间出现外周血白细胞过高时，可酌情选用白细胞单采分离，或应用羟基脲、高三尖杉酯碱、阿糖胞苷等化疗药物。

5.使用过程中如出现肝、肾功能异常，应及时做针对治疗，密切观察病情，必要时停药。

6.如出现其他不良反应，可对症治疗，严重时需停药观察。

7.遇未按规定用法用量用药而发生急性中毒者，可用二巯丙醇等药物解救。

【制剂与规格】　注射用三氧化二砷：5mg；10mg。

【pH　值】　5.5～6.5。

【证　据】

1.溶媒推荐　本品说明书（北京双鹭药业股份有限公司）明确指出，使用0.9%氯化钠注射液或5%葡萄糖注射液作为溶媒。

2.对药物配制的要求　三氧化二砷作为我国高警示药品分类中的毒性药品，其配制时应使用全排Ⅱ级B2型生物安全柜，通过风机转动将气流排至室外。配制人员在配制药物前需做好个人防护，需穿戴双层一次性手套、双层一次性口罩、一次性袖套、一次性围裙，在操作台台面铺设吸水性强的一次性垫巾，并确保挡风板在18cm以下方可进行操作，以此减少配制人员的职业暴露。配制完成后，所有接触危害药品的一次性物品应放入双层黄色医疗垃圾袋中密封贴签处理。

3.对输液器材质的要求　说明书及相关文献未提及本品对输液装置有特殊需求。因此，本品对输液器材质的选择没有要求。

4.输注中对避光输液器的要求　说明书及相关文献未提及本品对输液装置的避光性有特殊需求。因此，三氧化二砷可以采用非避光输液器输注。

5.对输液器过滤孔径的要求　由国家卫生和计划生育委员会首次以行业标准的形式发布的《静脉治疗护理技术操作规范（WS/T 433—2013）》中明确规定：输注脂肪乳剂、化疗药物以及中药制剂时宜使用精密过滤输液器。因此，三氧化二砷注射液作为化疗药在输注过程中需使用精密过滤输液器。

6.对输液途径的要求　不同的化疗药物对血管和组织的刺激程度也不同，按照对血管和组织刺激程度的不同，可将化疗药物分为发疱剂、刺激性药物及非发疱剂。其中，发疱剂须采用中心静脉输注；刺激性药物也建议采用中心静脉输注，不建议采用外周血管输注；对于非刺激性药物，最好也采用中心静脉输注，如果没有条件采用中心静脉输注，也可考虑采用外周血管输注。三氧化二砷在分类中属于非发疱剂。因此，三氧化二砷宜采用中心静脉输注，不建议采用外周血管输注。

7.对输液速度的要求　说明书提示，本品用0.9%氯化钠注射液或5%葡萄糖注射液500ml稀释，静脉滴注时间保持3～4h。但长期临床应用中发现治疗过程中易发生高白细胞血症。因此，周晋等对三氧化二砷的常规给药方法进行了改进，发明了"三氧化二砷持续缓慢静脉输注法"。临床结果表明，与常规速度静脉滴注相比，8～10滴/分持续缓慢静脉滴注，18～21h完成，可减少分化、促进凋亡，减轻高白细胞血症。

8.配制后储存条件及稳定时间　说明书中提示本品在常温下可以保存24h。

【推荐意见】

1.配制时严格遵守无菌操作，除三查九对外，还要检查药品的颜色、有无冰冻、瓶塞有无漏气、沉淀等（ⅡB）。

2.溶媒宜选择0.9%氯化钠注射液或5%葡萄糖注射液（ⅠA）。

3.药物配制参考高警示毒性药品配制方法（ⅡB）。

4.输注时对输液器材质的选择没有要求（ⅡB）。

5.使用非避光材质输液器（ⅡB）。

6.使用精密过滤输液器（ⅡA）。

7.采用中心静脉输注，不建议采用外周血管输注（ⅠA）。

8.输注时间不得少于3～4h（ⅠA）。

9.常温下可以保存24h（ⅠA）。

鸦胆子油乳
Yadanzi Youru

【性　状】本品为乳白色均匀乳状液体。

【适应证】抗癌药，用于肺癌、肺癌脑转移及消化道肿瘤。

【禁忌证】孕妇禁用。

【用法用量】静脉滴注，每次10～30ml，每天一次（本品须加灭菌0.9%氯化钠注射液250 ml，稀释后立即使用）。

【注意事项】

1.本品不良反应包括严重过敏反应，应在有抢救条件的医疗机构使用，若用药后出现严重不良反应，必须立即停药并及时救治。

2.本品有毒，易损害肝肾功能，应在医师指导下使用，不可过量。

3.用药前应仔细询问患者情况、用药史和过敏史，肝肾功能异常患者等特殊人群和初次使用中药注射剂的患者应慎重，如确需使用本品，应加强监测。

4.过敏体质者慎用。服药期间出现过敏者，应及时停药，并给予相应的治疗措施。

5.过程中有少数患者有油腻感、恶心、厌食等消化道不适的反应，纳呆、食欲缺乏、脘腹胀满、大便稀溏、畏寒喜按等脾胃虚寒者慎用。

6.本品应单独使用，严禁与其他药品混合配伍使用。联合使用其他药品时，应考虑本品与其他药物的配伍禁忌和药物相互作用等。

7.本品保存不当可能会影响药品质量。用药前和配制后及使用过程中应认真检查本品及滴注液，发现药液出现分层等药物性状改变，以及瓶身有漏气、裂纹等现象时，均不得使用。

【制剂与规格】鸦胆子油乳注射液：10ml。

【pH值】4.0～6.0。

【证　据】

1.溶媒推荐　本品说明书（江苏九旭药业有限公司，下同）未对溶媒提出要求。国内一项研究指出，鸦胆子油乳注射液须加灭菌0.9%氯化钠注射液250ml，稀释后立即使用。国内另一项研究比较了鸦胆子油乳注射液与0.9%氯化钠注射液、葡萄糖氯化钠注射液、10%葡萄糖注射液、5%葡萄糖注射液等溶媒分别配伍后的pH值、不溶性微粒数及主要成分含量的变化。结果显示，0.9%氯化钠注射液250ml在12h内，油酸及亚油酸含量变化最小，每1ml中含10μm及10μm以上的微粒数最少。得出结论：0.9%氯化钠注射液为鸦胆子油乳注射液最佳溶媒。因此，雅胆子油乳要用0.9%氯化钠注射液进行稀释。

2.对药物配制的要求　说明书中未对鸦胆子油乳的配制方法提出特别要求，可按常规药物进行配制。

3.对输液器材质的要求　国内有报道认为，因鸦胆子油乳含有油乳制剂，不宜使用聚氯乙烯（PVC）材质输液器，可考虑应用聚乙烯（PE）材质的输液器。基于上述研究，本品建议使用PE材质的输液袋及输液器。

4.输注中对避光输液器的要求　本品说明书中要求密闭、遮光、置冷暗处（2～10℃）保存，但未对避光做出要求。文献中也未见避光输液的相关报道。因此，在短时间内，鸦胆子油乳可以采用非避光输液器进行输注。

5.对输液器过滤孔径的要求　由国家卫生和计划生育委员会首次以行业标准的形式发布的《静脉治疗护理技术操作规范（WS/T 433—2013）》中明确规定：输注脂肪乳剂、化疗药物以及中药制剂时宜使用精密过滤输液器。使用精密输液器能有效预防和降低鸦胆子油乳所致静脉炎的发生。所以，鸦胆子油乳作为中药制剂，在输注过程需要使用精密过滤输液器预防静脉炎发生。

6.对输液途径的要求　说明书要求鸦胆子油乳注射液静脉滴注。须加灭菌0.9%氯化钠注射液250ml，稀释后立即使用。鸦胆子提取物鸦胆子苷、鸦胆子素、鸦胆子内酯等，对癌细胞株Jurkat、BGC-823、Huh-7和KE-97具有一定的细胞毒性作用。所以，建议首选中心静脉导管输注。

7.对输液速度的要求　本品说明书并未对滴速做出要求。在《临床静脉用药》一书中查及，鸦胆子油乳注射液滴速为常规滴速。因此，鸦胆子油乳注射液滴速为常规滴速。

8.配制后储存条件及稳定时间

（1）配制后储存条件：本品说明书中要求贮藏条件为密闭、遮光、置冷暗处（2～10℃）保存。另有文献报道，未启封的鸦胆子油乳注射液需密闭、于避光冷处保存。说明书没有强调鸦胆子油乳需要避光输注，相关文献也未查及。

（2）配制后稳定时间：有文献报道，室温下鸦胆子油乳注射液与0.9%氯化钠注射液、葡萄糖氯化钠注射液及5%葡萄糖注射液调配的成品输液12h内可保持稳定，10%葡萄糖注射液调配的成品输液建议现用现配。

《临床不合理用药案例评析》中指出，鸦胆子油乳与5%葡萄糖注射液、10%葡萄糖注射液配伍不稳定、易分解、变色、沉淀。

所以，使用0.9%氯化钠注射液配制后在室温下应于12h内输入。

【推荐意见】

1.使用0.9%氯化钠注射液稀释药液（ⅡA）。

2.药物配制参考常规药配制方法（ⅡB）。

3.使用聚乙烯（PE）材质输液袋及输液器（ⅡB）。

4.使用非避光材质输液器（ⅢC）。

5.使用精密过滤输液器（ⅡA）。

6.使用中心静脉输注（ⅢB）。

7.使用常规滴速进行静脉输注（ⅢC）。

8.遮光、置冷暗处（2～10℃）保存（ⅢB）。

9.室温条件下配制后于12h内进行输注（ⅡB）。

第十二节　抗过敏药

抗组胺药

异　丙　嗪
Promethazine

【性　状】　本品为无色的澄明液体。

【适应证】　异丙嗪是吩噻嗪类抗组胺药，主要适用于以下情况。

1.皮肤黏膜的过敏：适用于长期的、季节性的过敏性鼻炎，血管运动性鼻炎，过敏性结膜炎，荨麻疹，血管神经性水肿，对血液或血浆制品的过敏反应，皮肤划痕症。

2.晕动病：防治晕车、晕船、晕飞机。

3.用于麻醉和手术前后的辅助治疗，包括镇静、催眠、镇痛、止吐。

4.用于防治放射病性或药源性恶心、呕吐。

【禁忌证】

1.盐酸异丙嗪禁止用于2岁以下的儿科患者。

2.盐酸异丙嗪注射液禁止用于昏迷状态和对异丙嗪或其他吩噻嗪有特异反应或过敏反应的患者。

【用法用量】

1.肌内注射成人用量

（1）抗过敏：一次25mg，必要时2h后重复；严重过敏时可用肌内注射25～50mg，最高量不得超过100mg。

（2）在特殊紧急情况下，可用灭菌注射用水稀释至0.25%，缓慢静脉注射。

（3）止吐：12.5～25mg，必要时每4小时重复一次。

（4）镇静催眠：每次25～50mg。

2.小儿常用量

（1）抗过敏：每次按体重0.125mg/kg或按体表面积3.75mg/m^2，每4～6小时1次。

（2）抗眩晕：睡前可按需给予，按体重0.25～0.5mg/kg或按体表面积7.5～15mg/m^{2}或一次6.25～12.5mg，3次/天。

（3）止吐：按体重0.25～0.5mg/kg或按体表面积7.5～15mg/m^2，必要时每4～6小时重复1次；或每次12.5～25mg，必要时每4～6小时重复1次。

（4）镇静催眠：必要时每次按体重0.5～1mg/kg或每次12.5～25mg。

【注意事项】

1.已知对吩噻嗪类药物高度过敏者，也对本品过敏。

2.孕妇使用本药后，可诱发婴儿的黄疸和锥体外系症状。因此，孕妇在临产前1～2周应停用此药。

3.一般的抗组胺药对婴儿特别是新生儿和早产儿有较大的危险性。

4.在任何情况下都不能通过动脉内注射盐酸异丙嗪，因为可能会导致严重的动脉痉挛和由此产生的坏疽。

5.盐酸异丙嗪注射液不应皮下给药，化学刺激的证据已经被注意到，皮下注射导致坏死病变，首选的肠外给药途径是肌内深层注射。

6.有下列情况者慎用本品：急性哮喘，膀胱颈梗阻，骨髓抑制，心血管疾病，昏迷，闭角型青光眼，肝功能不全，高血压，胃溃疡，前列腺增生症状明显者，幽门或十二指肠梗阻，呼吸系统疾病（尤其是儿童，服用本品后痰液黏稠，影响排痰，并可抑制咳嗽反射），癫痫（注射给药时可增加抽搐的严重程度），黄疸，各种肝病及肾衰竭，瑞氏综合征（异丙嗪所致的锥体外系症状易与瑞氏综合征混淆）。

【制剂与规格】 盐酸异丙嗪注射液：1ml：25mg；2ml：50mg。

【pH 值】 4.0～5.5。

【证 据】

1.溶媒推荐 盐酸异丙嗪注射液说明书（上海禾丰制药有限公司，下同）中指出，在特殊紧急情况下，可用灭菌注射用水稀释至0.25%，缓慢静脉注射；也有文献指出，异丙嗪与0.9%氯化钠注射液可配伍使用。因此，盐酸异丙嗪注射液可以将灭菌注射用水、0.9%氯化钠注射液作为溶媒。

2.对药物配制的要求 未找到对于盐酸异丙嗪注射液配制的特殊要求，但临床静脉输液的配制应在洁净环境中进行，配制人员应着装整齐、戴口罩、穿工作鞋，以保持配药环境的空气有较高的洁净度。

3.对输液器材质的要求 说明书中未对输液器材质进行要求。有研究者将含异丙嗪的0.9%氯化钠注射液流经PVC输液管，然后测定流出来溶液的浓度。结果表明，PVC管吸附药物严重，1h吸附10%药物，并且流速越慢，输液管越长，吸附量越大。另据报道，测定PVC、PP、高密度聚乙烯及玻璃等材料对异丙嗪的吸附作用，发现吸附作用最大的是PVC。

鉴于PVC输液器对其存在吸附作用，静脉输注时建议尽量避免使用PVC输液器。

4.对输液器过滤孔径、避光输注的要求 盐酸异丙嗪注射液说明书中要求本品遮光、密闭保存。文献研究也显示，噻嗪类药物在光、金属离子、氧作用下，极易氧化变色，静脉滴注时注意避光。但未对避光输液器过滤孔径做出要求，文献中也未见相关报道。因此，在短时间内，异丙嗪可以采用避光普通孔径输液器进行输注。

5.对输液途径的要求

（1）盐酸异丙嗪无论何种给药途径，均可引起严重的化学刺激和组织的损伤，血管周围外渗、无意的动脉内注射和神经元内或神经元周围浸润均可导致刺激和损伤。若需静脉注射，建议选择粗、直且富有弹性的血管。

（2）由于静脉注射的风险，盐酸异丙嗪注射液的首选胃肠外给药途径是深部肌内注射，禁止皮下注射，因为可能导致组织坏死。

（3）因为可能发生重度动脉痉挛和可能导致坏疽，在任何情况下均不应通过动脉注射盐酸异丙嗪注射液。

（4）如果患者在静脉注射盐酸异丙嗪期间感觉疼痛，应马上停止注射，并评估是否存在动脉注射或血管周围外渗。

（5）为避免出现物理和（或）化学不相容的可能性，在用任何注射液稀释或与任何其他药物联合使用前，请查阅专门的文献。如果出现沉淀或任何不相容迹象，请勿使用。

6.对输液速度的要求 药品说明书及文献均写明，静脉给药时，盐酸异丙嗪注射液的浓度应不大于25mg/ml，速度不超过25mg/min。最好通过功能校验良好的静脉输液器注射。

7.配制后储存条件及稳定时间 药物在配制后，其物理稳定性、化学稳定性及生物稳定性均会下降。而不同药物因化学结构的不同，其稳定性受到外界影响的程度也不同。盐酸异丙嗪注射液与0.9%氯化钠注射液配伍后，在室温避光条件下，可于24h内保持稳定。

8.配伍禁忌 盐酸异丙嗪注射液与地塞米松磷酸钠注射液存在配伍禁忌。提示：联合用药时护理人员应采取一药一针，避免两种药物直接接触而发生反应。此外，还明确指出异丙嗪与青霉素钠、氨茶碱、低分子量肝素钠、呋塞米物理性质不相容。

【推荐意见】

1.溶媒采用灭菌注射用水或0.9%氯化钠注射液（ⅡA）。

2.配制时严格遵守无菌操作；配制后异丙嗪输液在用药前和用药过程中常规肉眼检查外观（ⅡB）。

3.盐酸异丙嗪注射液的首选胃肠外给药途径是深部肌内注射，禁止皮下注射，在特殊紧急情况下，可用灭菌注射用水稀释至0.25%，缓慢静脉注射（ⅡA）。

4.使用非PVC、避光材质输液器（ⅡB）。

5.静脉给药时，盐酸异丙嗪注射液的浓度应不大于25mg/ml，速度不超过25mg/min（ⅡA）。

6.可在室温条件下保存24h（ⅡB）。

7.与地塞米松磷酸钠、青霉素钠、氨茶碱、低分子量肝素钠、呋塞米存在配伍禁忌（ⅢA）。

第十三节 抗风湿药及免疫抑制药

靶向治疗药物

英夫利昔单抗
Infliximab

【性　状】　本品为白色固体，溶解后为无色至淡黄色液体，泛乳白色光，无异物。

【适应证】　类风湿关节炎、克罗恩病、瘘管性克罗恩病、强直性脊柱炎、银屑病。

【禁忌证】

1.对英夫利昔单抗、其他鼠源蛋白或本品中任何成分过敏的患者。

2.结核病或其他活动性感染（包括败血症、脓肿、机会性感染等）的患者。

3.中重度心力衰竭（美国纽约心脏病学会心功能分级Ⅲ级/Ⅳ级）的患者。

【用法用量】

1.类风湿关节炎　首次给予本品3mg/kg，然后在首次给药后的第2周和第6周及以后每隔8周各给予一次相同剂量。本品应与甲氨蝶呤合用。对于疗效不佳的患者，可考虑将剂量调整至10mg/kg，和（或）将用药间隔调整为4周。

2.中重度活动性克罗恩病、瘘管性克罗恩病　首次给予本品5mg/kg，然后在首次给药后的第2周和第6周及以后每隔8周各给予一次相同剂量，对于疗效不佳的患者，可考虑将剂量调整至10mg/kg。

3.强直性脊柱炎　首次给予本品5mg/kg，然后在首次给药后的第2周和第6周及以后每隔6周各给予一次相同剂量。

4.银屑病　首次给予本品5mg/kg，然后在首次给药后的第2周和第6周及以后每隔8周各给予一次相同剂量。若患者在第14周后（即4次给药后）没有应答，不应继续给予本品治疗。

【注意事项】

1.严重感染　在接受本品治疗的患者中，发生严重感染的风险会增高，其中涉及不同器官系统和部位，可能导致住院或死亡。

2.结核病　开始本品治疗前及治疗期间应定期评估患者是否存在结核病发生的危险因素，并检测是否存在潜伏性感染。

3.监测　在接受本品治疗期间及治疗后，应密切监测患者是否出现感染的症状和体征，包括对开始治疗前潜伏性结核感染检测结果为阴性的患者。

4.恶性肿瘤　在接受包括本品在内的肿瘤坏死因子抑制剂治疗的儿童、青少年和年轻成人中（治疗开始时的年龄≤18岁）已经报告出现过恶性肿瘤病例，有些可致死。

5.皮肤癌　在已经使用肿瘤坏死因子抑制剂治疗包括使用英夫利昔单抗的患者中，已有黑色素瘤和梅克尔细胞癌的报告。建议患者做定期的皮肤检查，特别是皮肤癌风险高的患者。

6.心力衰竭患者　对有心血管疾病不知情的患者，其中某些患者年龄小于50岁，如果决定对心力衰竭患者使用本品，则应在治疗期间给予密切监测，且在出现新的心力衰竭症状或症状加重时停用本品。

7.疫苗接种　不要在使用英夫利昔单抗的同时使用活疫苗。

【制剂与规格】　注射用英夫利昔单抗：100mg。

【pH值】　7.0～7.5。

【证　据】

1.溶媒推荐　依据药品说明书（Cilag AG，下同），每瓶药品用无菌注射用水溶解，用0.9%氯化钠注射液将本品的无菌注射用水溶液稀释。请勿使用其他溶剂对本品溶液进行稀释。

2.对药物配制的要求　说明书中指出，配制英夫利昔单抗时，使用配有21号（0.8mm）或更小针头的注射器，将每瓶药品用10ml无菌注射用水溶解，倾斜30°，沿瓶壁注入，以减少泡沫。除去药瓶的翻盖，用医用酒精棉签擦拭药瓶顶部，将注射器针头插入药瓶胶盖，将无菌注射用水沿着药瓶的玻璃壁注入。如药瓶内的真空状态已被破坏，则该瓶药品不能使用。轻轻旋转药瓶，使药粉溶解。避免长时间或用力摇晃，严禁振荡。溶药过程中可能出现泡沫，放置5min后，溶液应为无色或淡黄色，泛乳白色光。由于英夫利昔单抗是一种蛋白质，溶液中可能会有一些半透明微粒。如果溶液中出现不透明颗粒、变色或其他物质，则不能继续使用。

用0.9%氯化钠注射液将本品的无菌注射用水溶液稀释至250ml：从250ml 0.9%氯化钠注射液瓶或袋中抽出10ml弃去，之后，将配制好的本品溶液总量全部注入该输液瓶或袋中，轻轻摇动混合。最终获得的输注溶液浓度范围应为0.4～4mg/ml。

本品不能与其他药物同时输注，新鲜的配制液为无色至淡黄色溶液，泛白光，应在3h内使用完毕。

3.对输液器材质的要求 《英夫利西单抗输注护理专家共识（2014版）》明确指出，英夫利昔单抗的输注应遵守标准操作规程，使用英夫利昔单抗专用输液器、过滤器，不应与其他药物同时输注。因本品辅料含吐温-80，可加速PVC材质输液器中的DEHP溶出，因此建议使用非PVC材质输液器。

4.输注中对避光输液器的要求 药品说明书和文献中对本品输液时是否应用避光输液器均无要求，只是明确提到药物保存时需要避光。文献中记载输液器的选择应用精密过滤器，规格PT-40D，过滤介质孔径为1.2μm，20滴＝（1±0.1）ml。输液器总长度为158cm，输液器容量15.7ml。

5.对输液器过滤孔径的要求 英夫利昔单抗是一种蛋白质，溶液中可能会有一些半透明微粒。本品说明书中指出，输液装置上应配有一个内置的、无菌、无热原、低蛋白结合率的滤膜（孔径≤1.2μm）。连接直径0.3μm的过滤器，防止因输液微粒导致输液反应。所以，本品需要使用精密过滤输液器输注。

6.对输液途径的要求 依据药品说明书的输液反应用药说明中提到，本品应静脉给药，接受本品给药的所有患者应在输注后至少观察1～2h，以观察急性输液相关反应。但未对血管通路的选择做出特殊要求，也没有文献指出该药对血管要求，所以推测该药可以使用外周静脉穿刺给药。

7.对输液速度的要求 根据药品说明书及临床试验来看，前3次输注时间应超过2h，未出现严重输液反应的患者可将之后的输注时间缩短，但不少于40min。文献中写道，初始输液速度为10ml/h，15min后调至20ml/h，30min后调至40ml/h，45min后调至80ml/h，60min后调至150ml/h，90min后调至250ml/h，直到英夫利昔单抗输液结束。已有研究报道，英夫利昔单抗药物输注时间不得少于2h。

8.配制后储存条件及稳定时间 药品说明书及文献中均提到，配制前于2～8℃、避光或于冰箱内冷藏，不可冷冻，现用现配。药品说明书明确提出本品输注应在复溶并稀释后3h内进行。相关文献中可查询到常温下配制后宜立即使用。

【推荐意见】

1.使用灭菌注射用水溶解后，用0.9%氯化钠注射液稀释（ⅠA）。

2.药物配制依据药品说明书（ⅠA）。

3.使用非避光输液器（ⅢC）。

4.使用精密过滤输液器（ⅡA）。

5.输注过程中可选周围静脉给药（ⅢC）。

6.静脉滴注、静脉泵注进行输液（ⅢA）。

7.配制前于2～8℃避光保存（ⅢA）。

8.配制后立即输注（ⅢA）。

第十四节 维生素、矿物质和肠外肠内营养药

一、维生素

多种微量元素
Multi Trace Element

【性　状】 本品为几乎无色或微黄色的澄明液体。

【适应证】 本品为肠外营养的添加剂。10ml本品能满足成人每天对铬、铜、铁、锰、钼、硒、锌、氟和碘的基本和中等需要。妊娠期妇女对微量元素的需要量轻度增高，所以本品也适用于妊娠期妇女补充微量元素。

【禁忌证】 不耐果糖患者禁用。

【用法用量】 成人推荐剂量为一日一支（10ml）。在配伍得到保证的前提下用本品10ml加入500ml复方氨基酸注射液或葡萄糖注射液中，静脉滴注时间6～8h。

【注意事项】

1.微量元素代谢障碍和胆道功能明显减退，以及肾功能障碍者慎用。

2.本品具有高渗透压（1900mOsm/L）和低pH值（2.2），故未稀释不能输注。

3.本品经外周静脉输注时，每500ml复方氨基酸注射液或葡萄糖注射液最多可以加入本品10ml。

4.不可添加其他药物，以避免可能发生的沉淀。

5.必须在静脉注射前1h内加入稀释液中，输注时间不超过24h，以免发生污染。

6.输注速率不宜过快，按【用法用量】中的推荐时间进行。

7.长期使用中，注意监测各微量元素缺乏或过量的有关症候，进行相应的药物调整。

【制剂与规格】 多种微量元素注射液：10ml。

【pH　值】 2.2。

【证　据】

1.溶媒推荐 文献显示，为防止药品在输注过

程中出现沉淀，不建议使用复方氨基酸和葡萄糖注射液以外的溶液作为多种微量元素注射液的溶媒。一方面，研究表明应尽量使用葡萄糖注射液为溶剂，规避可能出现的配伍禁忌。另一方面，危丽的研究表明，多种微量元素注射液（Ⅱ）最好加入氨基酸注射液中，以避免其理化性质发生改变，保证配制后溶液的稳定性。为此，本品具有较多的配伍禁忌，综合药品说明书及文献资料，复方氨基酸和葡萄糖注射液可作为本品溶媒。

2.对药物配制的要求　多种微量元素注射液与注射用单磷酸阿糖腺苷、盐酸精氨酸注射液、注射用维生素C等存在配伍禁忌，不宜与维生素C注射液加入同一溶液中，需添加到不同溶液中配制或者分开使用。

3.对输液器材质的要求　没有针对多种微量元素注射液输液器材质的专项研究。但有文献报道，PVC材料对药物的吸附性较强，目前欧盟、美国、等已禁止使用DEHP增塑的PVC输液器。可以参考文献予以临床指导。

4.输注中对避光输液器的要求　李锦燊等考察了多种微量元素注射液（Ⅱ）在葡萄糖注射液中的稳定性，结果表明，室温（25℃）不避光的条件下，8h内配伍液澄明、不溶性微粒符合规定、pH也无明显变化，杂质5-羟甲基糠醛含量没有出现明显增多、葡萄糖含量无明显变化，高效液相色谱图显示配伍液的峰形及保留时间无明显变化，也无其他杂质峰出现。因此，本品输注过程中无须避光。

5.对输液器过滤孔径的要求　研究显示，精密过滤输液器对降低多种微量元素所致疼痛的作用明显。刘平研究发现：选用1.2μm和3μm孔径的精密过滤输液器既能有效减少静脉输注引起的静脉炎，也能减少输液时引发的疼痛，但选用输液器孔径越小，价格越高，增加了患者的经济负担。另一项研究表明，不同孔径的精密输液器静脉滴注氨基酸时滴速均达标。但采用5μm孔径的精密输液器静脉炎的发生率明显高于3μm孔径的精密输液器。说明选用3μm孔径的精密输液器可有效地减少静脉输注氨基酸引起的静脉炎的发生率，为临床安全使用本品提供参考。

6.对输液途径的要求　研究发现，多种微量元素注射液具有高渗透压（1900mOsm/kg）和低pH值（2.2），当高渗性药物快速输入血管时，内皮细胞脱水、充血、水肿，促使局部血小板聚集，并释放前列腺素 E_1、前列腺素 E_2 及组胺，静脉收缩变

硬，产生痛感，若药液外渗，还可导致周围组织损伤甚至坏死。为避免静脉炎的发生，可选择粗、直、弹性好、局部皮肤完整、健侧肢体的静脉输注，避开关节及静脉瓣。王建兴研究显示，临床上多采用减慢输注速度的方法来减轻输液疼痛，各科室可根据自身情况尽可能降低滴速，难度大时科室可考虑中心静脉输注。静脉滴注时，一定要按照药品说明书的要求，缓慢滴注，以最大限度地避免不良反应的发生。

7.对输液速度的要求　依据药品说明书（费森尤斯卡比华瑞制药有限公司），将本品加入500ml复方氨基酸注射液或葡萄糖注射液中，静滴时间6～8h。查阅文献，静脉滴注该药时应该严格按照说明书的要求，成人推荐剂量为每日10ml，每分钟不得超过1ml。

8.配制后储存条件及稳定时间　依照药品说明书，配制前，于0～25℃避光保存。在无菌条件下，配制好的输液必须在24h内输注完毕，以免被污染。

【推荐意见】

1.使用复方氨基酸注射液或葡萄糖注射液稀释（ⅢA）。

2.药物配制依据药品说明书（ⅢA）。

3.使用非PVC材质输液袋及输液器（ⅡB）。

4.使用非避光输液器（ⅢB）。

5.使用精密过滤输液器（ⅡB）。

6.使用输注过程中可选周围静脉留置针、中心静脉导管、PICC（ⅡB）。

7.静脉滴注（ⅢA）。

8.配制前于0～25℃避光保存（ⅢA）。

9.配制后必须在24h内输注完毕（ⅢA）。

脂溶性维生素
Fat-soluble Vitamin

【性　状】　本品为白色或类白色的冻干块状物或粉末。

【适应证】　本品为肠外营养不可缺少的组成部分之一，用以满足成人每日对脂溶性维生素A、维生素 D_2、维生素E、维生素 K_1 的生理需要。

【禁忌证】

1.对本品任一成分过敏者禁用。

2.维生素过多症者禁用。

3.本品含维生素 K_1，可与香豆素类抗凝血药发生相互作用，不宜合用。

【用法用量】 成人和11岁以上儿童每日使用2支。使用前在无菌条件下，用注射器取2ml注射用水注入瓶中，缓慢振摇至冻干粉溶解，然后加入到0.9%氯化钠注射液或5%葡萄糖注射液内，轻轻摇匀后即可输注，并在24h内用完。

本品亦可与注射用水溶性维生素联合使用。

【注意事项】

1.必须稀释后静脉滴注。

2.本品应在使用前1h于无菌条件下配制，轻摇混合后输注。

【制剂与规格】 注射用脂溶性维生素（Ⅱ）复方：每支含维生素A棕榈酸酯1940μg（3300IU）；维生素D_2 5μg（200IU）；维生素E 9100μg（10IU）；维生素K_1 150μg。

【证 据】

1.溶媒推荐 根据药品说明书（成都天台山制药股份有限公司），需加入到0.9%氯化钠注射液或5%葡萄糖注射液内。

2.对药物配制的要求 本品配制需要在无菌环境下进行，用注射器取2ml注射用水注入瓶中，缓慢振摇至冻干粉溶解。

3.对输液器材质的要求 国家食品药品监督管理局《一次性使用输注器具产品注册技术审查指导原则》中明确注明："聚氯乙烯（PVC）常用的增塑剂DEHP与脂溶性溶液接触后容易浸出；以DEHP增塑的聚氯乙烯（PVC）作为原料的产品不宜贮存和输注脂肪乳等脂溶性液体和药物"。本品建议使用非PVC输液器。

4.输注中对避光输液器的要求 通过查阅国内文献发现，注射用脂溶性维生素（Ⅱ）含有的维生素K和维生素A对光敏感，故采用避光输液器。

5.对输液器过滤孔径的要求 通过查阅国内文献及阅读说明书，未找到输注注射用脂溶性维生素（Ⅱ）输液器孔径的研究。因此可采用普通一次性输液器输注注射用脂溶性维生素（Ⅱ）。

6.对输液途径的要求 根据药品说明书，要求必须稀释后静脉滴注。一国内文献表明，本品给药速度宜慢，建议在输注过程中留置外周静脉留置针。

7.对输液速度的要求 通过对国内文献及说明书进行检索和查阅发现，使用本品时应注意控制浓度、滴速及滴注时间，老年患者或者身体虚弱患者用药时应保持较低的血药浓度，将注射用脂溶性维生素（Ⅱ）10ml溶入溶媒500ml中再行静脉滴注，

控制滴速为每分钟20～40滴，500ml溶液注意控制滴注时间为3h以上。另一篇国内研究表明，应严格按照说明书中的给药方法给药，给药速度宜慢，一般应低于30滴/分。因此，建议本品输液速度宜慢，低于30滴/分。

8.配制后储存条件及稳定时间

（1）配制后储存条件：有文献表明，维生素A和维生素K对温度和光较敏感，因此在常温条件下容易降解，故产品在包装和储藏中应考虑避光且低温保存（2～10℃）。

（2）配制后稳定时间：对不同厂家的药品说明书进行分析，药物配制后稳定时间各不相同。如西安远大德天药业股份有限公司的药品说明书要求配制后8h内用完；成都天台、华北制药说明书要求配制后24h内用完；河北智同、瑞阳制药要求配制后6h内用完。

配制后的药品稳定时间建议参照所使用的药品说明书。

【推荐意见】

1.使用0.9%氯化钠注射液或5%葡萄糖注射液稀释药液（ⅡA）。

2.使用非PVC材质的输液袋及输液器（ⅡA）。

3.使用避光材质输液器（ⅡB）。

4.采用普通一次性输液器（ⅡC）。

5.输液途径采用静脉滴注（ⅡA）。

6.采用外周静脉留置针输注（ⅡB）。

7.输液速度宜低于30滴/分（ⅡB）。

8.避光且低温保存（2～10℃）（ⅡB）。

水溶性维生素
Water-soluble Vitamin

【性 状】 本品为淡黄色的疏松块状物或粉末。

【适应证】 本品为肠外营养不可缺少的组成部分之一，用以满足成人和儿童每日对水溶性维生素的生理需要。

【禁忌证】 对本品中任何一种成分过敏的患者禁用。

【用法用量】 成人和体重10kg以上儿童，每日一瓶；新生儿及体重不满10kg的儿童，按每千克体重每日1/10瓶。

【注意事项】 某些高敏患者可发生过敏反应。

【制剂与规格】 注射用水溶性维生素：复方。

【pH 值】 5.6～6.1。

【证　据】

1.溶媒推荐　注射用水溶性维生素说明书（华瑞制药有限公司）在给药说明中指出，无菌条件下，在可配伍性得到保证时，本品可用下列溶液10ml加以溶解。

（1）脂溶性维生素注射液（Ⅱ）（供成人和11岁以上儿童使用）。

（2）脂溶性维生素注射液（Ⅰ）（供11岁以下儿童使用）。

（3）脂肪乳注射液。

（4）无电解质的葡萄糖注射液。

（5）注射用水。

2.对药物配制的要求　溶媒推荐的注射用水溶性维生素说明书在给药说明中指出，用上述前3种方法配制的混合液须加入脂肪乳注射液后再经静脉输注，而用后2种方法配制的混合液可加入脂肪乳注射液中，也可加入葡萄糖注射液中，再经静脉输注。

3.对输液器材质的要求　国内一项研究显示，水溶性维生素使用常规材质的输液器输注即可，对输液器材质无特殊要求。

4.输注中对避光输液器的要求　注射用水溶性维生素说明书在给药说明中指出，本品加入葡萄糖注射液中进行输注时，应注意避光。国内的研究也提到，水溶性维生素的化学性质并不稳定，遇到光时易分解变性，甚至会发生光敏反应，影响药物的疗效，因此，输液过程中需要进行避光处理才能达到满意效果。

水溶性维生素的输注过程中要使用避光输液器。

5.对输液器过滤孔径的要求　通过对国内文献、说明书进行检索和查阅，暂时没有针对水溶性维生素输液器过滤孔径的研究。

6.对输液途径的要求　注射用水溶性维生素说明书（费森尤斯卡比华瑞制药有限公司）在给药说明中指出，本品配制后进行静脉输注。通过对国内文献进行检索和查阅发现，对水溶性维生素的使用报告分析中均采用静脉滴注的方法。

水溶性维生素的使用一般采取静脉输注的方法。

7.对输液速度的要求　通过对国外文献、说明书进行检索及查阅，暂时没有针对注射用水溶性维生素输注速度的研究，通常情况下，一般成人滴速40～60滴/分，老年人20～40滴/分，高于此标准10滴/分为过快，低于此标准10滴/分为过慢。

8.配制后储存条件及稳定时间　参考说明书（费森尤斯卡比华瑞制药有限公司），推荐如下。配制后储存条件　避光，不超过25℃。配制后稳定时间　本品溶解后应在无菌条件下立即加入输注液体中，并在24h内用完。

【推荐意见】

1.水溶性维生素可与脂溶性维生素注射液（Ⅱ）、脂溶性维生素注射液（Ⅰ）、脂肪乳注射液、无电解质的葡萄糖注射液、注射用水进行配伍（ⅡA）。

2.根据水溶性维生素说明书对药物进行配制（ⅡA）。

3.对输液器材质无特殊要求（ⅡA）。

4.采用避光输液器（ⅢB）。

5.对输液器过滤孔径的要求未查阅到相关证据。

6.采用静脉输注（ⅢB）。

7.对输液速度的要求未查阅到相关证据。

8.避光，不超过25℃储存，在24h内使用（ⅡA）。

维生素B_6
Vitamin B_6

【性　状】　本品为无色或微黄色的澄明液体。

【适应证】

1.适用于维生素B_6缺乏的预防和治疗，防治异烟肼中毒；也可用于妊娠、放射病及抗癌药所致的呕吐，脂溢性皮炎等。

2.全胃肠外营养及因摄入不足所致营养不良、进行性体重下降时维生素B_6的补充。

3.下列情况对维生素B_6的需要量增加：妊娠期及哺乳期、甲状腺功能亢进、烧伤、长期慢性感染、发热、先天性代谢障碍病（胱硫醚尿症、高草酸盐尿症、高胱氨酸尿症、黄嘌呤尿症）、充血性心力衰竭、长期血液透析、吸收不良综合征伴肝胆系统疾病（如酒精中毒伴肝硬化）、肠道疾病（乳糜泻、热带口炎性腹泻、局限性肠炎、持续腹泻）、胃切除术后。

4.新生儿遗传性维生素B_6依赖综合征。

【禁忌证】　对本品过敏者禁用。

【用法用量】

1.皮下注射、肌内或静脉注射，每次50～100mg，1次/天。

2. 用于环丝氨酸中毒的解毒时，每日300mg或300mg以上。

3. 用于异烟肼中毒解毒时，每1g异烟肼给1g维生素 B_6 静脉注射。

【注意事项】

1. 维生素 B_6 对下列情况未能证实确实有效，如痤疮及其他皮肤病、酒精中毒、哮喘、肾结石、精神病、偏头痛、经前紧张、刺激乳汁分泌、食欲缺乏。不宜应用大剂量维生素 B_6 治疗未经证实有效的疾病。

2. 维生素 B_6 影响左旋多巴治疗帕金森病的疗效，但对卡比多巴的疗效无影响。

3. 对诊断的干扰：尿胆原试验呈假阳性。

【规　格】 维生素 B_6 注射液：1ml:25mg；1ml:50mg；2ml:0.1g。

【pH　值】 2.5～4.0。

【证　据】

1. 溶媒推荐　一项关于维生素 B_6 注射液稳定性的研究显示，维生素 B_6 在中性和碱性条件下分解加速，推荐采用偏酸性溶媒。国内研究者程海燕等考察了维生素 B_6 与5%葡萄糖注射液、0.9%氯化钠注射液和葡萄糖氯化钠注射液的配伍稳定性。结果显示，"6h内配伍液外观、pH值及含量无明显变化，有关物质也未见明显增加"，此3种溶液可作为溶媒使用。也有文献指出，维生素 B_6 属于水溶性维生素，是一种盐酸盐物质，按规定应选用脂溶性维生素、无电解质的葡萄糖注射液或注射用水作为溶媒。因此，维生素 B_6 注射液推荐5%葡萄糖注射液。

2. 对药物配制的要求　《静脉治疗护理技术操作规范（WS/T 433—2013）》中明确提到，静脉药物的配制和使用应在洁净的环境中完成。查阅文献得知，奥美拉唑钠、泮托拉唑钠、炎琥宁等多种药物与维生素 B_6 存在配伍禁忌，因此在配制时需要注意维生素 B_6 的配伍禁忌。因此，本品可参考其他常规药品进行配制，但要注意配伍禁忌。

3. 对输液器材质的要求　临床现有一次性输液器材材质主要有：聚氯乙烯（PVC）、聚烯烃热塑料性弹性体（TPE）、聚丙烯（PP）、超低密度聚乙烯（PE）等。研究显示，一次性使用精密过滤输液器中的增塑剂（DEHP）在维生素 B_6 输液中存在少量的迁移。因此，建议使用不含增塑剂（DEHP）的TPE材质输液器。

4. 输注中对避光输液器的要求　相关说明书（武汉福星生物药业有限公司；天方药业有限公司

等）未对维生素 B_6 输液过程避光需要作出说明，仅对其贮存作出避光要求。文献亦报道：维生素 B_6 注射液与5%葡萄糖注射液配伍后，溶液在自然光、避光条件下放置8h内稳定。因此该药可不避光输注。

5. 对输液器过滤孔径的要求　本品说明书中未对输注维生素 B_6 注射液的输液器过滤孔径作特殊要求。国内一项关于丹红注射液与维生素 B_6 注射液的配伍稳定性的研究表明，配伍液中不溶性微粒的数量符合2015年版《中国药典》四部每1ml中含 $10\mu m$ 及 $10\mu m$ 以上的微粒数不得超过25粒，含 $25\mu m$ 及 $25\mu m$ 以上的微粒数不得过3粒的规定，可使用过滤孔径为 $15\mu m$ 的输液器，而目前国内普通输液器的药液过滤器孔径大多为 $15\mu m$ ，能有效滤除 $15\mu m$ 以上的微粒。综上，使用过滤孔径为 $15\mu m$ 的普通输液器输注维生素 B_6 。

6. 对输液途径的要求　通过对文献进行检索，暂时没有针对维生素 B_6 输液途径的研究。维生素 B_6 对血管刺激小，可根据临床经验选择外周静脉，如钢针、留置针等。

7. 对输液速度的要求　通过对国内文献、说明书进行检索及查阅，暂时没有针对维生素 B_6 输注速度的研究。相关速度需要从药液浓度、剂量、治疗方案等方面进行明确。国内研究表明，在使用维生素 B_6 联合婴儿素治疗欣普瑞（注射用阿奇霉素）引起的胃肠道反应时，成人患者使用的滴速为60滴/分。另一项研究在为患儿输注阿奇霉素过程中输注维生素 B_6 ，以减轻胃肠道反应，滴速为 $4.5ml/(kg \cdot h)$ 。因此，在临床使用中，注意根据患者年龄阶段采用不同的滴速。

8. 配制后储存条件及稳定时间

（1）配制后储存条件：光照是影响维生素 B_6 稳定性的主要因素，说明书也对其贮存作出遮光、密闭保存说明，因此，配制好的维生素 B_6 注射液应当避光保存。

（2）配制后稳定时间：有研究指出，配制好的维生素 B_6 注射液在6～8h稳定。

【推荐意见】

1. 选择偏酸性溶媒，首选5%葡萄糖注射液（ⅡB）。

2. 避免与碱性溶液配伍，注意药物配伍禁忌（ⅡA）。

3. 使用TPE材质输液器（ⅢB）。

4. 使用非避光材质输液器（ⅢB）。

5.使用非精密输液器（ⅢB）。

6.选择外周血管输注（ⅢC）。

7.使用静脉注射、静脉滴注（ⅢA）。

8.室温、避光、阴凉、密闭贮存（ⅢA）。

9.配制后6～8h输注使用（ⅡB）。

二、肠外营养药

复方氨基酸
Compound Amino Acid

【性　状】　本品为无色或几乎无色的澄明液体。

【适应证】　氨基酸类药。用于蛋白质摄入不足、吸收障碍等氨基酸不能满足机体代谢需要的患者。亦用于改善手术后患者的营养状况。

【禁忌证】　严重肝肾功能不全、严重尿毒症患者和对氨基酸有代谢障碍的患者禁用。严重酸中毒、充血型心力衰竭患者慎用。

【用法用量】　本品说明书（北京费森尤斯卡比医药有限公司）指出：①5%，静脉滴注，一次250～500ml。②12%，静脉缓慢滴注，一次250ml，滴速为20～30滴/分。

【注意事项】

1.应严格控制滴注速度。

2.本品为盐酸盐，大量输入可能导致酸碱失衡。大量应用或并用电解质输液时，应注意电解质与酸碱平衡。

3.用前必须详细检查药液，如发现瓶身有破裂、漏气、变色、发霉、沉淀、变质等异常现象，绝对不能使用。

4.本品遇冷可能出现结晶，可将药液加热到60℃，缓慢摇动使结晶完全溶解后再用。

5.开瓶药液最好一次用完，剩余药液不宜贮存再用。

【制剂与规格】　复方氨基酸：250ml：12.5（总氨基酸）。

【pH　值】　5.0～6.2。

【证　据】

1.溶媒、药物配制的要求　因本品为成品包装，无须溶媒及药物配制。

2.对输液器材质的要求　多篇文献显示，可将氨基酸灌入PVC材质的肠外营养液袋中，因此我们推断使用普通输液器——聚氯乙烯（PVC）材料输液器即可。

3.输注中对避光输液器的要求　氨基酸是全营养混合液（total nutrient admixture，TNA）的重要组成部分，TNA中的各种氨基酸在冷藏及避光的条件下储存30天浓度不发生变化，只有精氨酸与蛋氨酸在室温及光照的条件下浓度有所降低。我国《规范肠外营养液配制》专家共识指出，TNA输注时间通常在24h内。因此，不推荐TNA在临床输注过程中使用避光输液袋，建议避免阳光直射。

因此，建议复方氨基酸同样无须使用避光输液袋及输液器。

4.对输液器过滤孔径的要求　有临床试验研究显示，相较于5μm孔径的精密输液器，3μm孔径的精密输液器能减少氨基酸所致静脉炎的发生。由于使用本品过程中静脉炎发生率较高，所以推荐使用3μm孔径的精密输液器对其进行输注。

5.对输液途径的要求　《中国药典（2020年版）》中指出，成人一般每日输注量在250～750ml时可采用周围静脉输注；成人每日输注量在750～1000ml时可经中心静脉输注。

6.对输液速度的要求　药品说明书指出，12%，静脉缓慢滴注，一次250ml，滴速20～30滴/分。根据《中国药典（2020年版）》：周围静脉输注时，成人一般250～750ml/d，缓慢静脉滴注。

注射速度每小时输注氨基酸相当于10g左右（本品100ml），以25滴/分的速度缓慢滴注。这与说明书（北京费森尤斯卡比医药有限公司）意见一致。经中心静脉输注时，成人750～1000ml/d，按完全胃肠外营养支持的方法，与葡萄糖、脂肪乳剂及其他营养要素混合后经中心静脉连续输注（24h连续使用），并应根据年龄、症状、体重等情况，按医嘱适当增减用量。

7.配制后储存条件及稳定时间　查阅相关材料，发现对开启后储存时间的建议均为尽快输入，根据临床实际情况，笔者推断为本品应在24h内输入完成。

【推荐意见】

1.可使用PVC材质输液器（ⅡB）。

2.无须避光给药，但要避免阳光直射（ⅡB）。

3.使用3μm孔径的精密过滤输液器（ⅡB）。

4.依据输液量选择给药途径（ⅡB）。

5.滴速20～30滴/分（ⅡA）。

6.于24h内输入完成（ⅢC）。

丙氨酰谷氨酰胺
Alanyl Glutamine

【性　状】　本品为白色或类白色结晶性粉末。

【适应证】 适用于需要补充谷氨酰胺患者的肠外营养，包括处于分解代谢和高代谢状况的患者。

【禁忌证】

1.严重肾功能不全（肌酐清除率＜25ml/min）或严重肝功能不全的患者禁用。

2.不推荐孕妇及哺乳期妇女使用。

3.不推荐儿童使用。

【用法用量】 剂量根据分解代谢的程度和氨基酸的需求量而定。肠外营养每天供给氨基酸的最大剂量为按体重2g/kg，通过本品供给的丙氨酸和谷氨酰胺量应计算在内。通过本品供给的氨基酸量不应超过全部氨基酸供给量的20%。

每日剂量：每千克体重N（2）-L-丙氨酰-L谷氨酰胺0.3～0.4g（例如，70kg体重患者每日需本品100～140ml）。

每日最大剂量：2.0ml/kg体重。

加入载体溶液时，用量的调整：当氨基酸的需求量为按体重1.5g/（kg·d）时，其中1.2g氨基酸由载体溶液提供，0.3g氨基酸由本品提供；当氨基酸的需求量为按体重2g/（kg·d）时，其中1.6g氨基酸由载体溶液提供，0.4g氨基酸由本品提供。本品连续使用时间不应超过3周。

【注意事项】

1.本品使用过程中应监测患者的碱性磷酸酶（ALP）、丙氨酸氨基转移酶（ALT）、门冬氨酸氨基转移酶（AST）和酸碱平衡。

2.对于代偿性肝功能不全的患者，建议定期监测肝功能。

3.本品中加入其他成分后，不能再贮藏。

【制剂与规格】 注射用丙氨酰谷氨酰胺：10g；20g。

【证 据】

1.溶媒推荐 注射用丙氨酰谷氨酰胺说明书（重庆莱美药业股份有限公司）中明确，使用时每1g本品用5ml注射用水溶解后，再和5倍体积的与之可配伍的氨基酸溶液或含有氨基酸的输液相混合后一起输注。

尽管陈邦银、朱鸿明等证明了丙氨酰谷氨酰胺注射液与5%葡萄糖注射液混合后可于24h内保持稳定。但是丙氨酰谷氨酰胺作为条件必需氨基酸，只有与平衡氨基酸同时输注时使其无法转化为其他氨基酸才能发挥其应有的作用。从药物的有效性及经济性考虑，丙氨酰谷氨酰胺注射液使用氨基酸以外的其他溶媒都是不太合理的。

基于上述研究表明，本品应严格按照说明书要求进行稀释和选择溶媒。

2.对药物配制的要求 本品说明书中明确以下内容。

（1）配比的要求：使用时每1g本品用5ml注射用水溶解后，再与5倍体积的与之可配伍的氨基酸溶液或含有氨基酸的输液相混合后一起输注。

（2）浓度的要求：混合液中本品的最大浓度不应超过3.5%。

（3）不要将其他药物加入混匀后的溶液中。

（4）药物配制过程应在洁净的环境中进行，应保证溶液完全混匀。

国内多项研究中，有未按照说明书要求进行溶媒配比的，如将10g丙氨酰谷氨酰胺注射液溶于200ml复方氨基酸注射液中，配制出高浓度的液体，渗透压增大，对血管造成了刺激。更有患者未经稀释直接输注的，均出现了各种不良反应。

3.对输液器材质、避光及过滤孔径的要求 丙氨酰谷氨酰胺必须与载体溶液一起输注，最常用的载体溶液为复方氨基酸注射液。目前市场上除了玻璃瓶包装外，已有少量软袋包装的复方氨基酸注射液，均为用特殊材料制成的非PVC共挤膜软袋。通过对国内文献、说明书进行检索和查阅，暂时没有针对丙氨酰谷氨酰胺和复方氨基酸注射液输液器材质、避光性及过滤孔径的要求相关方面的研究和明确规定，因此不做特殊要求，但是由于其常用载体溶液复方氨基酸易引起静脉炎，建议使用一次性精密过滤输液器。

4.对输液途径的要求 丙氨酰谷氨酰胺作为肠外营养用药，通过静脉给药。当与复方氨基酸注射液配伍使用时，可选择周围静脉或中心静脉输注，短期静脉输注患者可选择周围静脉输注，超过7～10天应开辟中心静脉通路。当与其他载体溶液配伍使用时，应根据载体溶液的性质选择输液途径。

5.对输液速度的要求 说明书中指出，本品输注速度依载体溶液而定，但每小时每千克体重不应超过0.1g氨基酸，当本品输注速度过快时，将出现寒战、恶心、呕吐等情况，此时应立即停药。据国内报道，患者由于输注药物速度过快，导致出现呼吸困难和严重呕吐的情况。因此，建议严格按照说明书规定调节输液速度。

6.配制后储存条件及稳定时间

（1）配制后储存条件：说明书没有强调注射用

丙氨酰谷氨酰胺需要避光保存，但其与复方氨基酸注射液配伍后，由于氨基酸复杂的理化性质，对光照和温度的敏感性等，建议在室温下避光保存。

（2）配制后稳定时间：国内2006年的一项研究将丙氨酰谷氨酰胺分别加入3种不同配方的全合一肠外营养液中，在不同温度下、24h内取样观察外观变化，测定pH值、渗透压值。观察脂肪乳剂在加入丙氨酰谷氨酰胺后颗粒大小及形态有无改变并计算平均粒径。结果不同配方全合一肠外营养液加入丙氨酰谷氨酰胺后，其外观、pH值、渗透压值未见明显改变，脂肪乳剂颗粒大小及形态亦无明显变化。临床应用100人次，未见不良反应。因此，本品配制后可在24h内进行输注。

【推荐意见】

1.用注射用水溶解，使用氨基酸溶液或含有氨基酸的输液稀释（ⅡA）。

2.药物配制参考药品说明书（ⅢA）。

3.使用一次性精密输液器（ⅢB）。

4.使用非避光材质输液器（ⅢB）。

5.通过周围静脉或中心静脉给药（ⅢA）。

6.室温避光保存（ⅡA）。

7.配制后应于24h内进行输注（ⅡB）。

中/长链脂肪乳
Medium and Long Chain Fat Emulsion

【性　状】 本品为白色乳状液体。

【适应证】 中/长链脂肪乳注射液（C8-24Ve）可为需要进行静脉营养的患者提供营养。

1.脂肪乳　能量补充药，预防和治疗人体必需脂肪酸缺乏症。

2.脂肪乳氨基酸　本品用于不能经口或肠道摄取营养的成人患者，如经外周静脉输注的短期肠外营养、手术前后营养失调、癌症或恶病质、烧伤肠外营养、胃肠功能紊乱、胃肠道疾病、肿瘤、腹膜炎、溃疡性结肠炎、肠瘘、短肠综合征、炎性肠病、吸收障碍或营养不良、长期昏迷的患者，以及颅外伤和中毒患者。

3.长链脂肪乳　适用于口服或肠内营养摄取不能、不足或禁忌的患者，进行肠外营养补充脂肪。

4.ω-3鱼油中/长链脂肪乳　为需要进行静脉营养的患者提供营养。

【禁忌证】

1.对鸡蛋、大豆蛋白和对本品中任何组分（包括辅料）过敏者禁用本品。

2.患有严重高脂血症（血清甘油三酯浓度高于1000 mg/dl）或以高甘油三酯血症为特征的严重脂代谢异常者禁止使用本品。

【用法用量】 本品是静脉营养的组成之一，可以与葡萄糖和氨基酸溶液经外周或中央静脉输入。最大日输注量必须按照递增方式并在密切监视耐受量的情况下逐渐达到。根据热量需要决定每日补充量。

1.成人和学龄儿童　1～2g脂肪/（kg·d），相当于本品5～10ml/（kg·d）。对于体重为70kg的患者，输注速度相当于约50ml/h，滴注速度相当于最多18滴/分。

2.新生儿　2～3 g（最多4g）脂肪/（kg·d），相当于本品10～15 ml（最多20 ml）/（kg·d），特别是早产儿和营养不足的新生儿，完全不具备成熟的排除甘油三酯和脂类的能力，所以必须在严密监视血清甘油三酯的情况下遵守用量规定。应避免出现高脂血症。

3.婴儿和学龄前儿童　本品5～15ml/（kg·d），原则上应尽可能均匀地缓慢输注脂肪乳剂。特别是在最初的15min内，脂肪输注速度不应超过0.05～0.1g脂肪/（kg·h）。

在使用过滤器时应注意其脂肪渗透性。通过柔韧的乳剂袋输注时，必须将输注器械上的空气阀关闭。

脂肪乳剂与氨基酸溶液和碳水化合物溶液同时输注时，Y型接头或旁通接头应位于患者近旁。必须保证通过最终部位与本品混合输入的溶液具有可配伍性。

在完全性胃肠外营养范围内，本品的用药期限一般为1～2周。如果仍存在通过脂肪乳剂进行胃肠外营养的指征，在适当监控条件下也可以延长用药期，或遵医嘱。

【注意事项】

1.过敏反应　如果出现过敏反应的症状，立即停止输液，并对患者进行相应治疗。症状包括呼吸急促、呼吸困难、缺氧、支气管痉挛、心动过速、低血压、发绀、呕吐、恶心、头痛、出汗、头晕、精神状态改变、脸红、皮疹、荨麻疹、红斑、发热和寒战。

2.感染　①营养不良及有潜在疾病的患者在接受肠外营养治疗时，有较高感染风险。②因肠外营养的静脉导管使用、维护不当或由疾病、药物和肠外制剂的免疫抑制作用可能导致感染和败血症。

③通过加强在导管使用过程、维修及在配制过程中的无菌操作技术来降低败血症的感染风险。严格监测早期感染的症状（包括发热和寒战）、检验指标（包括白细胞增多和高血糖），并经常检查肠外接入的装置。

3.药物监控或检验　密切观察肺水肿或心力衰竭患者的体液状态。密切监测甘油三酯水平、体液量、离子情况、渗透压、血糖、肝肾功能、血细胞计数（包括血小板）和凝血功能指标。

4.铝中毒　本品铝含量不超过25μg/L。肾功能受损患者在长期使用本品时，体内铝离子浓度可达到中毒浓度。早产儿使用本品时的中毒风险更大，因为他们的肾脏未发育完全，需要大量含钙和磷酸盐的溶液去抑制铝中毒。

5.高甘油三酯血症　为了评估患者的清除代谢能力，在给药之前要确定原本血清中的甘油三酯浓度（基线值）。在每次增加给药剂量后及整个治疗过程中，需要定期检测甘油三酯浓度。

【制剂与规格】　中/长链脂肪乳注射液（C8-24Ve）：250ml。

【pH　值】　6.0～8.5。

【证　据】

1.溶媒及药物配制要求　无须配制，成品包装。

2.对输液器材质的要求　查阅相关材料后，在《中国药典（2020年版）》中发现两项有关于脂肪乳注射液的佐证，在使用过滤器时应注意其脂肪渗透性，通过柔韧的乳剂袋输注时必须将输注器械上的空气阀关闭。文献报道，聚氯乙烯（PVC）常用的增塑剂DEHP与脂溶性溶液接触后容易浸出，应对DEHP进行风险评估；以DEHP增塑的聚氯乙烯（PVC）作为原料的产品不宜用于贮存和输注脂肪乳等脂溶性液体和药物。但魏嫣等的研究发现，添加新型增塑剂TOTM（偏苯三酸三辛酯）的输液器对脂肪乳类药物几乎无吸附作用，但尚无大量样本研究。基于此，推断在输注脂肪乳注射液时应使用非PVC材质输液装置。

3.输注中对避光输液器的要求　目前暂无针对脂肪乳对避光输注器的研究，根据临床实际，推荐在输注脂肪乳时无须避光。

4.对输液器过滤孔径的要求　《静脉治疗护理技术操作规范（WS/T 433—2013）》中明确规定：输注脂肪乳剂宜使用精密过滤输液器。

5.对输液途径的要求　《中国药典（2020年

版）》中指出，脂肪乳剂适合于外周静脉输注，在完全性胃肠外营养范围内也可以通过外周静脉单独输注。

6.对输液速度的要求　查阅《中国药典（2020年版）》，发现本品最大日输注量必须按照递增方式并在密切监视耐受量情况下逐渐达到。

婴儿和学龄前儿童使用本品的剂量为5～15ml/（kg·d），原则上应尽可能均匀地缓慢输注脂肪乳剂。特别是在最初的15min内，脂肪输注速度不应超过0.05～0.1g脂肪/（kg·h）。最大输注速度为0.15g脂肪/（kg·h），相当于0.75ml/（kg·h），最大滴注速度为每千克体重0.25滴/分。对于体重为70kg的患者，输注速度相当于约50ml/h，点滴速度相当于最多18滴/分。

建议在选择输注速度时，考虑将所计划的每日剂量在每日的24h内（至少是在16h内）输入。

7.配制后储存条件及稳定时间　查阅相关材料，发现对于本品开启后的储存时间，建议均为尽快输注，根据临床实际情况，推荐在24h内完成输注。

【推荐意见】

1.不宜使用PVC材质的输液器（ⅡA）。

2.无须避光给药（ⅡC）。

3.使用精密过滤输液器（ⅡA）。

4.外周静脉给药（ⅡB）。

5.根据热量需要调整输液速度（ⅡA）。

6.24h内完成输注（ⅢC）。

第十五节　糖类、盐类与酸碱平衡调节药

一、糖类

葡　萄　糖
Glucose

【性　状】　本品为无色或几乎无色的澄明液体。

【适应证】

1.补充能量和体液：用于各种原因引起的进食不足或大量体液丢失（如呕吐、腹泻等），全静脉内营养，饥饿性酮症。

2.低糖血症。

3.高钾血症。

4.高渗溶液用作组织脱水剂。

5.配制腹膜透析液。

6.供配制GIK（极化液）液用。

【禁忌证】

1.糖尿病酮症酸中毒未控制者。

2.高血糖非酮症高渗状态。

【用法用量】

1.补充热量 患者因某些原因进食减少或不能进食时，一般可予25%葡萄糖注射液静脉注射，并同时补充体液。葡萄糖用量根据所需热量计算。

2.全静脉营养疗法 葡萄糖是此疗法最重要的能量供给物质。在非蛋白质热能中，葡萄糖与脂肪供给热量之比为2∶1。具体用量依据临床热量需要而定。根据补液量的需要，葡萄糖可配制为25%～50%的不同浓度，必要时加入胰岛素，每5～10g葡萄糖加入胰岛素1U。由于正常应用高渗葡萄糖溶液对静脉刺激性较大，并需输注脂肪乳剂，故一般选用大静脉滴注。

3.低糖血症 重者可先予用50%葡萄糖注射液20～40ml静脉注射。

4.饥饿性酮症 严重者应用5%～25%葡萄糖注射液静脉注射，每日100g葡萄糖可基本控制病情。

5.失水 等渗性失水给予5%葡萄糖注射液静脉滴注。

6.高钾血症 应用10%～25%葡萄糖注射液，每2～4g葡萄糖加1U胰岛素输注，可降低血清钾浓度。但此疗法仅使细胞外钾离子进入细胞内，体内总钾含量不变。如不采取排钾措施，仍有再次出现高钾血症的可能。

7.组织脱水 高渗溶液（一般采用50%葡萄糖注射液）快速静脉注射20～50ml。但作用短暂。临床上应注意防止高血糖，目前少用。用于调节腹膜透析液渗透压时，50%葡萄糖注射液20ml即10g葡萄糖可使1L腹膜透析液渗透压提高55mOsm/kgH$_2$O。

【注意事项】

1.分娩时注意过多葡萄糖可刺激胎儿胰岛素分泌，发生产后婴儿低血糖。

2.下列情况慎用：①胃大部分切除患者做口服糖耐量试验时易出现倾倒综合征及低血糖反应，应改为静脉葡萄糖试验；②周期性麻痹、低钾血症患者；③应激状态或应用糖皮质激素时容易诱发高血糖；④水肿及严重心肾功能不全、肝硬化腹水者，易致水潴留，应控制输液量；心功能不全者尤应控制滴速。

3.如遇本品变色、结晶、浑浊、异物，应禁用。

4.静脉炎发生于高渗葡萄糖注射液滴注时。如用大静脉滴注，静脉炎发生率下降。

5.高浓度葡萄糖注射液外渗可致局部肿痛。

6.反应性低血糖：合并使用胰岛素过量，原有低血糖倾向及全静脉营养疗法突然停止时易发生。

【制剂与规格】 葡萄糖注射液：10ml∶0.5g；10ml∶2g。

【pH 值】 3.2～5.5。

【证 据】

1.溶媒推荐 用0.9%氯化钠注射液稀释，或配制入肠外营养液。

2.对药物配制的要求 配制入肠外营养液，为确保肠外营养成品输液质量，保障患者合理用药，严格按照相关规章要求配制。

3.对输液器材质的要求 单独应用无特殊要求，配制为肠外营养液，按肠外营养液输注要求。

4.输注中对避光输液器的要求 单独应用无特殊要求，配制为肠外营养液，按肠外营养液输注要求。

5.对输液途径的要求 5%葡萄糖渗透压为250mOsm/L，为等渗溶液；10%葡萄糖渗透压为500mOsm/L。50%葡萄糖注射液的渗透压为2526mOsm/L，50%葡萄糖纯溶液静脉注射或加入液体或配制肠外营养中输注，如渗透压大于900mOsm/L时，不可使用外周静脉短导管及中等长度导管，建议使用中心静脉血管通路装置（非隧道式和隧道式导管、植入式输液港）。

所需要用的低浓度溶液的毫升数计算公式：

$$高浓度溶液毫升数＝（所需浓度-低浓度）/（高浓度-低浓度）×所需毫升数$$

式中，"所需浓度"是指所要配制的溶液的浓度；"高浓度"是指已知的高浓度溶液的浓度；"低浓度"是指已知的低浓度溶液的浓度；"所需毫升数"指要配制的溶液的毫升数。将所需配制溶液的毫升数减去由式中求出的高浓度溶液的毫升数，即为所需要用的低浓度溶液的毫升数。

6.对输液速度的要求 静脉注射应缓慢，配制为肠外营养液，按肠外营养液输注要求。

7.配制后储存条件及稳定时间 国内研究表明，葡萄糖注射液在温度（40±2）℃、相对湿度

75%±5%的条件下放置6个月，在加速试验条件下，其性状、澄清度、pH值、5-羟甲基糠醛和含量稳定；在温度（25±2）℃、相对湿度60%±10%的条件下放置24个月，葡萄糖注射液亦保持稳定。葡萄糖通常配制为肠外营养液，参考肠外营养液要求，建议于24h内使用。

【推荐意见】

1.用0.9%氯化钠注射液稀释，或配制入肠外营养液（ⅢC）。

2.单独应用无特殊要求，配制为肠外营养液，配制方法按肠外营养液要求（ⅢC）。

3.单独应用50%葡萄糖多静脉注射，无特殊材质要求；配制为肠外营养液，参照肠外营养液输注要求（ⅢC）。

4.单独应用无须避光，配制为肠外营养液，按肠外营养液要求（ⅢC）。

5.渗透压大于900mOsm/L时，建议使用中心静脉血管通路装置（非隧道式和隧道式导管、植入式输液港）（ⅡB）。

6.静脉注射应缓慢，配制为肠外营养液时，速度按肠外营养液要求（ⅡB）。

二、盐类

葡萄糖酸钙
Calcium Gluconate

【性　状】　本品为无色的澄明液体。

【适应证】

1.治疗钙缺乏，急性血钙过低、碱中毒及甲状旁腺功能低下所致的手足搐搦症。

2.过敏性疾病。

3.镁、氟中毒时的解救。

4.心脏复苏时应用（如高血钾或低血钙，或钙通道阻滞引起的心功能异常的解救）。

【禁忌证】

1.对本品中任何成分过敏者禁用。

2.应用强心苷期间禁止使用本品。

3.高血钙症患者禁用。

【用法用量】

1.成人　用于低钙血症，一次1g，需要时可重复；用于高镁血症，每次1～2g；用于氟中毒解救，静脉注射本品1g，1h后重复，如有搐搦，可静脉注射本品3g；如有皮肤组织氟化物损伤，每平方厘米受损面积应用10%葡萄糖酸钙50mg。

2.小儿　用于低钙血症，按体重25mg/kg缓慢

静脉注射。但因刺激性较大，本品一般情况下不用于小儿。

【注意事项】

1.静脉注射后如漏出血管外，可致注射部位皮肤发红、皮疹和疼痛，并可随后出现脱皮和组织坏死。若发现药液漏出血管外，应立即停止注射，并用0.9%氯化钠注射液局部冲洗注射，局部给予氢化可的松、1%利多卡因和透明质酸，并抬高肢体及局部热敷。

2.对诊断的干扰：可使血清淀粉酶升高，血清H-羟基皮质醇浓度短暂升高。长期或大量应用本品，血清磷酸盐浓度降低。

3.不宜用于肾功能不全患者与呼吸性酸中毒患者。

【制剂与规格】　10%葡萄糖酸钙注射液：10ml：1g。

【pH　值】　4.0。

【证　据】

1.溶媒推荐　葡萄糖酸钙注射液［华润双鹤利民药业（济南）有限公司，下同］说明书中指出，用10%葡萄糖注射液稀释后缓慢注射。2021年国内一项研究中，将10%葡萄糖酸钙注射液与0.9%氯化钠注射液、5%葡萄糖注射液配伍后，观察其外观、pH值、不溶性微粒等变化，得出结论：10%葡萄糖酸钙注射液与0.9%氯化钠注射液、5%葡萄糖注射液配伍后所得输液在24h内稳定性良好，可根据临床需要配伍使用。

推荐首选说明书规定的10%葡萄糖注射液作为溶媒。

2.对药物配制的要求

（1）葡萄糖酸钙注射液说明书中指出，葡萄糖酸钙在水中的溶解度约为3.3%，故本品为过饱和溶液，可能会出现结晶现象。国外同品种说明书中提出如有结晶，水浴加热复溶后可使用，但目前暂不推荐结晶后使用。故配制药品时应注意有无结晶现象。

（2）葡萄糖酸钙注射液说明书中指出，禁止与氧化剂、枸橼酸盐及硫酸盐配伍；当与噻嗪类利尿药同时使用时，可增加肾脏对钙的重吸收而致高钙血症。国内也有文献指出，葡萄糖酸钙注射液与多种药物存在配伍禁忌，如注射用法莫替丁、地塞米松磷酸钠注射液、头孢呋辛钠等，在配制时应当注意。

3.对输液器材质、避光、过滤孔径的要求　通

过对国内文献、说明书进行检索和查阅，暂时没有针对葡萄糖酸钙注射液输液器材质、避光性及过滤孔径相关方面的研究和规定。说明书中指出本品的贮藏是不需要遮光的，不做特殊要求，但是由于该药品易结晶，易导致静脉炎的发生，建议使用一次性精密过滤输液器。

4.对输液途径的要求

（1）葡萄糖酸钙注射液说明书中指出可以稀释后缓慢静脉注射给药，有研究对比了静脉注射和静脉滴注两种给药方式，发现静脉滴注的给药速度均匀，可减少因推注速度快慢不一，不易掌握致血钙浓度而骤升引起的头痛、头晕及心前区不适，不良反应更少。因此，在临床中，推荐使用静脉滴注的给药方式。

（2）10%葡萄糖酸钙是刺激性较大的酸性高渗溶液，pH值为4，对血管刺激性大。《输液治疗护理实践指南与实施细则》中指出，持续刺激性药物、发疱剂药物、肠外营养液、pH值低于5或高于9的液体或药物，以及渗透压大于600mOsm/L的液体等药物不使用外周静脉输注，但实际工作中，很难在短期输注钙剂的患者中实现，目前短期输注葡萄糖酸钙仍以外周静脉为主。经外周静脉补钙时尽量选择粗、直、弹性好的静脉，避开关节及静脉瓣，尽量避免用贵要静脉及其分支，因其对刺激性药液更为敏感，易发生静脉炎，尽量避免用头皮静脉，因头皮静脉细而短、血流速度缓慢，使药液停留在局部的时间相对较长，增加了对局部的刺激，易发生炎性反应和坏死。

因此，静脉输注葡萄糖酸钙注射液时，首选外周静脉置入中心静脉导管。

5.对输液速度的要求 葡萄糖酸钙注射液说明书中要求缓慢注射，每分钟不超过5ml，注射过快可产生心律失常甚至心搏停止、恶心、呕吐，可致高血钙。有研究表明，与≤5min相比较，缓慢匀速地静脉注射葡萄糖酸钙稀释液≥10min，能消除或减轻患者的不良反应。而与静脉注射比较，静脉滴注的给药速度更均匀，可减少因推注速度快慢不一，不易掌握致血钙浓度而使其骤升引起的头痛、头晕及心前区不适。

6.配制后储存条件及稳定时间 2021年，一项研究葡萄糖酸钙注射液与不同溶媒配伍的稳定性考察得出结论：10%葡萄糖酸钙注射液与0.9%氯化钠注射液、5%葡萄糖注射液配伍后所得输液在24h内稳定性良好，可根据临床需要配伍使用。在临床实践中，虽然微生物污染的风险较低，但仍不应忽视该风险的存在，因此输液配制后应尽可能在短时间内使用。

因此，建议现用现配，于24h内输注完毕。

【推荐意见】

1.推荐10%葡萄糖注射液作为溶媒（ⅡA）。

2.药物配制方法参照说明书（ⅢA）。

3.使用一次性精密过滤输液器（ⅢB）。

4.可静脉注射和滴注，建议选择外周静脉置入中心静脉导管（ⅡA）。

5.缓慢注射，每分钟不超过5ml；滴注速度宜慢（ⅠA）。

6.现用现配，24h内输注完毕（ⅡB）。

氯 化 钠
Sodium Chloride

【性　状】 本品为无色澄明液体。

【适应证】 各种原因所致的水中毒及严重的低钠血症。本品能迅速提高细胞外液的渗透压，从而使细胞内液的水分移向细胞外。在增加细胞外液容量的同时，可提高细胞内液的渗透压。

【禁忌证】

1.水肿性疾病，如肾病综合征、肝硬化腹水、充血性心力衰竭、急性左心衰竭、脑水肿及特发性水肿等。

2.急性肾衰竭少尿期，慢性肾衰竭尿量减少而对利尿药反应不佳者。

3.高血压，低钾血症。

4.高渗或等渗性失水。

【用法用量】 严重低渗性失水时，脑细胞内溶质减少以维持细胞容积。若治疗使血浆和细胞外液钠浓度和渗透浓度迅速回升，可导致脑细胞损伤。

当血钠低于120mmol/L时，治疗使血钠上升速度在0.5mmol/（L·h），不得超过1.5mmol/（L·h）。当血钠低于120mmol/L或出现中枢神经系统症状时，可给予3%～5%氯化钠注射液缓慢滴注。

一般要求在6h内将血钠浓度提高至120mmol/L以上。补钠量（mmol）＝［142-实际血钠浓度（mmol/L）］×体重（kg）×0.2。待血钠回升至120～125 mmol/L以上，可改用等渗溶液或在等渗溶液中酌情加入高渗葡萄糖注射液或10%氯化钠注射液。

【注意事项】

1.根据临床需要检查血清中钠、钾、氯浓度，血液中酸碱浓度平衡指标、功能，以及血压和心肺功能。

2.如遇本品变色、结晶、浑浊、异物，应禁用。

【制剂与规格】　10%氯化钠注射液：10ml：1.0g。

【pH 值】　4.5 ～ 7.0。

【证据】

1.溶媒、药物配制的要求　10%氯化钠注射液为高危药品，不作为溶媒使用。在临床应用及配制过程中需注意配伍禁忌与无菌观念。已有文献明确指出，10%氯化钠与长春西汀、脂肪乳、莪术油注射液、丹参多酚酸盐、丹参酮ⅡA磺酸钠、脂溶性维生素存在配伍禁忌，这可能与高浓度电解质容易发生盐析有关。脂溶性维生素含有吐温，与高浓度电解质配伍后析出沉淀。所以推测，含吐温的相关药物也应谨慎与10%氯化钠注射液配伍。

2.对输液器材质、避光输注的要求　并未查阅到不应使用某些材质输液器及避光输液器的研究。

3.对输液器过滤孔径的要求　虽并未查阅到相关要求文献，但由于10%氯化钠注射液易发生盐析反应，同时在临床使用中易发生化学性静脉炎，因此建议使用精密过滤输液器。

4.对输液途径的要求　10%氯化钠渗透压可达3400mOsm/L，液体渗透压高，刺激性强，致使血管内膜受到刺激，静脉发生痉挛，致血管壁缺血缺氧，通透性增加。美国INS输液治疗实践标准规定使用抗生素、液体补充及外周静脉耐受性好的镇痛药和溶液时可考虑使用中等长度导管，同时提出，对于连续发疱剂、肠外营养和输液渗透压大于900mOsm/L药物时不可使用中等长度导管。因此，建议使用中心静脉导管输注。

5.对输液速度的要求　有文献报道，在治疗慢性心力衰竭伴低钠血症患者时，采用微量输液泵持续静脉注射10%氯化钠注射液7 ～ 10ml/h，控制血钠上升速度为每小时0.5 ～ 1.0mmol/L，首日血钠上升速度不大于12mmol/L，24h总量为150 ～ 250ml，以防补钠量过大、补钠速度过快导致脑神经细胞失水，脑桥中央髓鞘溶解甚至坏死；在治疗经鼻蝶垂体腺瘤术后低钠血症时，应用静脉泵，保持10%氯化钠注射液以6mL/h的均匀速度输注。可见，10%氯化钠注射液不宜输液过多、过快，易引起水肿、血压升高、心率加快、胸闷、呼吸困难。临床在使用过程中，建议使用输液泵控制速度，并根据患者情况进行调节。

6.配制后储存条件及稳定时间

（1）配制后储存条件：说明书（国药集团容生制药有限公司）上指出本品未开启前，储存需密闭，开启后未做要求。

（2）配制后稳定时间：配制后稳定时间主要针对化疗药物，并未查阅到10%氯化钠注射液配制后稳定时间，但应现用现配。

【推荐意见】

1.配伍时注意是否发生盐析反应（ⅡA）。

2.建议使用精密过滤输液器（ⅢB）。

3.建议使用中心静脉导管输注（ⅡA）。

4.建议使用输液泵控制速度，并根据患者情况进行调节（ⅡA）。

5.现用现配（ⅢC）。

氯 化 钾
Potassium Chloride

【性　状】　本品为无色的澄清液体。

【适应证】

1.治疗各种原因引起的低钾血症，如进食不足、呕吐、严重腹泻、应用排钾性利尿药等。

2.预防低钾血症，如进食很少、严重或慢性腹泻、长期服用肾上腺皮质激素、失钾性肾病等。

3.洋地黄中毒引起频发性、多源性期前收缩或快速型心律失常。

【禁忌证】

1.高钾血症患者禁用。

2.急性肾功能不全、慢性肾功能不全者禁用。

【用法用量】

1.每1g氯化钾的含钾量为13.4mmol。用于严重低钾血症或不能口服者。

一般用法将10%氯化钾注射液10 ～ 15ml加入5%葡萄糖注射液500ml中滴注。补钾剂量、浓度和速度根据临床病情和血钾浓度及心电图缺钾图形改善而定。钾浓度不超过3.4g/L（45mmol/L），补钾速度不超过0.75g/h（10mmol/h），每日补钾量为3 ～ 4.5g（40 ～ 60mmol）。

2.病情危急，补钾浓度和速度可超过上述规定。但需严密动态观察血钾及心电图等，防止高钾血症的发生。

3.小儿剂量每日按体重0.22g/kg（3mmol/kg）或按体表面积3g/m²计算。

【注意事项】

1.本品不得直接静脉注射，未经稀释不得进行静脉滴注。

2.静脉滴注浓度较高，速度较快或静脉较细时，易刺激静脉内膜引起疼痛，甚至发生静脉炎。

3.下列情况慎用：①代谢性酸中毒伴有少尿时；②肾上腺皮质功能减弱者；③急慢性肾衰竭；④急性脱水，因严重时可致尿量减少，尿K⁺排泄减少；⑤传导阻滞性心律失常，尤其是应用洋地黄类药物时；⑥大面积烧伤、肌肉创伤、严重感染、大手术后24h和严重溶血，上述情况本身可引起高钾血症；⑦肾上腺性异常综合征伴盐皮质激素分泌不足；⑧胃肠道梗阻、慢性胃炎、溃疡病等情况不宜口服补钾时，钾对胃肠道的刺激增加，可加重病情。

4.用药期间需做以下随访检查：血钾、心电图、血镁、血钠、血钙、酸碱平衡指标、肾功能和尿量。

【制剂与规格】 10%氯化钾注射液：10ml∶1.0g。

【pH 值】 5.0 ～ 7.0。

【证 据】

1.溶媒推荐 根据本品说明书及参考文献，5%葡萄糖注射液、0.9%氯化钠注射液、葡萄糖氯化钠注射液、乳酸钠林格液作为溶媒均合理。

2.对药物配制的要求 药品应存放在高危药品存放区域内，并在库位药品标签上粘贴醒目的高危药品专用标识。异甘草酸镁注射液、左卡尼汀注射液、尼莫地平注射液、舒血宁注射液、丹参多酚酸盐粉针、洛美沙星、依诺沙星、泮托拉唑钠等药物均与氯化钾注射液存在配伍禁忌。在肠外营养三升袋中，可加入适量氯化钾，但要注意配制顺序。配制时应注意计算氯化钾浓度（≤0.3%）。《实用内科学（第14版）》推荐，对于危及生命的心律失常或瘫痪患者，可实行更高浓度（经中心静脉滴注，每100ml溶液中最高含钾40mmol）和更高速度（最高达40mmol/h）的补钾，但需通过中心静脉并且应用微量泵滴注。

3.对输液器材质的要求 没有文献报道10%氯化钾注射液对输液器材质有特殊要求，可以使用普通输液器。

4.输注中对避光输液器的要求 本品输注过程中无须避光输注。

5.对输液器过滤孔径的要求 通常药液中存在的微粒绝大多数在10μm以下，约占微粒总数的98.4%，采用精密过滤输液器，其终端滤器采用3μm孔径的过滤介质，与目前普通输液器（过滤介

质孔径10 ～ 12μm）相比，能够更有效地滤除药液中的不溶性微粒，从而减少微粒对血管的刺激。有研究显示，使用精密过滤器可有效降低氯化钾引起的疼痛和静脉炎的发生率。所以建议使用精密过滤输液器输注氯化钾。

6.对输液途径的要求 因10%氯化钾注射液对血管有刺激性，而且需要选择相对粗的血管静脉滴注，不能与对血管有刺激性的药物配伍使用，如化疗药物、细胞毒性药物、环磷酰胺、紫杉醇、强酸类药物、强碱类药物、高渗性药物、大环内酯类药物、万古霉素、两性霉素B等。可以采取中心静脉高浓度补钾。选择深、大静脉输入，不可静脉注射。禁止10%氯化钾注射液用于胃肠道给药（口服、鼻胃管、鼻肠管给药）。

7.对输液速度的要求 输入速度要求为30滴/分，在患者无疼痛反应或能耐受的情况下，可适当提高滴速，但不应超过60滴/分，以保证静脉补钾的速度低于60mmol/h。根据《实用内科学（第14版）》的推荐，外周静脉内补钾浓度通常为0.15% ～ 0.3%氯化钾，补钾速度通常不超过0.75 ～ 1.5g/h。如遇危及生命的心律失常或瘫痪，可对这些患者进行更高浓度即3%氯化钾，以及更高速度3g/h的补钾。

8.配制后储存条件及稳定时间 氯化钾稳定性较好，所以本品配制后应在24h内输注完毕。

【推荐意见】

1.首选0.9%氯化钠注射液稀释药液（ⅡB）。

2.10%氯化钾与多种药物存在配伍禁忌（ⅡA）。

3.采用精密过滤输液器（ⅠB）。

4.选择相对粗的血管静脉滴注，建议采取中心静脉滴注（ⅢB）。

5.外周静脉补钾，浓度通常为0.15% ～ 0.3%氯化钾，补钾速度通常不超过0.75 ～ 1.5g/h(ⅢA）。

6.本品配制后应在24h内输注完毕。

门冬氨酸钾镁
Potassium Magnesium Aspartate

【性 状】 本品为无色或浅绿色的澄明液体。

【适应证】 电解质补充药，可用于低钾血症，洋地黄中毒引起的心律失常及心肌炎后遗症，充血性心力衰竭，心肌梗死的辅助治疗。

【禁忌证】 高钾血症、急性和慢性肾衰竭、艾迪生病、二度房室传导阻滞、心源性休克（血压低

于90mmHg）禁用。

【用法用量】 静脉滴注，每次10～20ml，加入5%葡萄糖注射液250ml或500ml中缓慢滴注。如有需要，可在4～6h后重复此剂量，或遵医嘱。

【注意事项】

1.本品不可肌内注射和静脉注射，静脉滴注速度宜缓慢。

2.本品未经稀释不得进行注射。

3.肾功能损害、房室传导阻滞患者慎用。

4.有电解质紊乱的患者应常规性检查血钾、血镁浓度。

【制剂与规格】 门冬氨酸钾镁注射液：①无水门冬氨酸钾：10ml∶452mg；②无水门冬氨酸镁：10ml∶400mg。

【pH 值】 6.2～7.8。

【证 据】

1.溶媒推荐 门冬氨酸钾镁注射液（匈牙利吉瑞大药厂，下同）说明书在用法用量中指出，本品可加入5%葡萄糖注射液中。也有文献研究表明，门冬氨酸钾镁注射液与0.9%氯化钠注射液配伍稳定，可以在临床中使用。

推荐首选说明书所规定的5%葡萄糖注射液作为溶媒。

2.对药物配制的要求 门冬氨酸钾镁注射液说明书在用法用量中指出，本品静脉滴注，一次10～20ml，加入5%葡萄糖注射液250ml或500ml中缓慢滴注。由于本品中含钾离子，而钾离子浓度过高会导致疼痛甚至死亡，因此在配制药物过程中应注意药物浓度。而且本品与多种药物存在配伍禁忌，如奥美拉唑、盐酸胺碘酮、复方维生素等，配制中应避免混合。

3.对输液器材质、避光、过滤孔径的要求 通过对国内文献、说明书进行检索和查阅，暂时没有针对门冬氨酸钾镁注射液输液器材质、避光性及过滤孔径相关方面的研究和规定。由于本品含钾，对血管有刺激性，建议使用精密过滤输液器。

4.对输液途径的要求 门冬氨酸钾镁注射液说明书中指出，本品可用于静脉滴注，不可用于肌内注射和静脉注射。

门冬氨酸钾镁注射液对血管有一定的刺激性，在临床中多选择粗、直且血流量丰富、无静脉瓣的外周血管应用静脉留置针进行输注。

5.对输液速度的要求 门冬氨酸钾镁注射液说明书中指出，本品宜缓慢滴注，滴注速度太快可引

起高钾血症和高镁血症，还可出现恶心、呕吐、颜面潮红、胸闷、血压下降，偶见血管刺激性疼痛。临床中有文献报道由于输注速度过快而引起不良反应的案例。因此，输注本品时应缓慢滴注。

6.配制后储存条件及稳定时间 通过对国内文献、说明书进行检索和查阅，暂时没有针对门冬氨酸钾镁注射液储存条件和稳定时间的相关研究，但有文献研究证明，甘草酸二铵和门冬氨酸钾镁在5%葡萄糖注射液中6h内是稳定的。维生素C注射液和门冬氨酸钾镁注射液在0.9%氯化钠注射液中配伍后，24h内药物的含量、pH及外观均无明显变化。因此，建议本品配制后常规室温保存，尽量在6h内输注完毕。

【推荐意见】

1.使用5%葡萄糖注射液作为溶媒（ⅡA）。

2.药物配制方法参考药品说明书（ⅢA）。

3.使用一次性普通PVC材质、非避光精密过滤输液器（ⅢB）。

4.静脉滴注，选择粗、直、血流丰富的外周血管使用静脉留置针（ⅢA）。

7.缓慢滴注（ⅠA）。

8.配制后6h内进行输注（ⅡB）。

硫 酸 镁
Magnesium Sulfate

【性 状】 本品为无色的澄清液体。

【适应证】 可作为抗惊厥药，用于妊娠高血压，降低血压，治疗先兆子痫和子痫，也用于治疗早产。

【禁忌证】

1.哺乳期妇女。

2.有心肌损害、心脏传导阻滞者。

【用法用量】

1.治疗中重度妊娠高血压、先兆子痫和子痫首次剂量为2.5～4g，用25%葡萄糖注射液20ml稀释后，5min内缓慢静脉注射，以后1～2g/h静脉滴注维持。24h总量为30g，根据膝腱反射、呼吸次数和尿量监测。

2.治疗早产与治疗妊娠高血压 用药剂量和方法相似，首次负荷量为4g；用25%葡萄糖注射液20ml稀释后于5min内缓慢静脉注射，以后用25%硫酸镁注射液60ml，加于5%葡萄糖注射液1000ml中静脉滴注，速度为2g/h，直到宫缩停止后2h，以后口服β受体激动药维持。

【注意事项】

1.肾功能不全者慎用。严重肾功能受损时，48h内用药剂量不应超过20g，并密切监测血镁浓度。

2.每次用药前和用药过程中应定时观察膝腱反射、呼吸频率、排尿量及血镁浓度，若发现膝腱反射明显减弱或消失，呼吸频率低于14～16次/分，尿量少于25～30ml/h或600ml/24h等任一情况，应及时停药。

3.用药过程中突然出现胸闷、胸痛、呼吸急促，应警惕肺水肿，及时听诊，必要时行胸部X线片检查。

4.保胎治疗时，不宜与肾上腺素、β受体激动剂同时使用，否则容易引起心血管系统不良反应。

【制剂与规格】　硫酸镁注射液：10ml∶2.5g。

【pH 值】　5.0～7.0。

【证　据】

1.溶媒推荐　硫酸镁注射液说明书（国药集团容生制药有限公司）指出，用5%葡萄糖注射液或25%葡萄糖注射液配制。另有研究表明亦可用10%葡萄糖注射液配制。

2.对药物配制的要求　硫酸镁注射液使用剂量为25～40mg/kg，应用浓度5%或10%的葡萄糖注射液进行稀释后静脉滴注，配制浓度均＜2.5%。配伍禁忌：不能与呋塞米注射液、硫酸多黏菌素B、硫酸链霉素、葡萄糖酸钙、盐酸多巴酚丁胺、盐酸普鲁卡因、四环素、青霉素和萘夫西林配伍。操作时需要保持无菌原则。

3.对输液器材质的要求　无资料显示硫酸镁对输液器材质有特殊要求。

4.输注中对避光输液器的要求　本品输注过程中无须避光输注。

5.对输液器过滤孔径的要求　研究显示，分别取不同规格的硫酸镁注射液与25%葡萄糖注射液适量配伍，在（25±1）℃条件下，以25%的葡萄糖注射液为参照，并观察不同时间点的配伍液在颜色、气体和沉淀方面的变化，与此同时，参照不溶性微粒检查办法［《中国药典》（2015年版）四部通则0903］检查不溶性微粒数、渗透压摩尔浓度检查法［《中国药典》（2015年版）四部通则0632］测定其渗透压。结果配伍液在24h内的不溶性微粒数均符合相关规定。由此可见，使用过滤介质孔径10～12μm的普通输液器即可。

6.对输液途径的要求　25%硫酸镁注射液可用于外敷、雾化，但临床主要采取静脉输入的方法。当硫酸镁使用输液泵泵注时，建议使用留置针，防止发生液体外渗。

7.对输液速度的要求　根据国内硫酸镁注射液说明书中的"用法用量"，治疗中重度妊娠高血压、先兆子痫和子痫时，"第一次负荷剂量为2.5～4g，用25%葡萄糖注射液稀释至20ml后，5min内缓慢静脉滴注，之后以1～2g/h的速度静脉滴注维持。治疗应持续至发作停止。控制抽搐理想的血清镁浓度为6mg/100ml。一日内的用药量不应超过30g，根据膝腱反射、呼吸频率和尿量监测调整用量"。治疗重度妊娠高血压综合征时，文献中以硫酸镁注射液15g溶于10%葡萄糖溶液500ml中，每天1次，在6～8h内静脉滴注为治疗方案。

8.配制后储存条件及稳定时间　硫酸镁注射液与25%葡萄糖注射液配伍在24h内不会产生5-羟甲基糠醛，说明硫酸镁注射液与25%葡萄糖注射液配伍稳定，硫酸镁注射液在25%葡萄糖注射液中配伍维持24h。

【推荐意见】

1.可用5%葡萄糖注射液、10%葡萄糖注射液或25%葡萄糖注射液配制（ⅡA）。

2.药物配制参考药品说明书，注意配伍禁忌（ⅡA）。

3.使用常规输液器（ⅡC）。

4.可使用留置针输注（ⅡB）。

5.根据患者情况选择输注速度（ⅢA）。

6.配制后24h内输注（ⅡB）。

三、酸碱平衡调节药

碳 酸 氢 钠
Sodium Bicarbonate

【性　状】　本品为无色的澄明液体。

【适应证】

1.治疗代谢性酸中毒。

2.碱化尿液。用于尿酸性肾结石的预防。

3.作为制酸药，治疗胃酸过多引起的症状。

4.静脉滴注对某些药物中毒有非特异性的治疗作用，如巴比妥类、水杨酸类药物及甲醇等中毒。

【禁忌证】

1.代谢性或呼吸性碱中毒。

2.因呕吐或持续胃肠负压吸引导致大量氯丢失，而极有可能发生代谢性碱中毒。

3.低钙血症时，因本品引起碱中毒，可加重低钙血症表现。

4.本品禁用于吞食强酸中毒时的洗胃，因本品与强酸反应产生大量的二氧化碳，导致急性胃扩张甚至胃破裂。

【用法用量】

1.代谢性酸中毒，静脉滴注，所需剂量按下式计算：补碱量（mmol）=（-2.3-实际测得的BE值）×0.25×体重（kg），或补碱量（mmol）=正常的CO_2CP-实际测得的CO_2CP（mmol）×0.25×体重（kg）（注：BE值为剩余碱的值）。除非体内丢失碳酸氢盐，一般先给计算剂量的1/3～1/2，4～8h滴注完毕。心肺复苏抢救时，第一次1mmol/kg，以后根据血气分析结果调整用量（每1g碳酸氢钠相当于12mmol碳酸氢根）。

静脉用药还应注意下列问题。

（1）静脉应用的浓度范围为1.5%（等渗）～8.4%。

（2）应从小剂量开始，根据血中pH值、碳酸氢根浓度变化决定追加剂量。

（3）短时间大量静脉输注可致严重碱中毒、低钾血症、低钙血症。当用量超过10ml/min高渗溶液时可导致高钠血症、脑脊液压力下降甚至颅内出血，在新生儿及2岁以下小儿更易发生。故以5%溶液输注时，速度不能超过8mmol/min。但在心肺复苏时，因存在致命的酸中毒，应快速静脉输注。

2.碱化尿液，静脉滴注，2～5mmol/kg，于4～8h内滴注完毕。

【注意事项】

1.本品禁用于吞食强酸中毒时的洗胃，因本品与强酸反应产生大量二氧化碳，导致急性胃扩张甚至胃破裂。

2.下列情况慎用：①少尿或无尿，因能增加钠负荷；②钠潴留并有水肿时，如肝硬化、充血性心力衰竭、肾功能不全、妊娠高血压综合征；③原发性高血压，因钠负荷增加可能加重高血压病情。

3.下列情况下不作静脉内用药：①代谢性或呼吸性碱中毒；②因呕吐或持续胃肠负压吸引导致大量氯丢失，而极有可能发生代谢性碱中毒；③低钙血症时，因本品引起碱中毒可加重低钙血症表现。

4.本品渗透压摩尔浓度比为3.0～3.6。

【制剂与规格】 碳酸氢钠注射液：250ml：12.5g。

【pH 值】 8.31。

【证 据】

1.溶媒及配制要求 因其为成品包装，无须溶媒配制。

2.对输液器材质的要求 并未查阅到不应使用某些材质输液器的证据。但有文献报道碳酸氢钠注射液不应使用玻璃输液瓶。隔离膜保护非PVC软袋装碳酸氢钠注射液可以保持溶液pH值稳定。

3.输注中对避光输液器的要求 目前暂无针对其对避光输注器具的研究。

4.对输液器过滤孔径的要求 并未查阅到相关文献，推断使用常规普通孔径大小输液器即可。但是因其渗透压过高，在条件允许的情况下，可以使用精密过滤输液器，以减少静脉炎的发生。

5.对输液途径的要求 输注渗透压大于600mOsm/L的液体等药物时，避免使用外周静脉，建议使用中心静脉。5%碳酸氢钠的渗透压约为1190mOsm/kgH$_2$O，显著高于血浆的渗透压（约300mOsm/kgH$_2$O）。所以建议首选中心静脉输注，其次为中长导管通过外周静脉输注。

6.对输液速度的要求 短时间大剂量静脉输注可导致严重碱中毒、低钾血症、低钙血症。当用量超过10ml/min高渗溶液时可导致高钠血症、脑脊液压力下降甚至颅内出血，在新生儿及2岁以下小儿更易发生。因此速度不能超过8mmol/（kg·min）。具体如下。

（1）代谢性酸中毒：根据计算公式，计算出应用剂量，先给予计算量的1/3～1/2，于4～8h滴注完毕。

（2）心肺复苏抢救时，第一次1mmol/kg，后应根据血气分析结果调整剂量。

（3）碱化尿液：成人静脉滴注2～5mmol/kg，4～8h滴注完毕。

7.配制后储存条件及稳定时间 配制后稳定时间：研究表明，碳酸氢钠注射液在5ml注射器中14天仍可以保持无菌状态。但结合临床实际，建议现用现配。

【推荐意见】

1.不得使用玻璃容器（ⅡA）。

2.可以使用非PVC材质精密过滤输液器输注（ⅢB）。

3.首选中心静脉输注（ⅢB）。

4.速度不能超过8mmol/（kg·min）（ⅡA）。

5.配制后稳定时间可达14天。但结合临床实际，建议现用现配（ⅡB）。

第十七节　解　毒　药

特异性解毒药

氟马西尼
Flumazenil

【性　状】　本品为无色澄明液体。

【适应证】　用于逆转苯二氮䓬类药物所致的中枢镇静作用。

1.终止用苯二氮䓬类药物诱导及维持的全身麻醉。

2.作为苯二氮䓬类药物过量时中枢作用的特效逆转剂。

3.用于鉴别诊断苯二氮䓬类、其他药物或脑损伤所致的不明原因的昏迷。

【禁忌证】

1.对本品过敏患者禁用。

2.对使用苯二氮䓬类药物以控制对生命构成威胁情况（如用于控制严重头部损伤后的颅内压或癫痫情形）的患者禁用。

3.严重抗抑郁剂中毒者禁用。

【用法用量】

1.终止用苯二氮䓬类药物诱导及维持的全身麻醉　推荐的初始剂量为15s内静脉注射0.2mg。如果首次注射后60s内清醒程度未达到要求，则追加给药0.1mg，必要时可间隔60s后再追加给药一次，直至最大总量1mg，通常剂量为0.3 ～ 0.6mg。

2.作为苯二氮䓬类药物过量时中枢作用的特效逆转剂　推荐的首次静脉注射剂量为0.3mg。如果在60s内未达到所需的清醒程度，可重复使用直至患者清醒或达总量2mg。如果再度出现昏睡，可以每小时静脉滴注0.1 ～ 0.4mg，滴注的速度应根据所要求的清醒程度进行个体调整。

3.用于鉴别诊断苯二氮䓬类、其他药物或脑损伤所致的不明原因的昏迷　如果重复使用本品后，清醒程度及呼吸功能尚未显著改善，必须考虑到苯二氮䓬类药物以外的其他原因。

【注意事项】

1.不推荐用于长期接受苯二氮䓬类药物治疗的癫痫患者。

2.使用本品时，应对再次镇静、呼吸抑制及其他苯二氮䓬类药物反应进行监控，监控的时间根据苯二氮䓬类药物的用量和作用时间来确定。

3.勿在神经肌肉阻断药的作用消失之前注射本品。

4.不推荐用于苯二氮䓬类药物的依赖性治疗和长期的苯二氮䓬类药物戒断综合征的治疗。

5.对于1周内大剂量使用过苯二氮䓬类药物和（或）较长时间使用苯二氮䓬类药物者，应避免快速注射本品，否则将引起戒断症状，如兴奋、焦虑、情绪不稳、轻微混乱和感觉失真。

6.使用本品最初24h内，避免操作危险的机器或驾驶机动车。

【制剂与规格】　氟马西尼注射液：5ml∶0.5mg。

【pH　值】　3.5 ～ 4.2。

【证　据】

1.溶媒推荐　本品说明书（湖南正清制药集团股份有限公司）明确表示，可选用5%葡萄糖注射液、乳酸林格液、0.9%氯化钠注射液或0.45%氯化钠注射液对药品进行稀释，并于稀释后24h内使用。

2.对药物配制的要求　《静脉治疗护理技术操作规范（WS/T 433—2013）》中明确提到，静脉药物的配制和使用应在洁净的环境中完成。相关说明书（江苏涟水制药有限公司）未对氟马西尼注射液配制作出说明，根据《中国药典（2010年版）》二部的药物相互作用相关内容中，氟马西尼可能抑制顺铂的疗效；阻断经由苯二氮䓬类受体作用的非苯二氮䓬类药物（如佐匹克隆和三唑并哒嗪）的作用。因此，建议本品采用常规药物配制方法，要注意与其他药物联合用药时的配伍禁忌。

3.对输液器材质的要求　临床现有一次性输液器材材质主要有聚氯乙烯（PVC）、聚烯烃热塑料性弹性体（TPE）、聚丙烯（PP）、超低密度聚乙烯（PE）等。《静脉用药输注装置安全规范专家共识》指出氟马西尼注射液可导致PVC材质输液器中增塑剂DEHP的析出。所以，临床使用中建议使用非PVC材质输液器。

4.输注中对避光输液器的要求　相关说明书及文献均未对氟马西尼输液过程中的避光需要作出说明，仅对其贮存作出避光要求，但避光贮存不等于输液中需要避光，根据现有临床经验，氟马西尼注射液输注过程中无须避光。

5.对输液器过滤孔径的要求　精密过滤输液器的过滤终端为5μm孔径的过滤介质，可以滤除药液中的大部分不溶性微粒，可以有效减少静脉炎的发生率。虽然说明书中未对输注氟马西尼注射液的输液器过滤孔径作特殊要求，但本品pH值较高，对血管刺激性大，为减少静脉炎的发生，建议在输注过程中使用精密过滤输液器。

6.对输液器途径的要求　通过对国内文献、说明书进行检索及查阅，暂时没有氟马西尼注射液输注途径的特别要求。根据现有临床经验及静脉输液相关知识，输注时应选择粗、直、弹性较好、避开关节和静脉瓣的外周静脉血管。

7.对输液速度的要求　通过对国内文献、说明书进行检索及查阅，暂时没有针对氟马西尼输注速度的统一标准。基于用药目的的不同，采用的起始速度、维持速度不尽相同。如氟马西尼用于拮抗术中麻醉作用，于手术结束时静脉注射本品1mg。

8.配制后储存条件及稳定时间

（1）配制后储存条件：说明书未对配制后储存作出特别说明，仅对其贮存作出避光、阴凉、密闭保存说明。

（2）配制后稳定时间：现有研究暂未对氟马西尼单独配制后稳定时间作出说明。现今，麻醉药物临床应用大多需提前使用一次性注射器配制，鉴于我国《病区医院感染管理规范》和《输液治疗护理实践指南与实施细则》的规定，目前建议将注射器配制的麻醉药物可放置时限控制在配制后2h以内。

【推荐意见】

1.推荐用5%葡萄糖注射液、乳酸林格液、0.9%氯化钠注射液或0.45%氯化钠注射液稀释药液（ⅡA）。

2.药物配制参考常规药物配制方法，但应注意药物配伍禁忌（ⅡA）。

3.使用聚烯烃热塑弹性体（TPE）材质输液器（ⅡB）。

4.使用非避光材质输液器（ⅢC）。

5.使用一次性注射器或精密过滤输液器（ⅡC）。

6.选择粗、直、弹性较好的外周血管输注（ⅡB）。

7.使用静脉注射、输液泵泵入（ⅡC）。

8.室温、避光、阴凉、密闭贮存（ⅡA）。

9.配制后于2h内输注使用（ⅢB）。

纳 洛 酮
Naloxone

【性　状】　本品为无色澄明液体。

【适应证】　本品为阿片类受体拮抗药。

1.用于阿片类药物复合麻醉药术后，拮抗该类药物所致的呼吸抑制，促使患者苏醒。

2.用于阿片类药物过量，完全或部分逆转阿片类药物引起的呼吸抑制。

3.解救急性酒精中毒。

4.用于急性阿片类药物过量的诊断。

【禁忌证】　对本品过敏的患者禁用。

【用法用量】　本品可静脉滴注、静脉注射或肌内注射给药。静脉注射起效最快，适合在急诊时使用。

1.静脉滴注　本品可用0.9%氯化钠注射液或葡萄糖注射液稀释。将2mg本品加入500ml的以上任何一种液体中，使浓度达到0.004mg/ml。混合液应在24h内使用，超过24h未使用的剩余混合液必须丢弃。根据患者反应控制滴注速度。

2.成人使用　阿片类药物过量时首次可静脉注射本品0.4～2mg，如果未获得呼吸功能的理想对抗和改善作用，可隔2～3min重复注射给药。

术后阿片类药物抑制效应部分纠正，通常较小剂量本品即有效。本品给药剂量应依据患者反应确定。首次纠正呼吸抑制时，应每隔2～3min，静脉注射0.1～0.2mg，直至产生理想的效果，即有通畅的呼吸和清醒度，无明显疼痛和不适。

重度酒精中毒0.8～1.2mg，1h后重复给药0.4～0.8mg。

3.儿童使用　阿片类药物过量小儿静脉注射的首次剂量为0.01mg/kg，如果此剂量没有在临床上取得满意的效果，则应给予0.1mg/kg。如果不能静脉注射，可以分次肌内注射。必要时可用灭菌注射用水将本品稀释。

4.新生儿用药　对于阿片类药物引起的抑制，静脉注射、肌内注射或皮下注射的常用初始剂量为每千克体重0.01mg。可按照成人术后阿片类抑制的用药说明重复该剂量。

5.纳洛酮激发试验　用来诊断怀疑阿片耐受或急性阿片过量。

静脉注射本品0.2mg，观察30s是否出现阿片戒断的症状和体征，如果未出现阿片戒断症状或体征，或未达到逆转的作用，呼吸功能未得到改善，可间隔2～3min重复用药，每注射0.6mg观察20min。如果纳洛酮的给药总量达到10mg后仍未观察到反应，则阿片类药物诱发的或部分由阿片类药物引起毒性的诊断可能有误。在不能进行静脉注射给药时，可选用肌内注射或皮下注射。

【注意事项】

1. 本品应慎用于已知或可疑的阿片类药物躯体依赖患者，包括其母亲为阿片类药物依赖者的新生儿。对这种病例，突然或完全逆转阿片作用可能会引起急性戒断综合征。

2. 某些阿片类药物的作用时间长于纳洛酮，因此应该对使用本品效果很好的患者进行持续监护，必要时应重复给药。

3. 在术后突然逆转阿片类抑制可能引起恶心、呕吐、出汗、颤抖、心悸、亢进、血压升高、癫痫发作、室性心动过速和心室颤动、肺水肿及心脏停搏，严重的可导致死亡。术后患者使用本品过量可能逆转痛觉缺失并引起患者激动。

4. 有心血管疾病史，或接受其他有严重的心血管不良反应（低血压、室性心动过速或心室颤动、肺水肿）的药物治疗的患者应慎重用本品。

5. 用药期间密切观察生命体征的变化，如呼吸、心律和心率、血压等，如有变化应立即报告医师，及时采取相应措施。

6. 伴有肝脏疾病、肾功能不全或肾衰竭的患者使用纳洛酮的安全性和有效性尚未确立，应慎用本品。

【制剂与规格】 盐酸纳洛酮注射液：1ml : 0.4mg。

【pH 值】 3.0 ～ 4.0。

【证 据】

1. 溶媒推荐　注射用盐酸纳洛酮注射液说明书（华北制药股份有限公司）中指出，本品可用0.9%氯化钠溶液或葡萄糖溶液稀释。把2mg本品加入500ml的以上任何一种液体中，使浓度达到0.004mg/ml再进行静脉输注。查阅资料显示：并未对注射用盐酸纳洛酮注射液溶媒有特别要求。多数研究选择0.9%氯化钠注射液或5%葡萄糖注射液作为溶媒。因此，本品可加入5%葡萄糖或0.9%氯化钠注射液中溶解使用。

2. 对药物配制的要求　中华护理学会静脉输液治疗护理专业委员会撰写的《输液治疗护理实践指南与实施细则》中明确提出，配制好的药液放置应不超过2h。建议配制时限参照药品说明书执行。盐酸纳洛酮注射液说明书没有明确提出配制规定，因此可按常规药物配制要求进行配制。

3. 对输液器材质的要求　研究显示，输液管路对药物的吸附作用和管路的材质有关。实验证明，聚氯乙烯（PVC）材质的输液器对生物制剂、镇静镇痛类药物、心血管类药物、免疫调节剂环孢素、抗菌药物及中药制剂等均产生了具有临床意义的吸附效应；降低了临床疗效。乳胶管和硅胶管对某些药物具有较严重的吸附效应。不同组分的聚氨酯导管对药物的吸附程度亦不相同。而聚乙烯（PE）和聚丙烯（PP）输液管路对大多数药物几乎不发生吸附作用。

欧美国家已经禁止使用含有DEHP或PVC材料的输液器具。我国市场上已有用TPE材料制作的一次性输液器，不含DEHP增塑剂和其他添加剂，对人体完全无毒。关于不同材质输液器对于盐酸纳洛酮注射液的吸附情况没有明确标注，但基于以上研究，输注盐酸纳洛酮注射液应按常规输注药液要求选用聚乙烯（PE）和聚丙烯（PP）输液管路，且不含DEHP，相对安全性更高。

4. 输注中对避光输液器的要求　有关对盐酸纳洛酮注射液的稳定性研究中没有明确指出避光和不避光条件下，药品稳定性有明显差异，盐酸纳洛酮注射液说明书中也没有特别要求需采用避光输液器。另一项研究显示，在室温、自然光照射下，纳洛酮注射剂分别与0.9%氯化钠注射液和5%葡萄糖注射液配伍，8h内配伍液pH值、不溶性微粒无明显变化，各药含量在8h内基本不变，且配伍8h内无新物质产生。因此，可以采用非避光输液器对盐酸纳洛酮稀释液进行输注。

5. 对输液器过滤孔径的要求　由国家卫生和计划生育委员会首次以执行标准的形式发布的《静脉治疗护理技术操作规范（WS/T 433—2013）》中明确规定：输注脂肪乳剂、化疗药物以及中药制剂时宜使用精密过滤输液器。

盐酸纳洛酮注射液作为常规药物，在输注过程中可使用普通输液器或精密过滤输液器。

6. 对输液途径的要求　盐酸纳洛酮注射液说明书中写明本品可静脉输注、注射或肌内注射给药。静脉注射起效最快，适合在急诊时使用。

纳洛酮代谢迅速，有效血浓度维持时间大概45min，对于共济失调、昏睡期患者，以及在1h后还没有清醒的患者，应该第2次给予静脉注药维持3 ～ 5h，这样治疗的效果更佳。由于盐酸纳洛酮注射液起效快，同时应用过程中应对患者持续监护，必要时，应重复给予本品。为保证不发生药液外渗，建议选择相对粗、直的静脉进行注射；可先注入0.9%氯化钠注射液检查输液管通畅性及确定注射针头在静脉之后，再经此通畅的输液管给药；建议留置静脉留置针，效果较好。

7.对输液速度的要求 盐酸纳洛酮注射液说明书中指出，静脉输注过程中应根据患者反应控制滴注速度。

（1）成人使用要求：阿片类药物过量者纠正呼吸抑制时，首次可静脉注射本品0.4～2mg，如果未获得呼吸功能的理想对抗和改善作用，可隔2～3min重复静脉注射0.1～0.2mg，如果不能静脉给药，可肌内给药；而应用于术后阿片类药物抑制效应时应小剂量给药。1～2h间隔内需要重复给予本品的量取决于最后一次使用的阿片类药物的剂量、给药类型（短作用型还是长作用型）与间隔时间；重度酒精中毒给予本品0.8～1.2mg，1h后重复给药0.4～0.8mg。

（2）儿童使用要求：阿片类药物过量者小儿静脉注射的首次剂量为0.01mg/kg，如未取得满意的效果，给予0.1mg/kg。如果不能静脉注射，可以分次肌内注射。用于术后阿片类药物抑制效时应参考成人的给药建议和注意事项：在首次纠正呼吸抑制效应时，每隔2～3min静脉注射本品0.005～0.01mg，直到达到理想逆转程度。

（3）新生儿用药要求：阿片类药物引起的抑制静脉注射、肌内注射或皮下注射的常用初始剂量为每千克体重0.01mg。可按照成人术后阿片类抑制的用药说明重复该剂量。

文献检索，对于盐酸纳洛酮应用于早产儿输液速度的研究建议：纳洛酮，首次负荷量0.1mg/kg，静脉注射。间隔1～2h后按0.01mg/（kg·h）的速度经微量输液泵持续静脉注射，每日维持12～24h，日总量不超过0.4mg/kg。治疗效果较好。

因此，盐酸纳洛酮注射液的输液速度取决于患者的自身状态及对药物的反应。

8.配制后储存条件及稳定时间 2015年版《中国药典》对药品的贮藏条件有明确的要求。除特殊药品，常规储存条件为储存温度为2～8℃；储存环境湿度为45%～75%。盐酸纳洛酮注射液说明书明确指出，用于静脉输注时，可用0.9%氯化钠注射液或葡萄糖溶液稀释。把2mg本品加入500ml的以上任何一种液体中，使浓度达到0.004mg/ml。混合液应在24h内使用，超过24h未使用的剩余混合液必须丢弃，并未明确要求遮光或避光保存。

【推荐意见】

1.使用0.9%氯化钠注射液或5%葡萄糖注射液稀释溶解药液（ⅡA）。

2.药物配制参考常规药配制方法（ⅢB）。

3.输液过程中选用PE和PP输液装置（ⅠA）。

4.输液过程中不需要避光环境（ⅠC）。

5.采用静脉滴注、缓慢静脉注射或肌内注射（ⅡA）。

6.配制后于24h内输注（ⅡB）。

碘解磷定
Pralidoxime Iodide

【性　状】 无色或几乎无色澄明液体。

【适应证】 用于解救多种有机磷酸酯类杀虫剂的中毒。

【禁忌证】 对本品过敏患者禁用。

【用法用量】

1.成人常用量 静脉注射一次0.5～1g，视病情需要可重复注射。

2.小儿常用量 缓慢静脉注射或静脉滴注。轻度中毒时每次15mg/kg；中度中毒时每次15～30mg/kg；重度中毒时每次30mg/kg。

【注意事项】

1.对碘过敏患者禁用本品，应改用氯解磷定。

2.老年人的心、肾潜在代偿功能减退，应适当减少用量和减慢静脉注射速度。

3.皮肤吸收引起中毒的患者，应用本品的同时要脱去被污染的衣服，并用肥皂清洗头发和皮肤。眼部用2.5%碳酸氢钠溶液和0.9%氯化钠溶液冲洗。口服中毒患者用2.5%碳酸氢钠溶液彻底洗胃。

4.本品在碱性溶液中容易水解失效，不能与碱性药物配伍使用。

5.用药过程中要随时测定血胆碱酯酶作为用药监护指标。要求血胆碱酯酶维持在50%～60%以上。急性中毒患者的血胆碱酯酶水平与临床症状有关，因此密切观察临床表现亦可及时重复应用本品。

【制剂与规格】 碘解磷定注射液：20ml∶0.5g。

【pH　值】 3.5～5.0。

【证　据】

1.溶媒推荐 本品说明书未对溶媒做特殊要求，通过查找文献发现，有采用5%葡萄糖注射液及0.9%氯化钠注射液的稀释方案。

2.对药物配制的要求 《静脉治疗护理技术操作规范（WS/T 433—2013）》中明确提到静脉药物的配制和使用应在洁净的环境中完成。相关说明书（上海旭东海普药业有限公司）未对碘解磷定注射液配制作出说明，但在药物相互作用中指出，碘解磷定注射液为胆碱酯酶复活剂，可间接减少乙酰胆碱的蓄积，对骨骼肌神经肌肉接头处作用明显。而阿托品有直接拮抗积聚乙酰胆碱的作用，对自主神经的作用较强，二药联合应用临床效果显著。碘解磷定注射液可增强阿托品的生物效应，故在二药同时应用时要减少阿托品剂量。阿托品首次中毒剂量一般为 2～4mg，每 10 分钟用本品 1 次，严重中毒剂量为 4～6mg，每 5～10 分钟用本品 1 次，肌内注射或静脉注射，直到出现阿托品化。阿托品化要维持 48h，以后逐渐减少阿托品剂量或延长注射时间。且碘解磷定注射液在碱性溶液中易分解，禁忌与碱性药物配伍。

因此，本品可按照常规药物配制，但要注意与其他药物联合用药时的配伍禁忌。

3.对输液器材质的要求　临床现有一次性输液器材质主要有聚氯乙烯（PVC）、聚烯烃热塑性弹性体（TPE）、聚丙烯（PP）、超低密度聚乙烯（PE）等。但通过查询文献及说明书，没有资料显示本品对输液器材质有特殊要求，可采用常规输液器。

4.输注中对避光输液器的要求　碘解磷定在光的作用下可分解出碘，《中国药典（2020 年版）》指出碘解磷定注射液需遮光操作，根据遮光定义及要求可知碘解磷定注射液需避光输注。

因此，在输注过程中应选择避光输液器。

5.对输液器过滤孔径的要求　说明书中未对输注碘解磷定注射液的输液器过滤孔径作特殊要求。有研究指出，目前国内普通输液器的药液过滤器孔径大多为 15μm，能有效滤除 15μm 以上的微粒，精密过滤输液器的过滤终端为 5μm 孔径的过滤介质，可以滤除药液中的大部分不溶性微粒，可以有效减少静脉炎的发生率。本品 pH 值较低，对血管刺激性大，建议使用精密过滤输液器对其进行输注。

6.对输液器途径的要求　碘解磷定注射液对局部组织刺激性较强、pH 值较低，但是因其为急救药品，从中心静脉输注并不现实。因此在输注时应选择粗、直、弹性较好的外周静脉大血管，同时用 0.9% 氯化钠注射液确定针头在血管内后方可输注。

7.对输液速度的要求　通过对国内文献、说明书进行检索及查阅，暂时没有针对碘解磷定注射液输注速度的统一标准。相关说明书（安徽联谊药业股份有限公司）指出注射速度过快会引起眩晕、视物模糊、复视、动作不协调等不良反应。因此应依

据疾病程度的严重性、联合用药特性等，严格控制输液速度。

在急性有机磷农药中毒联合阿托品用药时，所采用的剂量及速度为碘解磷定 2.0g 每 6 小时 1 次或每 8 小时 1 次，静脉使用，待病情好转、稳定后逐渐改为 2.0g 每天 2 次或 1.0g 每天 2 次。

本品说明书中指出，对于中毒患者，首次剂量一般用 0.8g，严重患者用 1.6g，此后根据临床症状和血胆碱酯酶水平，每 2～6 小时重复注射 1 次，或静脉滴注 100～300mg/min，共 2～3 次。

8.配制后储存条件及稳定时间

（1）配制后储存条件：相关研究指出，配制后的碘解磷定注射液于日光与避光条件下放置，随着时间的延长，日光下碘解磷定注射液发生分解，而避光条件下较为稳定，因此推荐配制后避光储存，相关说明书更是要求避光、阴凉、密封储存。

（2）配制后稳定时间：一项对碘解磷定注射液稳定性的对比分析发现，随着时间的延长，配制后 6～12h 的分解产物较少，12～24h 的分解产物成倍增加，因此推荐配制后应 12h 内使用。

【推荐意见】

1.推荐用 5% 葡萄糖注射液或 0.9% 氯化钠注射液稀释药液（ⅡA）。

2.药物配制参考常规药物配制方法，但应注意药物配伍禁忌（ⅡA）。

3.可使用常规材质输液器（ⅡB）。

4.使用避光材质输液器（ⅢC）。

5.使用精密过滤输液器（ⅡC）。

6.应选择粗、直、弹性较好的外周静脉大血管输注（ⅡB）。

7.根据疾病程度的严重性、联合用药特性等，严格控制输液速度（ⅡC）。

8.室温避光阴凉、密闭贮存（ⅡA）。

9.配制后于 12h 内输注使用（ⅡB）。

氯 解 磷 定
Pralidoxime Chloride

【性　状】　无色或微黄色的澄明液体。

【适应证】

1.用于有机磷毒剂和有机磷农药中毒的解毒救治。

2.对急性有机磷杀虫剂抑制的胆碱酯酶活力有不同程度的复活作用。

3.用于解救多种有机磷酸酯类杀虫剂的中毒。

但对马拉硫磷、敌百虫、敌敌畏、乐果、甲氟磷、丙胺氟磷和八甲磷等中毒效果较差；对于氨基甲酸酯杀虫剂所抑制的胆碱酯酶无复活作用。

【禁忌证】 对本品过敏患者禁用。

【用法用量】

1. 一般中毒：肌内注射或静脉缓慢注射0.5～1g。

2. 严重中毒：1～1.5g，以后根据临床病情和血胆碱酯酶水平，每1.5～2小时可重复1～3次。

3. 成人常用量肌内注射或静脉缓慢注射0.5～1g，视病情需要可重复注射。

4. 小儿常用量按体重20mg/kg，用法参考成人。

【注意事项】

1. 有机磷杀虫剂中毒患者越早应用本品越好。皮肤吸收引起中毒的患者，应用本品的同时要脱去被污染的衣服，并用肥皂清洗头发和皮肤。眼部用2.5%碳酸氢钠溶液和0.9%氯化钠溶液冲洗。口服中毒患者用2.5%碳酸氢钠溶液彻底洗胃。

2. 用药过程中要随时测定血胆碱酯酶作为用药监护指标。要求血胆碱酯酶维持在50%～60%以上。急性中毒患者的血胆碱酯酶水平与临床症状有关，因此密切观察临床表现，亦可及时重复应用本品。

3. 本品在碱性溶液中容易水解失效，不能与碱性药物配伍使用。

4. 老年中毒应适当减少用量和减慢静脉注射速度。

【制剂与规格】 氯解磷定注射液：2ml∶0.5mg。

【pH 值】 2.5～4.5。

【证 据】

1. 溶媒推荐 文献表示，可选用5%葡萄糖注射液、0.9%氯化钠注射液做溶媒。

2. 对药物配制的要求 《静脉治疗护理技术操作规范（WS/T 433—2013）》中明确提到静脉药物的配置和使用应在洁净的环境中完成。相关说明书（上海旭东海普药业有限公司）未对氯解磷定注射液配制作出说明，根据国家卫生部颁药品标准1996年版二部第五册中的药物相互作用内容，氯解磷定注射液为胆碱酯酶复活剂，可间接减少乙酰胆碱的蓄积，对骨骼肌神经肌肉接头处作用明显。而阿托品有直接拮抗积聚乙酰胆碱的作用，对自主神经的作用较强，二药联合应用临床效果显著。氯解磷定注射液有增强阿托品的生物效应，故在二药同时应用时要减少阿托品剂量。且氯解磷定注射液在碱性溶液中易分解，禁与碱性药物配伍。

因此，氯解磷定注射液可按照常规药品配制，但要注意与其他药物联合用药时的配伍禁忌。

3. 对输液器材质、避光输注的要求 相关说明书、文献均未对氯解磷定注射液输液过程输液器材质及避光需要作出特殊要求。临床现有一次性输液器材材质主要有聚氯乙烯（PVC）、聚烯烃热塑料性弹性体（TPE）、聚丙烯（PP）、超低密度聚乙烯（PE）等，其中TPE输液器因不含极性基团和酯类增塑剂等，安全性更高，可使用此类材质输液器。

4. 对输液器过滤孔径的要求 说明书中未对输注氯解磷定注射液的输液器过滤孔径作特殊要求。

精密过滤输液器的过滤终端为5μm孔径的过滤介质，可以滤除药液中的大部分不溶性微粒，可以有效减少静脉炎的发生率。本品pH值较低，为酸性，宜使用精密过滤输液器。

5. 对输液器途径的要求 通过对国内文献、说明书进行检索及查阅，暂时没有氯解磷定注射液输注途径的特别要求。文献显示，本品可以采用肌内注射、静脉注射、静脉滴注的方式进行输注。根据现有临床经验及静脉输液相关知识，静脉输注时应选择粗直、弹性较好、避开关节和静脉瓣的外周血管。

6. 对输液速度的要求 通过对国内文献、说明书进行检索及查阅，暂时没有针对氯解磷定注射液输注速度的统一标准。但相关说明书指出，因氯解磷定注射液注射后可引起恶心、呕吐、心率增快、心电图出现暂时性ST段压低和QT间期延长。注射速度过快则会引起眩晕、视物模糊、复视、动作不协调等。且剂量过大可抑制胆碱酯酶、抑制呼吸和引起癫痫样发作。

因此，应小剂量、缓慢注射该药。老年人因心、肾潜在代偿功能减退，应适当减少用量和减慢静脉注射速度。

7. 配制后储存条件及稳定时间

（1）配制后储存条件：阴凉、通风、室温低于37℃。

（2）配制后稳定时间：通过其理化性质可知氯解磷定注射液较稳定，在低于37℃的室温下可稳定储存和使用。根据《中国国家处方集》针对静脉给药的注意事项中可知，在严格保证药液无菌状态下，本品配制后需24h内输注。

【推荐意见】

1. 推荐5%葡萄糖注射液或0.9%氯化钠注射液稀释药液（ⅡA）。

2.药物配制参考常规药物配制方法，但应注意药物配伍禁忌（ⅡA）。

3.使用非避光、TPE材质输液器（ⅢC）。

4.使用精密过滤输液器（ⅡC）。

5.选择粗、直、弹性较好的外周血管输注（ⅡB）。

6.应小剂量、缓慢滴注（ⅡB）。

7.37℃下避光阴凉密闭储存（ⅡA）。

8.配制后于24h内输注使用（ⅡB）。

第十八节　妇产科用药

缩宫素
Oxytocin

【性　状】　本品为无色澄明或几乎澄明的液体。

【适应证】　用于引产、催产、产后及流产后因宫缩无力或缩复不良而引起的子宫出血；了解胎盘储备功能（催产素激惹试验）。

【禁忌证】　骨盆过窄，产道受阻，明显头盆不称及胎位异常，有剖宫产史，子宫肌瘤剔除术史者及脐带先露或脱垂、前置胎盘、胎儿窘迫、宫缩过强、子宫收缩乏力长期用药无效、产前出血（包括胎盘早剥）、多胎妊娠、子宫过大（包括羊水过多）、严重的妊娠高血压综合征。

【用法用量】

1.引产或催产　静脉滴注，每次2.5～5U，用0.9%氯化钠注射液稀释至0.01U/ml。静脉滴注开始时每分钟不超过0.001～0.002U，每15～30分钟增加0.001～0.002U，至达到宫缩与正常分娩期相似，最快不超过0.02U/min，通常为0.002～0.005U/min。

2.控制产后出血　静脉滴注0.02～0.04U/min，胎盘排出后可肌内注射5～10U。

【注意事项】

1.下列情况应慎用：心脏病、临界性头盆不称、曾有宫腔内感染史、宫颈曾经手术治疗、宫颈癌、早产、胎头未衔接、孕妇年龄已超过35岁者，用药时应警惕胎儿异常及子宫破裂的可能。

2.骶管阻滞时用缩宫素，可发生严重的高血压，甚至脑血管破裂。

3.用药前及用药时需检查及监护：①子宫收缩的频率、持续时间及强度；②孕妇脉搏及血压；③胎儿心率；④静止期间子宫肌张力；⑤胎儿成熟度；⑥骨盆大小及胎先露下降情况；⑦出入液量的平衡（尤其是长时间使用者）。

4.不能同时多途径给药及并用多种宫缩药。

5.静脉滴注时需要使用滴速调节器控制用量。

【制剂与规格】　缩宫素注射液：0.5ml：2.5U；1ml：5U；1ml：10U。

【pH　值】　3.0～4.5。

【证　据】

1.溶媒推荐　缩宫素注射液说明书（上海禾丰制药有限公司）中明确指出，引产或催产时，以静脉滴注方式，用0.9%氯化钠注射液进行溶解稀释至0.01U/ml。国内多项研究同时将缩宫素溶于5%葡萄糖注射液中进行实验，来探讨缩宫素的作用及效果。暂没有文献明确指出缩宫素仅只能溶于用0.9%氯化钠注射液。

因此，依据缩宫素注射液说明书，可溶于0.9%氯化钠注射液；依据临床工作经验，亦可用5%葡萄糖注射液进行稀释。

2.对药物配制的要求　本品说明书及相关文献均未对缩宫素注射液的配制方法提出特别要求，可按常规药物进行配制。

3.对输液器材质的要求　研究显示，输液管路对药物的吸附作用和管路的材质有关系。实验证明，聚氯乙烯（PVC）材质的输液器对生物制剂、镇静镇痛类药物、心血管类药物、免疫调节剂环孢素、抗菌药物及中药制剂等均产生了具有临床意义的吸附效应，降低了临床疗效。乳胶管和硅胶管对某些药物具有较严重的吸附效应。不同组分的聚氨酯导管对药物的吸附程度亦不相同。而聚乙烯（PE）和聚丙烯（PP）输液管路对大多数药物几乎不发生吸附作用。另有学者提到，发达国家和地区已研发出多种不含DEHP或不采用PVC材料的一次性医用输注器械。我国市场上已有用TPE材料制作的一次性输液器，不含增塑剂DEHP和其他添加剂，对人体完全无毒。基于以上研究，输注缩宫素注射液过程中可选用PVC材质输液器，但选用聚乙烯（PE）和聚丙烯（PP）输液管路不含DEHP的输液器相对安全性更高。

4.输注中对避光输液器的要求　国内对缩宫素注射液的稳定性研究中没有明确指出避光和不避光条件下，药品稳定性有明显差异，只是在缩宫素注射液药品说明书明确指出未配制的本品应避光保存。因此，可以采用非避光输液器对缩宫素注稀释液进行输注。

5.对输液器过滤孔径的要求　暂无文献对缩宫素输液器过滤孔径提出要求，而依据国家卫生和计划生育委员会首次以执行标准的形式发布的《静脉治疗护理技术操作规范（WS/T 433—2013）》规定，输注脂肪乳剂、化疗药物以及中药制剂时宜使用精密过滤输液器。因此，认为输注缩宫素可使用精密过滤输液器或非精密过滤输液器。

6.对输液途径的要求　缩宫素注射液说明书中指明，①引产或催产采用静脉滴注，一次2.5～5U，用0.9%氯化钠注射液稀释至0.01U/ml。②控制产后出血，静脉滴注，速度为0.02～0.04U/min，胎盘排出后可肌内注射5～10U。另有调查结果证实，使用输液泵控制滴速到达有效宫缩的时间要比人工调节法更短，且留置针穿刺第一产程及第二产程都比普通针头滴注有效宫缩的时间短。因此，在输注过程中使用输液泵联合留置针进行静脉输注。

7.对输液速度的要求　缩宫素注射液说明书中指出，用于引产或催产时，静脉滴注开始时速度不超过0.001～0.002U/min，每15～30分钟增加0.001～0.002U，至达到宫缩与正常分娩期相似，最快不超过0.02U/min，通常为0.002～0.005U/min；控制产后出血时静脉滴注速度为0.02～0.04U/min。

有相关缩宫素注射液滴注速度研究认为，不同的滴注速度对产妇的产程、分娩结局都有不同程度的影响。

2009年的一项研究对缩宫素输液速度提出具体要求：合理调节浓度与滴速因个体对缩宫素的敏感性差异极大，为保证安全，必须从小剂量8滴/分开始，即2.5mU/min。由于初期药物剂量较小，并且经过药物的衰变及体液的再分布，一般经过5个药物半衰期（15～20min）之后，血内药物方可达到所需浓度，效果需经20～30min才能观察出来，然后才能再调节缩宫素的剂量。据此，每隔30min调节滴速一次，每次加量为之前滴数的1/2。两组均调至滴速极限不超过40滴/分，达到并维持子宫收缩压力为50～60mmHg，间隔2～3 min，持续30～50s。对于不敏感者，可酌情增加缩宫素剂量，增加浓度的方法是以5%葡萄糖中剩余毫升数计算，一般100ml葡萄糖中再加0.5U缩宫素便成1%的浓度，先将滴速减半，再根据宫缩情况进行调整，最大剂量不超过20mU/min。

因此，输注速度需要依病情需要、患者情况进行调节。

8.配制后储存条件及稳定时间

（1）配制后储存条件：静脉药物配制使用的药品全部为静脉用注射剂，其质量标准高，贮藏条件要求严格。大多数药品要求遮光或避光保存，《中国药典（2010年版）》对药品的贮藏条件有明确的要求。除特殊药品，常规储存条件为储存温度2～8℃；储存环境湿度为45%～75%。

（2）配制后稳定时间：放置时间对输液药物含量有影响。研究显示，按药品说明书的单次常规用量和规定的溶媒及规格配伍，常温下各自放置0h、1h、2h、3h、4h，按《中国药典（2010年版）》相同药品的含量检测方法，检测各药物的含量及吸收峰面积或吸光度为测定值，结论是随着存放时间的延长，药物的峰面积均有衰减。表明伴随着存放时间延长，药物有效成分含量均有不同程度的降低，药液发生了化学变化，产生的有关物质的含量均有不同程度的增加，使药液纯度下降，增加了药液发生不良反应的概率和药物的毒副作用。因此，在没有特殊要求的情况下，缩宫素要现用现配。文献也表明，静脉滴注缩宫素应现用现配。

【推荐意见】

1.使用0.9%氯化钠注射液或5%葡萄糖注射液稀释溶解药液（ⅠB）。

2.药物配制参考常规药配制方法（ⅡA）。

3.输液过程中选用不含DEHP的聚乙烯（PE）和聚丙烯（PP）输液管路（ⅠA）。

4.输液过程中不需要避光环境（ⅡC）。

5.使用常规输液器（ⅢA）。

6.使用输液泵联合留置针进行静脉输注（ⅡA）。

7.采用静脉滴注、肌内注射、皮下注射（ⅠB）。

8.现用现配（ⅡB）。

垂体后叶
Posterior Pituitary

【性　状】　本品为无色澄明或几乎澄明的液体。

【适应证】

1.用于肺、支气管出血（如咯血）、消化道出血（呕血、便血）。

2.用于产科催产及产后收缩子宫、止血等。

3.对于腹腔手术后肠道麻痹亦有功效。

4.本品尚对尿崩症有减少排尿量的作用。

【禁忌证】

1.对肾脏炎、心肌炎、血管硬化、骨盆过窄、双胎、羊水过多、子宫膨胀过度等患者不宜应用。

2. 在子宫颈尚未完全扩大时亦不宜采用本品。

3. 高血压、冠状动脉病、脑血管疾病患者慎用。

【用法用量】 肌内、皮下注射或稀释后静脉滴注。

1. 引产或催产静脉滴注

（1）一次2.5～5U，用0.9%氯化钠注射液稀释至0.01U/ml。静脉滴注开始时速度不超过0.001～0.002U/min，每15～30分钟增加0.001～0.002U，至达到宫缩与正常分娩期相似，最快不超过0.02U/min，通常为0.002～0.005U/min。

（2）控制产后出血：静脉滴注0.02～0.04U/min，胎盘排出后可肌内注射5～10U。

2. 呼吸道或消化道出血　每次6～12U。

3. 产后子宫出血　每次3～6U。

【注意事项】 用药后如出现面色苍白、出汗、心悸、胸闷、腹痛、过敏性休克等，应立即停药。

【制剂与规格】 垂体后叶注射液：0.5ml∶3U；1ml∶6U。

【证据】

1. 溶媒推荐　对国内3个厂家垂体后叶注射液说明书（南京新百药业、北京赛升药业、上海禾丰制药有限公司）的药品说明书进行分析，均指出选用0.9%氯化钠注射液作为溶媒。而另一项研究提到，临床工作中葡萄糖注射液作为溶媒占比40.20%，氯化钠注射液作为溶媒占比28.43%。资料显示垂体后叶引起低钠血症的发生率为34%～84%，建议临床直接使用0.9%氯化钠注射液作为溶媒，预防低钠血症的发生。文献报道中多使用0.9%氯化钠注射液对垂体后叶注射液稀释。因此，建议使用该浓度注射液作为本品的溶媒。

2. 对药物配制的要求　说明书中未对垂体后叶注射液的配制方法提出特别要求，可按常规药物进行配制。国内研究显示，依照《中国药典（2005年版）》及有关文献要求，规范配制，选择适合的配制环境（温湿度、光照、空气等），严格执行静脉药物治疗人员操作规定，按要求合理配制，避免因药物配制不当而引起不良后果，保证患者的用药安全。

3. 对输液器材质、过滤孔径、避光输注的要求　目前没有文献研究对垂体后叶注射液输液器材质、过滤孔径、避光输注有明确要求。

4. 对输液途径的要求　对3个厂家垂体后叶注射液的说明书进行分析总结，不良反应相对较少，102例报告中，严重不良反应报告2例，为意识丧失和低钠血症，占1.96%。但偶有面色苍白、出汗、心悸、胸闷、腹痛、过敏性休克等症状出现。本品可用于肌内、皮下注射或稀释后静脉滴注。针对不同疾病，采用相对应输液途径，以保证治疗效果，由于相对输注较慢、输注时间较长，建议选择近心端、管腔大、回血流畅的静脉进行穿刺。尽量不选用下肢静脉，因为下肢静脉瓣多，血流缓慢，导致药物对血管刺激时间更长。研究显示，以往有出现静脉滴注垂体后叶注射液后药液外渗的案例。因此，建议先注入0.9%氯化钠注射液检查输液管通畅性及确定注射针头在静脉之后再经此通道的输液管给药。在输注过程中宜留置外周静脉留置针，并定时予0.9%氯化钠注射液冲管以保证输注的通畅性。

5. 对输液速度的要求　相关垂体后叶注射液输液速度的研究，要求剂量准确，速度相对较慢。

（1）用于引产或催产：静脉滴注，一次剂量为2.5～5U，用氯化钠注射液稀释至0.01U/ml。静脉滴注开始时速度不超过0.001～0.002U/min，每15～30分钟增加0.001～0.002U，至达到宫缩与正常分娩期相似，最快不超过0.02U/min，通常为0.002～0.005U/min。

（2）控制产后出血：静脉滴注0.02～0.04U/min，胎盘排出后可肌内注射5～10U。

（3）呼吸道或消化道出血：一次6～12U。

（4）产后子宫出血：一次3～6U。

国内文献表明，垂体后叶注射液用量越大，时间越长，越易发生严重不良反应，不良反应的发生率及严重程度与垂体后叶应用剂量呈正相关。

因此，在输注过程中要严格控制输液速度，同时也要加强对药物的观察，及时发现患者的病情变化及用药后的反应。

6. 配制后储存条件及稳定时间

（1）配制后储存条件：3个不同厂家药品说明书均要求垂体后叶注射液的储存温度为2～10℃；国内相关研究对药物储存条件进行汇总，最佳药物储存环境湿度为45%～75%。且药品说明书中有明确要求密封、遮光。因此，建议垂体后叶注射液配制后温湿度适宜、避免在阳光直射环境中储存。

（2）配制后稳定时间：有文献报道，垂体后叶注射液与甲磺酸酚妥拉明注射液在5%葡萄糖注射液中配伍，在5h内各参数稳定。

【推荐意见】

1. 使用0.9%氯化钠注射液稀释溶解药液（ⅡA）。

2. 按常规药物配制方法进行配制（ⅡB）。

3. 输液过程中不需要避光环境（ⅢC）。

4. 使用普通输液器或精密过滤输液器均可（ⅢB）。

5. 使用外周静脉留置针（ⅡA）。

6. 采用肌内、皮下注射或稀释后静脉滴注（ⅠB）。

7. 2～10℃室温遮光储存，配制后于5h内输注（ⅡB）。

第十九节 中 成 药

刺 五 加
Ciwujia

【性 状】 本品为橙黄色或棕黄色的澄明液体。

【适应证】 平补肝肾，益精壮骨。

1. 肝肾不足所致的短暂性脑缺血发作、脑动脉硬化、脑血栓形成、脑栓塞等。

2. 用于冠心病、心绞痛合并神经衰弱和更年期综合征等。

【禁忌证】

1. 对本品或刺五加及其制剂过敏或有严重不良反应史者禁用。

2. 孕妇、儿童禁用。

3. 高敏体质或对同类产品有严重过敏史者禁止使用。

4. 本品严禁混合配伍。

【用法用量】 静脉滴注，每次300～500mg，1～2次/天，20ml规格的注射液可按每公斤体重7mg，加入0.9%氯化钠注射液、5%葡萄糖注射液或10%葡萄糖注射液中。

【注意事项】

1. 本品不良反应包括过敏性休克，应在有抢救条件的医疗机构使用。用药后若出现过敏反应或其他严重不良反应，须立即停药并及时救治。

2. 严格按照药品说明书规定的功能主治使用，禁止超功能主治用药。

3. 严格掌握用法用量。按照说明书推荐剂量使用药品，不过快滴注和长期连续用药。

4. 用药前要认真询问患者的过敏史，对过敏体质者应慎用，如确需使用应注意监护。

5. 使用本品时应控制药液温度，建议尽可能接近体温。

6. 对老人、肝肾功能异常者和初次使用中药注射剂的患者应慎重使用，加强监护。

【制剂与规格】 刺五加注射液：20ml（含总黄酮100mg）。

【pH 值】 4.5～6.0。

【证 据】

1. 溶媒推荐 刺五加注射液（哈尔滨珍宝制药有限公司）说明书中规定的溶媒为0.9%氯化钠注射液或5%～10%葡萄糖注射液，且本品稀释溶媒不宜过少，静脉滴注时，每20ml药液的溶媒不应少于100ml。国内有文献研究刺五加注射液与输液配伍的不溶性微粒观察，结果显示，刺五加注射液与0.9%氯化钠注射液、5%葡萄糖注射液配伍后不溶性微粒符合2005年版《中国药典》（Ⅱ部）规定，而与10%葡萄糖注射液和5%葡萄糖氯化钠注射液配伍后的不溶性微粒略微超出《中国药典》规定。故建议刺五加注射液选用0.9%氯化钠注射液、5%葡萄糖注射液配伍为妥，但要注意5%葡萄糖注射液的pH值不应低于4.0，否则会析出生物苷沉淀。因此，本品建议选择0.9%氯化钠注射液、5%葡萄糖注射液作为溶媒。

2. 对药物配制的要求 刺五加注射液说明书中指出，本品严禁混合配伍，谨慎联合用药，如确实需要联合使用其他药品时，应谨慎考虑与本品的间隔时间及药物相互作用等问题，应以适量稀释液对输液管道进行冲洗，避免刺五加注射液与其他药液在管道内混合的风险。国内一项研究对刺五加注射液与溶媒配伍后不同温度下的稳定性进行观察，结果表明，刺五加注射液与0.9%氯化钠溶液配伍后在32～35℃与其他温度条件相比较，微粒数目较少，其外观、pH值、紫外吸光度值都比较稳定。因此，本品在温度较高的环境中较适于配药和给药，建议在寒冷季节无调温条件下将药液适当加温输注为宜。这与说明书中"使用本品时应控制药液温度，建议尽可能接近体温"的规定一致。另外，有文献报道，刺五加注射液在配制过程中容易产生泡沫，会有很多的气体，不但影响输液排气，配药的药液剂量也会不准确。因此，在配制过程中应注意加药方法，采用技巧，尽量减少泡沫的产生。

3. 对输液器材质及避光的要求 通过对国内文献、说明书进行检索及查阅，暂时没有针对刺五加注射液输液器材质及避光方面的研究和规定，不做特殊要求，可常规使用一次性普通输液器。

4.对输液器过滤孔径的要求　由国家卫生和计划生育委员会发布的《静脉治疗护理技术操作规范（WS/T 433—2013）》中明确规定，输注脂肪乳剂、化疗药物以及中药制剂时宜使用精密过滤输液器。刺五加注射液为中药制剂，有文献研究表明，采用精密过滤输液器输注刺五加注射液，疼痛明显减轻，可以减少输液性静脉炎的产生，有利于减轻或消除患者的疼痛感。所以，刺五加注射液在输注过程中应选用精密过滤输液器。

5.对输液途径的要求　刺五加注射液说明书中指出，本品用于静脉滴注。《输液治疗护理实践指南与实施细则》中指出，持续刺激性药物、发疱剂药物、肠外营养液、pH值低于5或高于9的液体或药物，以及渗透压大于600mOsm/L的液体等药物不使用外周静脉输注。刺五加注射液刺激性强，有研究发现，静脉输注刺五加注射液局部疼痛与选择的血管管径粗细有关，输注时选择的血管管径越细，患者疼痛感越明显，可能是血管管径越细，输入体内药液扩散越慢，容易造成药液在局部聚积而刺激感增强，患者感觉疼痛厉害。因此，静脉输注刺五加注射液时，首选中心静脉导管。

6.对输液速度的要求　刺五加注射液说明书中指出，本品静脉滴注时滴速过快可产生血管的疼痛感，静脉滴注本品应遵循先慢后快的原则。开始滴注时应为20滴/分，15～20min后，患者无不适，可改为40～50滴/分并注意监护患者有无不良反应发生。有文献研究将3组不同浓度的刺五加注射液液体以不同的速度静脉滴注，结果显示低浓度、低速度静脉滴注的患者不良反应率显著降低。另有一项研究的监测信息提示，本品80%以上的不良反应发生在用药开始的30min。因此，本品应严格按照说明书规定的速度和原则给药。

7.配制后储存条件及稳定时间　参考刺五加注射液说明书中的储存规定，要求密闭、遮光、置阴凉处（不超过20℃）。并要求本品稀释后必须在4h以内使用。

【推荐意见】

1.使用0.9%氯化钠注射液或5%葡萄糖注射液作为溶媒（ⅡA）。

2.在药物配制参考药品说明书（ⅡA）。

3.使用普通材质输液袋及输液器（ⅢC）。

4.使用非避光材质输液器（ⅢC）。

5.使用精密过滤输液器（ⅡA）。

6.静脉滴注，建议首选中心静脉导管（ⅡA）。

7.滴注速度参考药品说明书（ⅡA）。

8.现用现配，4h内使用完毕（ⅡA）。

舒　肝　宁
Ganshuning

【性　状】　本品为棕红色的澄明液体。

【适应证】　急慢性病毒性肝炎、高胆红素血症、脂肪肝、胆管炎。

【禁忌证】

1.对本品过敏者禁用。

2.特殊人群，如过敏体质者、老年人、体弱者、儿童、危重患者等患者应慎重使用。

【用法用量】　静脉滴注，每次10～20ml，用10%葡萄糖注射液250～500ml稀释后静脉滴注，1次/天；症状缓解后可改为肌内注射，每次2～4ml，1次/天。

【注意事项】

1.用药前仔细询问患者过敏史，过敏体质者及孕妇慎用。

2.注射前严密观察药液性状，有浑浊、沉淀、絮状物或瓶身细微破裂时严禁使用。

3.严禁与其他药物混合配伍使用，否则可能出现不溶性微粒等变化，增加出现不良反应的风险，谨慎联合用药。

4.特殊人群，如过敏体质者、老年人、体弱者、儿童、危重患者等患者应慎重使用。

5.用药过程中，应密切观察用药反应，尤其在用药的30min内，如出现异常应及时停药并采取相应的处理措施。

6.严格按规定用法用量用药。

7.使用时滴注速度不宜过快。

【制剂与规格】　舒肝宁注射液：2ml。

【pH　值】　6.0～8.0。

【证　据】

1.溶媒推荐　舒肝宁注射液说明书（贵州瑞和制药有限公司）中提及用10%葡萄糖注射液250～500ml稀释后静脉滴注。中药注射液自身成分复杂，若不按说明书使用配液，可能增加不良反应风险。据张蓬华等研究发现，舒血宁注射液与0.9%氯化钠注射液、葡萄糖氯化钠注射液配伍后，混合液微粒计数较高，推测可能是盐类的影响所致。因此，舒肝宁注射液可使用10%葡萄糖注射液进行稀释。

2.对药物配制的要求　说明书中未针对舒肝宁注射液的配制方法提出特别要求，通过对国内文献、说明书进行检索及查阅，暂时没有针对本品配制方法的研究。因此，可按常规药物进行配制。

3.对输液器材质的要求　通过对国内文献、说明书进行检索及查阅，暂时没有针对舒肝宁注射液输液器材质的研究。孙燕伟等将丹红、丹参、冠心宁3种中药注射剂分别加入含5%葡萄糖注射液4种材质（聚氯乙烯、聚丙烯、三层共挤复合膜、玻璃）的输液器中，放置24h，结果发现，与玻璃容器相比，高分子材料输液容器对药物存在吸附性，聚氯乙烯（PVC）材料对药物的吸附性较强，非PVC材料对药物也有吸附性，但低于PVC。周丹燕选取应用中药制剂治疗患者1300例，实验组650例患者使用PE输液器，对照组650例患者使用PVC输液器，结果表明使用PE输液器能有效减少输液反应。舒肝宁注射液属于中药制剂，上述研究表明PVC材料输液容器对中药制剂具有较强的吸附作用，易引起输液反应。因此，舒肝宁等中药制剂注射，宜使用非PVC材质输液袋及输液器。

4.输注中对避光输液器的要求　舒肝宁注射液说明书中要求避光保存，但未要求避光输注。研究表明，舒肝宁注射液与溶媒0.9%氯化钠注射液、10%葡萄糖注射液、5%葡萄糖注射液、葡萄糖氯化钠注射液配伍后，室温下放置6h后吸光度基本无变化。因此，在短时间内，可以采用非避光输液器对舒肝宁注射液进行输注。

5.对输液器过滤孔径的要求　研究显示，精密过滤输液器能有效减少输液微粒，减轻中药制剂和化疗药物引起的静脉炎和疼痛。《静脉治疗护理技术操作规范（WS/T 433—2013）》明确规定，输注脂肪乳剂、化疗药物以及中药制剂时宜使用精密过滤输液器。所以，舒肝宁注射液应使用精密过滤输液器输注。

6.对输液途径的要求　通过对国内文献、说明书进行检索及查阅，暂时没有针对舒肝宁注射液输液途径的研究。可根据患者的年龄、血管弹性、输液疗程等选择静脉留置针，单剂量静脉滴注可用钢针。所以，舒肝宁注射液输液途径可选择外周静脉使用钢针或静脉留置针。

7.对输液速度的要求　说明书指出，舒肝宁注射液要求静脉滴注，每次10～20ml，用10%葡萄糖注射液250～500ml稀释后静脉滴注。滴注速度不宜过快，儿童10～20滴/分，成年40～60滴/分为宜。文献显示，若滴注过快，进入毛细血管的药量瞬间增大，刺激性也随之增加，可能导致静脉炎、静脉变硬等不良反应；若滴注过慢，会产生水解、氧化、变色等不良反应。因此，舒肝宁注射液输注速度，儿童为10～20滴/分，成人为40～60滴/分。

8.配制后储存条件及稳定时间

（1）配制后储存条件：舒肝宁注射液说明书中要求未启封药品密封、避光贮藏，不超过30℃。通过对国内文献、说明书进行检索及查阅，暂时没有针对舒肝宁注射液避光输注的研究。

（2）配制后稳定时间：将舒肝宁注射液按最大剂量、最小剂量与4种溶媒（0.9%氯化钠注射液、5%葡萄糖注射液、2%葡萄糖注射液、葡萄糖氯化钠注射液）配伍，考察配伍药液于室温下放置0h、3h、6h、9h，结果显示，用超高效液相色谱法检测舒肝宁中主要成分栀子苷和黄芩苷含量，在4种不同溶媒配制后于室温放置9h内，主要成分栀子苷和黄芩苷配伍比较稳定。

所以，在本品配制后在9h内完成输注。

【推荐意见】

1.使用10%葡萄糖注射液进行稀释（ⅡA）。

2.药物配制参考常规药配制方法（ⅢC）。

3.使用非PVC材质输液袋及输液器（ⅡB）。

4.使用非避光材质输液器（ⅡB）。

5.使用精密过滤输液器（ⅡB）。

6.使用钢针或静脉留置针进行静脉输注（ⅢC）。

7.滴注速度不宜过快，儿童10～20滴/分，成人40～60滴/分为宜（ⅡA）。

8.密封、避光贮藏，不超过30℃（ⅢA）。

9.配制后于9h内完成输注（ⅡB）。

血 必 净
Xuebijing

【性　状】　本品为棕黄色的澄明液体。

【适应证】　化瘀解毒。用于温热类疾病，症见发热、喘促、心悸、烦躁等瘀毒互结证；适用于因感染诱发的全身炎症反应综合征；也可配合治疗多器官功能失常综合征的脏器功能受损。

【禁忌证】

1.孕妇、14岁（含）以下儿童禁用。

2.对本品或红花、赤芍、川芎、当归、丹参及成分中所列辅料过敏或有不良反应病史者禁用。

3.过敏体质者禁用。

【用法用量】　静脉滴注。

1.全身炎症反应综合征　50ml加入0.9%氯化钠注射液100ml静脉滴注，在30～40min内滴毕，2次/天；病情重者3次/天。

2.多器官功能失常综合征　100ml加入0.9%氯化钠注射液100ml静脉滴注，在30～40min内滴毕，2次/天；病情重者3～4次/天。

【注意事项】

1.本品须按说明书规定稀释后使用，且应现用现配。

2.使用本品前应认真检查药品及配制后的滴注液，发现药液出现浑浊、毛点、絮状物、沉淀物等药物性状改变及瓶身细微破裂，均不得使用。

3.本品严禁混合配伍，谨慎联合用药。本品应单独使用，禁止与其他药品混合配伍使用。谨慎联合用药，在联合使用其他药品时，须用50ml 0.9%氯化钠注射液于两药使用间冲管。

4.用药过程中密切观察用药反应，特别关注静脉滴注初始30min内，如发现异常，立即停药并对症处理。

5.用药前需询问患者过敏史、家族过敏史、用药史。

6.使用本品时不宜再合用其他中药注射剂，如确实需使用，应加强监测。

7.对于老年患者及初次使用中药注射剂的患者，用药时应加强监测，需根据病情、体征状况调整剂量、滴速等。

【制剂与规格】　血必净注射液：10ml。

【pH 值】　4.5～6.0。

【证 据】

1.溶媒推荐　本品说明书（天津红日药业股份有限公司）指出可用0.9%氯化钠注射液100ml稀释后静脉滴注。但有国内文献报道，临床在应用血必净注射液静脉输液溶媒时，多选用10%葡萄糖注射液，其次为5%葡萄糖注射液，但0.9%氯化钠注射液中≥10μm的不溶性微粒超过了《中国药典（2010年版）》规定的微粒数量。也有文献称，血必净注射液可在0.9%氯化钠注射液、5%葡萄糖注射中配伍，因血必净注射液与10%葡萄糖注射液配伍后微粒叠加效应更加明显，故不适宜应用10%葡萄糖注射液作为溶媒。以5%葡萄糖注射液作溶媒时应现用现配。造成结论不同的原因可能是实验时使用的剂量不同，最佳溶媒的选择还有待于进一步研究。因此，基于目前证据，以5%葡萄糖注射液作为溶媒相对较安全。

2.对药物配制的要求　说明书中明确血必净应现用现配，需注意无菌操作。

3.对输液器材质的要求　没有资料显示血必净对输液器材质有特殊要求，可以使用常规输液器。

4.对输液器过滤孔径的要求　《静脉治疗护理技术操作规范（WS/T 433—2013）》中指出，输注脂肪乳剂、化疗药物以及中药制剂时使用精密过滤输液器。《中国药典（2010年版）》二部中规定，关于静脉输液的微粒，每毫升输液剂中直径＞10μm左右的不溶性微粒不超过20个，直径≥25μm的不溶性微粒不超过2个。血必净注射液为中药复合注射剂，配伍后不溶性微粒增多，其中所含成分因溶媒改变而影响其溶解度，造成不溶性微粒增多。精密输液器过滤可滤掉直径大于5μm的不溶性微粒，有效控制微粒危害。

血必净作为中药制剂，需使用精密过滤输液器。

5.对输液途径的要求　本品应使用单独输液通路，禁止与其他药品混合使用，在联合使用其他药品时，须用0.9%氯化钠注射液间隔冲管。通过外周静脉输注，可依据用药时间，选择是否给予留置针。

6.对输液速度的要求　本品说明书中的"用法用量"项标明静脉输液150～200ml要在30～40min内滴毕，即滴速应为75～130滴/分。

7.配制后储存条件及稳定时间　本品为中药注射剂，其成分复杂，有文献建议临床配制后应于4h内应用。但有说明书中指出应现用现配。

【推荐意见】

1.宜选择5%葡萄糖注射液作为溶媒，相对较安全（ⅢB）。

2.药物配制参考常规药配制方法（ⅢA）。

3.本品应使用精密过滤输液器（ⅢA）。

4.本品应单独输液通路使用（ⅢA）。

5.配制为150～200ml的输液要在30～40min滴毕，即滴速应为75～130滴/分（ⅡA）。

6.现用现配（ⅡA）。

醒脑静
Xingnaojing

【性 状】　本品为无色的澄明液体。

【适应证】 脑栓塞、脑出血急性期、颅脑外伤，急性酒精中毒见上述症候者。

【禁忌证】

1.对本品或含有人工麝香（或麝香）、栀子、郁金、冰片制剂及成分中所列辅料过敏或有严重不良反应病史者禁用。

2.本品含芳香走窜药物，孕妇禁用。

【用法用量】 肌内注射，一次2～4ml，一日1～2次。静脉滴注一次10～20ml，用5%～10%葡萄糖注射液或0.9%氯化钠注射液250～500ml稀释后滴注，或遵医嘱。

【注意事项】

1.本品不良反应包括过敏性休克，应在有抢救条件的医疗机构使用。使用者应是具备治疗过敏性休克等严重过敏反应资质或接受过过敏性休克抢救培训的医师，用药后若出现过敏反应或严重不良反应，马上停药并及时救治。

2.严格按照药品说明书规定的功能主治使用，禁止超功能主治用药。

3.严格掌握用法用量。按照药品说明书推荐剂量使用药品。不得超剂量、过快滴注和长期连续用药。

4.本品为中药注射剂，保存不当可能会影响药品质量；用药前和配制后及使用过程中应认真检查本品及滴注液，发现药液出现浑浊、沉淀、变色、结晶等药物性状改变，以及瓶体有漏气、裂纹等现象时，均不得使用。

5.本品为芳香性药物，开启后应立即使用，防止挥发。

6.严禁混合配伍，谨慎联合用药。本品应单独使用，禁忌与其他药品混合配伍使用。如确需要联合使用其他药品，应谨慎考虑本品的间隔时间及药物相互作用等问题。

7.用药前应仔细询问患者情况、用药史和过敏史。过敏体质者、运动员、肝肾功能异常患者、老年人、哺乳期妇女、初次使用中药注射剂的患者应慎重使用，如确需使用请遵医嘱，并加强监测。

8.目前尚无儿童应用本品的系统研究资料，不建议儿童使用。

9.加强用药监护。用药过程中应密切观察用药反应，特别是开始30min，一旦发现异常，应立即停药，采用积极救治措施，救治患者。

10.监测数据显示，有与本品相关的肝生化指标异常的病例报告，建议在临床使用过程中注意监测。

【制剂与规格】 醒脑静注射液：2ml；5ml；10ml。

【pH 值】 6.16。

【证据】

1.溶媒推荐 国内三个厂家的药品说明书（大理、河南天地、无锡济民可信山禾药业股份有限公司）均建议用5%～10%葡萄糖注射液或0.9%氯化钠注射液250～500ml稀释。

2.对药物配制的要求 根据国内文献建议，由于醒脑静注射液是芳香性药物，临床科室在应用过程中开启后应立即配制，并将配制后的输液放置一会儿，待药物在输液中充分溶解。

3.对输液器材质的要求 根据药品说明书（无锡济民可信山禾药业股份有限公司），醒脑静注射液的辅料含聚山梨酯80，聚山梨酯80作为增溶剂可以加速增塑剂DEHP的溶出，从而诱发毒性反应。根据《静脉用药输注装置安全规范专家共识》，为防止增塑剂（DEHP）析出，在输注中需要使用非PVC材质的输液袋及输液器。

4.输注中对避光输液器的要求 通过查阅国内文献及阅读说明书，未找到关于醒脑静注射液需要避光的研究。因此，可采用非避光输液器输注醒脑静注射液。

5.对输液器过滤孔径的要求 《静脉治疗护理技术操作规范》中明确规定：输注脂肪乳剂、化疗药物以及中药制剂时宜使用精密过滤输液器。有多篇文献报道显示中药注射剂微粒较多，建议使用精密过滤输液器。因此，输注醒脑静注射液建议使用精密过滤输液器。

6.对输液途径的要求 根据国内三个厂家的药品说明书（大理、河南天地、无锡济民可信山禾药业股份有限公司），输液途径建议静脉滴注或肌内注射。文献指出，静脉注射或滴注持续刺激性药物、发疱剂药物、肠外营养液、pH值低于5或高于9的液体或药物，以及渗透压大于600mOsm/L的液体等药物时，避免使用外周静脉，建议使用中心静脉。本品不涉及相关因素，因此，可选用外周静脉留置针输注。

7.对输液速度的要求 根据国内文献研究，应密切观察本品的用药反应，用药前30min应慢滴，无异常变化再调整到正常滴速，以保障患者用药安全。

8.配制后储存条件及稳定时间

（1）配制后储存条件：说明书没有强调醒脑静注射液配制后的储存条件，室温即可。

（2）配制后稳定时间：根据国内文献研究，醒脑静注射液应在4h内滴注完毕。

【推荐意见】

1. 5% ～ 10%葡萄糖注射液或0.9%氯化钠注射液（ⅡA）。

2. 使用非PVC材质的输液袋及输液器（ⅡA）。

3. 使用非避光材质输液器（ⅡC）。

4. 采用精密过滤输液器（ⅡA）。

5. 采用外周静脉留置针输注（ⅡB）。

6. 静脉滴注或肌内注射（ⅡA）。

7. 室温保存（ⅡB）。

8. 在4h内滴注完毕（ⅡB）。

第二十节　免疫调节药

甘露聚糖肽
Mannatide

【性　状】　本品为无色或几乎无色的澄明液体。

【适应证】　本品用于恶性肿瘤放、化疗中改善免疫功能低下的辅助治疗。

【禁忌证】

1. 支气管哮喘或气管炎患者禁用。

2. 当患有风湿性心脏病时禁用。

3. 对本品过敏者或高敏体质者禁用。

【用法用量】

1. 静脉滴注或肌内注射　每次2.5 ～ 10mg或遵医嘱，一日1次或隔日1次。

2. 静脉滴注　一般开始时每次2.5 ～ 10mg，视患者情况增减，用5%葡萄糖注射液或0.9%氯化钠注射液250ml配成0.01 ～ 0.04mg/ml的溶液，滴注速度依患者体质，一般40 ～ 60滴/分。

3. 肌内注射　一般开始时每次2.5 ～ 5mg，每2日增量一次，用0.9%氯化钠注射液1 ～ 4ml配制成2.5 ～ 10mg/ml的溶液，缓慢注射。

【注意事项】

1. 用药前详细询问患者的特殊过敏史、身体状况、基础疾病及近期用药情况等，排除用药禁忌，避免出现严重用药风险。

2. 对甘露聚糖肽过敏者禁用该药，风湿性心脏病、支气管哮喘、气管炎等疾病的患者也不可使用。

3. 患者应在有抢救措施的场所中接受甘露聚糖肽治疗，在医师的严密监控下使用，以减少用药风险。

4. 接受甘露聚糖肽治疗的患者应该接受定期检查，减少严重不良反应的发生风险。

5. 用药期间出现任何严重、持续或进展性的症状，应及时就医。

【制剂与规格】　甘露聚糖肽注射液：2ml ∶ 5mg。

【pH　值】　5.5 ～ 7.5。

【证　据】

1. 溶媒推荐　说明书（成都利尔药业有限公司）提出，甘露聚糖肽注射液的溶媒可以选用0.9%氯化钠注射液，具体的给药途径如下：静脉滴注、肌内注射或瘤体注射。多项研究均推荐将其溶于0.9%氯化钠注射液中静脉滴注。因此，甘露聚糖肽针剂宜首选0.9%氯化钠注射液。

2. 对药物配制的要求　甘露聚糖肽注射液作为免疫增强剂，可与抗生素联合使用，协同增效。用于治疗细菌、病毒、真菌感染性疾病及免疫功能低下的各种疾病，如反复呼吸道感染、尖锐湿疣、带状疱疹、扁平疣。若与斑蝥酸钠维生素B_6联合使用治疗恶性胸腔积液，在生活质量和症状缓解方面有较好的改善作用，可降低副作用发生率。有研究将甘露聚糖肽注射液与12种中药注射液进行配伍研究，结果显示甘露聚糖肽与常用中药注射液配伍，对pH值和外观存在影响，同时用紫外检测法测定的含量变化较大，因此建议临床上将甘露聚糖肽和中药注射液两者间隔使用，以确保安全性。

因此，甘露聚糖肽针剂可与抗生素、斑蝥酸钠维生素B_6联合使用，不宜与中药注射液同时使用。

3. 对输液器避光、材质的要求　本品说明书及相关文献均未显示对输液器的材料、避光性有要求。

4. 对输液器过滤孔径的要求　由国家卫生和计划生育委员会首次以行业标准的形式发布的《静脉治疗护理技术操作规范（WS/T 433—2013）》中明确规定：输注脂肪乳剂、化疗药物以及中药制剂时宜使用精密过滤输液器。因此，甘露聚糖肽针剂作为化疗药，在输注过程中需使用精密过滤输液器。

5. 对输液途径的要求　刺激性药物建议采用中心静脉输注，不建议采用外周血管输注。甘露聚糖肽针剂在分类中属于刺激性药物。因此，多项研究均指出甘露聚糖肽宜采用中心静脉输注。

6. 对输液速度的要求　甘露聚糖肽注射液致不良反应发生比例高，临床应用时应严格把握适应证、禁忌证、既往过敏史，滴速保持在40 ～ 60滴/

分，并于用药后30 min内密切关注，一旦发生不良反应，立即采取措施。

7.配制后储存条件及稳定时间　本品说明书中建议在20℃以下的密闭、阴凉处保存稳定性最佳。切勿放入冰箱的冷冻柜储藏，也不宜放在阳光下暴晒，以免药物受高温影响加速变质。保存时避开高温、高湿环境。若药物出现变质现象则不宜使用。

【推荐意见】

1.0.9%氯化钠注射液作为溶媒（ⅠA）。

2.配制时严格遵守无菌操作，若药物出现变质现象则不宜使用（ⅡA）。

3.药物配制参考常规化疗药物配制方法，注意配伍禁忌和不良反应，必要时应间隔使用（ⅡB）。

4.建议采用中心静脉输注（ⅠA）。

5.采用精密过滤输液器输注（ⅡA）。

6.输注时滴速保持在40～60滴/分，并于用药后30 min内密切关注有无不良反应（ⅠA）。

7.在20℃以下的密闭，阴凉处保存稳定性最佳（ⅡA）。

环 孢 素
Ciclosporin

【性　状】　本品为黄色澄明液体。

【适应证】

1.器官移植

（1）预防肾移植、肝移植、心脏移植、心肺移植、肺移植和胰腺移植的排斥反应。

（2）在接受其他免疫抑制剂前，对患者移植排斥反应进行治疗。

2.骨髓移植

（1）预防移植后的排斥反应。

（2）移植物抗宿主病（GVHD）的初期预防和治疗。

【禁忌证】

1.对环孢素或聚氧乙烯化蓖麻油具有高敏感性的人群禁用。

2.有病毒感染时禁用本品，如水痘、带状疱疹等。

3.恶性肿瘤史或免疫缺陷，及近3个月内接受环磷酰胺等治疗者禁用。

4.心肺严重病变者禁用。

5.孕妇及哺乳期妇女禁用。

【用法用量】　本品浓缩液应用0.9%氯化钠注射液或5%葡萄糖注射液按1:20或1:100比例稀

释，然后缓慢输入静脉，时间应超过2～6h。一经稀释，溶液必须于48h内使用或遗弃。

下面的剂量作为参考：建议用量为3～5mg/kg，约相当于口服剂量的1/3。对血中环孢素水平的日常监测至关重要，可应用单克隆抗体酶联免疫法进行监测，依据测定结果确定不同患者的实际剂量，从而获得靶浓度。

1.器官移植　当本品与其他免疫抑制剂（如皮质类固醇，或作为3～4种药物治疗方案中的一种药物）联合应用时，应给予较小剂量［如静脉输注1～2mg/（kg·d），然后口服3～6mg/（kg·d）］。患者应尽早进行口服环孢素的治疗。

2.骨髓移植　第一次给药应在移植前一天进行，最好为静脉输注3～5mg/（kg·d）。在术后的最初阶段应每日注射该剂量，最多不超过2周。改为口服维持治疗后，剂量约为12.5mg/（kg·d）。

【注意事项】　下列患者慎用：肝肾功能不全患者、高钾血症患者、近3个月用过环磷酰胺等免疫抑制药物者。

【制剂与规格】　环孢素注射液：5ml：250mg。

【pH　值】　6.0～7.0。

【证　据】

1.溶媒推荐　根据说明书（Novartis Pharma Schweiz AG），本品浓缩液应用0.9%氯化钠注射液或5%葡萄糖注射液按1:20或1:100比例稀释。

2.对药物配制的要求　说明书中未对环孢素注射液的配制方法提出特别要求，可按常规药物进行配制。

3.对输液器材质的要求　根据药品说明书，应使用玻璃输注瓶，塑料瓶必须符合《欧洲药典》关于血液制品用塑料容器的规定，且不含聚氯乙烯（PVC）。输注用浓缩液中包含的聚氧乙烯化蓖麻油能导致PVC中的邻苯二甲酸酯剥离。瓶子和瓶塞应不含硅油和任何脂类物质。据报道，用PVC输液管静脉输注环孢素，24h内环孢素损失40%～50%。

综上所述，本品输注需要使用非PVC材质的输液袋及输液器。

4.输注中对避光输液器、输液器过滤孔径的要求　通过查阅国内文献及阅读说明书，未找到关于环孢素注射液需要避光的研究。因此，可采用非避光普通一次性输液器输注环孢素注射液。

5.对输液途径的要求　根据药品说明书，浓缩输注液中含有聚氧乙烯化蓖麻油，已报告会导致过敏反应，如面部和上胸部发红，伴有急性呼吸窘迫、呼吸困难、喘鸣、血压变化和心动过速症状的非心源性肺水肿。所有接受静脉输注本品的患者均应在输注后持续观察至少30min，此后应进行定期观察。一旦出现过敏反应迹象，则应中断输注。床旁应准备肾上腺素（水性溶液1：1000）和氧气。

输液途径均为缓慢外周静脉输入。可依据用药时长决定是否给予留置针。

6.对输液速度的要求　根据药品说明书，所有接受静脉输注本品的患者均应在输注后持续观察至少30min，输注时间应为2～6h。

7.配制后储存条件及稳定时间

（1）配制后储存条件：根据药品说明书，环孢素浓缩液应无菌加入注射液后立即使用。在使用前已加入药液的注射液应于冰箱内保存（2～8℃）。

（2）配制后稳定时间：根据药品说明书［山地明（环孢素注射液）］，一经稀释，溶液必须于24h内使用或遗弃。根据药品说明书［立生平（环孢素注射液）］，一经稀释，溶液必须于48h内使用或遗弃。

因此，建议24h内使用。

【推荐意见】

1.使用0.9%氯化钠注射液或5%葡萄糖稀释药液（ⅡA）。

2.使用非PVC材质的输液袋及输液器（ⅡA）。

3.使用非避光材质输液器（ⅡC）。

4.采用普通一次性输液器（ⅡC）。

5.输液途径采用静脉滴注（ⅡA）。

6.冰箱内（2～8℃）保存（ⅡA）。

7.配制后于24h内使用（ⅡA）。

特殊用药临床输注血管通路与输液装置选择速查简表

参考文献